Ralf Tobias · Marianne Skrodzki · Matthias Schneider

Kleintierkardiologie kompakt

Ralf Tobias · Marianne Skrodzki · Matthias Schneider

Kleintierkardiologie kompakt

Mit einem Beitrag von Cordula Poulsen Nautrup

schlütersche

Bibliografische Information der Deutschen Nationalbibliothek

Die Deutsche Nationalbibliothek verzeichnet diese Publikation in der Deutschen Nationalbibliografie; detaillierte bibliografische Daten sind im Internet über http://dnb.ddb.de abrufbar.

ISBN 978-3-89993-019-1

© 2008, Schlütersche Verlagsgesellschaft mbH & Co.KG, Hans-Böckler-Allee 7, 30173 Hannover

Alle Rechte vorbehalten.
Das Werk ist urheberrechtlich geschützt. Jede Verwertung außerhalb der gesetzlich geregelten Fälle muss vom Verlag schriftlich genehmigt werden.

Die Tiermedizin ist ein ständigen Veränderungen unterworfenes Gebiet. Neue wissenschaftliche Erkenntnisse und klinische Erfahrungen erweitern unser Wissen, Veränderungen in der Arzneimitteltherapie können empfehlenswert oder nötig erscheinen. Der Leser ist angehalten, sich über neueste Arzneimittelerkenntnisse, insbesondere Dosierungen, Art und Dauer der Anwendung und Kontraindikationen zu informieren und sie ggf. zu korrigieren. Es liegt in der Verantwortlichkeit des behandelnden Tierarztes, seinem Patienten nach bestem Wissen die für ihn optimale Behandlung zuteil werden zu lassen. Die Übernahme empfohlener Dosierungen und therapeutischer Strategien geschieht eigenverantwortlich durch den Leser. Der Verlag und die Autoren übernehmen keine Haftung für Produkteigenschaften, Lieferhindernisse, fehlerhafte Anwendung oder bei eventuell auftretenden Unfällen und Schadensfällen.

© Abbildung »Stethoskop« Umschlagrückseite und S. 1: Dimitrije Paunovic.

Satz: Dörlemann Satz, Lemförde
Druck und Bindung: Werbedruck Lönneker, Stadtoldendorf

Inhaltsverzeichnis

Autorenverzeichnis IX

Abkürzungsverzeichnis X

Einführung XIII

Teil 1 Die kardiologische Untersuchung

1 Der Herzpatient in der tierärztlichen Praxis

1.1 Im Mittelpunkt steht der Patient 3
1.2 Sinnvoller Einsatz diagnostischer Techniken 3
1.3 Kardiologisches Gutachten 4
1.3.1 Anlass für ein Gutachten 4
1.4 Rücküberweisung an die haustierärztliche Praxis 5

2 Pathophysiologie der Herzinsuffizienz – Ein Leitfaden durch Definitionen und Regelsysteme

2.1 Kardiovaskulärer Regelkreis 7
2.2 Definition der Herzinsuffizienz 7
2.3 Reservemechanismen 8
2.4 Ursachen der Herzinsuffizienz 8
2.5 Klinische Anzeichen der Herzinsuffizienz 9
2.5.1 Linksherz-Kongestionsinsuffizienz 9
2.5.2 Rechtsherz-Kongestionsinsuffizienz 9
2.5.3 Perfusionsinsuffizienz 9
2.6 Stadien der Herzinsuffizienz 10
2.7 Therapiestrategien bei der Herzinsuffizienz 10

3 Klinische Untersuchung des Herzpatienten

3.1 Anamnese – Das Frage- und Antwortspiel als Grundlage jeder weiteren Entscheidung 11
3.2 Adspektion, Palpation und Perkussion 13
3.2.1 Adspektion 13
3.2.2 Palpation 14
3.2.3 Perkussion 15

3.3 Auskultation – Das Stethoskop als unerlässliches Hilfsmittel jeder Herzuntersuchung 16
3.3.1 Stethoskop 16
3.3.2 Auskultationsmethode 16
3.3.3 Punctum maximum 16
3.3.4 Auskultationsbefunde 17
3.3.4.1 Herztöne 17
3.3.4.2 Herzgeräusche 18
3.3.4.3 Lautstärke der Herzgeräusche 19

4 Elektrokardiogramm

Abschnitt I
Das kleine 1 × 1 der EKG-Untersuchung 21

4.1 EKG-Registrierung 22
4.2 EKG-Auswertung 23
Herzfrequenz 23
Herzrhythmus 23
P-Welle 26
QRS-Komplexe 30
Vektor 35
PQ-Intervall (PQ-Dauer) 36
PQ-Strecke 36
ST-Strecke 36

Abschnitt II
Ausgewählte häufige Arrhythmien 42

4.3 Holter-EKG 58

5 Röntgenuntersuchung des Herzens

5.1 Radiologische Standarduntersuchung des Thorax 59
5.1.1 Indikation zur Röntgendiagnostik in der Kardiologie 59
5.1.2 Röntgentechnik 59
5.1.3 Herzlage, -größe, -form und große Gefäße 62
5.1.3.1 Normalbefund 62
5.1.3.2 Verlagerung des Herzens 64
5.1.3.3 Schmale Herzsilhouette 64
5.1.3.4 Globale Vergrößerung der Herzsilhouette . 64
5.1.3.5 Linksatriale Vergrößerung 66
5.1.3.6 Linksventrikuläre Vergrößerung 66
5.1.3.7 Rechtsatriale Vergrößerung 67
5.1.3.8 Rechtsventrikuläre Vergrößerung .. 67
5.1.3.9 Ausweitung der Aorta ascendens ... 68

5.1.3.10	Ausweitung des Anfangsteils der Aorta descendens	69
5.1.3.11	Ausweitung des Pulmonalarterienstamms	69
5.1.3.12	Verbreiterung der Vena cava caudalis	69
5.1.3.13	Schmale Vena cava caudalis	70
5.1.4	**Pulmonale Gefäße**	70
5.1.4.1	Verbreiterte Pulmonalarterien und -venen (Hyperperfusion)	70
5.1.4.2	Schmale Lungenarterien und -venen (Hypoperfusion)	70
5.1.4.3	Prominente Lungenarterien	71
5.1.4.4	Dilatierte Lungenvenen	71
5.1.5	**Lungenzeichnung bei kardialen Patienten**	71
5.1.5.1	Interstitielle Lungenkongestion	71
5.1.5.2	Alveoläre Lungenkongestion (Ödem)	71
5.1.5.3	Fokale Lungenveränderungen bei Herzerkrankungen	72
5.1.6	**Pleuralerguss**	72
5.1.7	**Massen im Mediastinum**	72
5.1.8	**Ösophagus**	72
5.1.9	**Trachea und Bronchien**	74
5.1.10	**Abdominalbefunde bei kardialen Erkrankungen**	74
5.2	**Herzkatheterisierung und Angiokardiographie**	**74**
5.2.1	Kontraindikationen	74
5.2.2	Zubehör	74
5.2.3	Patientenvorbereitung und Anästhesie	74
5.2.4	Gefäßzugang	75
5.2.5	Katheter	75
5.2.6	Postoperatives Vorgehen	76
5.2.7	Maßnahmen während des Kathetereingriffs	76
5.2.7.1	Druckmessung	76
5.2.7.2	Messung der Herzleistung (cardiac output)	78
5.2.7.3	Angiographie	78
5.2.7.4	Elektrophysiologische Untersuchungen	78
5.2.7.5	Myokardbiopsie	78
5.3	**Weiterführende radiologische und nuklearmedizinische Untersuchungen**	**79**
5.3.1	Computertomographie (CT)	79
5.3.2	Magnet-Resonanz-Darstellung des Herzens (MRT)	80
5.3.3	Nuklearmedizinische Techniken	80
5.3.3.1	Quantifizierung von Links-Rechts-Shunts	80
5.3.3.2	Quantifizierung von Rechts-Links-Shunts	80
5.3.3.3	Beurteilung der Ventrikelfunktion	81
6	**Echokardiographie – Das Herz in Aktion**	
6.1	**Grundlagen**	**83**
6.1.1	Transthorakale versus transösophageale Anschallung	85
6.1.2	Untersuchungstechniken	85
6.1.2.1	Zweidimensionales Echokardiogramm (2DE)	85
6.1.2.2	Eindimensionales Echokardiogramm (TM-Mode)	86
6.1.2.3	Doppler-Echokardiographie	86
6.2	**Standardschnittebenen**	**89**
6.2.1	Zweidimensionales Echokardiogramm	89
6.2.2	TM-Mode	92
6.2.3	Doppler-Echokardiographie	94
6.3	**Messverfahren klinisch relevanter Parameter**	**95**
6.3.1	Zweidimensionales Echokardiogramm	95
6.3.2	TM-Mode	97
6.3.3	Doppler-Echokardiographie	98
6.4	**Artefakte und Fehlerquellen der Echokardiographie**	**101**
6.5	**Kontrastmitteluntersuchungen**	**104**
6.6	**Gewebedoppler**	**104**
6.7	**Dreidimensionale Echokardiographie**	**105**
6.7.1	3D-Rekonstruktion	105
6.7.2	4D-Echokardiographie	106
6.7.3	Vor- und Nachteile	107
7	**Arterieller Blutdruck**	
7.1	**Physiologie des arteriellen Blutdrucks**	**113**
7.2	**Arterieller Blutdruck bei Hund und Katze**	**113**
7.3	**Blutdruckmessung**	**114**
7.3.1	Direkte Blutdruckmessung	114
7.3.2	Indirekte Blutdruckmessung	115
7.3.2.1	Doppler-Messmethode	115
7.3.2.2	Oszillometrische Messmethode	116
7.4	**Arterielle Hypertonie**	**116**
7.4.1	Ursachen der arteriellen Hypertonie	116
7.4.1.1	Blutdruckveränderungen bei Herzinsuffizienz	117
7.4.2	Folgen der Hypertonie	117
7.4.3	Management der arteriellen Hypertonie	118
7.5	**Arterielle Hypotonie**	**119**
8	**Laboruntersuchungen**	
8.1	**Proteine und Metaboliten**	**121**
8.2	**Enzyme**	**122**
8.3	**Hämatologie**	**122**
8.4	**Elektrolyte**	**122**
8.5	**Hormone**	**122**
8.6	**Gentest Hypertrophe Kardiomyopathie**	**122**
8.7	**Spurenelemente**	**122**

Teil 2 Kardiovaskuläre Erkrankungen

9 Angeborene Herzerkrankungen

9.1	Atrialer Septumdefekt (ASD)	128
9.2	Ventrikelseptumdefekt (VSD)	132
9.2.1	VSD mit Links-Rechts-Shunt	132
9.2.2	VSD mit Rechts-Links-Shunt (Eisenmenger-Reaktion)	138
9.3	Persistierender AV-Kanal	138
9.4	Cor triatriatum sinister und dexter (CTS/CTD)	142
9.5	Aortenstenose (AS)	144
9.6	Aortenklappeninsuffizienz (AI)	150
9.7	Pulmonalstenose (PS)	152
9.8	Pulmonalklappeninsuffizienz (PI)	158
9.9	Fallot'sche Tetralogie (FT)	160
9.10	Persistierender Ductus arteriosus (PDA)	164
9.10.1	PDA mit Links-Rechts-Shunt	164
9.10.2	PDA mit Rechts-Links-Shunt (rPDA)	172
9.11	AV-Klappendysplasie	178
9.11.1	AV-Klappendysplasie mit Insuffizienz	178
9.11.2	AV-Klappendysplasie mit Stenose	184
9.12	Peritoneoperikardiale Hernie (PPH)	188
9.13	Persistierender rechter Aortenbogen und andere Gefäßringmissbildungen	192
9.14	Truncus arteriosus communis persistens	196

10 Erworbene Herzerkrankungen und Herzerkrankungen mit genetischer Spätexpression

10.1	AV-Klappenerkrankungen	200
10.1.1	Degenerative AV-Klappenerkrankungen	200
10.1.2	Infektiöse AV-Klappenerkrankungen	206
10.2	Dilatative Kardiomyopathie (DKM)	208
10.3	Hypertrophe Kardiomyopathie (HKM) und obstruktive Hypertrophe Kardiomyopathie (oHKM)	214
10.4	Restriktive Kardiomyopathie (RKM) und Nicht-klassifizierbare Kardiomyopathie	220
10.5	Perikarderkrankungen	224
10.6	Herztumoren	228
10.7	Dirofilariose	230
10.8	Pulmonale Hypertonie – Cor pulmonale	232

11 Interventionelle Kardiologie

11.1	Erweiterung von Stenosen	237
11.2	Verschluss von Shunts	239
11.2.1	Verschluss des Persistierenden Ductus arteriosus (PDA)	239
11.3	Verschluss arteriovenöser Fisteln	240
11.4	Verschluss von Ventrikelseptumdefekten	241
11.5	Verschluss Atrialer Septumdefekte	241
11.6	Therapie des Perikardergusses	241
11.7	Entfernung von Emboliematerial	241
11.8	Ablation akzessorischer Leitungsbahnen	242
11.9	Interventionelle Therapie bei der Katze	242

12 Kardiotherapeutika

12.1	Was gibt es zu bedenken?	243
12.2	Diuretika	244
12.2.1	Schleifendiuretika	244
12.2.2	Aldosteronantagonisten	244
12.2.3	Thiazide	245
12.3	Vasodilatatoren	245
12.3.1	Arteriodilatatoren	245
12.3.1.1	Hydralazin	245
12.3.2	Venodilatatoren	245
12.3.2.1	Nitrate	245
12.3.3	Gemischte Vasodilatatoren	246
12.3.3.1	Angiotensin-Konversionsenzym-Inhibitoren (ACE-I)	246
12.3.3.2	Angiotensin-II-Rezeptorblocker (ARB)	247
12.4	Positive Inotropika	247
12.4.1	Herzglykoside	247
12.4.2	Sympathikomimetika	249
12.4.2.1	Dobutamin	249
12.4.2.2	Dopamin	249
12.4.2.3	Adrenalin (Epinephrin) / Noradrenalin (Norepinephrin)	250
12.4.2.4	Kalziumsensitizer	250
12.4.3	Inodilatoren	250
12.4.3.1	Phosphodiesterase-III-Hemmer (PDE-III-Hemmer)	250
12.4.3.2	Kalziumsensitizer	250
12.5	Antiarrhythmika	251
12.5.1	Antiarrhythmika Klasse I A	251
12.5.1.1	Procainamid	251
12.5.2	Antiarrhythmika Klasse I B	252
12.5.2.1	Lidocain	252
12.5.2.2	Mexiletin	252
12.5.3	Antiarrhythmika Klasse I C	252
12.5.3.1	Propafenon	252
12.5.4	Antiarrhythmika Klasse II (β-Rezeptorenblocker)	252
12.5.4.1	Propranolol	252
12.5.4.2	Metroprolol	253
12.5.4.3	Atenolol	253
12.5.4.4	Carvedilol	253
12.5.5	Antiarrhythmika Klasse III	253

12.5.5.1	Sotalol	253		12.6.2	Acetylsalicylsäure (ASS)	255
12.5.6	Antiarrhythmika Klasse IV (Kalziumkanalblocker)	254		12.6.3	Heparine	255
				12.6.3.1	Unfraktionierte Heparine	255
12.5.6.1	Verapamil (Acryalkylamin)	254		12.6.3.2	Fraktionierte Heparine	255
12.5.6.2	Diltiazem (Benzothiazepin)	254		**12.7**	**Diätetik und Nutrizeutika**	256
12.5.6.3	Dihydropyridin-Kalziumantagonisten	254		**12.8**	**Dosierungen**	258
12.6	**Weitere Therapeutika**	254				
12.6.1	Anticholinergika	254		**Stichwortverzeichnis**		260
12.6.1.1	Atropin	254				
12.6.1.2	Ipratropriumbromid	255				

Autorenverzeichnis

Dr. Ralf Tobias
Fachtierarzt für Kleintiere
Teilgebiet Kardiologie
Kleintierpraxis für Kardiologie und bildgebende
　Diagnostik
Güntherstraße 17
30519 Hannover

PD Dr. Marianne Skrodzki
Fachtierärztin für Kleintiere
Teilgebiet Kardiologie
Lehrbefugnis für Kleintierkrankheiten an der Freien
　Universität Berlin
Kardiologische Kleintierpraxis
Manfred-von-Richthofen-Straße 40
12101 Berlin

PD Dr. Matthias Schneider
Fachtierarzt für Innere Medizin
Dipl. ECVIM-CA (Cardiology)
Klinik für Kleintiere, Innere Medizin
Frankfurter Straße 126
35392 Gießen

Kapitel 6.7

Prof. Dr. Cordula Poulsen Nautrup
Fachtierärztin für Anatomie
Zusatzbezeichnung Kardiologie (Kleintiere)
Institut für Tieranatomie
Veterinärstraße 13
80539 München

Abkürzungsverzeichnis

ADH	Antidiuretisches Hormon		IAS	interatriales Septum
AI	Aortenklappeninsuffizienz		ICR	Interkostalraum
AS	Aortenklappenstenose		i.v.	intravenös
ASD	Atrialer Septumdefekt		IVCT	Isovolumetrische Kontraktionszeit
Ao	Aorta		IVRT	Isovolumetrische Relaxationszeit
AV	atrio-ventrikulär		IVS	Interventrikuläres Septum
BKH	Britisch Kurzhaar (Katze)		J	Jahre
BSA	*body surface area*		KM	Körpermasse
CFD	*colured flow doppler* / farbkodierter Doppler		Ktz	Katze
CW	*continuous wave*		kV	Kilovolt
d	enddiastolisch		LA	Linkes Atrium
DCM	*dilated cardiomyopathy*		LAV	*long axis view*
DKM	Dilatative Kardiomyopathie		LSB	Linksschenkelblock
DMI	Doppler-Myokard-Imaging		LV	Linker Ventrikel
DT	Dauertropfinfusion		LVDd	Linksventrikulärer enddiastolischer Durchmesser
DV	dorso-ventral		LVDs	Linksventrikulärer endsystolischer Durchmesser
EDV(I)	Enddiastolisches Volumen (Index)		LVET	Linksventrikuläre Ejektionszeit
EF	Ejektionsfraktion		LVID	Linksventrikulärer Innendurchmesser
EKG	Elektrokardiogramm		LVOT	Linksventrikulärer Ausflußtarkt
ES	endsystolisch		LVW	Linksventrikuläre Hinterwand
EPSS	endsystolischer Mitralklappenabstand zum Septum		LVPW	*left ventricular posterior wall*
ESV(I)	Endsystolisches Volumen (Index)		LVV	linksventrikuläres Volumen
ET	Ejektionszeit		m	Meter
FS	*fractional shortening* / systolische Verkürzungsfraktion		mAs	Milliamperesekunden
			MHz	Megahertz
			mg	Milligramm
			ml	Milliliter
HF	Herzfrequenz		MI	Mitralklappeninsuffizienz
HCM	*hypertrophic cardiomyopathy*		min	Minute
Hd	Hund		msec	Millisekunden
HKM	Hypertrophe Kardiomyopathie		MK	Mitralklappe
oHKM	obstruktive hypertrophe Kardiomyopathie		MS	Mitralklappenstenose
HMV	Herzminutenvolumen		MV	Mitralklappensegel
HPRF	*high pulse repetition frequency*		NSAID	nichtsteroidale Antiphlogistika
HT	Herzton			
HTK	Hämatokrit		P	Druck
HZV	Herzzeitvolumen		PA	Pulmonalarterie
HWd	Hinterwand enddiastolisch		PE	Perikarderguss
HWs	Hinterwand endsystolisch		PEP	Pre-Ejection-Periode
HWZ	Halbwertzeit			

PHT	*pressure halftime* / Druckhalbierungszeit	SV	*sample volume*, Messfenster
PI	Pulmonalklappeninsuffizienz	SVT	Supraventrikuläre Tachykardie
PISA	*proximal isovelocity surface area*		
PLE	*protein losing enteropathy*	TDE	*tissue doppler echocardiography*
PRF	Pulsrepetitionsfrequenz	TDI	*tissue doppler imaging*
PS	Pulmonalklappenstenose	Th	Thorakalwirbel
PV	Pulmonalklappen	TK	Trikuspidalklappe
PW	*pulsed wave*	TM	*time motion*
		TV	Trikuspidalklappensegel
RA	rechter Vorhof	TS	Trikuspidalklappenstenose
RAS	Renin-Angiotensin-System		
RAAS	Renin-Angiotensin-Aldosteron-System	V	Flussgeschwindigkeit
RKM	Restriktive Kardiomyopathie	VD	ventro-dorsal
RSB	Rechtsschenkelblock	VES	Ventrikuläre Extrasystolen
RVOT	Rechtsventrikulärer Ausflusstrakt	VHS	Vorhofsystolen
RV	Rechter Ventrikel	Vmax	maximale Flussgeschwindigkeit
		VSD	Ventrikelseptumdefekt
s	(1) Sekunde, (2) endsystolisch	VZ	Veterinärzulassung
SAS	Subaortenstenose		
SAM	*systolic anterior motion* / Systolische Vorwärtsbewegung	WPW	Wolff-Parkinson-White-(Syndrom)
SAV	*short axis view*	2DE	zweidimesnionales Echokardiogramm
STI	*systolic time intervall* / Systolisches Zeitintervall		

Einführung

Ralf Tobias

Die tiermedizinische Versorgung der kleinen Haustiere hat sich in den letzten Jahren aufgrund der Fortschritte in der apparativen Diagnostik und dem wachsenden Markt der Arzneimittel deutlich verändert. Bei der immer aufwendiger werdenden kurativen Betreuung von Hund und Katze sieht sich der Tierarzt heutzutage einer insbesondere durch Medien wie das Internet informierten Klientel gegenüber, deren Anspruch an die Tiermedizin weit über das symptomorientierte Behandeln ihrer Schützlinge hinausgeht. So nimmt z.B. die Früherkennung angeborener kardialer Vitien in der Herzsprechstunde einen großen Raum ein. Die juristisch neu geltende Gewährleistungspflicht des Züchters und die Sensibilisierung der Tierbesitzer über das rassespezifische Auftreten von Gesundheitsproblemen haben u.a. zu der Einführung standardisierter Zuchtuntersuchungen auf kongenitale Kardiopathien bei verschiedenen Hunde- und Katzenrassen geführt. Um steigenden Ansprüchen an den kardiologisch tätigen Tierarzt gerecht zu werden, haben sich in Deutschland verschiedene Qualifikationsformen für dieses Fachgebiet etabliert. Tierärztekammern bieten in ihren Weiterbildungsordnungen Teilgebiets- und Zusatzbezeichnungen für Kardiologie an. Ein internationales Diplom in Kardiologie kann an den europäischen und amerikanischen Colleges erworben werden. Die Zusammenarbeit des Verbandes für das Deutsche Hundewesen e.V. (VDH e.V., Sitz in Dortmund) mit Tierärzten hat zur Gründung des Collegium Cardiologicum e.V. geführt. Diese Einrichtung qualifiziert Tierärzte über Fortbildungs- und Prüfungskataloge für Zuchtuntersuchungen auf angeborene Herzmissbildungen bei Hunden. Diese Entwicklung ist ein notwendiger Schritt, das Untersuchungsniveau zu steigern. Verglichen mit den aufwendigen Fortbildungs- und Zulassungskriterien in der Humanmedizin ist die Tiermedizin meist auf ein freiwilliges Engagement beschränkt.

Das vorliegende Kompendium soll helfen, die Kommunikation zwischen haustierärztlicher Betreuung und spezialisierten Stätten für weiterführende Diagnostik zu vereinfachen. Es wendet sich gleichermaßen an Studierende der Tiermedizin in den klinischen Semestern, den kardiologisch interessierten Tierarzt als auch an Kollegen, die Erfahrungen im Umgang mit apparativer Diagnostik in der Kardiologie haben. Erfahrungen in der tierärztlichen Fort- und Weiterbildung zeigen, dass sich Auskultationsübungen großer Beliebtheit erfreuen. Dem trägt die beigefügte Audio-CD Rechnung, die sich der wichtigsten Basisuntersuchung der Kardiologie widmet.

Wir widmen dieses Buch unseren Lehrern:

Prof. Dr. Eberhardt Trautvetter (Berlin),
Herrn Akadem. Direktor i. R. Dr. Uwe Kersten (Hannover)
und Herrn Akadem. Direktor i. R. Dr. Horst Neu (Gießen).

Teil 1

Die kardiologische Untersuchung

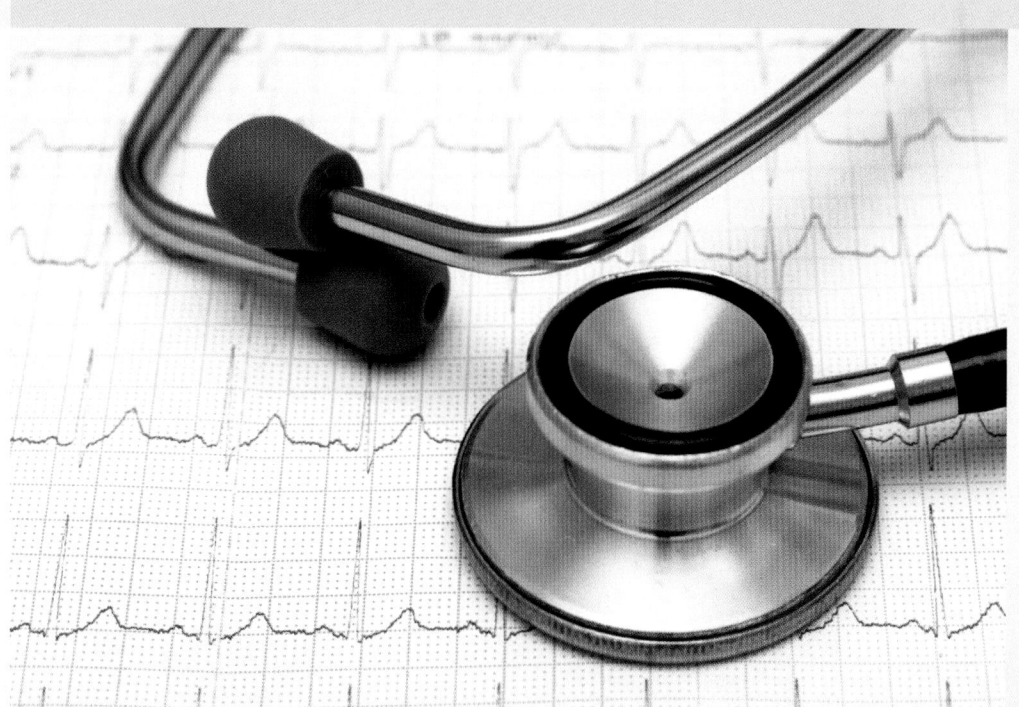

1 Der Herzpatient in der tierärztlichen Praxis

Ralf Tobias

1.1 Im Mittelpunkt steht der Patient

Herzerkrankungen verlaufen meistens chronisch und verändern den Alltag der Patienten, respektive ihrer Besitzer, nachhaltig. Dies betrifft einerseits das zeitliche und manuelle Management der Therapie, aber auch die Sorge um das Rezidivieren der Symptome und den Verlust des Sozialpartners Tier. Die Konsultation des kardiologischen Spezialisten ist eine Momentaufnahme, in der Weichen gestellt werden, während Effizienz und Betreuung in der Langzeitbehandlung dem Haustierarzt obliegen. Verliert ein Patientenbesitzer aber das Vertrauen in die Schulmedizin, ist das Abwandern zu alternativen Tierheilberufen der nächste Schritt. Dies müssen wir immer einkalkulieren und in unsere Beratung einbeziehen. Chancen und Risiken einer Behandlung, aber auch einer Nichtbehandlung, müssen dargelegt werden, damit der medizinische Laie erfährt, wie der Verlauf der Herzerkrankung und seine Behandlung aussehen können. Zur Förderung der Compliance ist eine enge Kommunikation aller involvierter Partner unerlässlich.

Die ideale Patientenbetreuung beginnt zu einer Zeit, wo der Besitzer noch alles andere als ein Krankheitsmanagement im Kopf hat: nach dem Erwerb des Welpen!

Es ist unsere Aufgabe, dem Hunde- oder Katzenwelpen einen guten Start ins Leben zu ermöglichen. Bei der Erstkonsultation ist zumindest ein Ausschluss pathologischer Herzgeräusche erforderlich, die bei einem Teil der angeborenen Herzmissbildungen (s. Kap. 9) auftreten. Bei Risikorassen sollte über das Auftreten von Herzerkrankungen aufgeklärt werden, auch wenn kein Herzgeräusch vorliegt, denn der spontane Herztod ist bei einigen Rassen ein rezentes Problem. Es ist ungewiss, ob er durch die Sensibilisierung für eine Frühdiagnostik abgewendet werden kann, doch müssen Chancen genutzt und ihre Folgen in der Zukunft beurteilt werden. Die Klientel fühlt sich durch die Vorsorge in jedem Fall umsorgt und weiß, dass die tierärztliche Betreuung nicht nur durch das »Jetzt« gesteuert wird.

1.2 Sinnvoller Einsatz diagnostischer Techniken

Kaum eine veterinärmedizinische Disziplin hat in den letzten zehn Jahren einen derartigen Zuwachs an diagnostischen und therapeutischen Möglichkeiten erfahren wie die Kardiologie. Auch wenn es mittlerweile selbstverständlich ist, via EKG einen AV-Block II. Grades Mobitz Typ II festzustellen, einen intraatrialen Thrombus im Echokardiogramm zu dokumentieren und mithilfe der Kathetertechnik ein Implantat zum Verschluss eines Gefäßgangs einzusetzen, sollte dies keinesfalls zu einer Vernachlässigung der »Basismaßnahmen« unseres täglichen Handelns führen: der Anamnese und der körperlichen Untersuchung des Herz-Kreislauf-Apparats (s. Kap. 3). Auch hier sind Training und Erfahrung ausschlaggebend für eine erfolgreiche Patientenbetreuung.

Die Fragen, wann die Diagnostik der Herz-Kreislauf-Medizin das Niveau der Auskultation und Palpation verlassen und wann ein Patient therapiert werden muss, sind eher individuell als allgemeingültig zu beantworten. Nicht zuletzt bestimmt die Motivation der Patientenbesitzer das Ausmaß unserer Tätigkeit. In der Praxis werden wir i.d.R. mit zwei Situationen konfrontiert:
1. Während einer tierärztlichen Untersuchung wird »zufällig« ein Herzbefund erhoben.
2. Ein Tierbesitzer stellt seinen Schützling mit einer Symptomatik vor, die ihn beunruhigt und einen Herzbefund erwarten lässt.

Darüber hinaus gibt es in den letzten Jahren die Konsultation mit dem Ziel, ein Gutachten über die Herzgesundheit eines Zuchttieres erstellen zu lassen.

Wird ein Befund am Herzen quasi nebenbefundlich erhoben, sollte immer der Rat zu weiterführender Diagnostik erfolgen (s. Kap. 4 bis Kap. 8). Ein Extrem ist der heute noch asymptomatische Patient, der bereits morgen tot in seinem Körbchen liegen kann (z.B. Dobermänner und Maine Coon Katzen mit Kardiomyopathie). Ein offensichtlich herzkrankes Tier sollte immer ein adäquates Maß an Diagnostik erhalten, nicht nur um den therapeutischen Ansatz sinnvoll zu wählen, sondern auch um die Prognose einschätzen zu können.

Herz-Kreislauf-Medizin ist als technologielastige Disziplin kostenintensiv. Die zur Untersuchung notwendigen Geräte und die Ausbildung an ihnen, als Voraussetzung erfahren und sinnvoll zu arbeiten, sind mit immensen Investitionen verbunden. Diese rentieren sich wirtschaftlich im Rahmen einer allgemeinversorgenden veterinärmedizinischen Einrichtung nicht immer. Die Arzneikosten können in Mono- und gerade in Kombinationstherapien den Besitzern deutlich machen, dass Medizin außerhalb eines humanmedizinischen Kassensystems für sie durchaus teuer werden kann. In der Tiermedizin profitieren wir aufgrund der Gesetzeslage nicht von humanmedizinischen Freipräparaten auf dem Markt, es sei denn, der veterinärmedizinische Pharmamarkt bietet keine Substanz zur Behandlung an, sodass eine Umwidmung erfolgen muss.

In der Regel sind wir an die Veterinärzulassungen gebunden. Umso wichtiger ist es, die Compliance mit einer guten Beratung und Betreuung des Patientenbesitzers zu fördern.

1.3 Kardiologisches Gutachten

Das Erstellen eines kardiologischen Gutachtens gehört zu den Routineaufgaben in der spezialisierten Fachpraxis. Es gibt dafür unterschiedliche Indikationen:

Das kardiologische Gutachten muss ein Korrelat finden (oder falsifizieren) zwischen der subjektiv empfundenen Symptomatik in den Augen der Besitzer und einer nachweisbaren kardiovaskulären Störung. Das Gutachten sollte nicht nur zur Diagnose kommen, sondern auch eine Prognose der Erkrankung vermitteln können. Und es sollte die daraus resultierenden Einschränkungen beschreiben, die sich im Zusammenhang mit dem gedachten Verwendungszweck des Patienten ergeben. Dies setzt sowohl fundierte Kenntnisse und Erfahrungen der Entwicklung der einzelnen Herzerkrankungen und ihrer Schweregrade voraus, als auch einen dezidierten Einblick in alle therapeutischen Möglichkeiten und ihre klinischen Verläufe.

Grundlage für ein Gutachten sind die Anamnese und die körperliche Untersuchung, aus denen eine selektive apparative Diagnostik folgt. Idealerweise ist der Gutachter nicht nur fachlich untadelig, sondern auch mit den Abläufen bei Gericht, Zuchtwertschätzungen und der allgemeinen klinischen Alltäglichkeit vertraut.

Kommt der Gutachter zu dem Schluss, dass mit den ihm zur Verfügung stehenden Mitteln die ursprüngliche Fragestellung nicht zu beantworten ist, muss er dem Patientenbesitzer oder der anfragenden Institution (z.B. Tierärztekammer, Gericht) Wege der weiterführenden Möglichkeiten aufzeigen.

1.3.1 Anlass für ein Gutachten

Zulassung des Tieres zur Zucht
Das kardiologische Gutachten ist in diesem Fall Grundlage und Bestandteil einer Zuchtwertschätzung. Untersucht wird hier primär auf angeborene Herzmissbildungen, die vererblich sind oder sein könnten.

Zum Zeitpunkt der Drucklegung wird routinemäßig beim Boxer, Irish Wolfhound, Dobermann, Pon und beim Neufundländer auf das Vorliegen eines Herzbefundes untersuchen. Für den Mittelschnauzer und den Cavalier King Charles Spaniel sind Pilotstudien beendet.

Grundlage des Gutachtens sind ein standardisierter Untersuchungsbogen und ein festgelegter Untersuchungsgang. Die Erweiterung des Rassespektrums ist abhängig von politischen Entscheidungen in den einzelnen Zuchtverbänden und wäre aus tiermedizinischer Sicht für weitere Rassen (z.B. Golden Retriever, Rhodesian Ridgeback) dringend wünschenswert. Bei den Katzen zeigen Züchter der Rassen Maine Coon, Waldkatzen und British Shorthair ein besonderes Interesse an diesen Untersuchungen, die sich auf die Diagnose der Hypertrophen Kardiomyopathie (HKM) konzentrieren. Mangels eines vergleichbaren Dachverbandes wie dem Verband des Deutschen Hundewesens e.V. werden die Ergebnisse bei den Katzen in einer schwedischen Datenbank verwaltet.

Eignung als Dienst-, Blindenführ- und Servicehund
Die Ausbildung eines Diensthundes bei Polizei, Zoll oder Bundeswehr ist zeit- und kostenintensiv. Der Ausschluss einer Kardiopathie ist deshalb vor der Ausbildung bedeutsam, wenn im Rahmen der tiermedizinischen Betreuung ein Verdacht entsteht. Oder aber wenn während des Einsatzes des Hundes Symptome auftreten, deren Ursache und Konsequenzen für den weiteren Einsatz es einzuschätzen gilt.

Forensische Fragestellungen
Nach dem Erwerb des Welpen entwickelt sich dieser möglicherweise nicht wie erwartet oder zeigt gar spezifischere Herz-Kreislauf-Symptome, verstirbt schlimmstenfalls unvermittelt. Das kardiologische Gutachten hat zu klären, ob eine angeborene Herzmissbildung oder erworbene Faktoren Ursache dieser Situation sind. Impliziert ist meist die Frage, ob der Herzfehler in Züchterhand hätte bemerkt werden müssen. Häufig muss solch ein Gutachten aufgrund einer Aktenlage erstellt werden, sodass der bestellte Gutachter nicht immer Gelegenheit hat, den Hund selbst zu untersuchen, sondern auf vorgelegte Untersuchungsergebnisse zurückgreifen muss.

Einholung einer Zweit- oder Drittmeinung
In der heutigen Zeit geht der Trend bei Tierbesitzern zur Einholung einer Zweitmeinung. Diagnosen mit erheblicher Konsequenz in Prognose und therapeutischem Aufwand werden zunehmend einer zweiten Beurteilung anheim gestellt. Wünschenswert wäre in diesen Fällen eine Absprache der Tierbesitzer mit dem Erstuntersucher, damit auch gewährleistet ist, dass die Folgeuntersuchung in qualifizierter Hand durchgeführt wird und nicht in einer Stätte mit unbekanntem Untersuchungsniveau. Bei Zuchtuntersuchungen wird der Zweitgutachter vom Verband bestimmt, während Patientenbesitzer sich meist nach der Mund-zu-Mund-Propaganda für oder gegen eine Untersuchungsstelle entscheiden.

1.4 Rücküberweisung an die haustierärztliche Praxis

Die weiterführende Diagnostik eines Herzpatienten wird oftmals in spezialisierten Untersuchungsstätten durchgeführt. Die Kommunikation zwischen den patientenbetreuenden Einrichtungen sollte im Interesse des zu behandelnden Tieres so optimal wie möglich verlaufen. Großen Stellenwert hat in dieser Funktion die Rücküberweisung des Patienten an die haustierärztliche Praxis. Diese kann telefonisch erfolgen, jedoch empfiehlt sich eine schriftliche Mitteilung der Untersuchungsergebnisse an Haustierarzt und/oder Tierbesitzer. Umfang und Inhalt der Rücküberweisung richten sich nach dem Untersuchungsumfang und Informationsbedürfnis des Adressaten.

Es ist sinnvoll, die durchgeführte Anamnese mit dem Patientenbesitzer zu repetieren, damit der Haustierarzt ersehen kann, ob der Informationsgehalt mit seinem Kenntnisstand über den Hund oder die Katze identisch ist. Oftmals bereiten sich die Patientenbesitzer auf die Konsultation einer spezialisierten Einrichtung besonders gut vor und die Zustandsbeschreibung des Patienten erfolgt unter Umständen genauer. Dies beeinflusst die weiteren diagnostischen Maßnahmen und differentialdiagnostischen Überlegungen.

Neben der Dokumentation des Auskultationsbefundes sollten darüber hinaus relevante klinische Befunde mitaufgeführt werden.

Werden dem Patientenbesitzer aus der haustierärztlichen Praxis Unterlagen z.B. in Form eines EKG und/oder Röntgenbilder mitgegeben, sollte die Interpretation aus der Sicht des Spezialisten ebenfalls in dem Rücküberweisungsschreiben enthalten sein. Es folgen die Befunde der weiterführenden Untersuchungen. Wird ein Echokardiogramm durchgeführt, darf die Befundbeschreibung und Interpretation an dieser Stelle nicht mit den klinischen Befunden, z.B. der Auskultation, vermengt werden. Das bedeutet: Wird eine Bewegungsstudie des Myokards mit Hilfe des zweidimensionalen Echokardiogramms und Time-Motion-Modes selektiv vorgenommen, sollten auch nur die daraus statthaften Ergebnisse interpretiert werden. Auf die Dysfunktion einer Mitralklappe beispielsweise kann nur dann eingegangen werden, wenn auch eine vollständige Dopplersonographie des Klappenapparates durchgeführt wurde.

Nach Auflistung der erhobenen Befunde (vollständig oder die klinisch bzw. in Bezug auf die Fragestellung relevanten) wird eine Diagnose formuliert, die auch ggf. eine für die Herzinsuffizienz etablierte Gradeinteilung CHIEF, NYHA oder ISACH enthalten sollte.

Nach der Diagnose ist für Tierbesitzer und Haustierarzt oftmals die Prognose die interessanteste Information aus der Sicht des Kardiologen. Abschließend ist eine Therapieempfehlung mit Dosierungshinweisen zu geben, insbesondere dann, wenn es sich bei den Medikamenten um weniger praxisgängige handelt. Letztlich ist ein Vorschlag über den Zeitraum der Kontrolluntersuchungen in der haustierärztlichen Praxis und beim Spezialisten anzugeben.

2 Pathophysiologie der Herzinsuffizienz – Ein Leitfaden durch Definitionen und Regelsysteme

Matthias Schneider

2.1 Kardiovaskulärer Regelkreis

Die wesentliche Aufgabe der kardiovaskulären Regulation (Herzfrequenz, Kontraktilität, Vorlast, Nachlast) ist es, den Blutdruck aufrecht zu erhalten, um eine ausreichende Organperfusion zu gewährleisten.

Vorlast: Die Vorlast ist die Dehnungskraft, welche auf die Kardiomyozyten wirkt. Im Herzen ist es die Spannung, die zur Ventrikelerweiterung führt. Sie wird gemessen als enddiastolische (ed) Wandspannung [$Wandspannung_{ed} = (Ventrikeldruck_{ed} \times Radius_{ed}) / 2 \times Wanddicke_{ed}$]. Klinisch wird sie häufig durch das end diastolische Ventrikelvolumen abgeschätzt.

Nachlast: Die Nachlast ist die Kraft, die der Kontraktion der Kardiomyozyten entgegenwirkt. Im Herzen ist es die Kraft, welche die Ventrikelentleerung inhibiert. Sie wird gemessen als endsystolische (s) Wandspannung: [$Wandspannung_s = (Ventrikeldruck_S \times Radius_S) / 2 \times Wanddicke_S$]. Klinisch wird sie oftmals durch den mittleren Aortendruck abgeschätzt.

Kontraktilität: Die Kontraktilität ist die Fähigkeit des Herzens, unabhängig von anderen Kräften zu kontrahieren. Diese steigt bei zunehmender Dehnung der Muskelfasern (Vorlast) durch optimale Überlappung der Aktin- und Myosinfilamente bis zu einem Maximalwert (Frank-Starling-Mechanismus).

Der Zusammenhang zwischen den Faktoren Vorlast, Nachlast, Kontraktilität, *cardiac output* und Blutdruck wird in Abbildung 2.1 wiedergegeben.

2.2 Definition der Herzinsuffizienz

Es existierten viele verschiedene Definitionsversuche für den Begriff Herzinsuffizienz. Folgende Merkmale gehören immer dazu:
1. klinisches Syndrom
2. zugrunde liegende Herzerkrankung (funktionell oder strukturell)
3. gestörte Herzleistung im Hinblick auf
   - Auswurf (systolische Insuffizienz: verminderter *cardiac output* oder Blutdruck) und/oder
   - Füllung (diastolische Insuffizienz: erhöhter Venen- und Kapillardruck)
4. besteht trotz Aktivierung der kardiovaskulären Reservemechanismen

Aus der Definition geht hervor, dass eine Herzinsuffizienz klinisch erkennbar sein muss. Eine Herzerkrankung, welche dagegen nur mittels spezialisierter Untersuchungen detektierbar ist (z.B. erniedrigte Verkürzungsfraktion in der Echokardiographie), gilt noch nicht als Herzinsuffizienz. Als Ursache der klinischen Symptome muss eine zugrunde liegende Herzerkrankung dokumentiert sein; ein verminderter *cardiac output* durch z.B. eine schwere Exsikkose wird nicht als Herzinsuffizienz, sondern als Kreislaufinsuffizienz bezeichnet. Die Symptome des verminderten Auswurfs (Leistungsschwäche, Hypotension) bzw. der Füllungsstörung (Ödemneigung, Körperhöhlenerguss) können zusammen oder isoliert auftreten. Im zeitlichen Verlauf entsteht zunächst die Herzerkrankung, dann die Kompensationsphase durch Aktivierung von Reserven und am Ende steht die klinische Phase der Herzinsuffizienz.

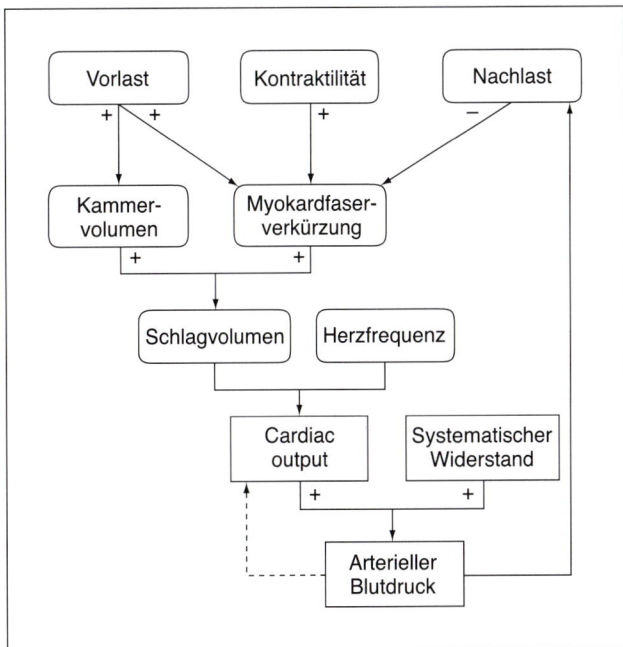

Abb. 2.1:
Regelkreis des Herz-Keislauf-Systems. Die Vorlast erhöht das Kammervolumen. Vorlast und Kontraktilität bedingen das Ausmaß der Myokardfaserverkürzung. Letztere bestimmt zusammen mit dem diastolischen Kammervolumen das Schlagvolumen. Das Produkt aus Schlagvolumen und Herzfrequenz ergibt die Herzleistung *cardiac output*. Cardiac Output und Systemischer Widerstand bestimmen den arteriellen Blutdruck. Der arterielle Blutdruck hat indirekt negative Auswirkung auf den Cardiac Output, indem er die Nachlast erhöht und somit die myokardiale Faserverkürzung und das Schlagvolumen vermindert.

2.3 Reservemechanismen

Die Reservemechanismen erhöhen die Herzleistung durch Steigerung von Herzfrequenz und Kontraktilität, bzw. durch Steigerung der Vorlast über Natrium- und Wasserretention sowie Venenkontraktion. Der Blutdruck wird indirekt durch die bessere Herzleistung und direkt durch eine arterielle Vasokonstriktion angehoben. Bei chronischer Aktivierung der Reservemechanismen entstehen allerdings negative Auswirkungen, die zur Progression der Herzinsuffizienz führen.

Sympathische Aktivierung

Im Rahmen der Herzinsuffizienz kommt es zu einer Verminderung des Parasympathikotonus und zur Erhöhung des Sympathikotonus. Der Sympathikus bewirkt über β_1-Rezeptoren eine Herzfrequenz- und Kontraktilitätssteigerung, über α_1-Rezeptoren eine arterielle Vasokonstriktion und dadurch eine Blutdruckerhöhung sowie über eine Venenkontraktion eine Vorlaststeigerung. Bei chronischer Aktivierung ergeben sich als Nachteile:
- eine vermehrte Herzbelastung durch die Nachlasterhöhung
- eine Neigung zu ventrikulären Arrhythmien
- eine Verminderung der Anzahl der β-Rezeptoren (Down-Regulation)
- eine Progression der Herzmuskeldysfunktion (Remodeling durch Nekrose und Apoptose der Herzmuskelzelle)

Renin-Angiotensin-Aldosteron-System (RAAS), ADH

Der nächste Kompensationsmechanismus ist die Aktivierung des Renin-Angiotensin-Aldosteron-Systems (RAAS) mit dem Endprodukt Angiotensin II. Angiotensin II ist ein potenter Vasokonstriktor für Arterien und Venen; dadurch wird der Blutdruck erhöht und die Vorlast gesteigert. Weitere Wirkungen des RAAS entstehen durch eine Stimulation des sympathischen Nervensystems (s.o.) und durch die Aldosteron- und ADH-Freisetzung. Letztere führen durch Natrium- und Wasserretention an den Nieren zu einer Blutvolumensteigerung, zur Vorlasterhöhung sowie zu einem verstärkten Durstgefühl. Die erhöhte Nachlast und Vorlast durch die Aktivierung des RAAS führen im chronischen Stadium zur vermehrten Herzbelastung und zudem zur Ödemneigung. Außerdem induziert Angiotensin II ventrikuläres und vaskuläres Remodeling und führt somit zur Progression der kardialen Dysfunktion.

Als weiterer Vasokonstriktor zirkuliert bei herzinsuffizienten Patienten vermehrt Endothelin in der Blutbahn, zudem ist die kardiale Endothelinproduktion erhöht.

Kardiale Hypertrophie

Die kardiale Hypertrophie ist ein langfristiger Kompensationsmechanismus zur Erhöhung der Kontraktilität und zur Reduktion der Nachlast. Sie wird hauptsächlich induziert durch einen vermehrten Wandstress, durch das sympathische Nervensystem und durch Angiotensin II. Die Dickenzunahme der einzelnen Muskelzelle und das Fehlen von zusätzlichen Kapillargefäßen (pathologische Hypertrophie) führen jedoch zu einer Hypoxie und Fibrose mit negativen Auswirkungen auf die diastolische und später auch auf die systolische Funktion.

Gegenspieler der Reservemechanismen

Den oben genannten Reservemechanismen mit Vasokonstriktion und Retention von Natrium und Wasser stehen andere Systeme als Gegenspieler gegenüber, die eine Vasodilatation sowie Natrium- und Wasserausscheidung bewirken. So wird durch die Produktion von Stickstoffmonoxid im Gefäßendothel eine Vasodilatation ausgelöst. Eine diuretische und vasodilatative Wirkung geht von den natriuretischen Peptiden aus, die bei Dehnung des Atriums (*atrial natriuretic peptide*, ANP) bzw. des Ventrikels (*brain natriuretic peptide*, BNP) freigesetzt werden.

2.4 Ursachen der Herzinsuffizienz

Systolische Funktionsstörung

Bei der systolischen Funktionsstörung ist die Kontraktilität gestört, d.h. das Ventrikelmyokard besitzt keine ausreichende Kraft, um das Schlagvolumen aufrecht zu erhalten. Typische Erkrankungen sind die Dilatative Kardiomyopathie (DKM), aber auch andere Myokarderkrankungen, z.B. die infektiöse Myokarditis, Schäden durch toxische Substanzen (z.B. Doxorubicin), Mangelerkrankungen (Taurin- oder Carnitin-Mangel) und die Überlastungs-Kardiomyopathie.

Diastolische Funktionsstörung

Die Füllung der Ventrikel ist gestört, dadurch staut sich das Blut in der jeweiligen Vorkammer. Hierzu zählen restriktive Perikarderkrankungen und der Perikarderguss sowie die Erhöhung der Myokardsteifigkeit (Hypertrophe Kardiomyopathie, HKM bzw. Restriktive Kardiomyopathie, RKM).

Drucküberlastung

Eine Erhöhung der Nachlast des Ventrikels reduziert die Herzleistung. Beispiele sind die Obstruktion der Ausflussbahn (Pulmonalstenose, Subaortenstenose), die Okklusion des Gefäßbaums (Lungenembolie, Aortenthrombose) oder eine arterielle bzw. pulmonale Hypertension. Der Ventrikel versucht, durch eine konzentrische Hypertrophie die erhöhte Nachlast zu kompensieren.

Volumenüberlastung

Die übermäßige Ventrikelfüllung (Vorlast) kann nicht verarbeitet werden. Beispiele sind die Klappeninsuffizienzen (Mitralklappen- und Aortenklappeninsuffizienz), Shuntverbindungen (z.B. Persistierender Ductus arteriosus, PDA; Ventrikelseptumdefekt, VSD), Thyreotoxikose, chronische Anämie und Infusionstherapie bzw. Oligurie. Initial kompensiert die exzentrische Hypertrophie des Ventrikels die Volumenbelastung.

Sowohl Druck- als auch Volumenüberlastung führen im chronischen Stadium durch die pathologische Hypertrophie (s. Kap. 2.3) zu einer Belastungs-Kardiomyopathie mit gestörter diastolischer oder systolischer Funktion. Klassische Beispiele hierfür sind die diastolischen und systolischen Störungen bei der schweren Subaortenstenose oder die systolische Insuffizienz bei schwerer Mitralinsuffizienz oder großem persistierenden Ductus arteriosus.

2.5 Klinische Anzeichen der Herzinsuffizienz

Man unterscheidet die Herzinsuffizienz mit Stauung und Ödemneigung (Kongestionsinsuffizienz, Rückwärtsfehler) von der Herzinsuffizienz mit reduziertem Auswurf (Perfusionsinsuffizienz, Vorwärtsfehler). Die hämodynamischen Folgen und klinischen Symptome der Herzinsuffizienz sind abhängig von der Art der Insuffizienz und der betroffenen Herzseite.

2.5.1 Linksherz-Kongestionsinsuffizienz

Die Linksherz-Kongestion führt zur Erhöhung des hydrostatischen Drucks in den Lungenvenen sowie den Venen der Pleura visceralis und kann zum Lungenödem oder Thoraxerguss führen.

Vorkommen
- Drucküberlastung linker Vorhof: Mitralstenose
- Volumenüberlastung linker Vorhof: Mitralinsuffizienz
- Volumenüberlastung linker Ventrikel: Links-Rechts-Shunt, Aorteninsuffizienz, erhöhtes Blutvolumen (Dilatative Kardiomyopathie, DKM)
- diastolische Funktionsstörung linker Ventrikel: Hypertrophe Kardiomyopathie (DKM), Restriktive Kardiomyopathie (RKM), sekundäre Linksherzhypertrophie

Klinik
- Tachypnoe, Orthopnoe, Dyspnoe
- Husten
- sekundäre Leistungsschwäche durch Hypoxie
- Zyanose (selten)

2.5.2 Rechtsherz-Kongestionsinsuffizienz

Die Rechtsherz-Kongestion verursacht einen erhöhten hydrostatischen Druck in den Venen der Leber und der Pleura parietalis sowie in den systemischen Venen. Sie führt zu Aszites, Throraxerguss und seltener zu peripheren Ödemen.

Vorkommen
- Drucküberlastung rechter Vorhof: Trikuspidalstenose
- Volumenüberlastung rechter Vorhof: Trikuspidalinsuffizienz
- Volumenüberlastung rechter Ventrikel: erhöhtes Blutvolumen (Dilatative Kardiomyopathie, DKM)
- diastolische Funktionstörung rechter Ventrikel: Perikardrestriktion oder -erguss, sekundäre Rechtsherzhypertrophie

Klinik
- Umfangsvermehrung des Abdomens (Leber- und Milzschwellung, Aszites)
- Halsvenenstauung und -pulsation
- periphere Ödeme (selten)

2.5.3 Perfusionsinsuffizienz

Unabhängig davon, ob primär das rechte oder das linke oder beide Herzen einen Vorwärtsfehler auslösen, kommt es zur Verminderung der Organperfusion. Da der Sauerstoffverbrauch des Gewebes gedeckt werden muss, kommt es zu einer erhöhten Sauerstoffextraktion aus dem Blut und damit zu einer Minderung des venösen Sauerstoffgehalts und zur Laktatazidose.

Vorkommen
- Rechtsherzproblematik:
  - Füllungsminderung: Perikardtamponade
  - Ausflussobstruktion: Pulmonalstenose, Lungenthrombose und -embolie
- Linksherzproblematik:
  - Myokardschwäche: Dilatative Kardiomyopathie (DKM), Myokarditis
  - Ausflussobstruktion: Subaortenstenose (SAS)
  - schwere Brady- oder Tachyarrhythmien

Klinik
- Leistungsschwäche (frühes Anzeichen)
- Müdigkeit, Schwäche
- blasse Schleimhäute, verlängerte kapilläre Rückfüllzeit
- kalte Gliedmaßen, Hypothermie
- Dyspnoe bei schwerer Rechtsherz-Perfusionsinsuffizienz

Die einzelnen Herzerkrankungen lösen primär meist eine bestimmte hämodynamische Störung aus, allerdings kommt im Verlauf der Erkrankung oftmals eine weitere Störung hinzu. So sind z.B. die Dilatative Kardiomyopathie und die Subaortenstenose primär durch einen Vorwärtsfehler gekennzeichnet, im fortgeschrittenen Stadium kommt es aber durch die Volumenexpansion bzw. die mit der Hypertrophie verbundene diastolische Funktionsstörung zu einem Linksherz-Rückwärtsfehler. Bei der Mitralklappeninsuffizienz besteht dagegen primär ein Linksherz-Rückwärtsfehler, der später durch eine systolische Funktionsstörung von einem Vorwärtsfehler begleitet wird.

2.6 Stadien der Herzinsuffizienz

Es existieren verschiedene Klassifizierungen der Herzinsuffizienz. Für den klinischen Gebrauch reicht eine davon aus, allerdings sollte man zum Vergleich von Studien die verschiedenen Klassifizierungen kennen.

NYHA-Klassifikation (modifiziert)
Für die Humanmedizin wurde von der *New York Heart Association* (NYHA) eine Klassifizierung in vier Stadien vorgenommen, welche in leicht modifizierter Form für Hund und Katze übernommen wurde (Tab. 2.1).

Bei Hund und Katze bestehen mitunter Schwierigkeiten, zwischen NYHA-Stadium II und III zu unterscheiden, sodass in der Literatur noch weitere Modifikationen durchgeführt wurden, bei denen die radiologische Herzvergrößerung zur Unterscheidung herangezogen wird.

ISACHC-Klassifikation
Eine rein tiermedizinische Klassifikation wurde nach dem *International Small Animal Cardiac Health Council* (ISACHC) benannt und publiziert (Tab. 2.2).

CHIEF-Klassifikation
Im Jahr 2001 erschien eine neue humanmedizinische Klassifizierung (*American College of Cardiology / American Heart Association*). Diese wurde kürzlich in ein modifiziertes Schema für die Beurteilung der Herzinsuffizienz bei erworbenen Herzerkrankungen des Hundes übernommen (*Canine Heart Failure International Expert Forum*, CHIEF; Tab. 2.3).

Das Besondere an dieser Klassifizierung ist, dass erstmals Tiere berücksichtig werden, die noch keinerlei Herzerkrankung haben, sondern nur ein Risiko aufweisen, eine Herzerkrankung zu entwickeln. Ziel ist es hier, die sich entwickelnde Herzerkrankung durch Screening-Untersuchungen früher zu erkennen. Stadium B deckt sich mit früheren Klassifizierungen (NYHA I bzw. ISACHC I). Die zweite Neuerung im Vergleich zu anderen Klassifizierungen ist, dass ein Patient nur von A in Richtung D gruppiert werden kann, niemals aber wieder zurück. Nur innerhalb der Gruppe C kann der Patient je nach Schwere der Symptome von C1 bis C3 in beiden Richtungen wechseln. Dies ist sinnvoll, da ein Patient, der einmal klinische Symptome durch eine erworbene Herzerkrankung aufwies (C2), durch medikamentelle Therapie zwar wieder symptomfrei werden kann (C1), aber weiterhin Medikamente benötigt, um stabil zu bleiben, und daher nicht in Stadium B eingeteilt werden darf.

2.7 Therapiestrategien bei der Herzinsuffizienz

Primäres Ziel bei der Therapie der Herzinsuffizienz ist es, die Grunderkrankung zu behandeln (z.B. Verschluss eines Shunts oder Punktion eines idiopathischen Perikardergusses). Leider besteht die Möglichkeit zur ätiologischen Therapie bei den erworbenen Herzerkrankungen nur selten. Deshalb ist hier das Therapieziel, die klinischen Symptome durch Steigerung der Herzleistung und Minderung der Stauung zu verbessern sowie durch Modifikation der neurohumoralen Aktivierung eine Überlebensverlängerung zu bewirken. Die einzelnen Medikamente sind im Kapitel 12 beschrieben.

Tabelle 2.1: Modifizierte NYHA-Klassifikation der Herzinsuffizienz

Grad	Definition
I	Herzerkrankung ohne klinische Symptome bei üblicher Belastung
II	Symptome bei üblicher Belastung
III	Symptome bei minimaler Belastung
IV	Symptome in Ruhe

Tabelle 2.2: ISACHC-Klassifikation der Herzinsuffizienz

Grad	Definition
I	Asymptomatischer Patient
	– Herzerkrankung detektierbar, aber keine klinischen Anzeichen
Ia	– Ohne Kompensationsanzeichen*
Ib	– Mit Kompensationsanzeichen*
II	Milde bis moderate Herzinsuffizienz
	– Klinische Zeichen einer Herzinsuffizienz in Ruhe oder bei milder Belastung, welche die Lebensqualität negativ beeinflussen.
III	Fortgeschrittene Herzinsuffizienz
	– Klinische Anzeichen der Herzinsuffizienz sind unmittelbar auffällig
IIIa	– Häusliche Pflege möglich
IIIb	– Stationäre Aufnahme notwendig

* radiologische oder echokardiographische Dokumentation einer durch Druck- oder Volumenbelastung bedingten Ventrikelhypertrophie

Tabelle 2.3: CHIEF-Klassifikation der Herzinsuffizienz

Stadium	Definition
Stadium A	Risiko einer Herzerkrankung
	– Keine strukturelle Herzerkrankung dokumentiert
	– z.B. genetische Prädisposition, gleichzeitige systemische Erkrankung mit kardiovaskulärer Auswirkung
Stadium B	Herzerkrankung dokumentiert; keine Anzeichen einer Herzinsuffizienz
	– Eine Kardiomegalie kann bereits vorliegen
Stadium C	Vorangegangene oder aktuelle klinische Symptome einer objektiv dokumentierten Herzinsuffizienz (HI)
C1	– Keine vorangegangenen klinischen Symptome (stabile Herzinsuffizienz)
C2	– Aktuell geringe bis mittelgradige Herzinsuffizienz
C3	– Aktuell hochgradige, lebensbedrohliche Herzinsuffizienz, +/– Zeichen geringen Auswurfs
Stadium D	Therapieresistente Herzinsuffizienz
	– Spricht nicht auf maximale/optimale Medikation an
	– flankierende Maßnahmen sind nötig, um das Tier am Leben zu erhalten

3 Klinische Untersuchung des Herzpatienten

Marianne Skrodzki

3.1 Anamnese – Das Frage- und Antwortspiel als Grundlage jeder weiteren Entscheidung

Seit Jahren stehen in großer Breite technische Untersuchungsmethoden zur Verfügung, welche die diagnostischen Möglichkeiten extrem erweitert haben. Dennoch haben Anamnese, klinische Untersuchung und Auskultation als »alte« Untersuchungsmethoden auch heute noch einen hohen Stellenwert und sind Basis für das weitere diagnostische Vorgehen.

Der körperlichen Untersuchung von Herz und Blutkreislauf muss immer ein Arztgespräch vorausgehen. Um eine Vertrauensbasis zwischen Tierarzt und Patientenbesitzer herzustellen und möglichst differenzierte Informationen zu erhalten, sind während des differenzierenden Anamnesegesprächs Zeit und Ruhe entscheidend.

Die wichtigsten Fragen

Nachdem Rasse, Alter, Geschlecht und Körpergewicht des Patienten registriert wurden, sollte am Anfang des Gesprächs stets die Frage nach dem Vorstellungsgrund stehen. Dabei darf sich die Anamnese nicht nur auf kardiale Symptome beschränken, sondern muss auch andere Organsysteme erfassen. Eine systematische Befragung hat sich als günstig erwiesen, wobei Suggestivfragen zu vermeiden sind (Tab. 3.1).

Zur Einschätzung des genetischen Risikos einer Herz-Kreislauf-Erkrankung ist die Familienanamnese bezüglich Krankheiten oder Todesursachen bei mit dem Patienten verwandten Tieren hilfreich.

Fragen nach der Therapie, d.h. welche Medikamente der Patient seit wann und mit welcher Regelmäßigkeit erhält oder in der Vergangenheit erhielt, informieren u.a. auch über die Verlässlichkeit des Tierbesitzers (Besitzer-Compliance). Eventuelle »Selbstbehandlungen« durch den Patientenbesitzer, z.B. mit pflanzlichen Produkten, sind zu erfragen. Zur Einschätzung des bisherigen Therapieerfolgs bzw. eines »Therapieversagens« sollte die Medikamentendosis in Abhängigkeit vom aktuellen Körpergewicht des Patienten überprüft werden.

Oft ist es notwendig, die Angaben des Tierbesitzers, meist ein medizinischer Laie, genau zu hinterfragen. So wird z.B. die Hyperventilation eines Hundes zum Temperaturausgleich bei hohen Außentemperaturen von einigen Besitzern als pathologisch angesehen. Oft berichten Hundehalter auch von einer »blauen Zunge« des Tieres. Dabei handelt es sich meist um eine Fehl- bzw. Überinterpretation der Schleimhautfärbung.

Tabelle 3.1: Fragen zur Anamnese

1. Welche Beschwerden bestehen (Leitsymptome)?
2. Seit wann bestehen die Beschwerden?
3. Wann treten die Beschwerden auf (Situations-, Belastungsabhängigkeit)?
4. Treten die Beschwerden regelmäßig auf (z.B. Witterungs-/Jahreszeitabhängigkeit)?
5. Wie stark sind die Beschwerden?
6. Haben die Beschwerden zugenommen?
7. Lagen ähnliche Beschwerden schon einmal vor?
8. Gibt es Vorerkrankungen des Herzens und/oder anderer Organsysteme?
9. Gibt es weitere, möglicherweise bisher nicht beschriebene Beschwerden?
10. Sind genetische Herzerkrankungen oder plötzliche Todesfälle bei verwandten Tieren bekannt (Familienanamnese)?
11. Wie ist die aktuelle Medikation (welche, seit wann, wie viel, wie oft)?

Dagegen werden verminderte Lauffreudigkeit, reduzierte Ausdauer bzw. Belastungsdyspnoe, insbesondere bei älteren Hunden, gar nicht realisiert oder dem Alter bzw. der Konstitution des Tieres entsprechend als »normal« eingestuft.

Eine erschwerte Atmung, Husten, Zyanose, nachlassende Belastbarkeit, reduzierte Ausdauer, Lethargie, Gewichtsverlust, Inappetenz, Umfangsvermehrung des Abdomens oder Krampfanfälle sind nicht nur Symptome kardiovaskulärer Erkrankungen. Daher ist die Entscheidung, ob die bei Vorstellung des Patienten beschriebenen klinischen Zeichen auf eine Herzinsuffizienz zurückzuführen sind, nicht immer ganz einfach. Entsprechend müssen andere Erkrankungen mit ähnlicher Symptomatik differentialdiagnostisch abgeklärt bzw. ausgeschlossen werden, nicht zuletzt da Herz-Kreislauf-Erkrankungen häufig mit Krankheiten anderer Organe oder Organsysteme koinzidieren. Die Klärung, ob das Herz primär betroffen ist oder ob es sich um eine sekundäre Erkrankung handelt, wie z.B. bei einer Hypo- oder Hyperthyreose, ist besonders von therapeutischer Bedeutung.

Dyspnoe und Husten

Dyspnoe und Husten werden sowohl bei einer Rechtsherzinsuffizienz bzw. einem Linksherzversagen mit Lungenkongestion beobachtet, als auch bei unterschiedlichen Erkrankungen des respiratorischen Systems (Tab. 3.2). Mehr oder weniger lange anhaltende Tachy- bzw. Dyspnoe sowie reduzierte Belastbarkeit sind auch bei Anämien, aber auch z.B. bei Hyperadrenokortizismus und Adipositas bzw. Konditionsmangel keine Seltenheit.

Tabelle 3.2: Häufigste klinische Ursachen von Husten und Dyspnoe

Akut (< 8 Wochen)	Chronisch (≥ 8 Wochen)
• Akute Herzinsuffizienz	• Chronische Herzinsuffizienz
• Arrhythmien	• Cor pulmonale
• Thoraxerguss, Perikarderguss	• Peritoneoperikardiale Hernie
• Laryngotracheobronchitis	• Trachelkollaps bzw. Tracheomalazie
• Akute Bronchitis	• Chronische Bronchitis
• Akutes Asthma bronchiale	• Chronisches Asthma bronchiale
• Pneumonie (bakteriell, viral, mykotisch, parasitär, Aspiration, Fremdkörper)	• Chronisch obstruktive Lungenerkrankung, Lungenfibrose
• Lungenembolie	• Bronchialkarzinome bzw. Lungentumoren
• Pneumothorax	• Pleuritis
• Akute Lungenembolie	• Adipositas, Konditionsmangel (Dyspnoe)
• Hypertensive Krise	• Hyperadrenkortizismus (Dyspnoe)
• Anämie	• Hyperthyreose, Hypothyreose (Dyspnoe)
• ACE-Hemmer (sehr selten)	• ACE-Hemmer (sehr selten)

Von differentialdiagnostischer Bedeutung ist die Dauer der Atemsymptome. Dabei können Husten bzw. Dyspnoe, die weniger als acht Wochen dauern, als akut eingestuft und von länger bestehender, chronischer Atemwegssymptomatik unterschieden werden. Bei der Mehrzahl der herzkranken Patienten entwickelt sich die Dyspnoe langsam und wird anfänglich nur unter Belastung sichtbar (Belastungsdyspnoe). Im fortgeschrittenen Stadium der Herzinsuffizienz ist die Symptomatik bereits in Ruhe vorhanden (Ruhedyspnoe).

Akute Hustenepisoden treten bei Patienten jeden Alters auf und werden meistens durch virale oder bakterielle Infektionen der Atemwege verursacht. Bei Hunden oder Katzen mit kompensierter Herzerkrankung können Dyspnoe und auch Husten plötzlich infolge physischer und »psychischer« Stresssituationen auftreten, z.B. durch veränderte Lebensumstände, extreme Anstrengung, Narkosen oder andere, zusätzliche Organ- bzw. Stoffwechselerkrankungen. Entweder handelt es sich dabei um Symptome der plötzlichen Dekompensation (Kongestion) einer Herzinsuffizienz oder um Symptome anderer koinzidierender Erkrankungen.

Beim Asthma bronchiale, bei Fremdkörperaspiration und beim Pneumothorax wird die Atemsymptomatik meist nur anfallsweise beobachtet. Eher progredient ist die Dyspnoe bei chronisch obstruktiven Lungenerkrankungen, bei einer Lungenfibrose, bei Lungentumoren oder bei einer Anämie sowie einem Pleuraerguss.

Chronischer Husten kann am Tag oder in der Nacht, in Ruhe oder nach Anstrengung bzw. unter Belastung, durch Druck auf die Trachea bzw. bei Zug an der Leine, oder bei hohen Außentemperaturen bzw. hoher Luftfeuchtigkeit auftreten. Der für eine dekompensierte Herzinsuffizienz typische Husten in den frühen Morgenstunden wird von einigen Besitzern vermeintlich als »Erbrechen« oder der Husten nach bzw. während der Wasseraufnahme als »Verschlucken« gedeutet und im Anamnesegespräch nicht erwähnt. Unruhezustände treten häufig in der Nacht bzw. in den frühen Morgenstunden auf und sind oft von Hustenanfällen begleitet.

Verminderte Belastbarkeit

Verminderte Belastbarkeit bzw. reduzierte Ausdauer infolge Herz-Kreislauf-Erkrankungen muss insbesondere von Nephro- und Endokrinopathien, Anämien, Neoblastomen sowie Erkrankungen des Bewegungsapparats abgegrenzt werden. Hilfreich sind Fragen nach Appetit, Gewichtsverlauf, Durst und Kotbeschaffenheit. In diesem Zusammenhang sind auch Kondition und Konstitution des Patienten (Adipositas?) von Bedeutung.

Körperhöhlenergüsse

Kardial bedingte Ergüsse sind bei fortgeschrittener Herzinsuffizienz keine Seltenheit. Besonders bei älteren herzkranken Hunden und Katzen werden gleichzeitig auch andere Erkrankungen beobachtet, die mit einem Pleuraerguss einhergehen, wie Hepatopathien oder Neoplasien (z.B. Hämangiosarkome). Deshalb bedarf ein Körperhöhlenerguss immer einer genauen differentialdiagnostischen Klärung. Andererseits treten Ergüsse auch allein, u.a. infolge einer Hypoproteinämie, einer Infektion (z.B. FIP) oder nach Traumen auf.

Inappetenz

Katzen werden häufig aufgrund zunehmender Inappetenz in der Tierarztpraxis vorgestellt. Bei diesem sehr unspezifischen Symptom denkt man ursächlich nicht unbedingt an eine Herzkrankheit, obwohl reduzierte Futteraufnahme ein häufiges Symptom herzkranker Katzen ist. Auch Dyspnoe bzw. Maul- oder Flankenatmung, zurückgezogenes Verhalten und zunehmende Bewegungsunlust sind eher die Regel. Dagegen ist Husten als Symptom einer Herzinsuffizienz bei herzkranken Katzen eine Rarität. Auch die für Hunde mit einer Herzerkrankung typischen Symptome der nachlassenden Belastbarkeit und der nächtlichen Unruhe werden bei Katzen, aufgrund der unterschiedlichen Lebensweise, kaum registriert.

Anfälle (Symptome/Kollaps)

Bei Hunden und Katzen treten Anfälle, die zu einer plötzlich auftretenden Störung der physiologischen Körperhaltung und Bewegung führen, meist aufgrund primär zentral bedingter Epilepsie auf oder sind kardialer Genese. Weitere Ursachen sind vor allem Hypoglykämien, Hypokalzämien, Portosystemische Shunts, ZNS-Erkrankungen unterschiedlicher Genese oder hochgradige Ateminsuffizienzen mit schwerer Hypoxie (Tab. 3.3). Differentialdiagnostisch sind der Zeitpunkt des Auftretens und der mögliche Zusammenhang mit physischen Anstrengungen oder mit Aufregung von erheblicher Bedeutung. Kardial bedingte Anfälle oder Synkopen treten meist bei körperlicher Beanspruchung oder Aufregung auf, während Anfälle extrakardialer Genese oft aus der Ruhe (z.B. Epilepsie) oder im Zusammenhang mit der Fütterung (Hypoglykämie) entstehen.

Das klinische Bild der »Anfälle« ist außerordentlich vielfältig (Tab. 3.4). Die Ausfallerscheinungen reichen von kurzen Beeinträchtigungen z.B. des Sehvermögens, des »Bewusstseins« und des normalen Bewegungsablaufs mit Verharren in krampfartigen Körperstellungen, über ein schlaffes Zusammenfallen bzw. Kollabieren des Tieres, bis zu ausgeprägten tonischen oder klonischen bzw. tonisch-klonischen Krämpfen. Damit einhergehen können spontane Lautäußerungen sowie unkontrollierter Harn- und Kotabsatz. Die verschiedenen Anfallsformen können ineinander übergehen bzw. zusammen auftreten.

Kardial bedingte Anfälle, so genannte Adams-Stokes-Anfälle, können durch jede Herzrhythmusstörung, die zur zentralen Hypoxie führt, ausgelöst werden. Bestimmend für das Anfallsbild sind Schwere und Dauer der Herzrhythmusstörung bzw. der Grad der Durchblutungsstörung des Gehirns. Während das plötzliche und vollständige Sistieren der Gehirndurchblutung, z.B. bei kurzfristiger Asystolie, zum schlagartigen Zusammenbrechen des Patienten führt, kann das Anfallsbild während anderer paroxysmaler Brady- oder Tachyarrhythmien bei erhaltener Mindestdurchblutung des Gehirns variieren. Kurzzeitiges Schwanken oder allmähliches Zusammenbrechen des Tieres treten besonders bei ständigen Arrhythmien auf, wie z.B. dem Vorhofflimmern oder dem totalen AV-Block, jedoch meist nur bei physischer Anstrengung oder bei Erregung. Zugrunde liegender Mechanismus ist eine transiente globale zerebrale Minderperfusion. Im Gegensatz hierzu werden Anfallsleiden oder metabolische Entgleisungen wie z.B. Hypoxie, Hypoglykämie und Hyperventilation als nichtsynkopale Ereignisse klassifiziert, da sie nicht durch eine transiente globale zerebrale Minderperfusion hervorgerufen werden.

3.2 Adspektion, Palpation und Perkussion

3.2.1 Adspektion

Bereits während der Anamneseerhebung können die Kondition und das Verhalten des Tieres sowie Atemrhythmus, Atemtiefe und Atemtyp erfasst werden. Dabei sollten sich Hunde frei im Untersuchungsraum bewegen können und nicht sofort auf den Tisch gesetzt werden. Katzen werden möglichst noch im geöffneten Korb und kleine Hunde auf dem Arm oder Schoß des Besitzers beobachtet.

Adipositas
Beim adipösen Tier führen die Erhöhung des Plasma- bzw. Herzminutenvolumens und der Herzarbeit zur Volumenbelastung mit Dilatation und später mit Hypertrophie des linken Ventrikels. Bei langjährig bestehendem Übergewicht kann sich eine klinische Links- später auch eine Rechtsherzinsuffizienz entwickeln. Infolge zusätzlicher Belastung besteht beim fettsüchtigen Kleintier die Gefahr der plötzlichen Dekom-

Tabelle 3.3: Ursächliche Einteilung kardialer und extrakardialer Anfälle

Kardiale Genese	Extrakardiale Genese
Arrhythmogen:	**Neurologisch / neurovaskulär:**
• Bradykardie	• Epilepsie
• Sinusbradykardie	• Ischämie
• Sick-Sinus-Syndrom	• Zerebrale Vasokonstriktion
• SA- oder höhergradige AV-Blockierungen	• Enzephalitis, z. B. Staupe
• Tachykardie	**Metabolisch / endokrin:**
• Supraventrikuläre Tachykardie	• Hypoglykämie
• Kammertachykardie	• Hypokalzämie
Strukturell:	• Intoxikation
• Angeborene Herzfehler (z. B. Aortenstenose)	• Diabetes insipidus
• Hypoxämie bei zyanotischen Vitien	• Anämie
• Kardiomyopathie (dilatativ, hypertroph bzw. restriktiv)	• Tumoren
• Myokarditis	
Andere Ursachen:	
• Hypertonie	
• Pulmonal-hypertensive Krise	

Tabelle 3.4: Anfallsbilder kardial und extrakardial bedingter Anfälle

Anfallsbild	Kardial bedingte Anfälle	Epilepsie
Unmittelbarer Auslöser	Meist nach physischer oder psychischer Belastung	Keiner
Aus dem Schlaf	Möglich	Meist
Aura	Nein	Möglich
Ataxie	Möglich	Nein
Generalisierte Muskelschwäche	Ja	Nein
Myoklonien	Möglich, multifokal	Meist generalisiert
Kollaps	Ja	Ja
Bewusstseinsverlust	Möglich	Ja
Gesteigerte Muskelaktivität	Möglich	Ja
Kaukrämpfe, Salivation	Nein	Möglich
Unkontrollierter Harnabsatz	Gelegentlich	Häufig
Lautäußerung	Möglich	Möglich
Postiktale Erholung	Sofort	Verzögert

pensation einer bereits bestehenden Herzerkrankung. Mit zunehmender kardialer Dekompensation können sich Symptome eines Cor pulmonale, bzw. des aus der Humanmedizin bekannten Pickwick-Syndroms mit Hyperkapnie, Hypoxämie, Zyanose, Polyzythämie und Schläfrigkeit entwickeln.

Kachexie
Die kardiale Kachexie wird aufgrund zellulärer Hypoxie sowie Synthese- und Resorptionsstörungen beobachtet. Hunde und Katzen mit angeborenen Herzfehlern sind in ihrer körperlichen Entwicklung häufig retardiert. Auf Nachfrage berichten die Besitzer oft, dass ihr Tier das kleinste bzw. zierlichste im Wurf war und das es trotz guter Futteraufnahme sehr schlank bleibt. Eine kardial bedingte Kachexie entwickelt sich auch bei Patienten mit schwerer chronischer Herzinsuffizienz infolge erworbener Herzfehler. Bei herzkranken Katzen, besonders mit Hypertropher Kardiomyopathie, Hyperthyreose aber auch mit einer Aortenstenose, ist Inappetenz mit Gewichtsverlust ein dominierendes Symptom.

Körperform
Verformungen des Thorax oder des Abdomens, z.B. durch große Tumoren, eine Hepato- und/oder Splenomegalie bzw. durch einen Aszites, sind bei einigen Patienten bereits adspektorisch erkennbar.

Herzspitzenstoß
Der Herzspitzenstoß ist in der Regel nicht erkennbar. Er kann bei Patienten mit intrathorakaler Verlagerung des Herzens, aber auch bei gesunden kurzhaarigen, schmalbrüstigen und schlanken Tieren links am Brustkorb zu sehen sein.

Ödeme
Bei Hund und Katze sind Ödeme am Kehlgang, an der Unterbrust oder an den Extremitäten nur sehr selten sichtbar. Sie können aber bei kardialer Stauungsinsuffizienz, bei Lymphabflussstörungen oder beim Nephrotischen Syndrom auftreten.

Venenstauungen
Eine schwere Rechtsherzinsuffizienz wirkt sich auf die Hämodynamik der peripheren venösen Zirkulation aus. Ein positiver Jugularvenenpuls bzw. Stauungen der V. jugularis beidseitig am Hals können die Folge sein. Bei langhaarigen Hunden und Katzen sind sie erst nach Scheiteln des Fells sichtbar. Differentialdiagnostisch muss an einen tumorbedingten oberen Abflussstau gedacht werden, der jedoch hauptsächlich einseitig vorkommt.

Schleimhäute
Blasse Konjunktiven bzw. eine blasse Mundschleimhaut sind Hinweise auf einen Schock, so auch auf einen kardiogenen Schock, oder auf eine Anämie. Da hochgradige Anämien eine hyperdynamische Kreislaufsituation mit Atemnot und funktionellen systolischen Herzgeräuschen verursachen können, sind blasse Schleimhäute von erheblicher differentialdiagnostischer Bedeutung.

Eine Zyanose mit Blaufärbung der Zunge, des Nasenspiegels und besonders bei Katzen auch der Pfotenballen, tritt bei verminderter Lungenperfusion auf (z.B. bei schwerer Pulmonalstenose und Vitien mit Rechts-Links-Shunt). Die Blaufärbung der Schleimhäute ist beim Persistierenden Ductus arteriosus mit Rechts-Links-Shunt im Bereich der kaudalen Körperhälfte, d.h. an Vulva oder Penis, deutlich. Weitere Gründe für eine unzureichende Oxygenierung des Blutes mit Zyanose sind ein Lungenödem bei Linksherzinsuffizienz sowie pulmonale Erkrankungen unterschiedlicher Genese.

Kapilläre Füllungszeit
Die kapilläre Füllungszeit (KFZ) wird nach kurzer Kompression eines Schleimhautbezirks der Gingiva beurteilt. Nach spätestens zwei Sekunden sollte die durch Druck mit einem Finger erzeugte Blutleere verschwunden sein. Ist die kapilläre Füllungszeit auf über zwei Sekunden verlängert, kann dies Hinweis auf eine verminderte Perfusionsleistung des Herzens, einen hohen Sympathikotonus, auf Vasokonstriktion oder Dehydratation bzw. auf einen Schock sein. Zu einer verkürzten KFZ kann es bei Anämien kommen.

3.2.2 Palpation

Herzspitzenstoß
Lokalisation und Intensität des Herzspitzenstoßes sowie der präkordialen Impulsation werden durch Auflegen der Hände auf beide Thoraxhälften beurteilt. Im Allgemeinen ist der Herzspitzenstoß links stärker zu fühlen als rechts. Intrathorakale Verlagerungen des Herzens, Tumoren oder Thorax- und Perikardergüsse können Position und Intensität des Herzspitzenstoßes vermindern. Während bei adipösen Tieren der Herzspitzestoß u.U. gar nicht fühlbar ist, kann eine Mehrbelastung des linken Ventrikels, z.B. bei Herzmuskelhypertrophie, zur Außenverlagerung und damit zur Verstärkung des Herzspitzenstoßes führen.

Laute Herzgeräusche sind als ein Schwirren (Fremitus, *thrill*) über dem Punctum maximum des Herzgeräuschs an der seitlichen Brustwand fühlbar.

Arterieller Puls
Frequenz, Rhythmus, Qualität, Gleichmäßigkeit und Symmetrie des Pulses sollten, möglichst am stehenden Tier, an der A. femoralis beider Hinterextremitäten vergleichend beurteilt werden. Während einer Narkose und im Schock kann die Zungenarterie zur Beurteilung des Pulses benutzt werden.
1. Pulsfrequenz:
   - *P. rarus*: »langsamer« Puls bei Bradykardie
   - *P. frequens*: »schneller« Puls bei Tachykardie
2. Pulsrhythmus:
   - *P. regularis*: regelmäßiger Puls bei Sinusrhythmus
   - *P. irregularis*: unregelmäßiger Puls
     - physiologisch bei respiratorischer Arrhythmie
     - pathologisch bei Arrhythmien

- Extrasystolie: zwischen dem Grundrhythmus, mit zusätzlichen Schlägen und längerer Folgepause
- absolute Arrhythmie z. B. bei Vorhofflattern, Vorhofflimmern
3. Pulsqualität = Kraft der Pulswellen:
   - *P. durus*: »harter«, schwer unterdrückbarer Puls, z. B. bei arterieller Hypertonie
   - *P. mollis*: »weicher«, leicht unterdrückbarer Puls bei Hypotonie
4. Druckamplitude des Pulses (Differenz zwischen systolischem und diastolischem arteriellen Druck):
   - *P. magnus (altus)*: hoher oder »großer« Puls durch überhöhte Blutdruckamplitude, z. B. bei Fieber, Aorteninsuffizienz
   - *P. parvus*: »kleiner« Puls durch verminderte Druckamplitude, z. B. bei Aortenstenose, Herzinsuffizienz, Kreislaufkollaps
   - Wasserhammerpuls (*P. celer et tardus*): schneller, deutlich tastbarer Pulsschlag aufgrund hoher Blutdruckamplitude bei Aorteninsuffizienz

Die erhöhte Pulsfrequenz kann Indiz für eine äußerlich kaum erkennbare Aufregung sein. Pulsbeschleunigungen treten darüber hinaus u. a. bei Herzerkrankungen, Fieber und nach körperlicher Belastung auf. Die Pulswelle sollte von gleichmäßiger Kraft (Qualität) sein, d. h. die einzelnen Schlagvolumina sorgen für eine gleichmäßige, gute Gefäßfüllung. Mit der Gefäßfüllung geht in der Regel die Wandspannung konform. Vasokonstriktion und Vasodilatation verändern den Palpationsbefund. In Abhängigkeit von einem geänderten Füllungsgrad der Gefäße nimmt die Wandspannung ab bzw. zu. Ein schwacher Puls findet sich bei reduziertem Herzzeitvolumen, beispielsweise infolge Dehydratation, Schock, schwerer Myokarderkrankung und bei Semilunarstenosen. Bei schwerer Aortenklappeninsuffizienz werden ein starker systolischer Puls (wegen des hohen Schlagvolumens) und eine deutliche Abnahme der Arterienwandspannung in der Diastole gefühlt.

Bei klinisch relevanten Arrhythmien, z. B. bei Vorhofflimmern und bei paroxysmaler Tachykardie, kann neben der Unregelmäßigkeit und Ungleichmäßigkeit auch ein Pulsdefizit im Vergleich zur Herzfrequenz festgestellt werden. Die Herzfrequenz ist höher als die peripher getasteten, vollkommen unregelmäßigen Pulsschläge.

Eine Pulsdifferenz zwischen rechter und linker Hinterextremität tritt z. B. infolge eines partiellen Gefäßverschlusses auf. Der beidseitig fehlende Puls in Kombination mit kalten Hinterextremitäten wird hauptsächlich bei Katzen mit einer Aortenthrombose bemerkt und muss durch Blutdruckmessungen, eine Dopplersonographie oder eine Angiographie objektiviert werden.

Venenpulsation

Eine Pulsation der Venen ist das fühlbare und sichtbare Ergebnis eines veränderten zentralen Venendrucks aufgrund hochgradiger Schließunfähigkeit der Trikuspidalklappe bzw. schwerer kongestiver Herzinsuffizienz.

Periphere Ödeme

Bei Zunahme des interstitiellen Flüssigkeitsvolumens entwickeln sich leicht eindrückbare Ödeme. Sie fallen besonders bei der Blutentnahme als symmetrische »teigige« Extremitätenschwellungen auf. Die Ursache dieser subkutanen Flüssigkeitsansammlungen sind Lymphabflussstörungen, Hypoproteinämien oder, wenn auch sehr selten, eine kongestive Stauungsinsuffizienz.

Schilddrüse

Die Hyperthyreose ist bei Katzen häufige Ursache einer Herzinsuffizienz. Daher muss besonders bei dieser Tierart die Vergrößerung der Thyreoidea palpatorisch erfasst bzw. ausgeschlossen werden.

Abdomen

Die Palpation des Abdomens dient der Diagnostik von Hepato- und/oder Splenomegalien als Zeichen der Rechtsherzinsuffizienz bzw. Globalinsuffizienz sowie der Erfassung intraabdominaler Tumoren.

Größere Flüssigkeitsansammlungen im Abdomen führen zu einer positiven Undulationsprobe. Mittels Probepunktion müssen nichtentzündliche Ergüsse (Transsudate) infolge einer schweren Rechtsherzinsuffizienz von einem anderen eiweißarmen Erguss unterschieden werden, wie er aufgrund einer Hepatopathie bzw. einer Leberzirrhose oder eines nephrotischen Syndroms entsteht. Eiweißreiche Pleuraergüsse (Exsudate) können sich durch Tumoren entwickeln (z. B. Karzinome, malignes Lymphom) oder sind entzündlicher bzw. infektiöser Genese. Hämangiosarkome der Leber und/oder Milz können mit intraabdominaler Einblutung einhergehen.

3.2.3 Perkussion

Die thorakale Perkussion kann mittels Finger-Finger-Perkussion durchgeführt werden, hat jedoch bei Kleintieren zur Bestimmung der Herzgröße, wegen großer Unzuverlässigkeit im Vergleich zur Röntgenologie bzw. Echokardiographie, lediglich eine orientierende Bedeutung. Obwohl bei ausgeprägtem Thoraxerguss ein abgeschwächter bis aufgehobener Klopfschall wahrgenommen werden kann, besteht auch bei Perkussion der Lunge, bei adipösen Tieren oder z. B. bei Tieren mit Lungenerkrankungen die große Gefahr der Befundverfälschung.

3.3 Auskultation – Das Stethoskop als unerlässliches Hilfsmittel jeder Herzuntersuchung

Zunehmend besteht die Gefahr, dass die gründliche Auskultation zugunsten apparativer Untersuchungsmethoden vernachlässigt wird, obwohl es sich um eine sehr wichtige, wenn auch relativ zeitaufwendige kardiologische Untersuchungsmethode handelt.

Bei der Auskultation des Herzens wird zwischen Herztönen und Herzgeräuschen unterschieden. Beurteilt werden Herzfrequenz, Herzrhythmus und Lautstärke der Herztöne. Die Qualität und die Lautstärke der Herzgeräusche können auf Veränderungen des Klappenapparats bzw. Funktionsstörungen der Herzklappen, auf Defekte der Herzscheidewand oder auf Gefäßanomalien hindeuten. Reibegeräusche sind Hinweis auf eine Entzündung des Herzbeutels.

3.3.1 Stethoskop

Die in der Kleintierkardiologie gebräuchlichsten Stethoskope sind akustische Schlauchstethoskope mit Doppelkopf. Das Lumen des Schlauches sollte klein und die Schlauchwandung zur Abdämpfung von Umgebungsgeräuschen möglichst dick sein. Die Oliven müssen gut abdichten. Um das gesamte Frequenzspektrum der Herztöne und der Herzgeräusche optimal erfassen zu können, sind drehbare Doppelkopf-Stethoskope mit einer Membran und einem offenen Trichter hilfreich. Dabei kommt der Membranschallkopf zur Aufnahme hoher Frequenzen zum Einsatz. Zur besseren Wahrnehmung tieferer Schallfrequenzen, gespaltener Herztöne oder eines Summationsgalopps sollte die Auskultation mit der Trichterseite wiederholt werden. Neuere Stethoskope können letzteres auch mit der Membranseite. Bei diesen Modellen sind, in Abhängigkeit vom Anpressdruck der Membran an den Patienten, unterschiedliche Frequenzbereiche besser wahrzunehmen.

3.3.2 Auskultationsmethode

Die Auskultation ist in einem möglichst ruhigen Raum durchzuführen, wobei der Untersucher aufrecht steht, sitzt oder hockt. In keinem Fall sollte er eine gebückte Haltung mit nach vorn gebeugtem Kopf einnehmen, da die akustische Wahrnehmung in dieser Position erheblich beeinträchtigt werden kann. Zur Steigerung der Konzentrationsfähigkeit ist es günstig, wenn der Untersucher während der Auskultation die Augen schließt.

Herz und Lunge bzw. Thorax müssen stets systematisch und getrennt voneinander, mindestens zwei Minuten auf beiden Thoraxseiten, auskultatorisch überprüft werden. Laute Atemgeräusche können, besonders wenn sie herzsynchron auftreten, die Beurteilung des Herzens erheblich erschweren, ja sogar verfälschen. Daher sollten Fang und Nasenlöcher in kurzen Intervallen mit beiden Händen verschlossen werden.

Um das Herz in seiner normalen Lage beurteilen zu können, wird die Untersuchung möglichst am stehenden Tier durchgeführt. Bei einer Tachykardie kann, zur Beurteilung der Reinheit und zur Unterscheidung beider Herztöne, die Herzfrequenz durch Druck mit der flachen Hand auf beide Augäpfel deutlich gesenkt werden.

3.3.3 Punctum maximum

Um den Entstehungsort der Herztöne oder Herzgeräusche zu lokalisieren, ist das Punctum maximum (P. max., Thoraxregion der größten Lautstärke eines Auskultationsbefunds) von großer Bedeutung (Tab. 3.5).

Bei Hunden findet man das P. max. der Pulmonalklappe links parasternal unterhalb der kostalen Knorpel-Knochen-Grenze im dritten Interkostalraum (ICR). Etwas weiter kaudodorsal, im dritten bzw. vierten Interkostalraum oberhalb der kostalen Knorpel-Knochen-Grenze ist das P. max. der Aortenklappe lokalisiert. Die Mitralklappenregion liegt im fünften bzw. sechsten ICR auf Höhe der kostalen Knorpel-Knochen-Grenze.

Bei Katzen findet sich die Mitralklappenregion linksseitg im vierten bis fünften ICR, und zwar im ventralen Viertel des Diameters zwischen Sternum und Wirbelkörper. Verschiebt man das Stethoskop etwas nach kranial, so liegt im dritten bis vierten linken Interkostalraum, und zwar im oberen Drittel der halben dorsoventralen Distanz zwischen Sternum und Wirbelsäule, das P. max. der Aortenklappen. Kranioventral davon ist im linken zweiten bis dritten ICR das P. max. der Pulmonalklappe.

Tabelle 3.5: Puncta maxima bei Hunden und Katzen

Herzklappe	Hund	Katze
Pulmonalklappe	Links, 3. ICR, parasternal unterhalb der kostalen Knorpel-Knochen-Grenze	Links, 2.–3. ICR, auf Höhe der halben dorsoventralen Distanz zwischen Sternum und Wirbelsäule
Aortenklappe	Links, 3.–4. ICR, etwas oberhalb der kostalen Knorpel-Knochen-Grenze	Links, 3.–4. ICR, im oberen Drittel der halben dorsoventralen Distanz zwischen Sternum und Wirbelsäule
Mitralklappe	Links, 5.–6. ICR, auf Höhe der kostalen Knorpel-Knochen-Grenze	Links, 4.–5. ICR, im ventralen Viertel der Distanz zwischen Sternum und Wirbelkörper
Trikuspidalklappe	Rechts, 3.–4. ICR, auf Höhe der kostalen Knorpel-Knochen-Grenze	Rechts, 4.–5. ICR, parasternal

Auf der rechten Thoraxhälfte ist in der Nähe des vierten Interkostalraums, bei Hunden ventral der Knorpel-Knochen-Grenze, bei Katzen parasternal, die Trikuspidalklappenregion zu überprüfen.

3.3.4 Auskultationsbefunde

3.3.4.1 Herztöne

Normalerweise treten bei gesunden Hunden und Katzen zwei Herztöne auf, die als »lupp-dupp«-Phänomen wahrgenommen werden können. Physiologischerweise sind die Herztöne auf der linken Thoraxseite nur geringgradig lauter als auf der rechten Thoraxseite. Sind die Herztöne ein- oder beidseitig leiser bzw. gedämpft, kann dies z.B. durch Tumoren, einen Perikard- bzw. Thoraxerguss, eine Zwerchfellshernie oder eine peritoneoperikardiale Hernie, aber auch durch starke Fettleibigkeit verursacht werden. Ausgeprägte Hypovolämie sowie schwere Herzinsuffizienzen können ebenfalls zur Dämpfung der Herztöne führen.

Erster Herzton
Der erste Herzton ist zu Beginn der ventrikulären Systole wahrnehmbar. Er hat einen dunklen Schallcharakter und fällt zeitlich mit dem Schluss beider AV-Klappen (Mitral- und Trikuspidalklappe) und der Öffnung der Semilunarklappen (Pulmonal- und Aortenklappe) zusammen. Als Entstehungsursache wird die Kompression der Blutsäule mit Dehnung der Klappensegel, Chordae tendinae und anderer Strukturen im Bereich der Ventrikel angenommen. Der erste Herzton ist bei Hund und Katze am besten auf der linken Thoraxseite im Bereich der Herzspitze hörbar. Er ist dort lauter als der zweite Herzton. Normalerweise stellt sich der erste Herzton über der Trikuspidalklappe etwas leiser dar, wobei die Lautstärke in Abhängigkeit vom Füllungsgrad der Ventrikel und von den Folgen der elektrischen Erregungsausbreitung erheblich variieren kann. Bei Fieber, Hypertonie und Hyperthyreose kann er über beiden AV-Klappen lauter, bei Hypovolämie oder dekompensierter Herzinsuffizienz leiser als normal sein. Arrhythmien wie z.B. Extrasystolen oder Vorhofflimmern können ebenfalls die Lautstärke der Herztöne beeinflussen.

Zweiter Herzton
Der zweite Herzton entsteht am Ende der ventrikulären Systole und korrespondiert mit dem Schluss der beiden Semilunarklappen. Als Entstehungsursache gelten die Schwingungen, die während der frühen Muskelrelaxation auftreten sowie Blutflussvibrationen in den großen Gefäßen und das Öffnen der AV-Klappen. Am besten ist der zweite Herzton über beiden Semilunarklappen bzw. über der Herzbasis hörbar, links etwas lauter als rechts. In Abhängigkeit vom Widerstand in den großen Gefäßen kann die Lautstärke variieren. Der zweiten Herzton ist etwas kürzer und heller als der erste. Bei pulmonaler Hypertonie kann der zweite Herzton lauter als normal wahrgenommen werden, während Hypovolämie, Hypotonie und eine dekompensierte Herzinsuffizienz den zweiten Herzton dämpfen können.

Herzrhythmus
Bei einem gesunden Hund oder einer gesunden Katze ist in regelmäßigen Intervallen nach dem ersten der zweite Herzton hörbar (Sinusrhythmus). Es folgt eine kompensatorische Pause, die jedoch nur bei relativ niedrigen Frequenzen wahrnehmbar ist. Bei normaler Herzfrequenz ist der Abstand vom ersten zum zweiten Herzton (Systole) deutlich kürzer als der vom zweiten Herzton zum nächsten ersten Herzton (Diastole).

Beim ruhigen gesunden Hund ist eine Zunahme der Herzfrequenz in Inspiration (Thoraxdruck erhöht → Schagvolumen kleiner → Herzfrequenz erhöht) und eine Abnahme bei Exspiration (Thoraxdruck erniedrigt → Schlagvolumen erhöht → Herzfrequenz niedriger) wahrzunehmen. Dieses Phänomen ist bei Herzfrequenzen von 140 Schlägen/min und mehr nicht mehr zu beobachten. Da gesunde Katzen im allgemeinen Herzfrequenzen von mehr als 140 Schlägen/min aufweisen, ist eine respiratorische Sinusarrhythmie bei dieser Tierart eine Rarität.

Pathologische Arrhythmien sind dagegen atmungsunabhängig und nehmen in höheren Herzfrequenzbereichen sogar zu. Außerordentlich hilfreich in der Diagnostik der Herzrhythmusstörungen ist die gleichzeitige Pulskontrolle während der Auskultation. Außerhalb des regulären Grundrhythmus auftretende Herzschläge führen zu einer Verminderung des Herzminutenvolumens, was sich in Form einer schwachen bzw. ausfallenden Pulswelle, dem so genannten Pulsdefizit, bemerkbar machen kann. Die an der A. femoralis gefühlte Pulsfrequenz ist dann niedriger als die über dem Herzen auskultierte Frequenz.

Gespaltener 2. Herzton
Aufgrund des erhöhten Thoraxdrucks schließt die Pulmonalklappe normalerweise bei tiefer Inspiration später als die Aortenklappe. Entsprechend kann es physiologischerweise zu einer atemabhängigen, d.h. inspiratorischen Spaltung des zweiten Herztons kommen. Obwohl dieses Phänomen auch bei gesunden Hunden und Katzen nachgewiesen wurde, ist der zeitliche Abstand zwischen dem Schluss beider Semilunarklappen bei diesen Tierarten zu gering, um ihn akustisch wahrzunehmen.

Ist eine Spaltung des zweiten Herztons in Exspiration hörbar, so ist dies stets pathologisch und kann, wenn auch selten, bei Hunden z.B. infolge eines Rechtsschenkelblocks auskultatorisch diagnostiziert werden. Eine atmungsunabhängige Spaltung des zweiten Herztons kann beim Vorhofseptumdefekt mit Links-Rechts-Shunt oder bei einer Pulmonalstenose auftreten. Schließt die Aortenklappe erst nach der Pulmonalklappe, so tritt die so genannte paradoxe Spaltung des zweiten Herztons auf. Dieser beim Kleintier extrem seltene Auskultationsbefund kann z.B. bei arterieller Hypertonie sowie bei Linksherzinsuffizienz auftreten.

Diastolischer Summationsgalopp
Als zusätzlicher Herzton ist bei Hund und Katze ein so genannter diastolischer Summationsgalopp möglich. Dabei kommt es zum Auftreten eines dritten und vierten Herztons welche fusionieren, sodass ein Dreierrhythmus hörbar ist. Dieses Phänomen tritt im Zusammenhang mit einer kongestiven Herzinsuffizienz bei gleichzeitiger Tachykardie auf, ist aber auskultatorisch nicht ganz einfach wahrzunehmen und wird auch relativ selten beobachtet.

Systolischer Klick
Ein systolischer Klick wird häufig als ein kurzer »schleppender« Ton in der Mitte der Systole wahrgenommen. Er tritt bei Menschen mit Mitralklappenprolaps auf und bei Hunden meist im Anfangsstadium einer chronisch degenerativen AV-Klappenerkrankung.

3.3.4.2 Herzgeräusche
Bei Hunden und Katzen ist ein Herzgeräusch das häufigste Symptom eines angeborenen oder erworbenen Herzfehlers (Tab. 3.6). Herzgeräusche entstehen durch turbulente Blutströmungen an den Semilunar- und AV-Klappen infolge tatsächlicher oder relativer Stenosierung des Ostiums oder Klappeninsuffizienz sowie bei intrakardialen Shunts. Bei »relativer Stenose« besteht ein Missverhältnis zwischen der normalen Klappenöffnungsfläche und einem deutlich vermehrten Blutstrom. Eine »relative Klappeninsuffizienz« entsteht durch einen gedehnten oder verformten AV-Klappenring bei primär unveränderten Herzklappen und normalem oder vermehrtem Blutdurchstrom (z.B. bei Dilatativer, Hypertropher oder Restriktiver Kardiomyopathie).

Unabhängig von der Ursache sollte jedes Herzgeräusch anhand folgender Charakteristika beschrieben werden:
1. zeitliches Auftreten im Herzzyklus (systolisch, diastolisch oder kontinuierlich)
2. Geräuschform
   a) spindelförmig (Crescendo, Decrescendo, Crescendo-Decrescendo)
   b) bandförmig
3. zeitliches Auftreten innerhalb der Systole bzw. Diastole (proto = früh, meso = Mitte, tele = spät, holo = ganz)
4. Ort der Geräuschentstehung (Punctum maximum)
5. Ausstrahlung (Karotiden?)
6. Lautstärke

Systolische Herzgeräusche
Systolische Herzgeräusche sind während der Herzkontraktion, also zwischen erstem und zweitem Herzton hörbar. Über 90 % der bei Hund und Katze auskultierbaren Herzgeräusche sind systolische Geräusche!

Systolische **Austreibungsgeräusche** entstehen während der Systole durch Stenosierungen im Bereich der Pulmonal- bzw. Aortenklappen. Vom ersten Herzton abgesetzt, weisen diese Herzgeräusche eine Spindelform auf und sind meist mittel- bis niederfrequent. Sie entstehen zum Zeitpunkt des maximalen Flusses und nicht zum Zeitpunkt des maximalen Druckgradienten.

Klassische Beispiele für systolische **Regurgitationsgeräusche** sind die Mitral- und die Trikuspidalinsuffizienz sowie der Ventrikelseptumdefekt. Bandförmige, holo- bzw. pansystolische Herzgeräusche infolge AV-Klappeninsuffizienz treten direkt nach dem ersten Herzton auf und können mit nahezu unveränderter Intensität über die ganze Systole hinweg gehört werden. Meist sind sie hochfrequent. Ein frühsystolisches Geräusch ist typisch für einen kleinen oder sehr großen Ventrikelseptumdefekt.

Diastolische Herzgeräusche
Diastolische Herzgeräusche treten während der Kammererschlaffung auf und sind entsprechend zwischen dem zweiten und ersten Herzton hörbar. Diese bei Hund und Katze relativ selten vorkommenden Geräusche werden durch eine Schlussunfähigkeit der Semilunarklappen oder durch Stenosierung der AV-Klappen verursacht.

Diastolische Regurgitationsgeräusche infolge Insuffizienz der Pulmonal- bzw. Aortenklappe setzen sofort nach dem zweiten Herzton ein, da es unmittelbar nach dem Semilunarklappenschluss zur Regurgitation von Blut kommt. Entsprechend dem abklingenden diastolischen Druckgefälle weisen sie eine Decrescendo-Form auf und haben eine höherfrequente Schallcharakteristik.

Diastolische Geräusche bei Mitral- oder Trikuspidalklappenstenosen können auskultatorisch während der früh- und spätdiastolischen Füllungsphasen diagnostiziert werden. Diese Descrescendo-Herzgeräusche setzen nicht sofort nach dem zweiten Herzton ein, sondern etwas verzögert mit Beginn der Füllungsphase, also nach Öffnung der AV-Klappen. Bei entsprechender Intensität können die Herzgeräusche auch als Schwirren an der seitlichen Brustwand getastet werden.

Kontinuierliche Herzgeräusche
Kontinuierliche Herzgeräusche werden auch als systolisch-diastolische Geräusche oder als Maschinengeräusche bezeichnet. Diese für den Persistierenden Ductus arteriosus typische Geräuschform ist während beider Herzzyklen hörbar, aber während der Systole etwas lauter als in der Diastole.

Funktionelle Geräusche
Funktionelle Geräusche werden auch als anorganische oder anämische Geräusche bezeichnet. Sie können durch turbulente Strömungen aufgrund eines erhöhten Schlagvolumens bzw. erhöhter Strömungsgeschwindigkeit beispielsweise bei Fieber, Aufregung sowie Hyperthyreose auftreten. Oder sie entstehen durch eine verminderte Blutviskosität bei Anämie bzw. Hypoproteinämie. Diese sehr kurz dauernden systolischen Geräusche beginnen nach dem ersten Herzton und enden vor dem zweiten Ton. Mit einer Lautstärke zwischen Grad 1 bis 3/6 (s. Kap. 3.3.4.3) sind sie im Allgemeinen nur

Tabelle 3.6: Auskultationsbefunde einzelner Erkrankungen

Erkrankung	Zeitliches Auftreten im Herzzyklus	Geräuschform	Punctum maximum	Bemerkungen
Mitralinsuffizienz	Holosystisches Regurgitationsgeräusch	Bandförmig	4.–5. ICR links am Apex	
Trikuspidalinsuffizienz	Holosystolisches Regurgitationsgeräusch	Bandförmig	4.–5. ICR rechts	
Dilatative Kardiomyopathie (DKM)	Systolisches Regurgitationsgeräusch	Bandförmig	4.–5. ICR links am Apex	
Aortenstenose	Meso- bis holosystolisches Austreibungsgeräusch	Crescendo-Decrescendo (spindelförmig)	3. ICR links	bei lauten Geräuschen Fortleitung nach rechts in den 2.–4. ICR bzw. über die Karotiden
Pulmonalstenose	Systolisches Austreibungsgeräusch	Crescendo-Decrescendo (spindelförmig)	2. ICR links parasternal	Evtl. pulmonaler Ejektionsklick. Spaltung des 2. Herztons durch verspäteten Schluss der Pulmonalklappe möglich
Atrialer Septumdefekt (ASD)	Systolisch	Gemischt	2. ICR links parasternal	Geräusch einer relativen Pulmonalstenose
Ventrikelseptumdefekt (VSD) mit Links-Rechts-Shunt	Früh- bzw. holosystolisch	Gemischt	3.–4. ICR rechts parasternal. Häufig auch im 4.–5. ICR links	Herzgeräusche mit zunehmender Defektgröße leiser (geringere Turbulenzen bei größerem Lumen). Häufig Schwirren an der seitlichen Brustwand
Hypertrophe Kardiomyopathie (HKM)	Mesosystolisches Austreibungsgeräusch	Gemischt	4. ICR links am Apex oder parasternal	Schwirren möglich, meist am Apex. u. U. Fortleitung über Karotiden
Mitralstenose	Diastolisch	Crescendo-Decrescendo	4.–5. ICR links	Mit zunehmender Pulmonalhypertonie u. U. leiseres Diastolikum
Trikuspidalstenose	Diastolisch	Crescendo-Decrescendo	4.–5. ICR rechts	
Aorteninsuffizienz	Frühdiastolisch	Bandförmig (hauchend oder hallend)	3. ICR links	Ejektionsklick = Aortendehnungston (hohes Schlagvolumen in früher Systole)
Pulmonalinsuffizienz	Diastolisch	Bandförmig	2. ICR links parasternal	
Persistierender Ductus arteriosus (PDA)	Kontinuierlich, d. h. systolisch-diastolisch, z. T. nur systolisch	Crescendo-Decrescendo	links über der Herzbasis	
Perikarditis				Kratzendes, oberflächlich erscheinendes Geräusch. Gedämpfte Herztöne bei größerem PE

leise zu hören, besonders in Inspiration und am deutlichsten über dem Apex oder an der Basis, bzw. links parasternal. Herztöne, Karotispuls und Herzspitzenstoß sind normal. Auch ein Schwirren an der Brustwand ist nie fühlbar.

»Innocent Murmurs« oder »harmlose Herzgeräusche«
Die dritte Gruppe der Herzgeräusche umfasst die im angloamerikanischen Sprachraum als *innocent murmurs* bezeichneten, klinisch unbedeutenden Herzgeräusche. Hauptsächlich bei Welpen und sehr jungen Tieren während des Wachstums können diese »harmlosen« Strömungsgeräusche ohne zugrunde liegende Funktionsstörung oder organische Fehlbildung des Herzens bzw. der großen Gefäße gehört werden. Sie haben meist einen Crescendo-Decrescendo-Charakter und enden am Schluss der Systole. Ihre Intensität ist gering.

3.3.4.3 Lautstärke der Herzgeräusche
Die Lautstärke der Herzgeräusche wird nach zwei verschiedenen Einteilungen in fünf oder sechs Grade vorgenommen, wobei die Intensität der Herzgeräusche nicht mit dem Schweregrad der zugrunde liegenden Erkrankung korreliert ist. Laute Geräusche können zusätzlich als Schwirren an der Brustwand fühlbar sein.

I. **Einteilung von Herzgeräuschen in fünf Lautstärkegrade (Detweiler und Patterson 1965):**
Grad 1/5: das leiseste noch hörbare Geräusch
Grad 2/5: ein leises, nach wenigen Herzschlägen hörbares Geräusch
Grad 3/5: ein sofort zu Beginn der Auskultation und über einen größeren Thoraxbereich wahrnehmbares Geräusch
Grad 4/5: das lauteste Geräusch, das mit abgehobenem Stethoskop nicht mehr hörbar ist
Grad 5/5: ein lautes Geräusch, das auch mit dem von der Thoraxwand abgehobenen Stethoskop hörbar ist

II. **Einteilung von Herzgeräuschen in sechs Lautstärkegrade:**
Grad 1/6: das leiseste noch hörbare Geräusch
Grad 2/6: ein leises, aber sofort hörbares Geräusch
Grad 3/6: ein lautes Geräusch ohne Schwirren an der seitlichen Brustwand
Grad 4/6: das lauteste Geräusch mit Schwirren an der seitlichen Brustwand
Grad 5/6: ein lautes Geräusch, das bereits bei Stethoskopberührung mit der Thoraxwand hörbar ist
Grad 6/6: ein lautes Geräusch, das auch mit dem von der Thoraxwand abgehobenen Stethoskop wahrnehmbar ist

4 Elektrokardiogramm

Marianne Skrodzki

Abschnitt I
Das kleine 1 × 1 der EKG-Untersuchung

Dieses Kapitel kann und soll kein Lehrbuch bzw. die umfangreiche Literatur zur Elektrokardiographie (EKG) ersetzen, sondern ist als Hilfe in der täglichen Kleintierpraxis gedacht. Neben den Standardwerken zum EKG des Menschen, die hier aufgrund ihrer Vielzahl nicht im Einzelnen erwähnt werden können, sei insbesondere auf die Terminologie und Auswertung bzw. Interpretation der Hunde- und Katzen-EKGs von Tilley (1997), Tilley, Trautvetter und Skrodzki (2003) und Trautvetter et al. (2006) verwiesen.

Jeder Kontraktion des gesunden Herzens geht eine elektrische Erregung voraus, die vom Sinusknoten ausgeht und über das Erregungsleitungssystem des Herzens zu den Muskelzellen läuft. Diese elektrischen Potenzialänderungen kann man an der Körperoberfläche abgreifen und in der Zeitachse aufzeichnen. Es resultiert ein immer wiederkehrendes, ziemlich gleichförmiges Bild der elektrischen Herzaktionen. Dabei wird nur die Erregungsleitung innerhalb des Herzens angezeigt, jedoch nicht die tatsächliche Auswurfleistung.

Nach Einthoven werden die im EKG aufgezeichneten Wellen und Zacken mit Buchstaben bezeichnet, wobei P für die Vorhoferregung, QRS für die Kammererregung und T für die Kammerrepolarisation steht.

Ein von der Norm abweichendes EKG spricht für das Vorliegen einer primären oder sekundären kardiovaskulären Erkrankung. Andererseits ist selbst bei schwer herzkranken Patienten ein normales Elektrokardiogramm möglich. Daher ist das Ergebnis der EKG-Analyse bezüglich etwaiger therapeutischer Konsequenzen kein alleingültiges Kriterium und muss durch die Ergebnisse anderer Untersuchungen wie z. B. Röntgen (s. Kap. 5) und Echokardiographie (s. Kap. 6) ergänzt werden.

4.1 EKG-Registrierung

Zur EKG-Aufzeichnung werden meist Dreikanalschreiber oder auch Einkanal-, bzw. Sechskanalschreiber genutzt. Nach Eichung des Geräts auf 1,0 cm = 1,0 mV erfolgt die EKG-Aufzeichnung zunächst bei einer Papiergeschwindigkeit von 25 mm/s und anschließend 50 mm/s. Sind die EKG-Amplituden sehr klein, kann die Aufzeichnung bei einer Eichung von 2,0 cm = 1,0 mV bzw. bei sehr hohen EKG-Ausschlägen von 0,5 cm = 1,0 mV fortgesetzt werden.

Da Sedation und Narkose die EKG-Parameter erheblich verändern können, muss die Registrierung zu diagnostischen Zwecken stets am wachen Patienten erfolgen. Eine Hilfsperson hält das Tier während der EKG-Aufzeichnung in rechter Seitenlage mit flach auf der Unterlage liegendem Kopf. Die gestreckten Vorderextremitäten bilden dabei einen rechten Winkel zur Körperlängsachse (Abb. 4.1). Eine fehlerhafte Lagerung des Patienten kann zur Veränderung der QRS-Komplexe und damit der elektrischen Achse führen. Geht es nur darum, Herzrhythmusstörungen zu erkennen oder die Herzfrequenz zu erfassen, ist die Lagerung des Tieres unwichtig (Abb. 4.2). So kann die EKG-Registrierung während der Narkoseüberwachung oder bei Patienten mit Atemnot, auf die kein Zwang ausgeübt werden darf, in allen Körperlagen des Tieres erfolgen. Dieses muss jedoch unbedingt vermerkt und bei der EKG-Analyse berücksichtigt werden.

Zur Befestigung der Elektroden werden bei Hunden und Katzen Krokodilklemmen an die mit Alkohol und/oder Elektrodengel befeuchtete Haut geklemmt und zwar an den allgemein üblichen Ableitpunkten (Tab. 4.1). Dabei sind die Elektroden an den Vorderextremitäten unmittelbar distal des Olekranons bzw. an der linken Hinterextremität im Bereich der Kniefalte anzubringen. Das schwarze Kabel, das der Erdung dient und überall am Körper des Patienten befestigt werden kann, wird praktischerweise meist an einer der beiden Hinterextremitäten platziert. Nadel- oder Klebeelektroden können ebenfalls verwendet werden, bieten aber bei EKG-Registrierung am wachen Tier gegenüber den Krokodilklemmen keine Vorteile.

Bei der EKG-Untersuchung sollten mindestens sechs Extremitätenableitungen registriert werden und zwar die drei bipolaren Extremitätenableitungen nach Einthoven (Ableitung I, II, III) und die drei unipolaren nach Goldberger (Ableitung aVR, aVL, aVF). Zusätzliche Informationen liefern die weniger üblichen Brustwandableitungen CV5RL = rV2, CV6LL = V2, CV6LU = V4 und V10.

Tabelle 4.1: EKG-Ableitungen und Ableitpunkte bei Hund und Katze

Bipolare Extremitätenableitungen nach Einthoven

I	Rote Elektrode = rechte VE → linke VE = gelbe Elektrode
II	Rote Elektrode = rechte VE → linke HE = grüne Elektrode
III	Gelbe Elektrode = linke VE → linke HE = grüne Elektrode

Unipolare Extremitätenableitungen nach Goldberger

	Differente Elektrode	Indifferente Elektroden
aVR	Rote Elektrode = rechte VE	Gelbe und grüne Elektrode
aVL	Gelbe Elektrode = linke VE	Rote und grüne Elektrode
	Grüne Elektrode = linke HE	Rote und gelbe Elektrode

Unipolare Brustwandableitungen

CV5RL (rV2)	5. ICR rechts parasternal
CV6LL (V2)	6. ICR links parasternal
CV6LU (V4)	6. ICR links auf Höhe der kostalen Knorpel-Knochen-Grenze
V10	Über dem Dornfortsatz des 7. Brustwirbels

VE: Vorderextremität; HE: Hinterextremität

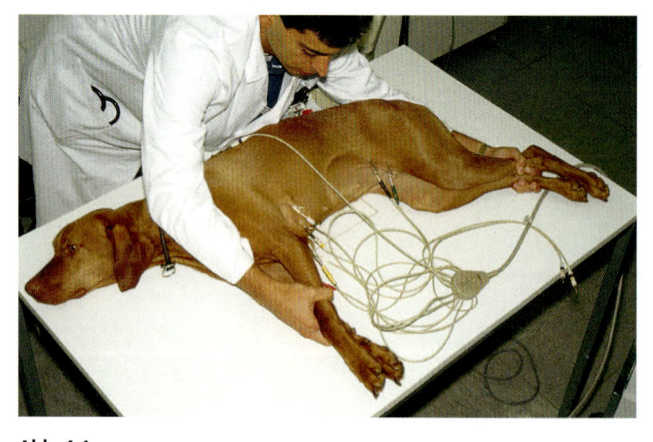

Abb. 4.1:
EKG-Registrierung am liegenden Hund.

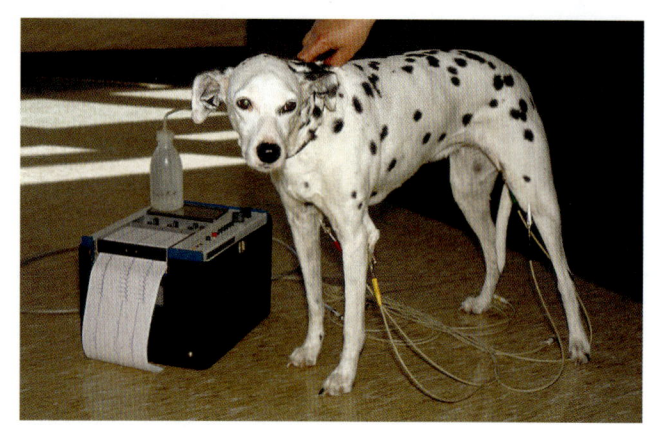

Abb. 4.2:
EKG-Registrierung zur Rhythmuskontrolle am stehenden Hund.

4.2 EKG-Auswertung

Jedes EKG sollte manuell ausgewertet werden. Dabei können ein Zirkel oder ein zur EKG-Auswertung handelsübliches Lineal hilfreich sein. Die kleinste messbare Einheit beträgt 0,5 mm. Entsprechend werden die Mittelwerte der EKG-Parameter von fünf kompletten Herzaktionen auf 0,5 mm, d.h. auf 0,01 s bzw. 0,05 mV, gerundet. Die in der Humanmedizin übliche Computerauswertung ist in der Tiermedizin überwiegend unzuverlässig.

In allen Ableitungen werden jeweils die Amplituden (mV) der P-Wellen, der QRS-Komplexe und der T-Wellen ausgemessen. Die P- und QRS-Dauer sowie die PQ- und QT-Intervalle (s) werden hauptsächlich in der Ableitung II erfasst. Nur in Ausnahmefällen, wenn die Qualität dieser Ableitung eine genaue Beurteilung der Intervalle nicht zulässt, wird eine der übrigen Extremitätenableitungen herangezogen. Es kommen jeweils fünf der mit 50 mm/s geschriebenen EKG-Abläufe der gleichen Atemphase zur Auswertung. Ein schematisches Vorgehen bei der EKG-Auswertung ist empfehlenswert.

EKG-Befundung
1. Herzfrequenz: normal, Bradykardie oder Tachykardie?
2. Herzrhythmus: regelmäßig oder unregelmäßig?
3. P-Welle vor jedem QRS-Komplex?
4. QRS-Komplex nach jeder P-Welle?
5. Deskriptive Beurteilung von:
   - P-Wellen
   - QRS-Komplexen
   - T-Wellen
   - ST-Segmenten
6. Vektorbestimmung
7. PQ-Dauer: normal, verlängert oder Blockierung?
8. QT-Dauer: verkürzt, normal oder verlängert?
9. Extrasystolen:
   - ja/nein?
   - Anzahl pro Minute?
   - Ursprungsorte?
10. Sind andere Abnormitäten erkennbar?
11. Zusammenfassende Beurteilung

Der Aufbau des Kapitels folgt im Wesentlichen diesem Schema. **Steckbriefe** geben einen Überblick über die wichtigsten Charakteristika typischer EKG-Befunde.

Herzfrequenz
Unter Betrachtung des ganzen EKGs wird zunächst die Herzfrequenz (HF) ermittelt. Üblicherweise erfolgt die Messung der Herzfrequenz bei einer Papiergeschwindigkeit von 25 mm/s. Dabei entspricht auf dem EKG-Streifen ein kleines Kästchen (1,0 mm) 0,04 Sekunden. Gezählt werden in sechs Sekunden auftretende Kammerkomplexe, d.h. die bei einem Papiervorschub von 25 mm/s auf einer Strecke von 150 mm erkennbaren Komplexe. Multipliziert man diese Anzahl mit zehn, so erhält man die Herzfrequenz pro Minute. Wird die Frequenz bei einer anderen Papiergeschwindigkeit ermittelt, verfährt man sinngemäß (Tab. 4.2). Sofern Vorhof- und Kammererregungen mit unterschiedlicher Häufigkeit auftreten, wie z.B. bei höhergradigem AV-Block, müssen auch Vorhof- und Kammerfrequenz getrennt voneinander bestimmt werden.

Die normale Herzfrequenz unterliegt bei Hunden und Katzen einer deutlichen biologischen Varianz (Tab. 4.3) und wird besonders vom Aufregungsgrad des Patienten beeinflusst.

Tabelle 4.2: Bestimmung der Herzfrequenz im EKG unter Berücksichtigung der Papiervorschubgeschwindigkeit

Papiervorschub	1 Kästchen = 1 mm	150 Kästchen = 150 mm
25 mm/s	0,04 s	6 s × 10 = HF/min
50 mm/s	0,02 s	3 s × 20 = HF/min
100 mm/s	0,01 s	1,5 s × 40 = HF/min

Tabelle 4.3: Herzfrequenz bei gesunden Hunden und Katzen

Tier	Herzfrequenz/min
Katze	160–240
Hund	70–160
Zwerghunderasse	70–180
Hundewelpe	< 220

Herzrhythmus
Der normale, regelmäßige Herzschlag des Hundes und der Katze wird als Sinusrhythmus bezeichnet. Die Impulse entstehen im Sinusknoten im Bereich des rechten Atriums. Die Erregung des Herzens und nachfolgend die Herzmuskelkontraktion breiten sich von dort zunächst über die Vorhöfe zum AV-Knoten und dann weiter auf die Ventrikel aus. Die respiratorische Sinusarrhythmie sowie der wandernde Schrittmacher sind physiologische Varianten des normalen Herzrhythmus.

Sinusrhythmus

Herzgesunde Katze: HF = 220/min, regelmäßige P-Wellen, nach jeder P-Welle ein schmaler QRS-Komplex, vor jedem QRS-Komplex eine P-Welle, Abl. I ohne erkennbare Ausschläge.
Papiervorschub obere Zeile 50 mm/s, Rhythmusstreifen 25 mm/s, Eichung 1 cm = 1 mV.

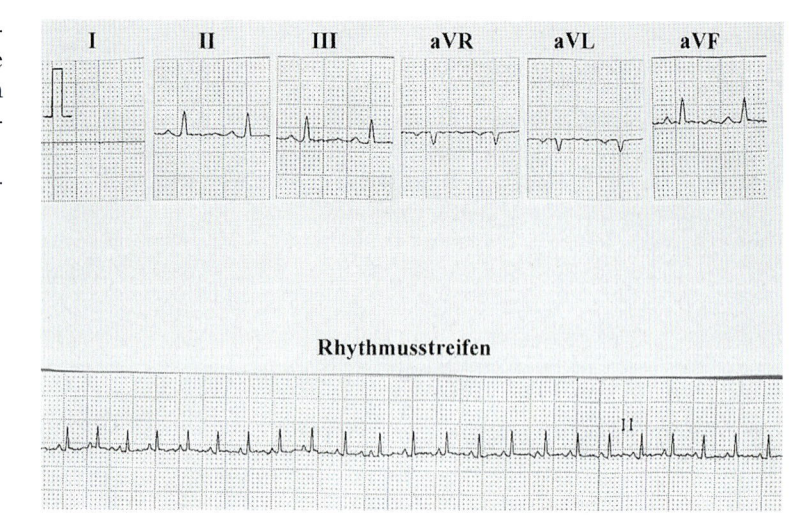

Herzgesunder Hund: HF = 140/min, regelmäßige P-Wellen, nach jeder P-Welle ein schmaler QRS-Komplex, vor jedem QRS-Komplex eine P-Welle.
Papiervorschub in allen Ableitungen für die ersten zehn Schläge 25 mm/s, anschließend 2 Komplexe mit 50 mm/s, Eichung 1 mV = 1 cm.

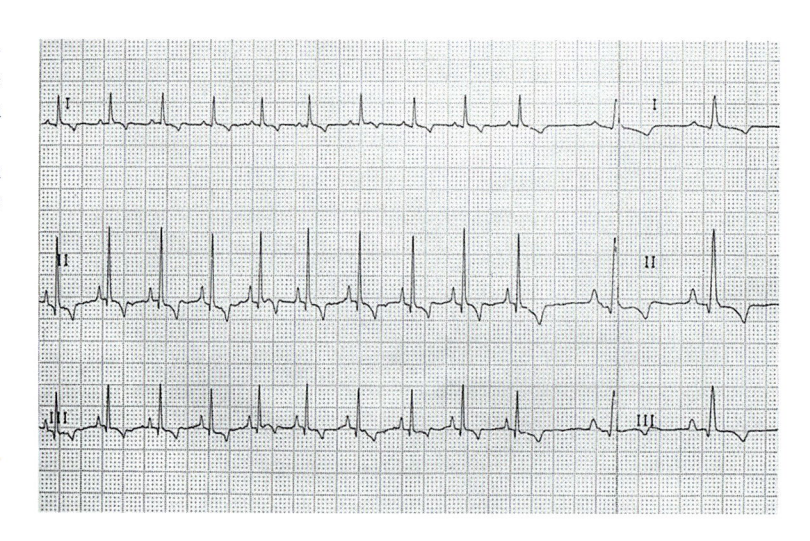

Steckbrief:

Charakteristika
- normale, regelmäßige Herzschlagfolge
- P-Welle in Abl. II gleichförmig und positiv
- normale P-Welle regelmäßig gefolgt vom Kammerkomplex
- PQ-Intervall normal und konstant
  - 0,06–0,13 s (Hund)
  - 0,05–0,09 s (Katze)
- gleicher RR-Abstand (max. 10 % Variation)
- Kammerkomplexe
  - normal geformt
  - bei intraventrikulärer Erregungsleitungsstörung breit und verformt

Vorkommen
- physiologisch bei Hunden und Katzen

Therapie
- keine

Respiratorische Sinusarrhythmie

Ruhiger herzgesunder Hund: rhythmisch wechselnde PP-Abstände, inspiratorisch Herzschläge in Gruppen, gefolgt von exspiratorischer Pause bei einer HF von 80/min, P-Wellen vorhanden, nach jeder P-Welle ein QRS-Komplex, vor jedem QRS-Komplex eine P-Welle, QRS-Komplexe schmal.
Papiervorschub 25 mm/s, Eichung 1 cm = 1 mV.

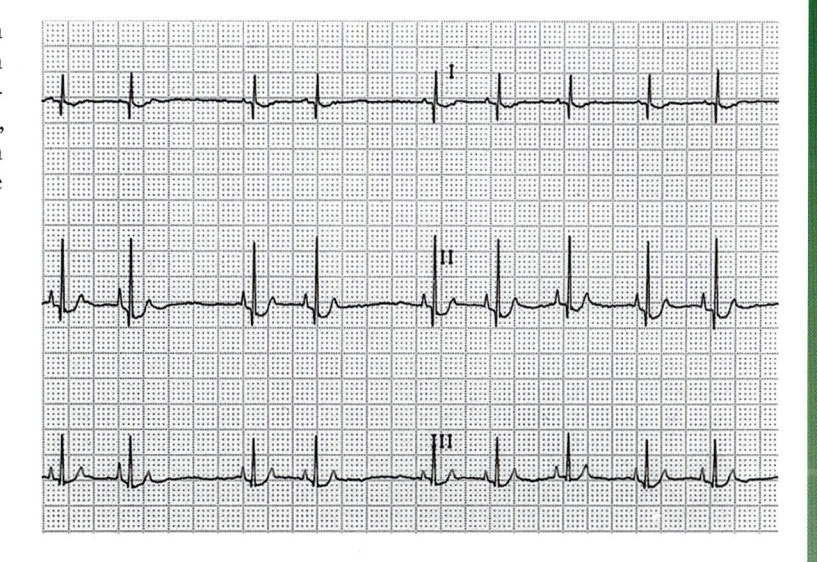

Steckbrief:

Charakteristika	• atmungsabhängige Beeinflussung der Herzfrequenz durch den Vagus
	• bei Herzfrequenzen unter 130/min unterschiedliche PP-Abstände bzw. RR-Abstände im rhythmischen Wechsel in Inspiration, Anstieg der HF mit Herzschlägen meist in Zweier- oder Dreiergruppen, andere unterschiedliche Gruppierungen möglich, gefolgt von unterschiedlich langen exspiratorischen Pausen
	• normale P-Welle gefolgt von QRS-Komplex
	• normaler Abstand zwischen P-Welle und Kammerkomplex
Vorkommen	• physiologisch bei Hunden mit einer HF unter 130/min
	• aufgrund normalerweise höherer HF bei Katzen sehr selten
Therapie	• keine

Wandernder Schrittmacher

Steckbrief:

Charakteristika	• übermäßige vagale Stimulation mit daraus folgender Unterdrückung des Sinusknotens
	• Entstehungsmechanismus unbekannt
	• Wechsel des Schrittmacherzentrums innerhalb des Sinusknotens oder vom Sinusknoten zum AV-Knoten
	• frequenz- und atmungsabhängig
	• vorübergehender Form- bzw. Amplitudenwechsel der P-Wellen
	• PQ-Intervalle konstant
	• unregelmäßiger supraventrikulärer Rhythmus
Vorkommen	• bei gesunden Hunden
	• sehr selten bei gesunden Katzen
	• Digitalisintoxikation
Therapie	• keine

P-Welle

Die P-Welle entsteht durch die Depolarisation der beiden Vorhöfe mit Beginn der Erregungsausbreitung am Sinusknoten. Der Anfangsteil der P-Welle repräsentiert die Erregung des rechten Atriums, der zweite Anteil die des linken Atriums. Die Repolarisation der Vorhöfe ist normalerweise im Oberflächen-EKG nicht erkennbar, da sie vom höheramplitudigen QRS-Komplex überdeckt wird. Herzfrequenz und Atmung können auch physiologischerweise zu Kerbungen bzw. Formveränderungen der P-Wellen mit wechselnden Amplituden führen. In den Ableitungen II und III sowie den Brustwandableitungen ist die P-Welle in der Inspiration gewöhnlich positiv, sie kann in der Exspiration in Ableitung III und CV5RL jedoch auch negativ werden (Tab. 4.4). Ständige Formveränderungen, überhöhte oder zu niedrige P-Amplituden, zu breite P-Wellen bzw. fehlende oder nicht erkennbare Vorhoferregungen sind fast immer als pathologisch anzusehen (Tab. 4.5).

Tabelle 4.4: Parameter für normale P-Wellen bei Hund und Katze

Ausschlagsrichtung	Gewöhnlich positiv in Abl. I, II, III, aVF, CV6LL, CV6LU
Amplitude	Hund < 0,4 mV in Abl. II, III, aVF Katze < 0,2 mV in Abl. II, III, aVF
Breite	Hund < 0,04 s Riesenrassen < 0,05 s Katze < 0,04 s
Wandernder Schrittmacher	Vorübergehender Form- bzw. Amplitudenwechsel der P-Wellen

Tabelle 4.5: P-Wellenveränderungen

P-Wellenveränderung	Vorkommen
P-Wellen unregelmäßig oder periodisch (Ausprägung: – Gesplittert, gekerbt, doppelhöckrig – Überhöht, erniedrigt – Verbreitert – Biphasisch)	• Vorhofbelastung rechts-/linksseitig • Intraatriale Erregungsausbreitungsstörungen (z. B. Atrialer Septumdefekt, ASD) • Ektoper Erregungsursprung • Elektrischer Alternans
Negative P-Wellen in Abl. II	• Wandernder Schrittmacher • AV-Extrasystolen • AV-Ersatzrhythmus
Nicht erkennbare P-Wellen	
Vorhof- und Kammererregung fallen zusammen	• AV-Knotenrhythmus • AV-Dissoziation
Verschmelzung von P- und T-Wellen	• Sinustachykardie (möglich) • AV-Block 1. Grades (möglich)
Fehlende P-Wellen	
Fehlende Sinusfunktion	• Vorhofstillstand • Hochgradige Hyperkaliämie • Vorhofflimmern/-flattern • SA-Block • Vor Extrasystolen
Breite und niedrige P-Wellen	
Kleine P-Amplituden	• Hyperkaliämie

P mitrale

Hund mit Mitralinsuffizienz infolge chronisch degenerativer Klappenerkrankung: breite P-Wellen bis 0,06 s, Sinustachykardie, HF 220/min, die P-Welle stößt an die T-Welle des vorausgehenden Kammerkomplexes, ST-Streckensenkung von 0,2 mV.
Papiervorschub 25 mm/s, Eichung 1 cm = 1 mV.

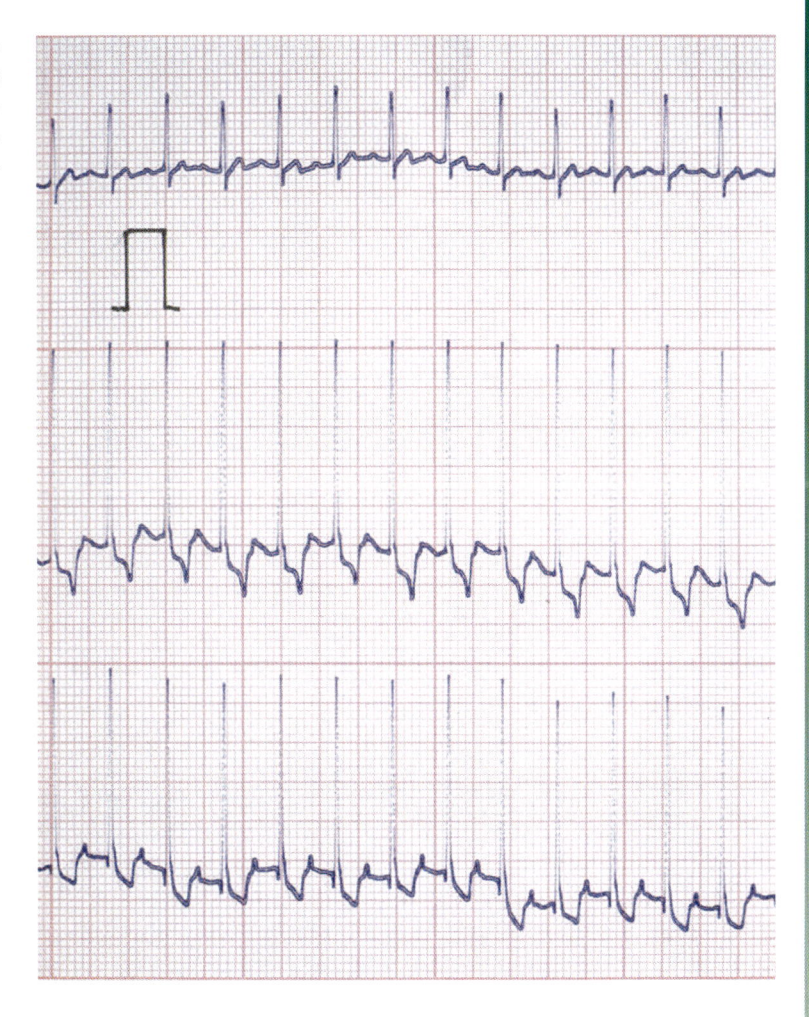

Steckbrief:

Synonym	P sinistro-atriale

Charakteristika	• Kerbung möglich
	• Breite
	  – > 0,04 s Hund
	  – > 0,05 s Riesenrassen
	  – > 0,04 s Katze

Vorkommen	Überlastung des linken Vorhofs • Linksherzinsuffizienz • Mitralklappenvitien • Aortenvitien • VSD • PDA • Kardiomyopathien • intraatriale Leitungsstörung

P pulmonale

Hund mit Mitralinsuffizienz infolge chronisch degenerativer Klappenerkrankung: überhöhte P-Wellen bis 0,5 mV in Abl. II bei unauffälliger P-Dauer, PQ-Senkung von 0,15 bis 0,2 mV, Kammerkomplexe mit Knüpfung, besonders in Abl. III, QRS-Dauer normal, Sinustachykardie, HF 180/min, Artefakte: Muskelpotenziale in der Nulllinie, besonders vor dem 2. und 3. EKG-Komplex.
Papiervorschub 25 mm/s, Eichung 1 cm = 1 mV.

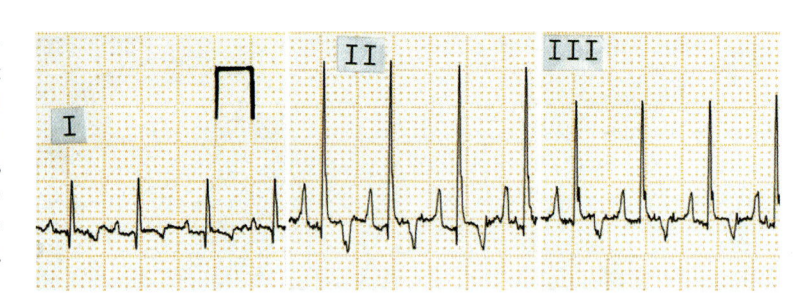

Steckbrief:

Synonym	P dextro-atriale

Charakteristika	• Amplitudenhöhe in Abl. II, III, aVF
	  – Hund > 0,4 mV
	  – Katze > 0,2 mV

Vorkommen	Überlastung des rechten Vorhofs • Rechtsherzinsuffizienz • Cor pulmonale • Pulmonalvitien • Trikuspidalklappenvitien • ASD • selten HKM

Kombination aus P mitrale und P pulmonale

Steckbrief:

Synonym	P biatriale, P kardiale
Charakteristika	• überhöhte und verbreiterte P-Wellen • Kerbung und/oder Doppelgipfeligkeit möglich • siehe P mitrale und P pulmonale
Vorkommen	• Überlastung beider Vorhöfe • jede angeborene oder erworbene kardiovaskuläre Erkrankung

Elektrischer Alternans

Katze mit Perikarderguss infolge FIP: regelmäßige P-Wellen gefolgt von normal geformtem, schmalem Kammerkomplex mit rhythmisch wechselnden Amplituden (*swinging heart*), Sinustachykardie, HF 240/min. Papiervorschub 25 mm/s, Eichung 1 cm = 1 mV.

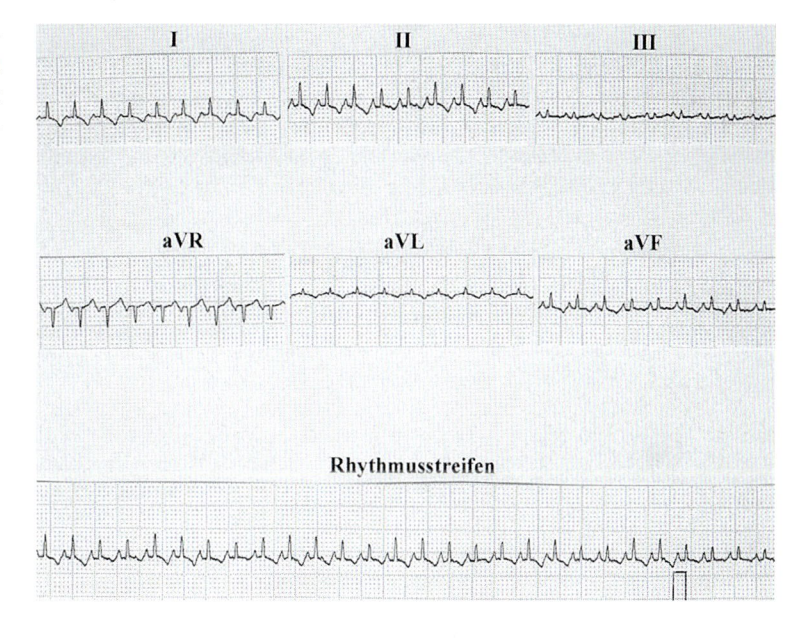

Steckbrief:

Charakteristika
- von Herzschlag zu Herzschlag wechselnde Amplituden von P-, QRS- und T-Ausschlägen in relativ festem Rhythmus
- Gestaltveränderung möglich
- alle Komplexe gehen vom selben Schrittmacher aus

Vorkommen
- Perikarderguss kardialer und extrakardialer Genese
- Herzbasistumor
- supraventrikuläre Tachykardie
- alternierender Schenkelblock
- bei Katzen u. U. physiologisch

Therapie
- Perikardiozentese zur Entlastung bei größerer Ergussmenge
- bei supraventrikulärer Tachykardie z. B. Digitalis

QRS-Komplexe

Hohe Q-, R- bzw. S-Ausschläge werden mit Großbuchstaben und kleine Ausschläge mit Kleinbuchstaben bezeichnet. Die erste positive Zacke des Kammerkomplexes (QRS-Komplex) wird entsprechend mit r- oder R-Zacke angegeben. Sind zusätzlich weitere positive Zacken vorhanden, bezeichnet man diese als r'- bzw. R'-Zacke. Eine negative Zacke vor einer r- oder R-Zacke ist die q- bzw. Q-Zacke. Bei der negativen Zacke, die nach einer r- bzw. R-Zacke folgt, handelt es sich um die s-Zacke bzw. S-Zacke. Die negative Zacke, die nach einer r'- oder R'-Zacke folgt, wird als s'- bzw. S'-Zacke bezeichnet. Ist keine R-Zacke vorhanden, liegt ein »QS-Komplex« vor (Abb. 4.9).

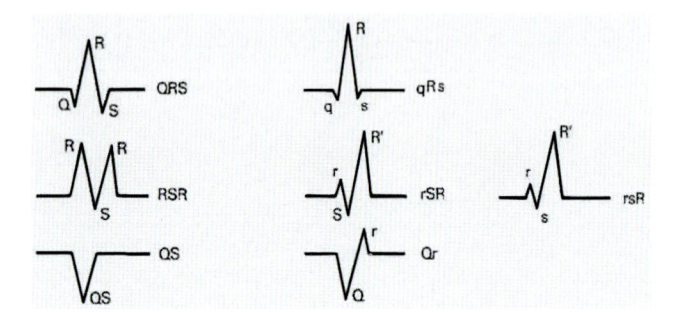

Abb. 4.9:
Nomenklatur der Kammerkomplexe (QRS-Komplexe).

Der QRS-Komplex ist Ausdruck der Erregung der Ventrikel. Bei nachweisbaren Veränderungen am Kammerkomplex liegen meist organische Befunde am Herzen vor. Ein unauffälliges EKG (Tab. 4.6) schließt eine ventrikuläre Vergrößerung jedoch nicht aus. Mittels EKG ist die Unterscheidung zwischen Dilatation und Hypertrophie nicht möglich.

Tabelle 4.6: Normalwerte der QRS-Komplexe, T-Wellen, ST-Strecken und des Frontalvektors bei Hund und Katze

Parameter	Hund	Katze
QRS-Dauer	≤ 0,05 s kleine Rassen ≤ 0,06 s große Rassen	≤ 0,04 s
Q-Zacken	≤ 0,5 mV in Abl. I, II III	≤ 0,5 mV in Abl. I, aVL
R-Zacken	≤ 2,5 mV kleine Rassen in Abl. II ≤ 3,0 mV große Rassen in Abl. II ≤ 2,5 mV kleine Rassen in Abl. CV6LL ≤ 3,0 mV große Rassen in Abl. CV6LU	≤ 0,8 mV in Abl. II ≤ 1,0 mV in Abl. CV6LL, CV6LU
S-Zacken	≤ 0,35 mV in Abl. I ≤ 0,5 mV in Abl. II ≤ 0,8 mV in Abl. CV6LL, CV6LU	
T-Wellen	≤ 28 % der R-Zacke in Abl. II, Positiv, negativ oder biphasisch	≤ 0,3 mV in Abl. II Positiv, negativ oder biphasisch
ST-Strecke	Hebung: ≤ 0,2 mV Senkung: ≤ 0,15 mV	Hebung oder Senkung maximal 0,05 mV
Frontalvektor	+40° bis +100°	+0° bis +160°

Eine Erniedrigung der QRS-Komplexe nennt man Niederspannung, Niedervoltage oder *low voltage*. Eine Erhöhung wird als *high voltage* bezeichnet und ist im Allgemeinen durch die Hypertrophie des rechten und/oder linken Ventrikels bedingt.

Die QRS-Dauer, d.h. die Breite des QRS-Komplexes wird vom ersten positiven oder negativen Ausschlag nach der P-Welle bis zum Übergang in die ST-Strecke gemessen.

Linksventrikuläre Vergrößerung

Hund mit PDA: Sinusrhythmus, leicht variierende HF zwischen 80 und 100/min, Highvoltage mit überhöhten R-Amplituden von 3,6 mV in Abl. II, 4,4 mV in Abl. CV6LL und 5,4 mV Abl. in CV6LU
Papiervorschub 25 mm/s, Eichung 0,5 cm = 1 mV.

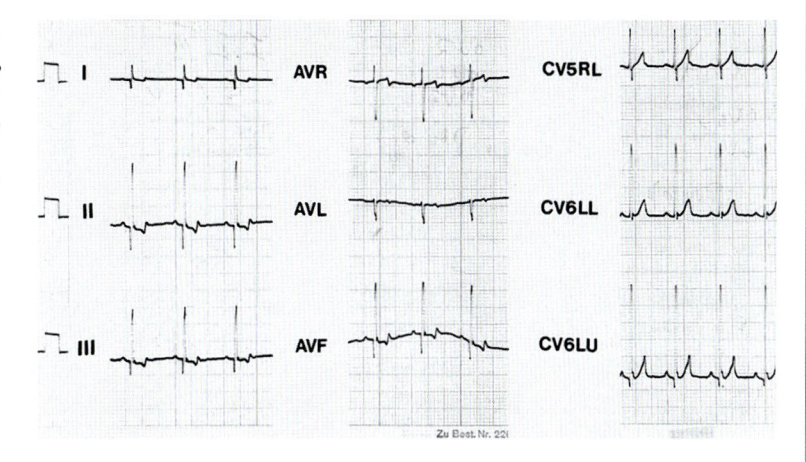

Steckbrief:

Charakteristika
- QRS-Komplexe
  - meist schmal, normal geformt
- QRS-Breite
  - normal
    - ≤ 0,05 s kleine Rassen
    - ≤ 0,06 s große Rassen
  - Verbreiterung bei hochgradiger ventrikulärer Vergrößerung möglich
- R-Zackenamplituden
  - > 2,5 mV Hund > 2 Jahre in Abl. II, III, aVF
  - > 3,0 mV schmalbrüstiger Hund < 2 Jahre in Abl. II, aVF
  - > 2,5 mV Hund in Abl. CV6LL
  - > 3,0 mV Hund in Abl. CV6LU
  - bei konzentrischer Hypertrophie
    - R-Zacke in Abl. I > in Abl. III und aVF möglich
  - bei exzentrischer Hypertrophie und Dilatation
    - R-Zacke in Abl. I, II und III
- QT-Dauer
  - Verlängerung: > 0,13 s möglich
- Frontalvektor
  - Linksachsenabweichung zwischen −90° und +40° möglich
- ST-Streckenverlagerung
  - diskordant zur Hauptausschlagsrichtung der QRS-Komplexe möglich
- T-Wellen
  - > 28 % der R-Zacken in Abl. II möglich

Vorkommen
- primäre Myokarderkrankung, z.B. DKM, HKM
- Mitralklappeninsuffizienz, -dysplasie
- VSD, PDA
- Aortenstenose, -insuffizienz
- konzentrische bzw. exzentrische Hypertrophie

Therapie
- entsprechend der Grunderkrankung

Katze mit HKM: Sinusrhythmus, HF 160/min, Highvoltage mit überhöhten R-Amplituden in Abl. II von 1,5 mV. Papiervorschub obere Zeile 50 mm/s, untere Zeile 25 mm/s, Eichung 1 cm = 1 mV.

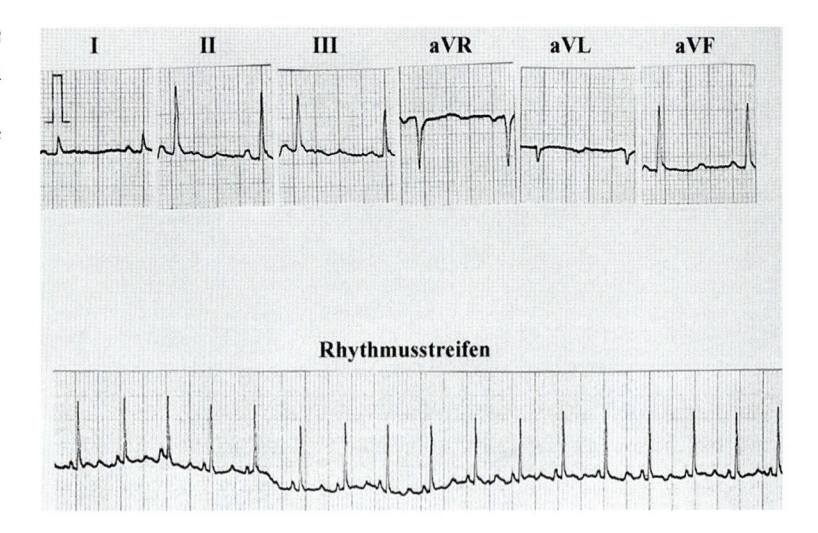

Steckbrief:

Charakteristika
- QRS-Komplexe
  - meist schmal, normal geformt
- QRS-Breite
  - normal: ≤ 0,04 s
  - Verbreiterung bei hochgradiger Ventrikelvergrößerung möglich
- R-Zacken
  - > 0,9 mV in Abl. II
  - > 1,0 mV in Abl. CV6LU
  - bei konzentrischer Hypertrophie
    - R-Zacke in Abl. I > in Abl. III und aVF möglich
  - bei exzentrischer Hypertrophie und Dilatation
    - überhöht in Abl. I, II und III
- QT-Dauer
  - Verlängerung auf > 0,09 s möglich
- Frontalvektor
  - Linksachsenabweichung zwischen –75° und +0° möglich
- ST-Streckenverlagerung
  - diskordant zur Hauptausschlagsrichtung der QRS-Komplexe möglich
- T-Wellen
  - > 0,3 mV in Abl. II möglich
- Q-Zacken
  - bei asymmetrischer Septumhypertrophie
  - > 0,5 mV in Abl. I und aVL möglich

Vorkommen
- primäre Myokarderkrankung, z.B. HKM, DKM
- Mitralklappeninsuffizienz, -dysplasie
- VSD, PDA
- Aortenstenose, -insuffizienz
- konzentrische bzw. exzentrische Hypertrophie
- arterielle Hypertonie
- chron. Niereninsuffizienz
- chron. Anämie
- Hyperthyreose

Therapie
- entsprechend der Grunderkrankung

Rechtsventrikuläre Vergrößerung

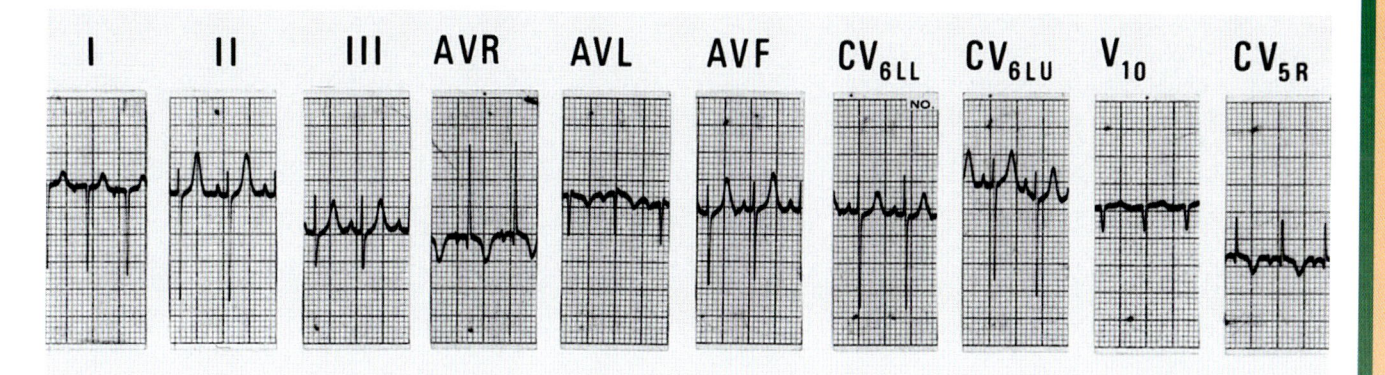

Hundewelpe mit Pulmonalstenose: überwiegend negative Kammerkomplexe (S-Zacken) in Abl. I, II, III, aVL, aVF, CV6LL, CV6LU und V10; positive Kammerkomplexe in Abl. aVR und CV5R. Papiervorschub 25 mm/s, Eichung 1 cm = 1 mV.

Steckbrief:

Charakteristika
- QRS-Komplexe
  - Form normal
  - Breite normal
  - Verbreiterung möglich
- Q-Zacken
  - > 0,5 mV in Abl. I, II, III, aVL möglich (Ausnahme schmalbrüstige Rassen)
- R-Zacken in Abl. III > II möglich

Beim Nachweis von drei der folgenden EKG-Veränderungen ist eine rechtsventrikuläre Vergrößerung relativ wahrscheinlich:

- S-Zacken
  - > 0,05 mV in Abl. I
  - > 0,35 mV in Abl. II
  - > 0,80 mV in Abl. CV6LL
  - > 0,70 mV in Abl. CV6LU
  - gleichzeitiges Auftreten in Abl. I, II, III und aVF
- R / S-Verhältnis in Abl. CV6LU > 0,8 mV
- Frontalvektor
  - Rechtsachsabweichung (–90° bis +103°)

Vorkommen
hauptsächlich bei kongenitalen Vitien, z. B.:
- Pulmonalstenose
- Fallot'sche Tetralogie
- PDA mit R-L-Shunt
- großer ASD
- großer VSD mit R-L-Shunt
- Trikuspidalklappendysplasie

seltener bei erworbenen Herzerkrankungen, z. B.:
- AV-Klappeninsuffizienz
- chron. Atemwegserkrankungen, Cor pulmonale
- Dirofilariose

Therapie
- entsprechend der Grunderkrankung

Katze mit Pulmonalstenose: negative Kammerkomplexe infolge tiefer S-Zacken in Abl. I (0,15 mV), II (0,5 mV), III (0,6 mV), und aVF (0,5 mV), hohe P-Amplitude von 0,25 mV in Abl. II, Sinusrhythmus, HF 180/min. Papiervorschub oben 50 mm/s, Rhythmusstreifen 25 mm/s, Eichung 1 cm = 1 mV.

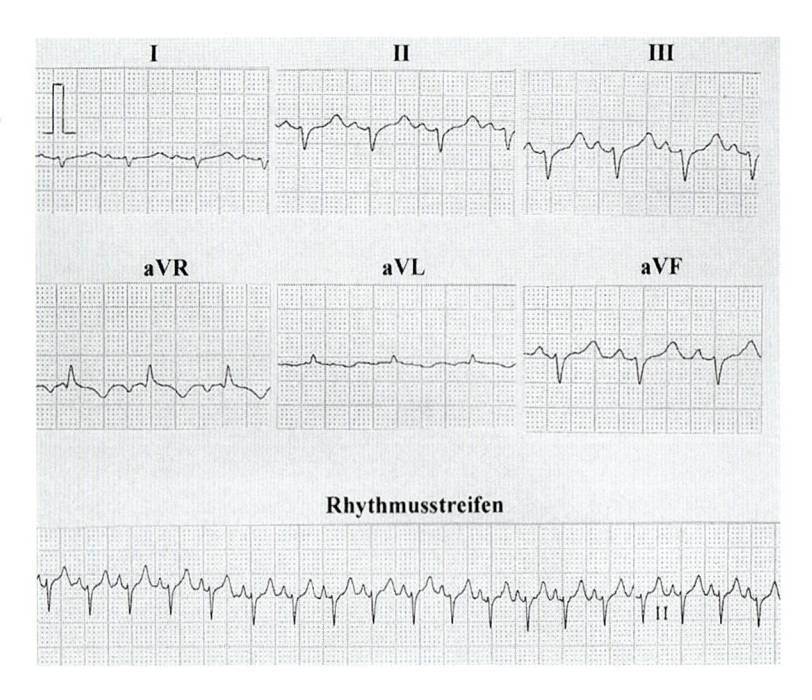

Steckbrief:

Charakteristika
- QRS-Komplexe
  - Form normal
  - Breite normal
  - Verbreiterung möglich
- Q-Zacken
  - 0,5 mV in Abl. I, II, III, aVL möglich
- R-Zacken in Abl. III > II möglich

Beim Nachweis von drei der folgenden EKG-Veränderungen ist eine rechtsventrikuläre Vergrößerung relativ wahrscheinlich:

- S-Zacken
  - 0,5 mV in Abl. I, II, III, aVF
  - 0,7 mV in Abl. CV6LL, CV6LU
  - gleichzeitiges Auftreten in Abl. I, II, III und aVF
- Frontalvektor
  - Rechtsachsabweichung (–90° bis +160°)

Vorkommen
hauptsächlich bei kongenitalen Vitien, z. B.:
- Pulmonalstenose
- Fallot'sche Tetralogie
- PDA mit R-L-Shunt
- großer ASD
- großer VSD mit R-L-Shunt
- Trikuspidalklappendysplasie
- Canalis atrioventricularis

seltener bei erworbenen Herzerkrankungen, z. B.:
- AV-Klappeninsuffizienz
- chron. Atemwegserkrankungen, Cor pulmonale
- Dirofilariose

Therapie
- entsprechend der Grunderkrankung

Vektor

Wie in Abbildung 4.14 dargestellt kann zur Ermittlung von Größe und Richtung des Frontalvektors die QRS-Summe z.B. der Ableitung I (x-Achse) bzw. aVF (y-Achse) in ein Koordinatensystem eingetragen werden (modaler QRS-Vektor: Detweiler 1984). Zur Berechnung der QRS-Summe werden die Amplitudenwerte der Kammerkomplexe in Ableitung I und Ableitung aVF ausgemessen. Die negativen Amplitudenwerte (Q- und/oder S-Zacke) werden von den positiven Werten der R-Zacke abgezogen und die jeweilige Summe der QRS-Komplexe beider Ableitungen getrennt voneinander, unter Beachtung des Vorzeichens, in ein Koordinatensystem übertragen. Anschließend errichtet man auf der entsprechenden Achse des Koordinatensystems in diesen beiden Punkten eine Senkrechte und verbindet den Schnittpunkt mit dem Nullpunkt des Koordinatensystems. Diese Verbindungslinie repräsentiert die Lage der elektrischen Herzachse in der Frontalebene (Frontalvektor). Der Winkel zwischen der Herzachse und der Achse der Ableitung I (Abszisse) wird unter Zuhilfenahme eines Winkelmessers bestimmt und damit die Richtung des Frontalvektors ermittelt.

Ableitung I

Q = –0,2 mV
R = +0,7 mV
Σ = +0,3 mV

Ableitung aVF

Q = –0,2 mV
R = +1,5 mV
Σ = +1,3 mV

Elektrische Herzachse in der Frontalebene liegt bei +103°

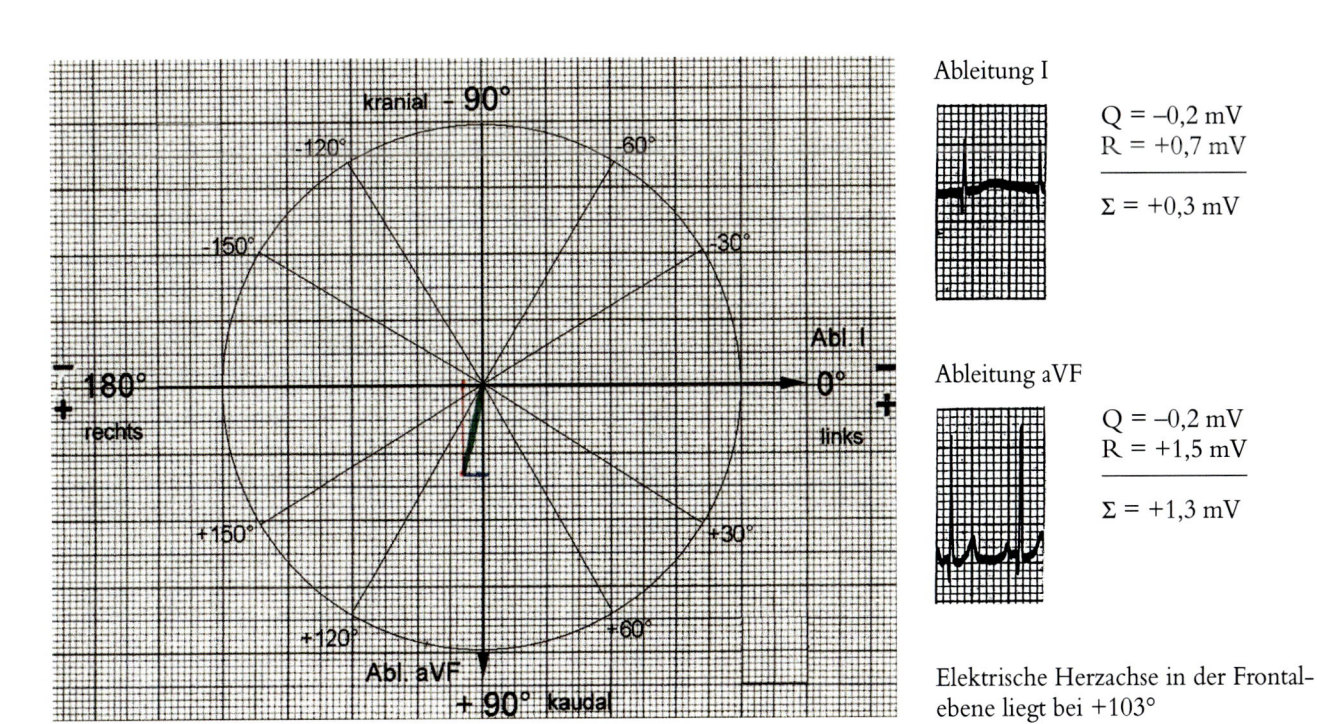

Abb. 4.14:
Konstruktion der elektrischen Herzachse in der Frontalebene (Frontalvektor).

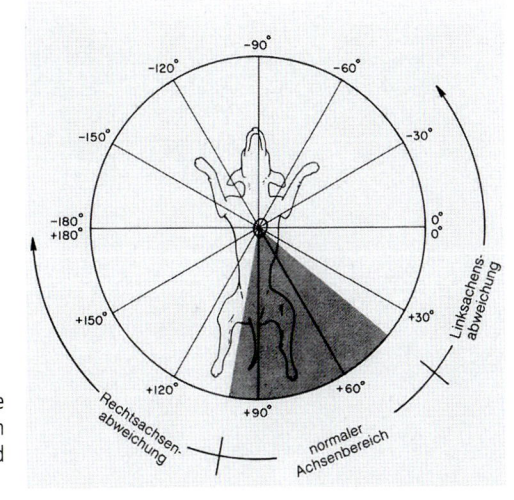

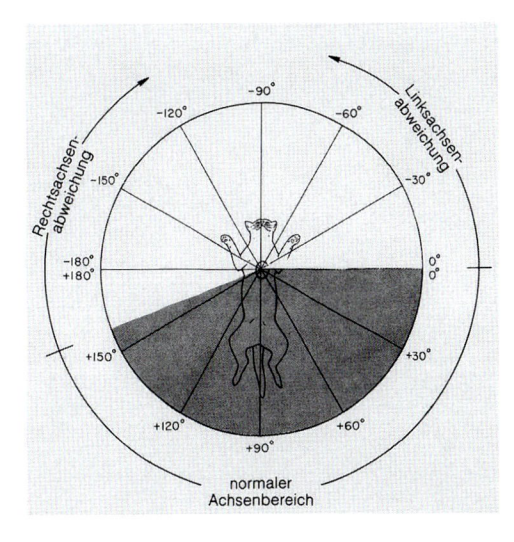

Abb. 4.15a und b:
Physiologische und pathologische Lage der elektrischen Herzachse in der Frontalebene bei Hund (a) und Katze (b).

Rechtsachsenabweichungen infolge rechtsventrikulärer Vergrößerung können überwiegend bei kongenitalen kardiovaskulären Erkrankungen und beim Rechtsschenkelblock sowie beim Myokardinfarkt nachgewiesen werden. Bei erworbenen rechtsherzbelastenden Fehlern ist die von der Norm abweichende Rechtsverlagerung des Frontalvektors oft weniger deutlich oder auch gar nicht erkennbar. Linksachsenabweichungen können bei linksventrikulärer Vergrößerung, beim linksanterioren Hemiblock allein, oder in Kombination mit einem Rechtsschenkelblock bei der hypertrophen Kardiomyopathie sowie beim Myokardinfarkt auftreten (Abb. 4.15a, b).

PQ-Intervall (PQ-Dauer)

Die PQ-Dauer liegt zwischen dem Beginn der P-Welle und dem Beginn der Kammerkomplexe. Bei fehlenden Q-Zacken spricht man von der PR-Dauer bzw. dem PR-Intervall. Je höher die Herzfrequenz ist, desto kürzer ist die PQ-Dauer, mit relativ konstantem PQ-Intervall von Komplex zu Komplex. Bei der PQ-Dauer handelt es sich um die atrioventrikuläre Überleitungszeit, d. h. um die Zeit, die die Erregung von den Atrien zu den Ventrikeln benötigt.

PQ-Strecke

Die PQ-Strecke wird vom P-Ende bis zum Q-(RS-)Beginn gemessen und hat normalerweise einen isoelektrischen Verlauf. Bei PQ-Streckenveränderungen handelt es sich um erkennbare Vorhofrepolarisationen, so genannte Ta-Wellen. Senkungen, seltener Hebungen der PQ-Strecke treten als Folge von Vorhofbelastungen auf, z. B. bei rechtsatrialen Vergrößerungen, beim Perikarderguss sowie bei einer Perikarditis. Während PQ-Streckensenkungen auch bei Tachykardien registriert werden, zeigt sich eine PQ-Streckenhebung am ehesten beim AV-Block III. Grades.

Tabelle 4.7: PQ-Dauer (Intervall) bei Hund und Katze

Charakteristika

physiologisch:
- Frequenzabhängig: je höher die HF, desto kürzer die PQ-Dauer
- Hund 0,06 bis 0,13 s
- Katze 0,05 bis 0,09 s

pathologisch:
- Fehlen des PQ-Intervalls
  – AV-Ersatzrhythmus
- Verkürzung des PQ-Intervalls
  – AV-Ersatzrhythmus
  – WPW-Syndrom
  – Tachykardie
- Verlängerung des PQ-Intervalls
  – Sinusbradykardie
  – Periodisch zunehmend beim AV-Block I. Grades
  – Konstant beim AV-Block II. Grades (Wenckebach-Periodik)
  – Medikamentös: Digitalis, β-Rezeptorblocker, Antiarrhythmika
  – Kongenitale Vitien, v. a. ASD
  – Ausgeprägte Vagotonie

ST-Strecke

Die ST-Strecke erstreckt sich vom Ende der S-Zacke (beim Fehlen der S-Zacke vom Ende der R-Zacke) bis zum Beginn der T-Welle und entspricht der gleichmäßigen Kammererregung.

Den Empfehlungen des *Committee of the American Heart Association* (1943) entsprechend wird eine ST-Streckenhebung bzw. eine Senkung der ST-Strecke an der »*RS-T-Junction*« gemessen, d. h. am Übergang des steilen Abschnitts des QRS-Komplexes zum waagerechten oder wenig geneigten Abschnitt der ST-Strecke. Als orientierende Nulllinie dient die PQ-Strecke.

Als Normvarianten der isoelektrischen Linie werden beim Hund ST-Streckensenkungen bis 0,15 mV in Ableitung I, II, III und den Brustwandableitungen angesehen. Hebungen der ST-Strecke bis 0,20 mV sind ebenfalls noch normal.

Primäre ST-Streckenverlagerungen gelten als Zeichen einer myokardialen Hypoxie. Bei sekundärer ST-Steckenverlagerung handelt es sich um Repolarisationsstörungen nach verändertem QRS-Komplex. Wenn keine intraventrikulären Leitungsstörungen vorhanden sind, beruhen pathologische ST-Senkungen auf Veränderungen der leitenden Medien der Kammerinnenschicht. Bei Sauerstoffmangel des Herzens, z.B. bei akuter Anämie, kann die ST-Strecke gesenkt bzw. abwärts gerichtet und konkav sein.

Bei Katzen sind ST-Streckenverlagerungen schon ab 0,05 mV als pathologisch anzusehen. Bei dieser Tierart stellen sie einen wichtigen ergänzenden Hinweis auf Herzerkrankungen dar, da sie z.T. die einzige erkennbare Veränderung im EKG sind. Ursächlich kann auch hier ein myokardialer Sauerstoffmangel angenommen werden. Beobachtet werden ST-Streckenverlängerungen bei Katzen mit schweren angeborenen Herzfehlern, Hypertropher oder Dilatativer Kardiomyopathie sowie Dyspnoe unterschiedlicher Genese. Hauptsächlich zeigen sich ST-Streckenabweichungen in den Ableitungen II, III, aVF und den linken Brustwandableitungen, wobei meist ein »Muster« gleichzeitiger und gleichsinniger ST-Verlagerungen in den Ableitungen II, III und aVF auftritt. Häufig sind zugleich Verlagerungen in weiteren Ableitungen, zumeist den Brustwandableitungen, oder Spiegelbildveränderungen in den Ableitungen aVR und aVL zu beobachten. Es besteht eine Abhängigkeit zwischen dem Schweregrad der Erkrankung und der Häufigkeit von ST-Streckenhebungen bei Katzen mit schweren angeborenen Herzerkrankungen, Hypertropher Kardiomyopathie und akuter Dyspnoe. Nur relativ selten beruhen die ST-Streckenveränderungen der Ableitung II auf sekundären ST-Streckenverlagerungen infolge von Repolarisationsstörungen nach veränderten QRS-Komplexen (Schwerin 2000).

ST-Streckensenkung, überhöhte T-Welle bei myokardialer Hypoxie

Hund mit DKM: Brustwandableitungen mit ausgeprägter ST-Streckensenkung (0,3 mV) und spitzen, hohen T-Wellen (> 28 % von R in CV6LU); Sinusrhythmus, Frequenzverlangsamung der HF von 160/min (links vom Pfeil) nach Karotissinus-Druck auf ca. 60/min (rechts vom Pfeil).
Papiervorschub 25 mm/s, Eichung 1 cm = 1 mV.

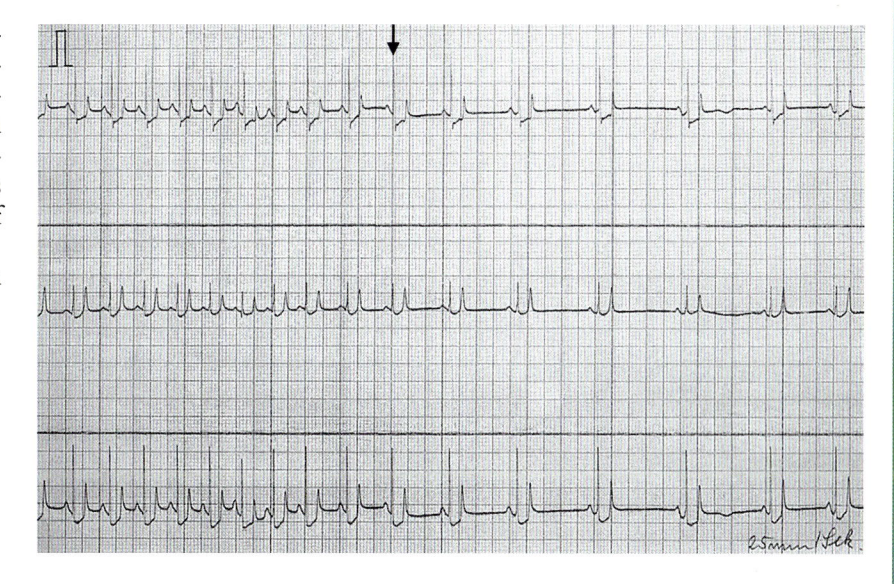

ST-Streckenhebung, überhöhte T-Welle bei myokardialer Hypoxie

Katze mit DKM: ST-Streckenhebung (0,05 bis 0,2 mV) in allen Ableitungen. Ableitung II: Amplituden der T-Wellen und R-Zacken nahezu gleich hoch.
Papiervorschub obere zwei Zeilen 50 mm/s, Rhythmusstreifen 25 mm/s, Eichung 1 cm = 1 mV.

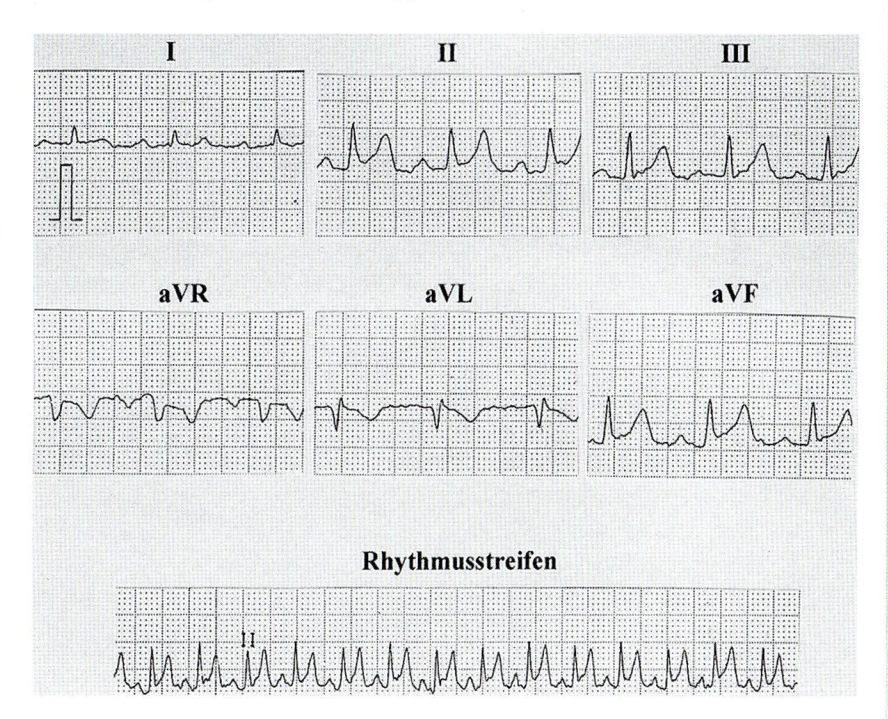

T-Wellen bei Hund und Katze

Steckbrief:

Charakteristika
- physiologisch
  - positiv, negativ oder biphasisch
  - Hund ≤ 28 % der R-Zacke in Abl. II
  - Katze ≤ 0,3 mV in Abl. II
- pathologisch
  - überhöht, gekerbt, auffällig spitz
  - plötzliche Umkehr der Ausschlagsrichtung während der EKG-Registrierung möglich

Vorkommen
- akuter Sauerstoffmangel (Narkose!)
- Ischämie
- akute Mitralinsuffizienz
- medikamentös: Digitalisintoxikation
- Hyper- / Hypokaliämie
- Hypokalzämie

Therapie
- Sauerstoffzufuhr
- entsprechend der Grundkrankheit

Intraventrikuläre Leitungsdefekte

Der rechte Tawara-Schenkel und der linke Tawara-Schenkel, der sich in einen vorderen und einen hinteren Teil (Faszikel) aufzweigt, bilden das Reizleitungssystem der Ventrikel. Werden diese Anteile der Reizleitungswege z.B. durch eine Läsion unterbrochen, muss die Erregung auf anderen, unphysiologischen Wegen weitergeleitet werden. Dies führt zur Verbreiterung und Formveränderung der Kammerkomplexe im EKG.

Eine Reizleitungsstörung unterhalb des His'schen-Bündels wird als Schenkelblock oder auch intraventrikulärer Block bezeichnet. Dazu zählen Blockierungen aller Leitungswege, also der Rechts- und Linksschenkelblock und der linksanteriore bzw. linksposteriore Hemiblock. Wichtig zur EKG-Beurteilung ist die Unterscheidung zwischen Rechts- und Linksschenkelblockaden. Sie treten in kompletter und inkompletter Form auf und sind oft Ausdruck einer organischen Herzerkrankung. Während beim kompletten Schenkelblock die QRS-Komplexe stets verbreitert sind, ist dies beim inkompletten Schenkelblock nicht zwingend der Fall. Treten Rechts- bzw. Linksschenkelblöcke allein auf, haben sie keine hämodynamischen Auswirkungen. Entsprechend ist auch keine Behandlung notwendig. Dagegen kann bei gleichzeitiger Beteiligung beider Tawara-Schenkel ein totaler AV-Block entstehen, der stets eine Therapie notwendig macht. Auch die gleichzeitige Blockade von drei oder auch allen Leitungswegen ist möglich.

Linksschenkelblock (LSB)

Katze mit HKM: Linksschenkelblock, breite Kammerkomplexe (0,065 s), hohe R-Zacken in Abl. II, III und aVF, ST-Streckensenkung von 0,15 mV, besonders deutlich im Rhythmusstreifen Abl. II.
Papiervorschub: obere zwei Zeilen 50 mm/s, Rhythmusstreifen 25 mm/s, Eichung 1 cm = 1 mV.

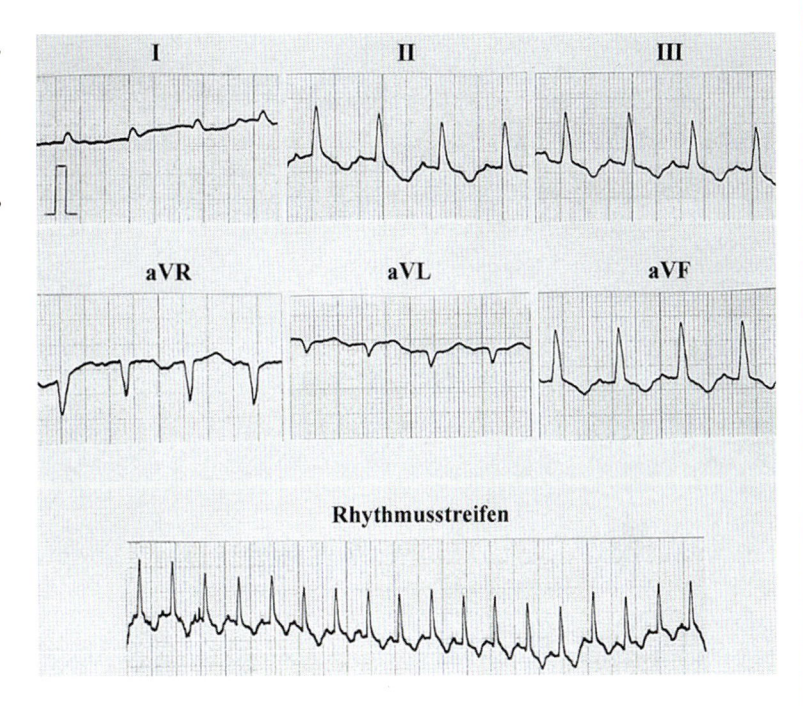

Die Erregung verläuft zunächst über den rechten Tawara-Schenkel zum rechten Ventrikel und von dort über die rechtsventrikuläre Muskulatur verspätet zum linken Ventrikel.

Steckbrief:

Charakteristika
- Verzögerung oder Block im linken Tawara-Schenkel
- intermittierend, alternierend oder konstant
- QRS-Komplexe
  - weit und bizarr
  - Knüpfung u./o. Kerbung möglich
  - Breite > 0,07 s (Hund); > 0,04 s (Katze)
  - positiv in Abl. I, II, III, aVF, CV6LL, CV6LU
  - negativ in Abl. aVR, aVL, CV5RL (Hund)
  - negativ in Abl. aVR, CV5RL (Katze)
- Q-Zacken
  - klein in Abl. I, CV6LL, CV6LU (Hund)
  - fehlen in Abl. I, CV6LU (Katze)
- R-Zacken
  - überhöht in Abl. I, aVL
- T-Wellen
  - > 28 % der R-Zacke in Abl. II (Hund)
  - ≥ 0,3 mV in Abl. II (Katze)
- isoliert ohne hämodynamische Auswirkungen

Vorkommen
- hochgradige Herzschädigungen mit myokardialer Ischämie
- Myokarderkrankungen
- subvalvuläre Aortenstenose

Therapie
- keine beim isolierten LSB
- sonst entsprechend der Grunderkrankung

Differentialdiagnose
- linksventrikuläre Vergrößerung!

Rechtsschenkelblock (RSB)

🐕 Hund mit isolierter Trikuspidalinsuffizienz infolge chronisch degenerativer Klappenerkrankung: verbreiterte (0,07 s), negative Kammerkomplexe in Abl. I, II und III, hohe diskordante T-Wellen, HF 70/min.
Papiervorschub 50 mm/s, Eichung 1 cm = 1 mV.

🐈 Katze mit HKM: verbreiterte (0,07 s), überwiegend negative Kammerkomplexe in Abl. I, II, III, aVF, Tachykardie HF 260/min.
Papiervorschub obere Zeile 50 mm/s, Rhythmusstreifen 25 mm/s, Eichung 1 cm = 1 mV.

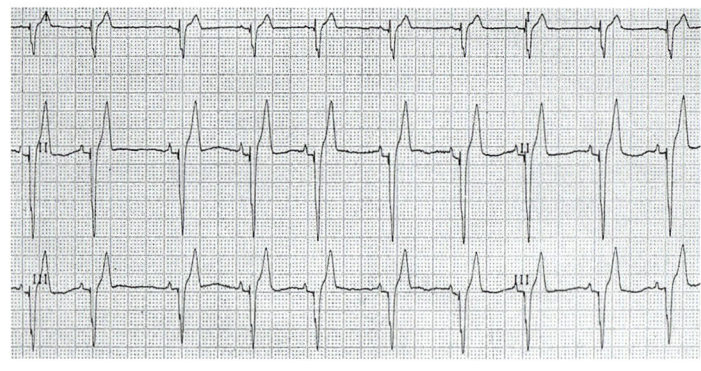

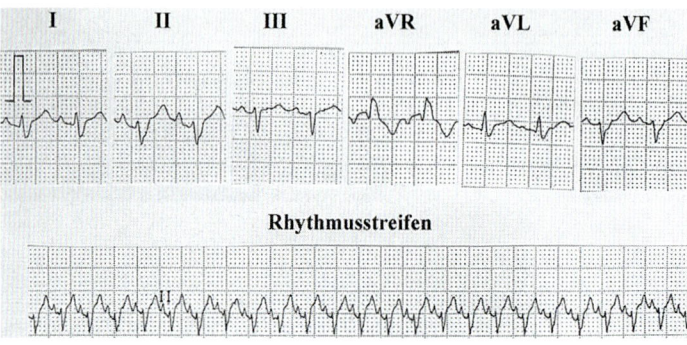

Die Erregung verläuft zunächst über den linken Tawara-Schenkel zum linken Ventrikel. Da der rechte Tawara-Schenkel blockiert ist, erreicht die Erregung den rechten Ventrikel erst verzögert durch den Umweg über die linke Kammermuskulatur.

Steckbrief:

Charakteristika
- Verzögerung oder Block im rechten Tawara-Schenkel
- QRS-Komplexe
  - bizarr u./o. mit Kerbung bzw. Knüpfung
  - Dauer
    - \> 0,06 s (Hund)
    - \> 0,06 s (Katze)
  - positiv in Abl. aVR, aVL und CV5RL (Hund)
  - positiv in Abl. aVR und CV5RL (Katze)
  - RSR- oder rsR-Form (M-förmig) in Abl. CV5RL
- S-Zacken
  - \> 0,4 mV in Abl. I, II, III und aVF
  - \> 0,7 mV in Abl. CV6LL u./o. CV6LU
- Frontalvektor
  - Rechtsachsenabweichung
    - \> +100° bis –90° (Hund)
    - \> +160° bis –90° (Katze)

Vorkommen
- angeborene Herzfehler, z.B. VSD
- chronisch degenerative AV-Klappenerkrankungen
- Herzmuskelerkrankungen
- Herztumoren, z.B. Lymphosarkom
- Hyperkaliämie
- bei gesunden Hunden und Katzen möglich

Therapie
- keine beim isolierten RSB, da ohne hämodynamische Auswirkung
- entsprechend der Grunderkrankung

Differentialdiagnose
- rechtsventrikuläre Vergrößerung!

Linksanteriorer Hemiblock

Katze mit Hyperthyreose: normal breite, überwiegend negative Kammerkomplexe in Abl. II, III und aVF bzw. positive Komplexe in Abl. I und aVL, Sinustachykardie, HF 280/min.
Papiervorschub obere Zeile 50 mm/s, Rhythmusstreifen 25 mm/s, Eichung 1 cm = 1 mV.

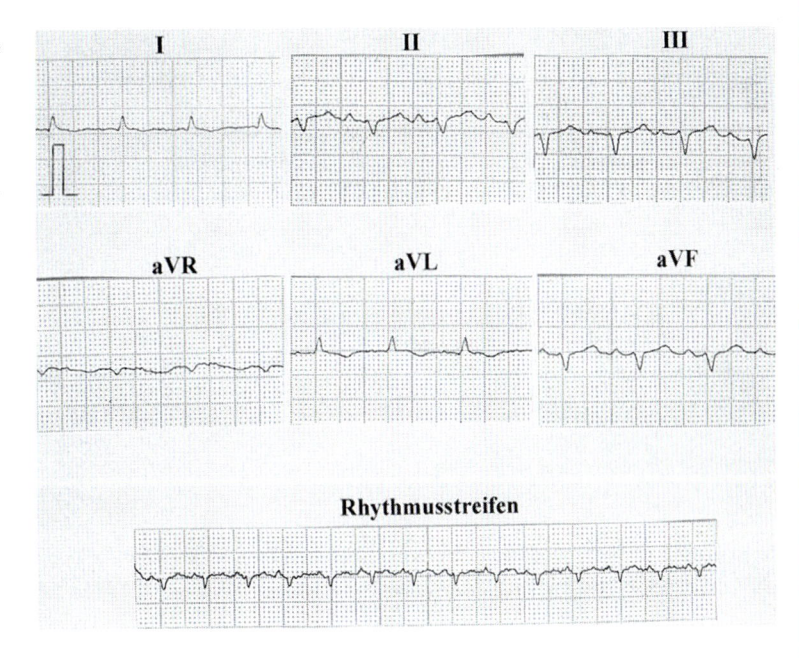

Steckbrief:

Charakteristika
- Block im linksanterioren Faszikel
- QRS-Dauer
  - normal
- Q-Zacken
  - klein in Abl. I und aVL (nicht immer)
- R-Zacken
  - relativ hoch in Abl. I und aV
- S-Zacken
  - tief in Abl. II, III, aVF (S-Zacken > R-Zacken)
- Frontalvektor
  - Linksachsenabweichung

Vorkommen
- Kardiomyopathien
- linksventrikuläre Hypertrophie, z.B. kongenitale Vitien
- Hyperthyreoidismus
- Nierenerkrankungen
- Hyperkaliämie

Therapie
- entsprechend der Grunderkrankung

Abschnitt II
Ausgewählte häufige Arrhythmien

Zur Dokumentation von Erregungsbildungsstörungen bzw. Überleitungsstörungen ist das EKG die Untersuchungstechnik der Wahl. Hinsichtlich ihrer Prognose können Arrhythmien in zwei Gruppen unterteilt werden:
1. Benigne Herzrhythmusstörungen (gelegentlich und vorübergehend)
   - < 10 unifokale ventrikuläre Extrasystolen /min
   - Sinusbradykardie
   - Sinustachykardie

2. Maligne Herzrhythmusstörungen
   - ≥ 10 ventrikuläre Extrasystolen /min
   - Bigeminus
   - anhaltende ventrikuläre Tachykardie
   - paroxysmale supraventrikuläre Tachykardie
   - Vorhofflattern, Vorhofflimmern
   - Kammerflattern, Kammerflimmern
   - AV-Block Grad II bzw. Grad III

Sinusrhythmus, Sinustachykardie, Sinusbradykardie

Drei verschiedene Hunde: normale P-Wellen und schmale QRS-Komplexe, normaler Abstand zwischen P-Welle und Kammerkomplex (Papiervorschub oben u. unten 25 mm/s, Mitte 50 mm/s, Eichung 1 cm = 1 mV),

oben: Sinusrhythmus HF 140/min,

Mitte: Sinusbradykardie HF 60/min,

unten: Sinustachykardie HF 280/min, P auf T.

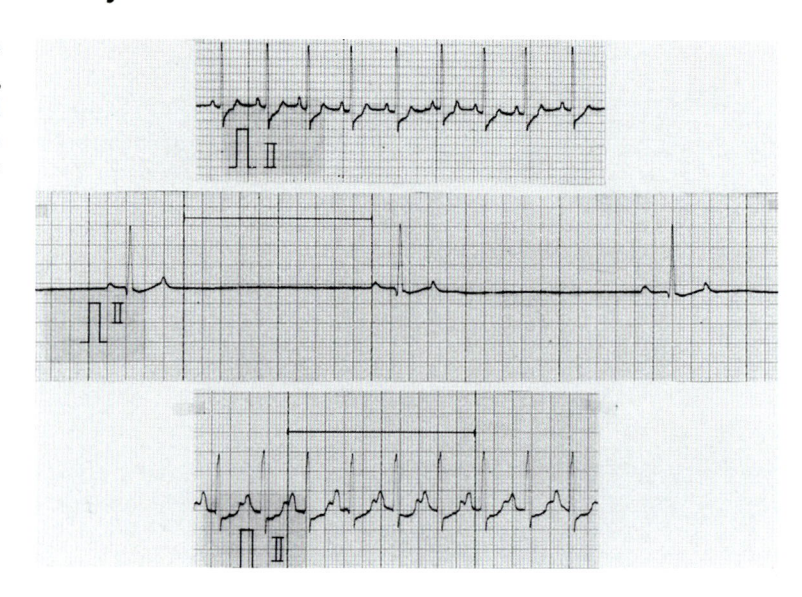

Steckbrief:

Sinustachykardie

Charakteristika
- Sinusrhythmus mit einer Herzfrequenz von
  - mittelgroße und große Hundrassen > 160/min
  - kleine Hundrassen > 180/min
  - Hundewelpen > 220/min
  - Katzen / Katzenwelpen > 240/min
- normale P-Welle, gefolgt von schmalem QRS-Komplex
- regelmäßiger Rhythmus mit konstanten PP- und PQ-Intervallen
- bei verzögerter Überleitung oder schneller Frequenz Verschmelzung von P- und T-Wellen möglich
- PQ-Senkung möglich

Vorkommen
- kardiale Genese
  - jede angeborene oder erworbene Herz-Kreislauf-Erkrankung
- extrakardiale Genese
  - Schmerz, Angst, Erregung, Fieber, Schock, Anämie, Hypoxie, Hyperthyreose
- medikamentös: Ephedrin, Atropin, Euphyllin, Ketamin

Therapie
- entsprechend der Grundkrankheit
- Beseitigung der Ursache

Steckbrief:

Sinusbradykardie

Charakteristika
- Sinusrhythmus mit einer Herzfrequenz von
  - kleine und mittelgroße Hundrassen < 70/min
  - große Hundrassen < 60/min
  - Katze < 100/min
- normale P-Welle, gefolgt von schmalem QRS-Komplex
- regelmäßiger Rhythmus mit konstanten PP- und PQ-Intervallen bzw. respiratorische Sinusarrhythmie
- Reduktion der Herzleistung
- fördert die Entstehung von Erregungsbildungsstörungen

Vorkommen
- physiologisch
  - gut trainierte Hunde
  - in Ruhe und im Schlaf durch erhöhten Vagotonus
- pathologisch
  - bei Hypothyreose, Niereninsuffizienz, M. Addison
  - dekompensierte Herzinsuffizienz im Endstadium
  - ZNS-Erkrankungen mit erhöhtem Hirndruck
  - Sick-Sinus-Syndrom
- medikamentös: Digitalis, β-Rezeptorblocker u. a. Antiarrhythmika

Therapie
- entsprechend der Grundkrankheit
- bei schwerer Symptomatik Schrittmacherindikation prüfen
- Atropin (?)

Supraventrikuläre Extrasystolen (SVES)

Supraventrikuläre Extrasystolen (SVES) sind vorzeitig einfallende Erregungen aus dem Sinusknoten, den Vorhöfen, dem AV-Knoten oder dem His'schen Bündel, meist gefolgt von einer Kammererregung (siehe auch unter VES).

Steckbrief:

Charakteristika
- normale Herzfrequenz
- schlanke QRS-Komplexe
- vorzeitig einfallende Schläge
  - mit oder ohne sichtbare P-Wellen, jeweils gefolgt von einem normalen schmalen QRS-Komplex
  - bei refraktärer Kammer fehlende Überleitung
  - verbreiterte QRS-Komplexe möglich
- Sinusknotennahe SVES
  - kaum unterschiedliche P-Wellen
- AV-Knotennahe SVES
  - bei retrograder Vorhofdepolarisation dem QRS-Komplex vorangehende oder darin untergehende negative P-Welle
- His'sches-Bündelnahe SVES
  - i. d. R. durch retrograde Blockierung keine P-Welle
  - QRS-Komplex schmal und u. U. etwas deformiert
- gehäuft auftretende SVES mögliche Auslöser von Vorhoftachykardien, Vorhofflattern oder Vorhofflimmern

Vorkommen
- jede Erkrankung der Vorhöfe bzw. jede Erkrankung, die mit Vorhofveränderungen einhergeht
- Hyperthyreose
- selten bei herzgesunden Hunden

Therapie
- entsprechend der Grundkrankheit
- Digitalis
- Propranolol nur bei kompensierter Herzinsuffizienz

Vorhoftachykardie

Steckbrief:

Charakteristika	• drei oder mehr Vorhofextrasystolen in Folge
• Rhythmus regelmäßig
• Herzfrequenz, normal oder
– > 220/min (Hund)
– > 240/min (Katze)
• bei zu hoher Schlagfrequenz Auftreten von AV-Blockierung möglich
Vorkommen	• jede Erkrankung mit myokardialer Schädigung der Vorhöfe
• Hyperthyreose
• WPW-Syndrom
• medikamentös: Digitalisintoxikation
Therapie	• z.B. Digitalis, Lidocain bzw. Procainamid

Vorhofflattern

Steckbrief:

Charakteristika	• sehr seltene Rhythmusstörung mit ungeklärter Entstehung
• hohe Schlagfrequenz von Vorhöfen
• regelmäßige, hochfrequente Vorhofaktionen: F-Wellen statt P-Wellen
• Rhythmus unregelmäßig, da nicht alle Flatterwellen übergeleitet werden
• QRS-Komplex i.d.R. unauffällig
• oft übergehend in Vorhofflimmern
Vorkommen	• jede Erkrankung, die mit atrialer Vergrößerung bzw. mit myokardialer Schädigung der Vorhöfe einhergeht
• WPW-Syndrom
Therapie	• Digitalis, β-Rezeptorblocker bzw. Kalziumantagonisten
• Schlag gegen den Brustkorb

Vorhofflimmern

Hund mit DKM: obere Zeile Abl. I, untere Zeile Abl. II, HF 200/min, unregelmäßige Vorhofflimmerwellen (f-Wellen) und unregelmäßige RR-Abstände.
Papiervorschub 25 mm/s, Eichung 1 cm = 1 mV.

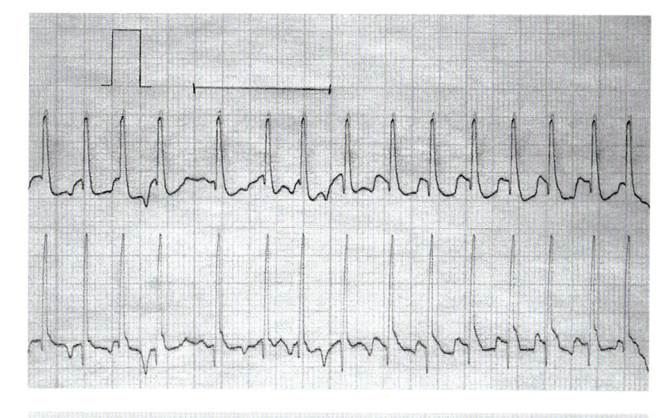

Katze mit HKM: HF 200/min, Vorhoferregungen nicht erkennbar, unregelmäßige Flimmerwellen nur angedeutet, unregelmäßige AV-Überleitung, QRS-Komplexe schmal und normal geformt.
Papiervorschub obere zwei Zeilen 50 mm/s, Rhythmusstreifen 25 mm/s, Eichung 1 cm = 1 mV.

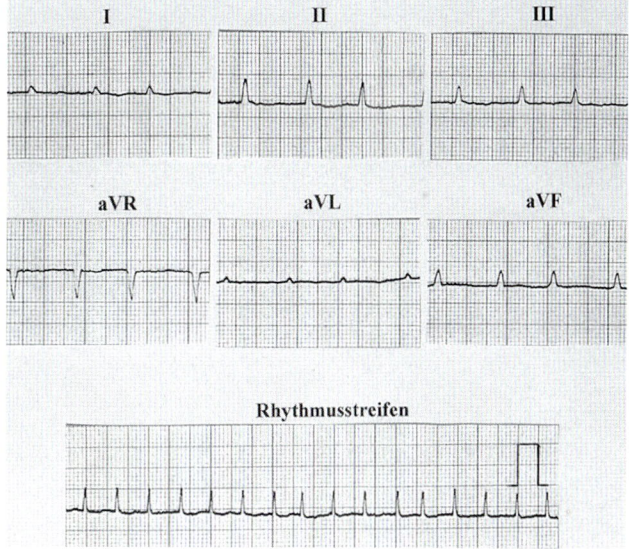

Steckbrief:

Charakteristika
- Entstehung ungeklärt
- praktisch keine Pumpfunktion der Vorhöfe, bei kardialer Vorschädigung negative Auswirkungen auf das Herzzeitvolumen, bes. bei tachykarden Formen
- Schlagfrequenz von Kammern
  – meist hoch
- Flimmerwellen (f-Wellen) statt P-Wellen
  – hochfrequente, völlig unregelmäßige Vorhofaktionen
  – am Besten in Abl. II erkennbar
- Kammerrhythmus
  – unregelmäßig, da nicht alle Flimmerwellen übergeleitet werden (absolute Arrhythmie)
- QRS-Komplexe
  – i.d.R. unauffällig

Vorkommen
- jede Erkrankung mit atrialer Vergrößerung bzw. myokardialer Schädigung der Vorhöfe
- traumatische Herzschädigung
- medikamentös: Digitalisintoxikation
- sehr selten bei herzgesunden Tieren

Therapie
- Herzfrequenzsenkung!
- Digitalis
- Antiarrhythmika, z.B. β-Rezeptorblocker, Kalziumantagonisten

AV-Tachykardie

Hund mit Digitalisintoxikation: beschleunigter AV-Rhythmus. HF 80/min, P-Wellen durch normal geformte QRS-Komplexe überlagert und daher nicht sichtbar. Papiervorschub 25 mm/s, Eichung 1 cm = 1 mV.

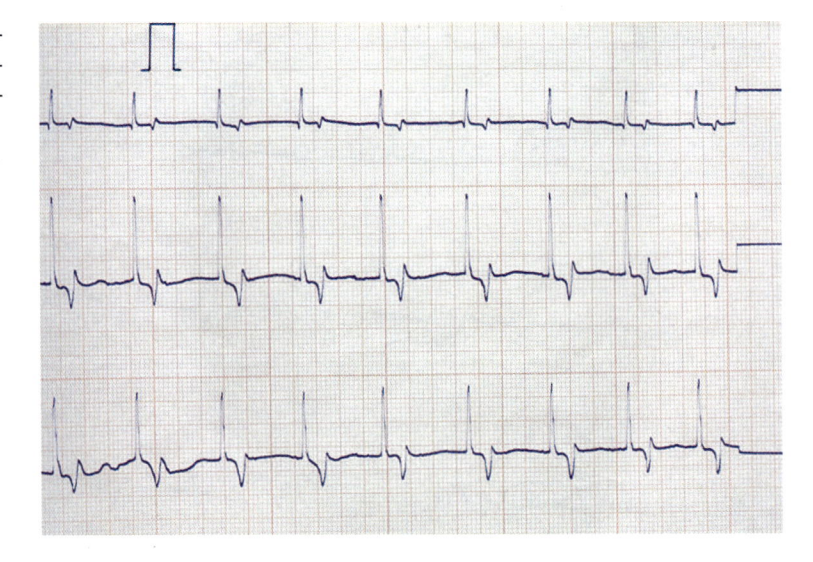

Steckbrief:

Charakteristika
- Vorhoftachykardie und AV-Tachykardie i.d.R. nicht zu unterscheiden
- Sinusknotenfrequenz liegt kurzzeitig unter der AV-Knotenfrequenz
- AV-Knoten übernimmt die Schrittmacherfunktion, die Vorhöfe folgen der langsameren Frequenz des Sinusknotens
- bei Frequenzanstieg wieder Übernahme der Schrittmacherfunktion durch den Sinusknoten
- Rhythmus meist regelmäßig
- beschleunigter AV-Rhythmus
- P-Wellen
  - negativ vor QRS-Komlex
  - überlagert von QRS-Komlex
  - nach QRS-Komlex
- PQ-Dauer
  - normal oder verlängert

Vorkommen
- medikamentös: Digitalisintoxikation
- als spontane Begleiterscheinung jeder Herzerkrankung möglich

Therapie
- ursächlich
- u.U. Karotissinusdruck bzw. Bulbusdruck

Sinusstillstand

Steckbrief:

Charakteristika	• P-Wellen normal • Kammerkomplexe schmal • normaler Abstand zwischen P-Welle und QRS-Komplex • Fehlen einzelner oder mehrerer Schläge • kein Wiedereinsetzen der P-Welle im zwei- bzw. mehrfachen RR-Abstand • Stillstand des Sinusknotens für einen oder mehrere Impulse • bei längerem Stillstand AV-Ersatzrhythmus

Vorkommen	• intermittierend
	  – ausgeprägte Vagotonie möglich
	  – brachyzephale Rassen
	• Vorhofdilatation
	• Hämangiosarkom
	• Sinusknotenerkrankungen
	• medikamentös: Digitalis- bzw. Propranololintoxikation

Therapie	• Schrittmacherindikation bei entsprechend schwerer Symptomatik
Differentialdiagnose	• SA-Block

Ventrikuläre Extrasystolen

Ventrikuläre Extrasystolen (VES) sind meist Ausdruck einer kardialen Grunderkrankung. Selten werden ganz vereinzelte VES auch bei herzgesunden Tieren registriert. Da die Reizleitung im Myokard langsamer als über das Reizleitungssystem verläuft, sind ventrikuläre Extrasystolen verbreitert. Deformiert sind sie, da die Erregungswelle einen anderen Weg nimmt als normalerweise vom AV-Knoten kommende Erregungen. Vorzeitig einfallende Extrasystolen lassen die Kammer ohne ausreichende Füllung kontrahieren und erzeugen kaum ein Auswurfvolumen. Besonders bei eingeschränkter linksventrikulärer Funktion ist dies hämodynamisch bedeutend. Gehäufte ventrikuläre Extrasystolen sind ernstzunehmende Hinweise auf eine Gefährdung des Patienten, insbesondere bei bekanntermaßen herzkranken Tieren, sodass sie immer einer weiteren kardiologischen Abklärung bedürfen.

Man unterscheidet bezüglich der Form zwischen monotopen (nur ein Ursprung) und polytopen (mehrere Ursprünge) VES. Zwei VES in direkter Folge werden als Couplet und drei VES als Triplet bezeichnet. Treten VES in fixer Kopplung mit den Schlägen eines Sinusrhythmus auf, handelt es sich um einem sogenannten Bigeminus (1 VES, 1 Normosystole; Trigeminus = 2 VES, 1 Normosystole).

Hund mit Anämie: verfrüht einfallender, breiter, deformierter QRS-Komplex, wahrscheinlich mit Ursprung im linken Venrtikel, die normale Erregung trifft dabei auf die noch refraktäre Kammer und wird blockiert. Papiervorschub 5 mm/s, Eichung 1 cm = 1 mV.

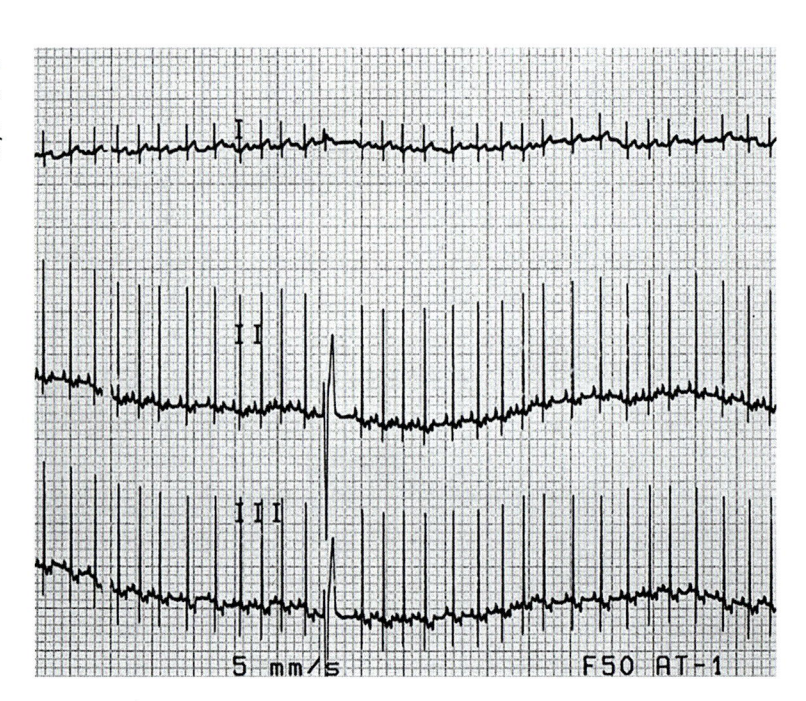

Steckbrief:

Charakteristika
- frühzeitige Impulsbildung durch ektopes Schrittmacherzentrum in den Ventrikeln
- QRS-Komplex
  - vorzeitig
  - breit und bizarr
- linksventrikuläre ES
  - Hauptausschlagsrichtung des QRS-Komplexes negativ in Abl. II
- rechtsventrikuläre ES
  - Hauptausschlagsrichtung des QRS-Komplexes positiv in Abl. II
- T-Welle entgegengesetzt zur Hauptausschlagrichtung des QRS-Komplexes
- QRS-Komplex unabhängig von der P-Welle
- Rhythmus unregelmäßig

Vorkommen	- primäre Herzerkrankungen
- Stauungsinsuffizienz
- Kardiomyopathien (bes. Boxer u. Dobermann)
- Myokarditis, Perikarditis
- Tumoren
- sekundäre kardiale Störungen
- Magendrehung, Volvulus
- Hypoxie
- Anämie
- Urämie
- schwere Infektionen
- medikamentös: Anästhetika, Ephedrin, Digitalis, Antiarrhythmika
Therapie	- primäre Behandlung der Grunderkrankung
- Lidocain, β-Rezeptorblocker u. a. Antiarrhythmika
- u. U. Elektrolytsubstitution bzw. Ausgleich des Säure-Basen-Haushalts

Bigeminus

Katze mit arterieller Hypertonie und HKM: Highvoltage, ST-Senkung, auf jede normale Erregung folgt eine vorzeitig einfallende, monotope, d. h. gleich aussehende, ventrikuläre Extrasystole desselben ektopischen Zentrums (Bigeminus).
Papiervorschub 25 mm/s, Eichung 1 cm = 1 mV.

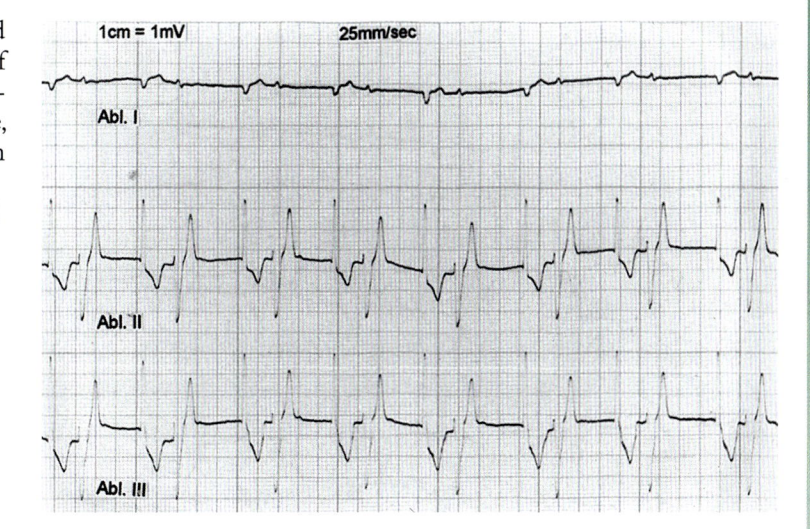

Triplet (Monotope VES)

Hund mit Myokardmetastase infolge Melanom: auf die ersten beiden normalen Erregungen folgen drei nahezu gleiche VES (Triplet) in Kette hintereinander.
Papiervorschub 25 mm/s, Eichung 0,5 cm = 1 mV.

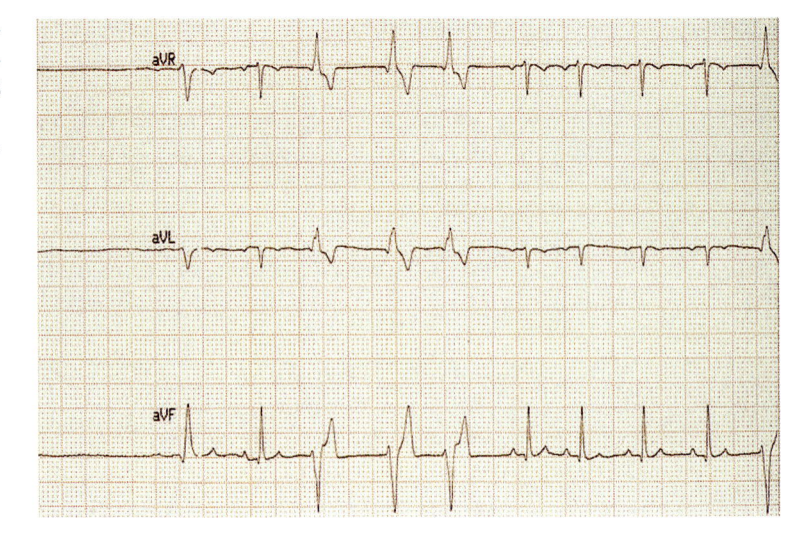

Multifokale VES

Boxer mit Stauungsinsuffizienz infolge DKM: auf die erste normale Erregung folgen salvenartig ausschließlich multifokale (polymorphe) linksventrikuläre Extrasystolen.
Papiervorschub 25 mm/s, Eichung 0,5 cm = 1 mV.

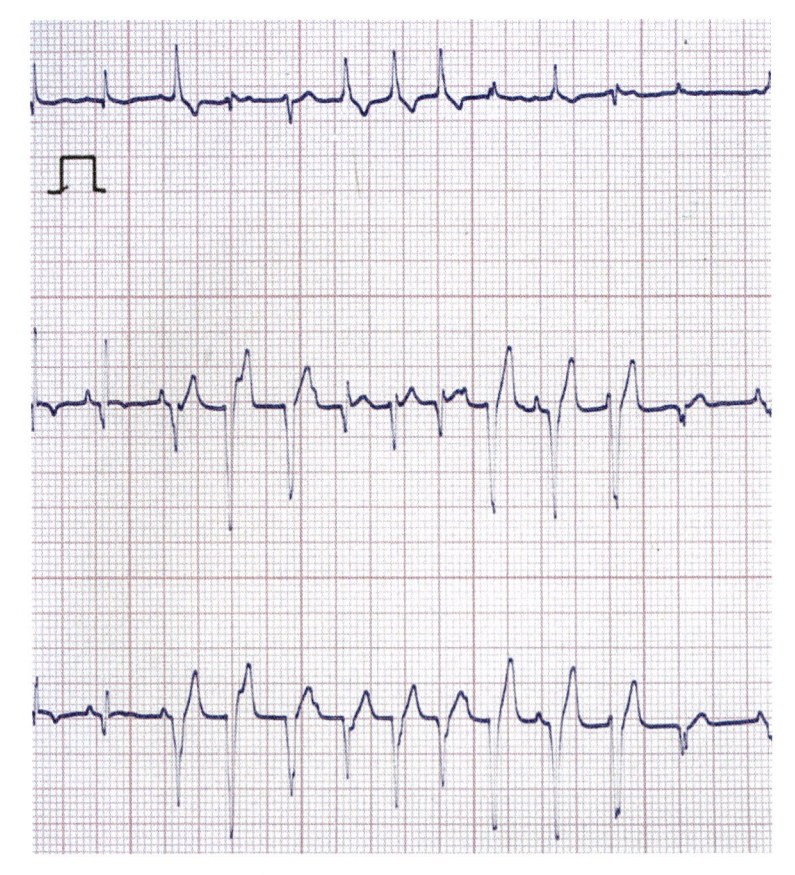

Ventrikuläre Tachykardie (VT)

Hund nach Magendrehung: Rhythmuskontrolle. **1. Zeile:** tachykarder Rhythmus, HF 220/min mit normalen QRS-Komplexen aus dem Vorhof, P-Welle vorhanden, Ursprung Sinusknoten oder Vorhof, z.T. durch die vorangehenden T-Wellen überdeckt. **2. Zeile:** supraventrikuläre Tachykardie mit zwei vorzeitig einfallenden VES. **3. Zeile:** ventrikuläre Tachykardie mit deformierten QRS-Komplexen, HF 300/min, P-Wellen nicht erkennbar. Papiervorschub 25 mm/s.

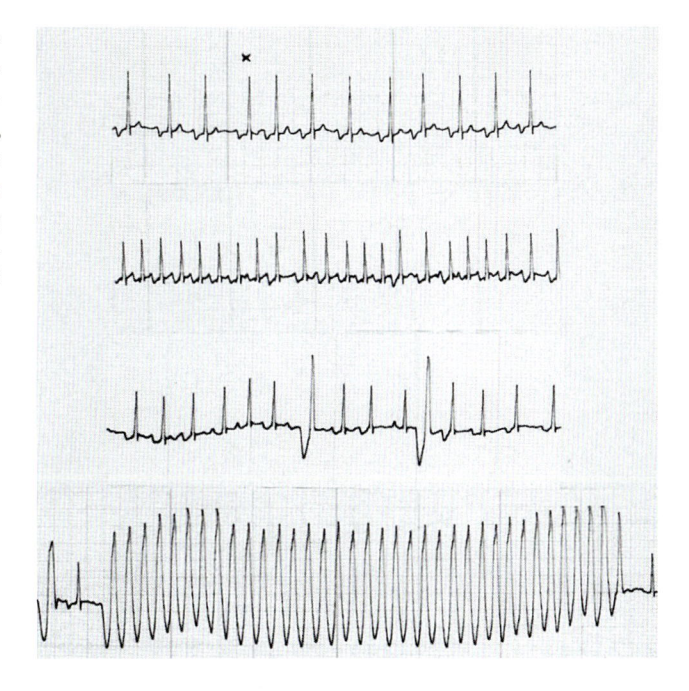

Steckbrief:

Charakteristika
- sehr gefährliche Tachyarrhythmie
- mehrere hintereinander folgende, breite, bizarre QRS-Komplexe, d.h. ventrikuläre Extrasystolen
- Rhythmus regelmäßig mit einer ventrikulären Frequenz über 100/min
- kein Zusammenhang zwischen P-Welle und den VES
- vorhandene P-Wellen normal geformt
- Übergang in Kammerflattern bzw. -flimmern möglich
- vorübergehende ventrikuläre Tachykardie
  - drei oder mehr ventrikuläre Extrasystolen in Folge
- ständige ventrikuläre Tachykardie
  - alle Komplexe ventrikulären Ursprungs

Vorkommen
- schwere ischämische oder metabolische Herzerkrankungen
- primäre Herzerkrankungen
  - Stauungsinsuffizienz
  - Kardiomyopathien (bes. Boxer u. Dobermann)
  - Myokarditis
  - Perikarditis
  - Tumoren
- sekundäre kardiale Störungen
  - Magendrehung, Volvulus
  - Hypoxie
  - Anämie
  - Urämie
  - schwere Infektionen
- medikamentös: Anästhetika, Ephedrin, Digitalis

Therapie
- Therapiebeginn umgehend!
- u.U. Elektrolytsubstitution bzw. Ausgleich des Säure-Basen-Haushalts
- Lidocain, Propranolol, Digitalis i.v.
- Behandlung der Stauungsinsuffizienz bzw. der Grundkrankheit

Kammerflattern / Kammerflimmern

Hund mit Myokarditis: 1. Zeile: Kammerflattern mit haarnadelförmigen, anfänglich hohen Kammerkomplex-Amplituden ohne isoelektrisches Intervall, HF 360/min.
2. Zeile: Übergang zum groben Kammerflimmern mit völlig unregelmäßigen, verschieden großen Oszillationen.
Papiervorschub 25 mm/s.

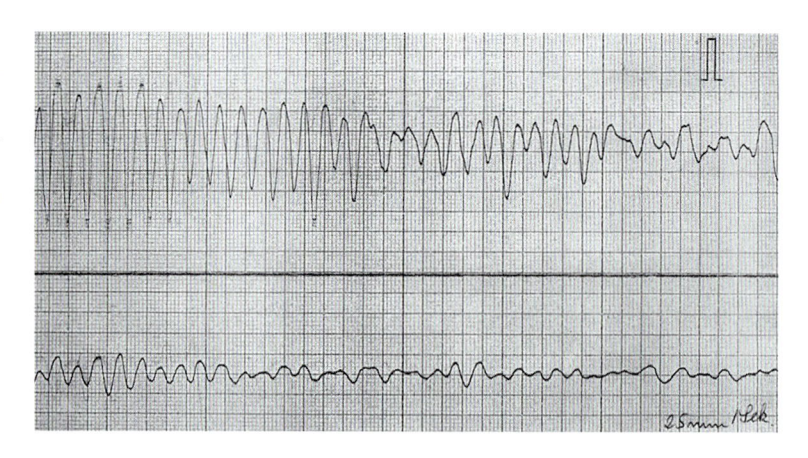

Steckbrief:

Charakteristika
- Entstehung durch kreisende Erregung im Ventrikel
- Kammerflattern
  - gleichmäßige, haarnadelförmige Kammerkomplexe mit hoher Amplitude und ohne isoelektrisches Intervall
  - Frequenz höher als bei Kammertachykardie
  - oft in Kammerflimmern übergehend
  - absoluter Notfall, da wenig oder kein Blutauswurf
- Kammerflimmern
  - viele unkoordinierte, unterschiedlich hohe, unregelmäßige Zacken, die grob oder fein sein können
  - Rhythmus unregelmäßig
  - keine regulären Vorhof- oder Kammererregungen erkennbar
  - keine mechanische Herzarbeit vorhanden
  - absoluter Notfall, da wenig oder kein Blutauswurf

Vorkommen
- oft Folge von VES oder Kammertachykardie
- primäre Herzerkrankungen
  - Stauungsinsuffizienz
  - Kardiomyopathien (bes. Boxer u. Dobermann)
  - Myokarditis, Perikarditis
  - Tumoren
- sekundäre kardiale Störungen
  - Magendrehung, Volvulus
  - Hypoxie, Anämie
  - Urämie
  - schwere Infektionen
  - Schock
- medikamentös: Anästhetika, Ephedrin, Digitalis

Therapie
- Therapiebeginn umgehend!
- Reanimationssituation!
- präkordialer Faustschlag
- Defibrillation mit vorangehender intrakardialer Epinephrininjektion
- Defibrillation mit vorangehender Lidocain- und Natriumbikarbonatinjektion
- Lidocain, Propranolol, Digitalis i. v.
- Behandlung der Stauungsinsuffizienz bzw. der Grundkrankheit
- u. U. Elektrolytsubstitution bzw. Ausgleich des Säure-Basen-Haushalts

Asystolie

Steckbrief:

Charakteristika
- keine elektrische Erregungsbildung
- bei sterbenden Patienten noch sehr wenige, breite und deformierte QRS-Komplexe möglich
- Herzstillstand (*dying heart*)

Vorkommen
- schwere kardiovaskuläre Erkrankungen
- hochgradige Azidose bei D. mellitus
- schwere Hyperkaliämie, z.B. bei Harnwegsobstruktion

Therapie
- Reanimationsversuch meist zwecklos

Sinuatrialer Block (SA-Block) / Sinusstillstand

Der sinuatriale Block (SA-Block) und der Sinusstillstand sind Arrhythmien, die elektrokardiographisch nur schwer voneinander zu unterscheiden sind. Bewusstseinsverlust und auch der Tod sind mögliche Folgen, wenn nicht ein nachgeordnetes Schrittmacherzentrum die Aufgaben übernimmt.

Steckbrief:

Charakteristika
- Überleitungsstörung zwischen Sinusknoten und Vorhöfen (SA-Block)
- Ausfall der Impulsbildung im Sinusknoten (Sinusstillstand)
- Sinusrhythmus
- Pausen, die dem Vielfachen des normalen PP-Intervalls entsprechen
- Herzfrequenz kann variieren

Vorkommen
- Zufallsbefund bei brachyzephalen Rassen möglich
- gehörlose Dalmatiner
- Sick-Sinus-Syndrom, besonders bei Zwergschnauzern
- Erkrankungen, die mit Vorhofveränderungen einhergehen
- Vagusreiz, z.B. bei Schilddrüsenkarzinomen
- medikamentös: Digitalis- bzw. Propranololintoxikation
- Anästhesie

Therapie
- entsprechend der Grunderkrankung

AV-Block I. Grades

Steckbrief:

Charakteristika
- Störung der Reizleitung im AV-Knoten
- unvollständiger Block mit Verlängerung der PQ-Intervalle
  - Hund $> 0,13$ s
  - Katze $> 0,09$ s
- QRS-Komplex i.d.R. unauffällig
- Verschmelzung von P- und T-Welle möglich

Vorkommen
- Vagotonus
- Klappenvitien
- Kardiomyopathien
- Hyper- oder Hypokaliämien
- medikamentös: Digitalis, β-Rezeptorblocker
- bei klinisch gesunden Katzen und Hunden möglich

Therapie
- keine
- Beseitigung der Ursache

AV-Block II. Grades

Hund mit Mitralinsuffizienz infolge chronisch degenerativer Klappenerkrankung: nach jeder zweiten P-Welle fällt ein QRS-Komplex aus (2 : 1-Überleitung), HF 60/min. Papiervorschub 25 mm/s, Eichung 1 cm = 1 mV.

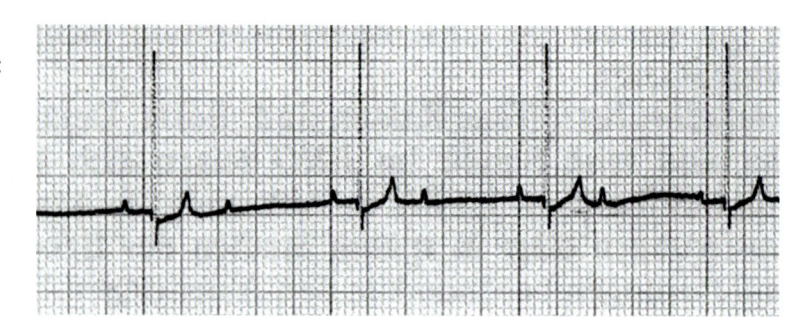

Steckbrief:

Charakteristika
- vorübergehende Unterbrechung der AV-Überleitung
- P-Wellen werden unregelmäßig von einem QRS-Komplex gefolgt
- AV-Block II. Grades Typ I = Wenckebach-Periodik
  - Zunahme der Überleitungszeit (PQ-Intervalle) über mehrere Herzaktionen bis zur vollständigen Blockierung, d.h. bis die P-Welle nicht mehr übergeleitet wird
  - QRS-Komplex i.d.R. unauffällig
- AV-Block II. Grades Typ II = Mobitz Typ II
  - fixiertes Verhältnis zwischen Überleitung und vollständiger Blockierung, d.h. PQ-Intervall konstant mit einzelnen nicht übergeleiteten P-Wellen
  - Bradykardie
  - QRS-Komplex schenkelblockartig oder normal

Vorkommen
- Klappenvitien
- HKM (Katze)
- andere Kardiomyopathien
- Hyper- oder Hypokaliämien
- medikamentös: Digitalis, β-Rezeptorblocker, Xylazin
- idiopathische Fibrose des AV-Knotens

Therapie
- soweit möglich Therapie der Grundkrankheit
- bei Mobitz Typ II u.U. Schrittmacherimplantation

Totaler AV-Block

Hund mit AV-Insuffizienz infolge chronisch degenerativer Klappenerkrankung: regelmäßige Vorhofaktionen vorhanden, totale Überleitungsblockade, komplette Dissoziation von Vorhof und Kammer, d.h. Vorhof und Kammer kontrahieren unabhängig voneinander, Ersatzrhythmus mit breiten, bizarren QRS-Komplexen, Vorhoffrequenz 120/min.
Papiervorschub 25 mm/s, Eichung 0,5 cm = 1 mV.

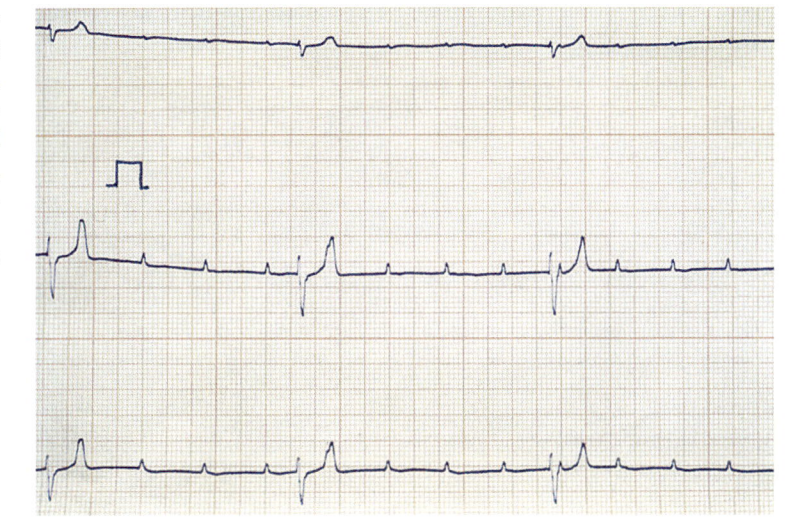

Steckbrief:

Charakteristika
- AV-Block III. Grades = totaler AV-Block
  - vollständiger Block mit totaler Dissoziation zwischen Vorhof und Kammeraktion
  - PP-Intervalle und RR-Intervalle relativ konstant mit unabhängig voneinander auftretenden P-Wellen und QRS-Komplexen
- normale QRS-Komplexe:
  - Ersatzschrittmacher im unteren Abschnitt des AV-Knotens
- bizarre QRS-Komplexe
  - Ersatzschrittmacher im Ventrikel oder gleichzeitig Schenkelblock
- Adams-Stokes-Anfälle
  - bei extremer Bradykardie und diastolischen Pausen > 20 s
  - bei Anstrengung, aufgrund fixer Frequenz

Vorkommen
- Prädisposition für Dobermann und Mops
- verschiedene Formen der Kardiomyopathie
- angeborene oder erworbene kardiovaskuläre Erkrankungen
- idiopathische Fibrose des AV-Knotens
- Hyperkaliämien
- medikamentös: Digitalisintoxikation

Therapie
- Herzschrittmacherimplantation

Sick-Sinus-Syndrom (SSS)

Hund mit Adams-Stokes-Anfällen: im Rhythmusstreifen kombiniertes Auftreten von Sinusbradykardie und Tachykardie, Sinusknotenstillstand (während der gesamten EKG-Registrierung von bis zu 4 s), Vorhof- oder AV-Extrasystolen sowie einer ventrikulären Extrasystole (5. Komplex, obere Bildhälfte). Papiervorschub 25 mm/s; Eichung: 1 cm = 1 mV.

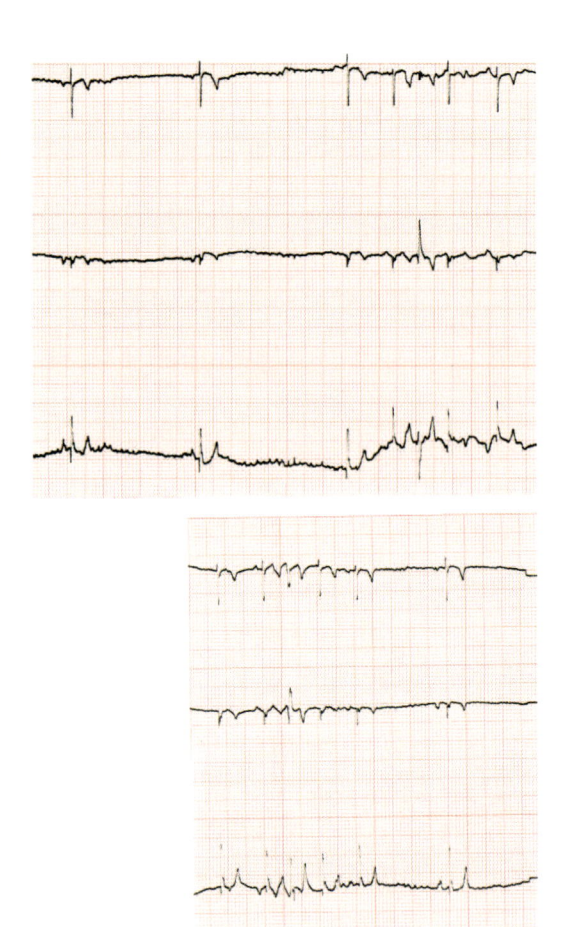

Steckbrief:

Synonyme Sinusknotensyndrom, Sinusknotenerkrankung

Charakteristika
- verschiedene Herzrhythmusstörungen durch Fehlfunktionen des Sinusknotens und der Erregungsleitung auf Vorhofebene
- Ermüdungserscheinung des Sinusknotens mit wechselndem Vorhofrhythmus
- bradykarde und tachykarde supraventrikuläre Arrhythmien
- Tachykadie-Bradykardie-Syndrom
  - Wechsel zwischen persistierender Sinusbradykardie bzw. sinuatrialem Block (bradykarde Phase) und Vorhofflimmern oder Vorhofflattern (tachykarde Phase)
- Sinusstillstand
  - allmähliche Abnahme der Sinusfrequenz gefolgt von einer Asystolie mit fehlendem Impuls im Sinusknoten, den Vorhöfen oder dem AV-Knoten
- kein oder unzureichender Frequenzanstieg bei Belastung
- Ataxie bzw. Synkopen infolge zerebraler Minderdurchblutung

Vorkommen
- idiopathisch

Therapie
- Akut-Therapie: Atropin
- Langzeitbehandlung: Schrittmacherindikation bei ausgeprägter Symptomatik

Wolff-Parkinson-White-Syndrom (WPW-Syndrom)

Beim gesunden Herzen kann sich die Erregung von den Vorhöfen zu den Herzkammern nur über den AV-Knoten ausbreiten. Beim Wolff-Parkinson-White-Syndrom (WPW-Syndrom) handelt es sich um eine Arrhythmie bei der es in der Regel einen zweiten, selten mehrere elektrisch leitende Wege zwischen Vorhöfen und Kammern gibt. Bei dieser Rhythmusstörung wird ein Teil der Kammern durch eine kreisende elektrische Erregung über akzessorische Leitungsbahnen zwischen den Atrien und den Ventrikeln, z. B. das sog. Kent-Bündel, vorzeitig aktiviert. Der Sinusknotenimpuls wird also nicht über den AV-Knoten und das His'sche Bündel zu den Kammern weitergeleitet.

Im EKG ist oft eine Hebung kurz vor der die Q-Zacke überlagernden R-Zacke sichtbar. Dabei handelt es sich um die sog. Deltawelle. Paroxysmale Tachykardien treten aufgrund der kreisenden Erregung auf (Re-entry-Mechanismus).

Steckbrief:

Charakteristika
- ausgeprägte Tachykardie
- Rhythmus normal
- P-Wellen normal, aber oft nicht erkennbar
- PQ-Dauer verkürzt
  - < 0,06 s (Hund)
  - < 0,05 s (Katze)
- QRS normal oder verbreitert und bizarr
- Deltawelle
  - Kerbung oder Sockelbildung im R-Zackenanstieg in verschiedenen Ableitungen
- ST-Veränderungen möglich

Vorkommen
- kongenital isoliert
- AV-Klappendysplasie
- Mitralinsuffizienz infolge chronisch degenerativer Klappenerkrankung
- HKM
- u. a.

Therapie
- Schrittmacherimplantation, Katheterablatio

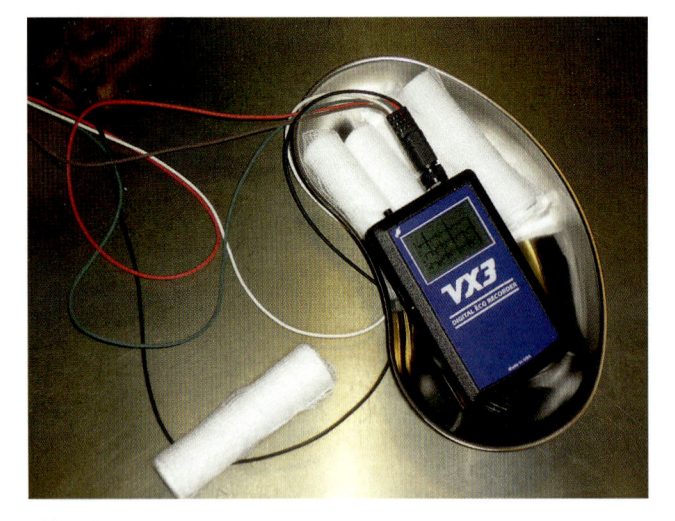

Abb. 4.3:
Aufnahmegerät zur Registrierung eines Langzeit-EKG.

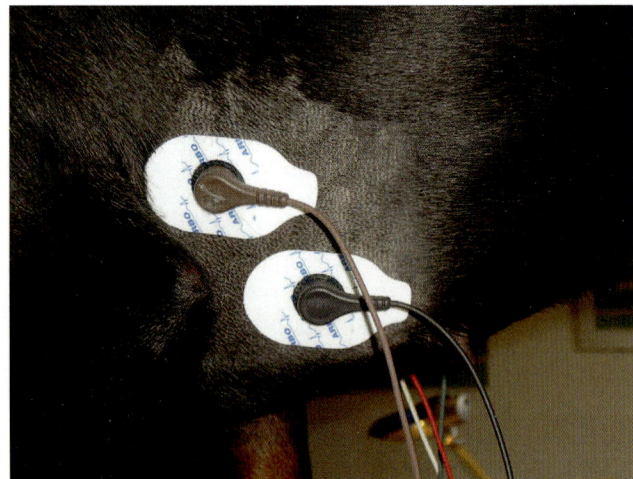

Abb. 4.4:
Langzeit-EKG beim Hund.

4.3 Holter-EKG

Beim Langzeit-EKG oder Holter-EKG erfolgt die EKG-Registrierung kontinuierlich über 24 Stunden und wird gespeichert (Abb. 4.3). Dies ermöglicht die EKG-Dokumentation während der Patient in gewohnter Umgebung seinen Aktivitäten nachgeht.

Die Untersuchung dient besonders der Abklärung von Symptomen, die durch Rhythmusstörungen hervorgerufen werden können, z.B. bei Patienten mit Verdacht auf Synkopen bzw. Adams-Stokes-Anfälle. Besonders nur sporadisch auftretende Arrhythmien können besser erfasst werden. Daher hat das Langzeit-EKG z.B. auch in der Früherkennung von »arrhythmiebelasteten« Rassehunden in der Zuchtuntersuchung seinen Platz.

Weiterhin kann die Langzeit-EKG-Ableitung hilfreich sein bei der Entscheidung, ob eine Arrhythmie behandlungsbedürftig ist sowie zur Kontrolle einer antiarrhythmischen Therapie. Es dient der Einschätzung der Prognose aufgrund des Auftretens von Arrhythmien.

Das Langzeit-EKG ist im Vergleich zum Ruhe-EKG bedeutend aufwendiger und kostenintensiver. Der fixierende und zugleich schützende Verband, muss über mindestens 24 Stunden halten und vom Patienten toleriert werden. Die EKG-Ableitung erfolgt über Klebeelektroden, die an fünf verschiedenen, geschorenen und gereinigten Hautstellen am Thorax des Tieres fixiert werden (Abb. 4.4). Der Besitzer sollte während der EKG-Registrierung den Tagesablauf des Patienten protokollieren.

Literatur

TILLEY, L. A. (1997): EKG bei Hund und Katze, Schlütersche Verlagsanstalt, Hannover.

TILLEY, L. A., SKRODZKI, M., TRAUTVETTER, E. (2003): Krankheiten des Kreislaufsystems. In: Katzenkrankheiten, Schaper Verlag, Alfeld-Hannover.

TRAUTVETTER, E., NEU, H., SCHNEIDER, M., SKRODZKI, M., HOLMBERG, D. L. (2006): Herz und Blutkreislauf. In: Klinik der Hundekrankheiten, Hg. E. G. Grünbaum und E. Schimke, Enke Verlag, Stuttgart.

SCHWERIN, A. (2000): Die Beurteilung der ST-Strecken-Verlagerung und der QRS-Dauer im EKG kranker Katzen – eine retro- und prospektive Studie. Vet. Diss., FU Berlin.

5 Röntgenuntersuchung des Herzens

Matthias Schneider

5.1 Radiologische Standarduntersuchung des Thorax

5.1.1 Indikation zur Röntgendiagnostik in der Kardiologie

Die Indikation zum Röntgen ergibt sich aus verschiedenen Aufgabestellungen heraus. Bei Patienten mit Symptomen wie gemischter Dyspnoe oder Husten gilt es oftmals, primär respiratorische von kardialen Erkrankungen abzugrenzen. Hierfür ist das Röntgen ein ideales Hilfsmittel. Hat die klinische Untersuchung einen pathologischen kardiologischen Befund entdeckt, so wird im Röntgenbild untersucht, ob eine Vergrößerung des linken bzw. rechten Herzens mit oder ohne Anzeichen einer Perfusions- oder Kongestionsinsuffizienz vorliegt. Der Grad einer kongestiven Herzinsuffizienz kann im Röntgenbild ermittelt werden und bestimmt das Ausmaß der therapeutischen Intervention. Zudem ermöglichen Kontrollaufnahmen eine Beurteilung der Effektivität der eingeleiteten Maßnahmen.

5.1.2 Röntgentechnik

Belichtung

Der Thorax beinhaltet von sich aus hohe Kontrastunterschiede. Durch eine Aufnahmetechnik mit hoher Spannung (kV) und niedriger Ladungsmenge (mAs) werden die Aufnahmen kontrastarm. Um die Bewegungsunschärfe zu minimieren, sind kurze Belichtungszeiten unter 0,02 sec notwendig. Zu diesem Zweck sollte im Thoraxröntgen auf die Verwendung eines Rasters verzichtet und Folien aus seltenen Erden eingesetzt werden. Letztere helfen durch ihren Verstärkungseffekt, die Belichtungszeiten kurz zu halten. Kontrastarme Aufnahmen ohne Bewegungsunschärfe tragen wesentlich zur guten Auswertbarkeit feiner Details wie z.B. der Lungenzeichnung bei (Abb. 5.1a, b).

Lagerung

Um den gesamten Thorax zu erfassen sollten die erste Rippe und der erste Lendenwirbel abgebildet sein. Der Zentralstrahl wird in der seitlichen Aufnahme auf den 4.–5. Interkostalraum (ICR) und in der frontalen Aufnahme (dorso-ventral / ventro-dorsal, DV/VD) auf das Ende des Schulterblatts ausgerichtet.

Die beiden seitlichen Aufnahmen unterscheiden sich etwas in ihrer Herzlage, so ist in der links anliegenden Aufnahme die Herzspitze oftmals leicht vom Sternum abgehoben und es zeigt sich ein etwas breiterer Sternumkontakt (Abb. 5.2a, b); beides zusammen kann mit einer Rechtsherzvergrößerung verwechselt werden.

Bei der DV/VD-Ebene ist die Lage des Herzens aufgrund der Schwerkraft etwas geringeren Schwankungen unterworfen und die Lungengefäße im Hilusbereich sind durch die stärkere Lungeninflation besser abzugrenzen. Die Herzform ist bei

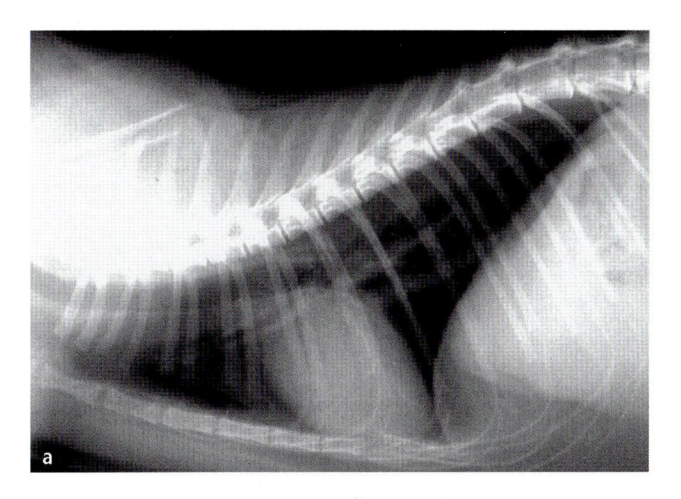

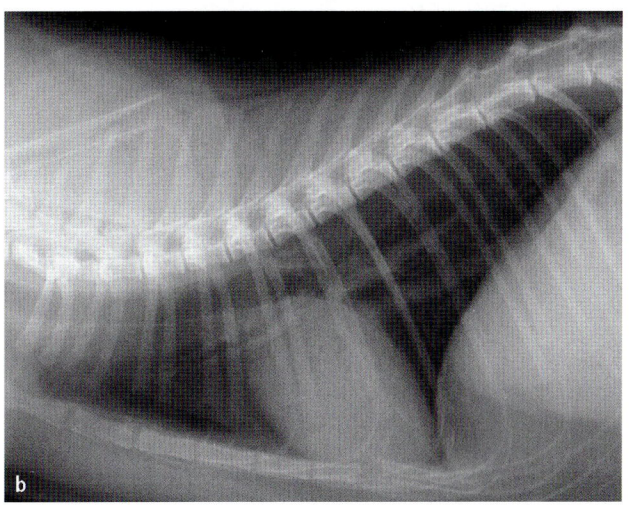

Abb. 5.1a, b:
Unterschiedliche Belichtungstechniken beim Thoraxröntgen einer Katze, laterolateraler Strahlengang. (a) Auf der kontrastreichen Aufnahme ist fast die gesamte Lunge schwarz dargestellt. (b) Durch die Wahl einer kontrastarmen Aufnahmetechnik dagegen kann bei derselben Katze die Lungenzeichnung gut ausgewertet werden.

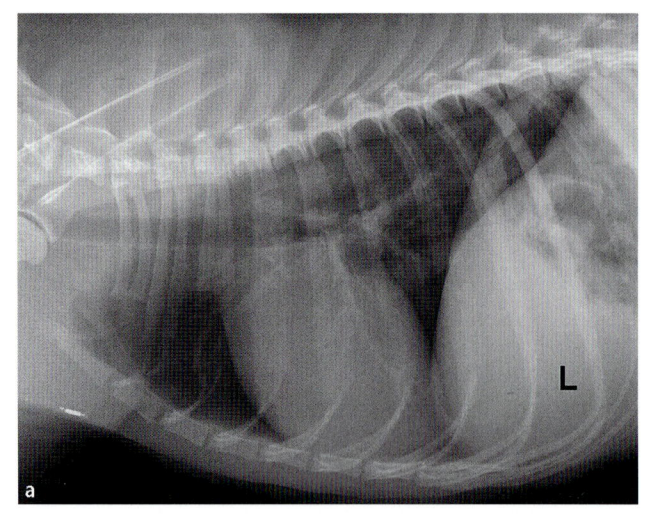

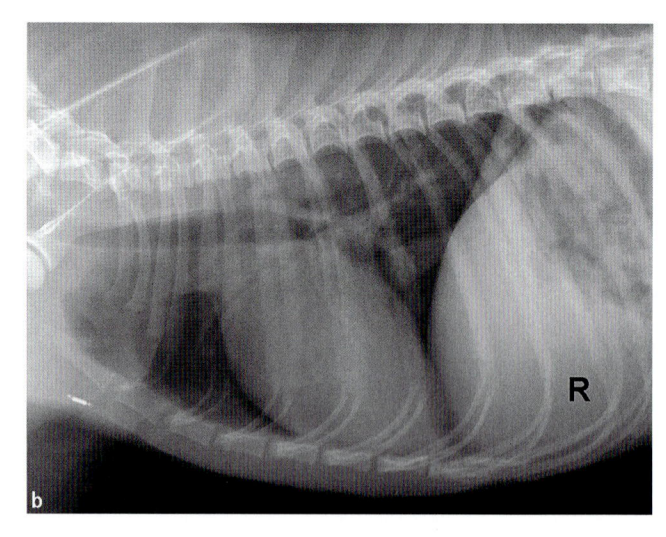

Abb. 5.2a, b:
Vergleich der links anliegenden (**a**) und der rechts anliegenden (**b**) Thoraxaufnahme bei einem Hund. In der links anliegenden Aufnahme hat das Herz im Vergleich zur rechts anliegenden Aufnahme einen etwas breiteren Kontakt und die Herzspitze ist leicht angehoben.

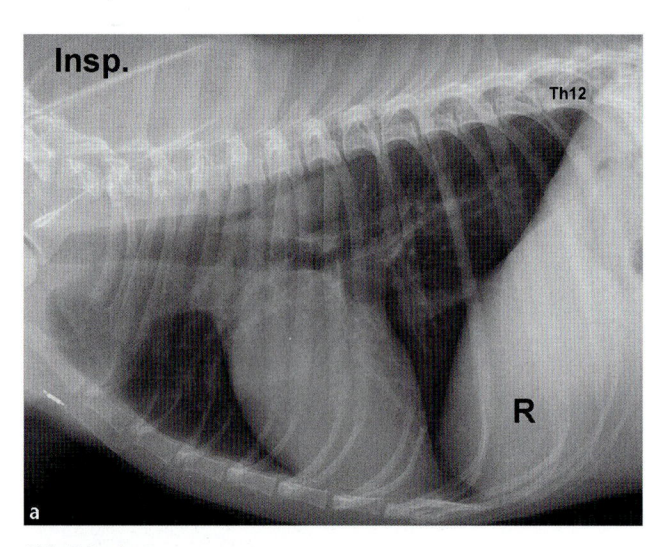

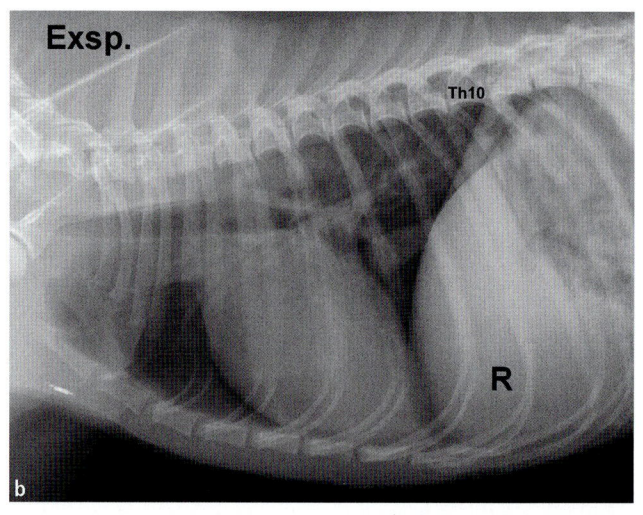

Abb. 5.3a, b:
Vergleich einer inspiratorischen (**a**) und einer exspiratorischen (**b**) Aufnahme beim Hund, latero-lateraler Strahlengang. Bei der inspiratorischen Aufnahme (Insp.) reicht das Lungenfeld an den kaudalen Rand des 12. Brustwirbels, bei Exspiration (Exsp.) dagegen nur bis Ende des 10. Wirbels. Bei Inspiration zeigt sich ein Abstand zwischen Herz und Zwerchfell, die Vena cava caudalis ist schmal und wenig dicht. Das kleinere Lungenfeld bei Exspiration täuscht eine Kardiomegalie und die weniger lufthaltige Lunge eine interstitielle Zeichnung vor.

DV-Aufnahmen mehr rundlich, bei VD-Aufnahmen hingegen mehr lang gestreckt.

In der Kardiologie wird meist eine seitliche mit einer frontalen Aufnahme kombiniert. Mitunter ist zur sicheren Diagnose einseitiger thorakaler Prozesse eine zweite seitliche Aufnahme sinnvoll, da bei seitlicher Lagerung nur die oben liegende Lungenhälfte gut beurteilt werden kann.

Aufnahmezeitpunkt
Idealerweise sollten Thoraxaufnahmen in tiefer Inspiration aufgenommen werden. Bei exspiratorischen Aufnahmen wird durch den relativ großen Herzschatten gegenüber dem reduzierten Lungenfeld eine Kardiomegalie vorgetäuscht und durch die luftarme Lunge eine interstitielle Zeichnung. Bei der Auswertung sollte daher der Zeitpunkt der Röntgenaufnahme berücksichtigt werden.

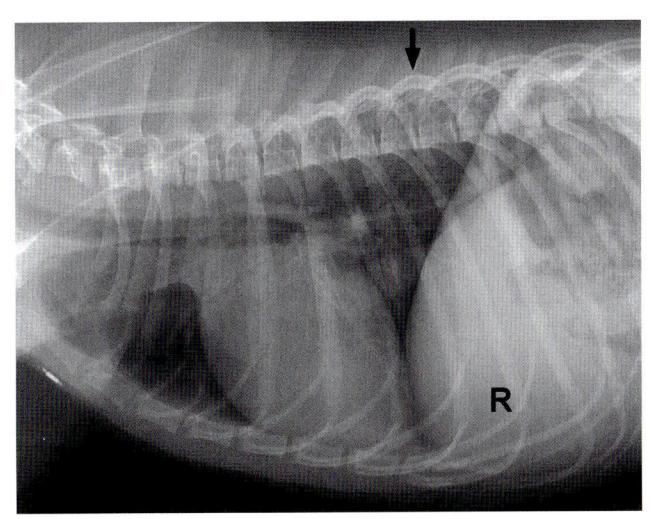

Radiologische Standarduntersuchung des Thorax **61**

Abb. 5.4:
Verdrehte latero-laterale Thoraxaufnahme beim einem Hund (selbes Tier wie in Abb. 5.3a, b). Die Verdrehung ist deutlich zu erkennen an den Rippenbögen (Pfeil), die bis oberhalb der Wirbelsäule projiziert sind. Dadurch wirkt das Herz höher und nimmt sehr breiten Sternumkontakt auf.

In der seitlichen Aufnahme zeigt sich bei tiefer Inspiration ein Abstand zwischen Herz und Zwerchfell, die Vena cava caudalis wird deutlicher abgrenzbar und schmaler dargestellt, das Lungenfeld geht bei maximaler Inspiration bis kaudal des 12. Brustwirbels (Abb. 5.3a, b). Am wachen Patienten ist diese maximale Inspiration schwierig zu erreichen, aber ein Lungenfeld bis Ende des 11. Brustwirbels ist meistens ausreichend.

In der DV/VD-Aufnahme kann man die Inspiration an einem flachen Zwerchfell und an der geringen Überlagerung von Herz und Zwerchfell erkennen. Bei maximaler Inspiration liegt die Zwerchfellkuppel kaudal der Mitte des 8. Brustwirbels und der Zwerchfell-Rippenwinkel kaudal des 10. Brustwirbels.

Beurteilung der Qualität

Neben Belichtung und Atmungsphase muss vor allem die Lagerung des Patienten ausgewertet werden. In der seitlichen Aufnahme sollten die Rippen parallel verlaufen und die Rippenknie nicht über die Wirbelsäule hinausragen. Durch eine stark gedrehte Aufnahme werden eine Abrundung des Herzens und eine Kardiomegalie vorgetäuscht, da das Herz einen breiteren Sternumkontakt aufweist und der Abstand zwischen Herz und Wirbelsäule abnimmt (Abb. 5.4). Mitunter werden die beiden Stammbronchien etwas gegeneinander verdreht, was eine Vergrößerung des linken Vorhofs vortäuscht.

In der DV/VD-Aufnahme sollten die Dornfortsätze der Wirbel die Sternebrae überlagern. Bei verkippten Aufnahmen kann eine links- oder rechtsseitige Kardiomegalie vorgetäuscht werden (Abb. 5.5a, b).

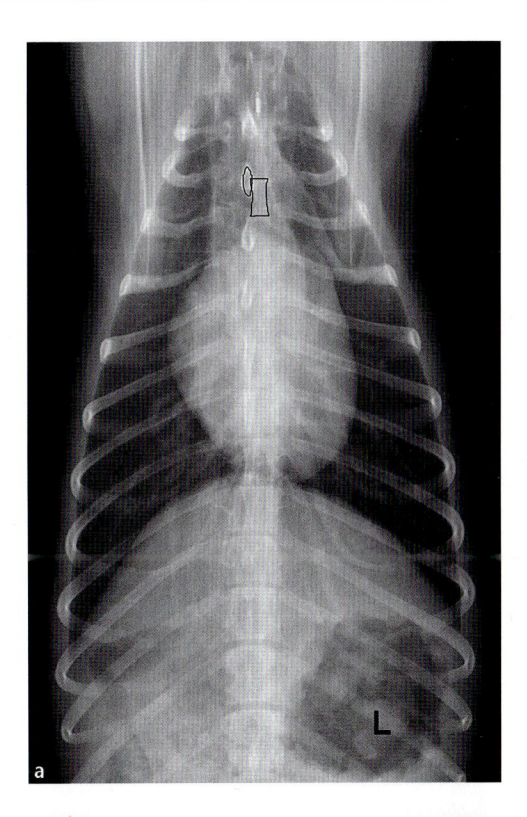

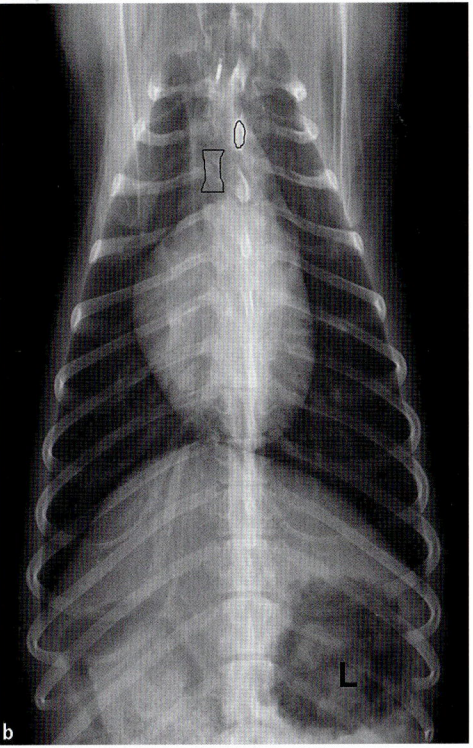

Abb. 5.5a, b:
Vergleich einer fast gerade gelagerten (**a**) und einer verkippten (**b**) dorso-ventralen Thoraxaufnahme bei einem Hund. Bei gerader Lagerung berühren die Dornfortsätze (Spindel) die Sternebrae (Raute). Die Verkippung täuscht eine Rechtsherzvergrößerung vor.

Untersuchungsgang

Zur Beurteilung einer Thoraxröntgenaufnahme empfiehlt sich ein Untersuchungsgang in standardisierter Reihenfolge, z.B.: Thoraxbegrenzungen, Pleuralraum, Trachea und Bronchien, Mediastinum und Ösophagus, Herzgröße und -form, Gefäße und letztlich Lungenzeichnung.

5.1.3 Herzlage, -größe, -form und große Gefäße

5.1.3.1 Normalbefund

Variationen

Beim Hund gibt es deutliche Unterschiede zwischen den verschiedenen Thoraxformen. Hunde mit tiefem, schmalem Brustkorb haben in der seitlichen Aufnahme ein sehr schmales, senkrecht stehendes Herz, welches in der DV/VD-Projektion eine fast rundliche Form annimmt. Hunde mit einem rundlichen Brustkorb zeigen in der seitlichen Aufnahme ein relativ breites Herz mit mehr Sternumkontakt, welches in der DV/VD-Projektion mehr ovale Form hat.

Bei Katzen spielt das Alter für die Herzform eine wichtige Rolle, da sich ab einem Alter von etwa 7 Jahren das Herz zunehmend horizontal ausrichtet und mehr Sternumkontakt aufnimmt. Zudem tritt der Aortenbogen an der kraniodorsalen Herzkontur deutlich hervor.

Bei beiden Tierarten finden sich bei Jungtieren etwas größere Herzen. Adipöse Tiere können durch das angelagerte Fett in der DV/VD-Ebene eine Kardiomegalie vortäuschen. Die Herzgröße ist relativ wenig beeinflusst vom Herzzyklus, dagegen sehr stark vom venösen Blutvolumen (Vorlast), so findet sich bei einer Exsikose eine deutliche Verminderung und bei Volumenüberschuss (z.B. Herzinsuffizienz oder Anurie) eine massive Vergrößerung der Herzsilhouette.

Die subjektive Auswertung wird am besten durch eine objektive Vermessung ergänzt. Beim Hund ist wegen der rassespezifischen Unterschiede ein Vergleichsröntgen derselben Rasse mitunter sehr hilfreich.

Latero-laterale Projektion

Das »Normalbefund«-Herz zeigt sich in der latero-lateralen Aufnahme mit einem ca. 45°-Winkel zum Sternum (beim Hund rassebedingte Unterschiede und bei der Katze altersbedingte Abweichung s.o.). Die Herzhöhe nimmt bei Hund und Katze zwei Drittel bis maximal drei Viertel der Thoraxhöhe ein.

Die maximale Herzbreite hängt beim Hund von der Brustkorbform ab: Hunde mit schmalem Brustkorb haben eine Herzbreite bis 2,5 Interkostalräume (ICR), der durchschnittliche Hund hat bis zu 3,0 ICR und Hunde kleiner oder breitbrüstiger Rassen sowie Junghunde haben bis zu 3,5 ICR. Bei Katzen entspricht die Herzbreite der Distanz des kranialen Randes der 5. Rippe zum kaudalen Rand der 7. Rippe.

Eine Linie zwischen Bifurkation und Herzspitze teilt das Herz in den kaudal gelegenen linken Anteil und den kranialen rechten Anteil. Der Abstand der kranialen Herzkontur zu dieser Linie macht etwa zwei Drittel und der der kaudalen Herzkontur etwa ein Drittel aus.

Das *vertebral scale system* ermöglicht eine genauere Herzvermessung. Hierbei werden die Höhe des Herzens (ventrale Kontur des linken Stammbronchus zum entferntesten Punkt der Herzspitze) und die Herzbreite (maximale Breite im mittleren Herzdrittel, senkrecht zur Herzhöhe) jeweils am Beginn des 4. Brustwirbels (Th4) angelegt und in Wirbelkörpern bis auf eine Nachkommastelle genau abgemessen.

Referenzwert der *vertebral heart size* (VHS) ist für den gesunden Hund im Mittelwert 9,7 ± 0,5 mit einem Bereich von 8,5–10,5; bei kurzbrüstigen Hunden bis 11,0 (Buchanan und Bucheler, 1995) und für die gesunde Katze im Mittelwert 7,5 ± 0,3 mit einem Bereich von 6,7–8,1 (Litster und Buchanan, 2000). Jeweils ein Beispiel dieser Messung beim Hund und bei der Katze ist in Abbildung 5.6a und b dargestellt.

Die normale Vena cava caudalis hat etwa 75 % bis max. 100 % der Breite des Wirbelkörpers über der Bifurkation (meist Th5) und ist etwa gleich breit wie die Aorta thoracica.

Die Lungengefäße werden am besten im Spitzenlappen beurteilt. Die Arterie liegt dorsal und die Venen liegen ventral des Bronchus, allerdings überlagern sich manchmal die beiden Spitzenlappen, sodass die Abgrenzung schwierig ist. Arterie und Venen sind etwa gleich breit, ihr Durchmesser im 4. ICR entspricht etwa 75 % des Durchmessers der 4. Rippe in ihrem oberen Drittel.

DV/VD-Projektion

In der DV/VD-Ebene nimmt die maximale Herzbreite beim Hund etwa zwei Drittel des Thoraxdurchmessers auf derselben Höhe ein, bei der Katze schwanken die Angaben zwischen der Hälfte und zwei Dritteln des Thoraxdurchmessers. Die linke Herzhälfte hat die Form einer halben Birne, die rechte die eines halben Apfels. Die maximale Breite des linken Herzens entspricht der maximalen Breite des rechten Herzens, gleiches gilt für den minimalen Abstand des Herzens zur Thoraxwand links bzw. rechts. Die Herzfläche nimmt beim Hund weniger als zwei Drittel der Thoraxfläche ein.

In der dorso-ventralen/ventro-dorsalen Projektion sind die Lungengefäße am besten im Zwerchfellslappen erkennbar. Die Arterie liegt lateral und die Venen medial des Bronchus. Die Lungenvene des rechten Zwerchfellslappens wird oft durch die Vena cava caudalis überlagert. Kaudal der 9. Rippe sind Arterie und Vene etwa so breit wie die 9. Rippe selbst (Abb. 5.7a, b).

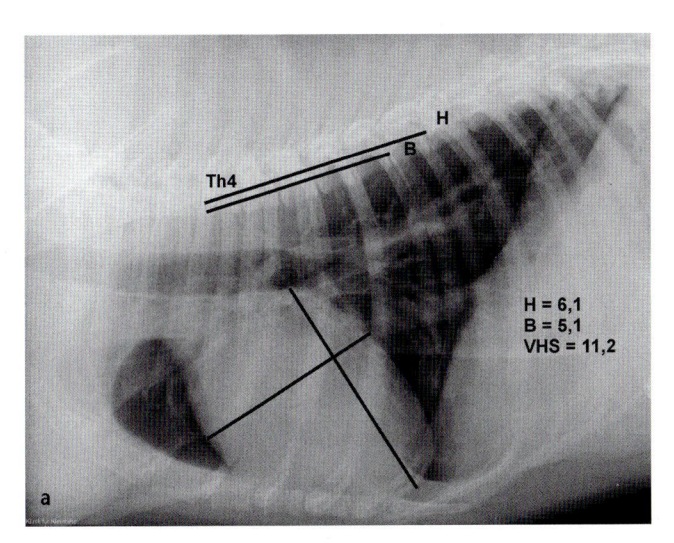

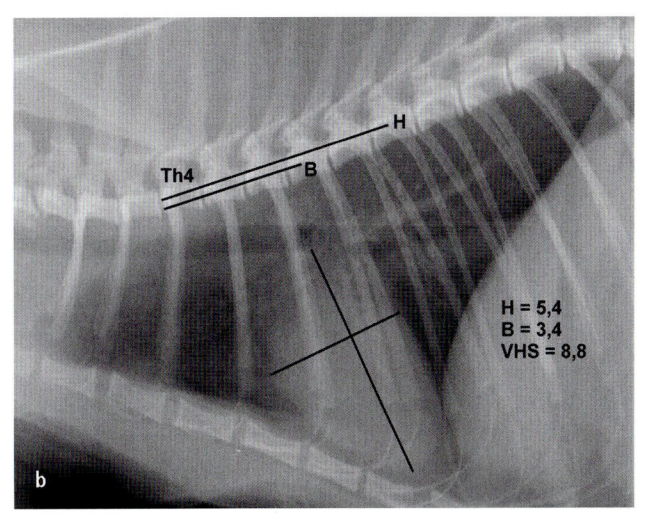

Radiologische Standarduntersuchung des Thorax **63**

Abb. 5.6a, b:
Messung der *vertebral heart size* (VHS) bei einem Hund (**a**) und einer Katze (**b**) mit leichter Kardiomegalie, latero-lateraler Strahlengang. Die Herzhöhe (H) wird zwischen linkem Stammbronchus und Herzspitze bestimmt. Die Messung der maximalen Herzbreite (B) erfolgt senkrecht zur Herzhöhe im mittleren Drittel. Beide Messungen werden am Anfang des 4. Brustwirbels (Th4) aufgetragen. Die beiden in Wirbellängen gemessenen Herzdimensionen werden zur *vertebral heart size* summiert. Sowohl der Hund (11,2) als auch die Katze (8,8) in diesem Beispiel liegen oberhalb der Referenzwerte.

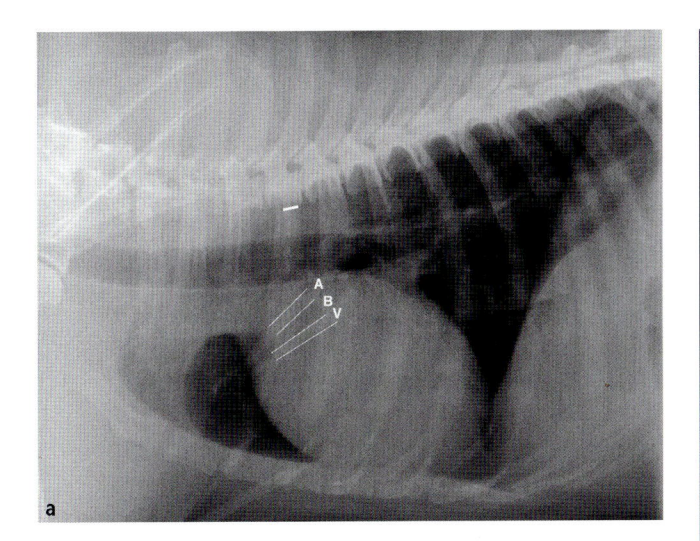

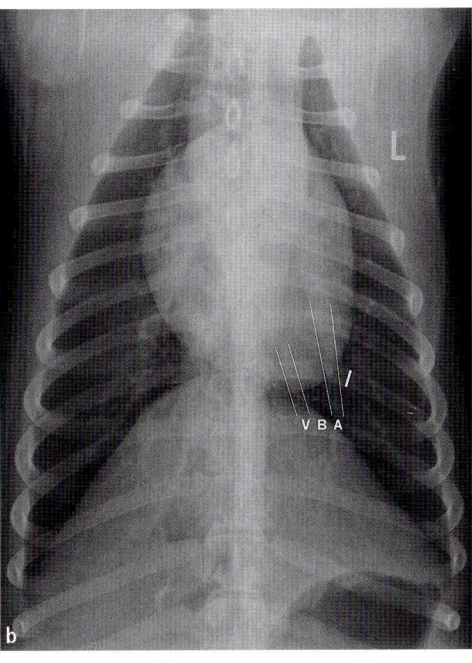

Abb. 5.7a, b:
Darstellung der Lungengefäße und deren quantitativer Beurteilung, (**a**) latero-lateraler und (**b**) dorso-ventraler Strahlengang. In der Lateralaufnahme liegt die Arterie (A) oberhalb und die Vene (V) unterhalb des Bronchus (B). Im 4 ICR haben beide etwa 75 % des Durchmessers der 4. Rippe nahe der Wirbelsäule. In der DV-Aufnahme liegt die Arterie (A) lateral und die Vene (V) medial des Bronchus (B). Im 9. ICR haben beide etwa den gleichen Durchmesser wie die 9. Rippe.

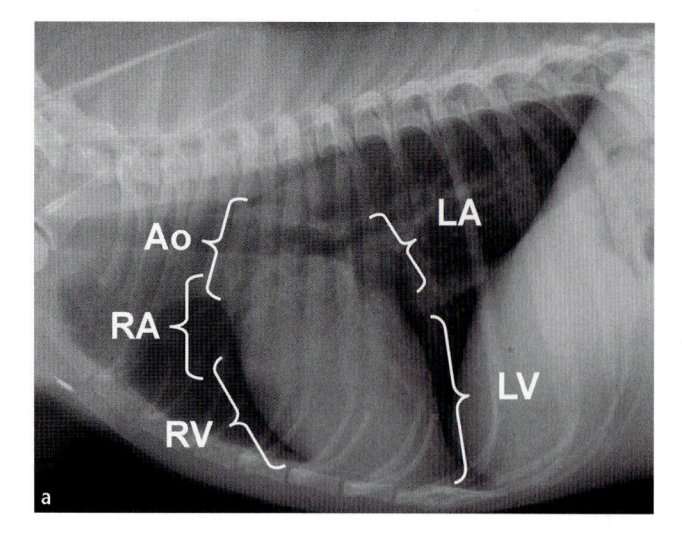

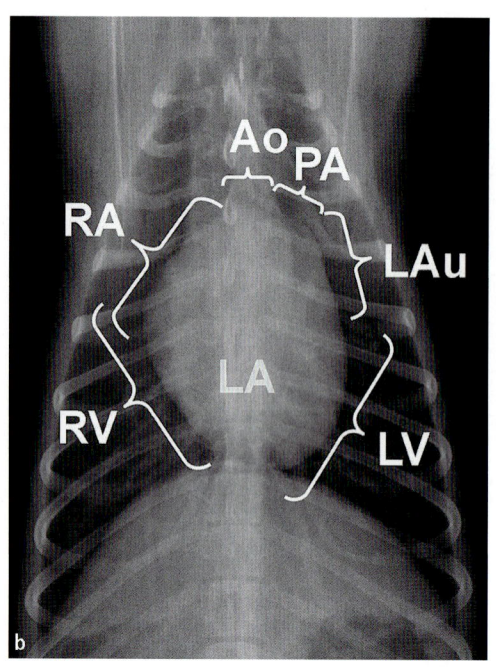

Abb. 5.8a, b:
Darstellung der Herzabschnitte bzw. des Bereichs, in dem Vergrößerungen des jeweiligen Abschnitts sichtbar werden, bei einem Hund, (**a**) latero-lateraler und (**b**) dorso-ventraler Strahlengang. Ao = Aorta, PA = Pulmonalarterienstamm, LAu = linkes Herzohr (Aurikel), LV = linker Ventrikel, RV = rechter Ventrikel, RA = rechter Vorhof, LA = linker Vorhof.

Bei einer Herzerkrankung kommt es zur Vergrößerung einzelner Herzabschnitte (Abb. 5.8a, b). Wichtig ist jedoch zu beachten, dass das Herz in der DV/VD-Ebene sehr mobil ist und die Herzspitze sehr leicht durch eine Linksherzvergrößerung nach rechts verschoben werden kann und umgekehrt. Deshalb sollten beide Aufnahmen immer im Kontext ausgewertet werden.

5.1.3.2 Verlagerung des Herzens

Vorkommen
- Sternumdeformation
- Pleuralerkrankung (z.B. Pneumothorax)
- Zubildungen im Thorax
- einseitige übermäßige oder verminderte Lungeninflation
- bei extrem schmalbrüstigen Hunden (z.B. Windhunde)

5.1.3.3 Schmale Herzsilhouette

Vorkommen
Verminderter venöser Rückstrom, bei:
- Dehydratation
- Schock
- Venenobstruktion
- Pneumothorax
- vermehrter Lungeninflation (z.B. inspiratorische Dyspnoe oder Lungenemphysem)

Latero-laterale Projektion
- Herzhöhe und -breite reduziert
- Herzspitze weist nur geringen Kontakt zum Sternum auf

DV/VD-Projektion
- Herzlänge und -breite reduziert
- Relation Herz-/Lungenfläche zugunsten der Lunge verschoben

5.1.3.4 Globale Vergrößerung der Herzsilhouette

Beachte: Das Erkennen einer Kardiomegalie kann durch einen Thoraxerguss oder durch eine verstärkte Lungeninflation erschwert werden.

Vorkommen
- Herzbeutel: Perikarderguss, Masse, Fettanlagerung, peritoneoperikardiale Hernie
- beidseitige Herzvergrößerung
  - Volumenüberladung (chronische Klappeninsuffizienz, Shunts, extreme Bradykardie)
  - Myokardschwäche (Dilatative Kardiomyopathie)
  - chronische Anämie
- schwere einseitige Herzvergrößerung

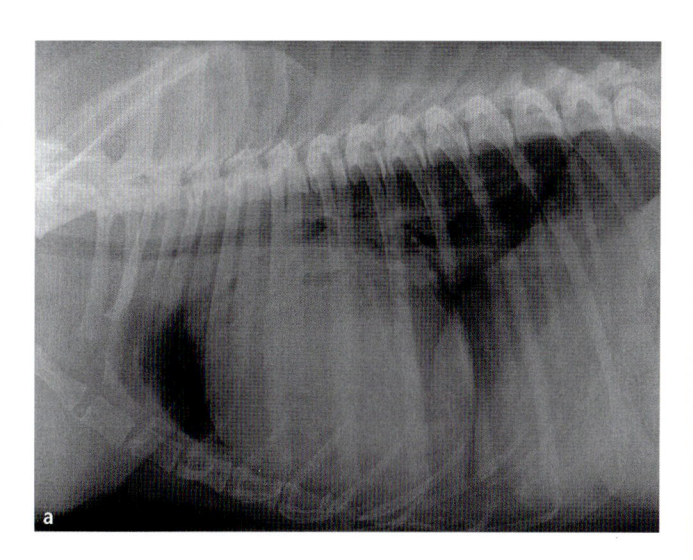

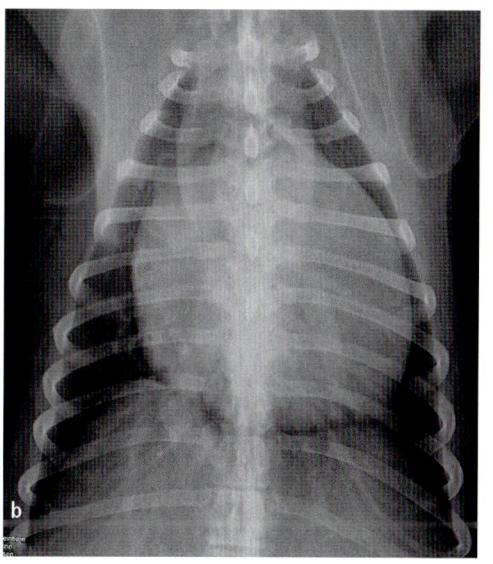

Abb. 5.9a, b:
Kardiomegalie durch Perikarderguss bei einem Hund, (**a**) latero-lateraler und (**b**) dorso-ventraler Strahlengang. In beiden Ebenen zeigt sich eine massive Kardiomegalie mit einer Abrundung der Herzsilhouette.

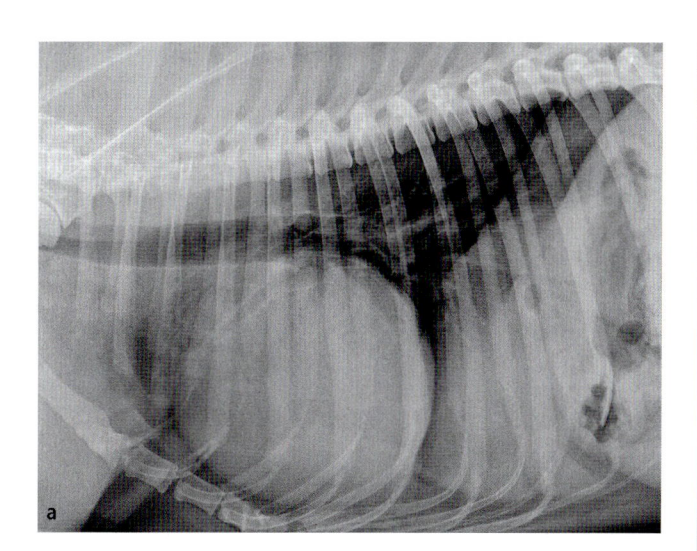

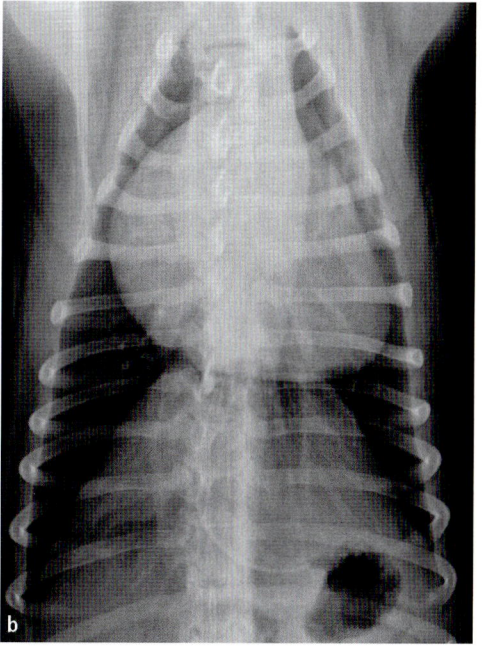

Abb. 5.10a, b:
Kardiomegalie durch Trikuspidalklappendysplasie mit schwerer Insuffizienz bei einem Hund, (**a**) latero-lateraler und (**b**) dorso-ventraler Strahlengang. In der latero-lateralen Ebene ist das Herz deutlich vergrößert und die Herzkontur ist fast rund. Die dorso-ventrale Ebene zeigt dagegen keine rundliche Herzkontur, sondern eine deutliche Vergrößerung der rechten Herzseite mit einer Verdrängung des linken Herzens.

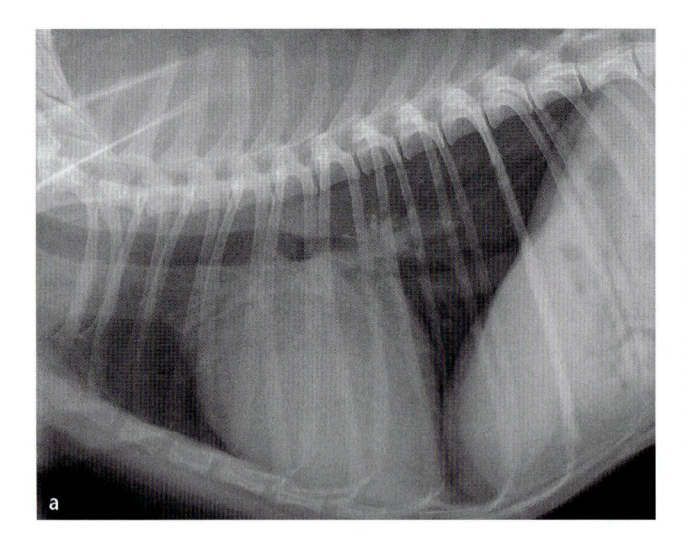

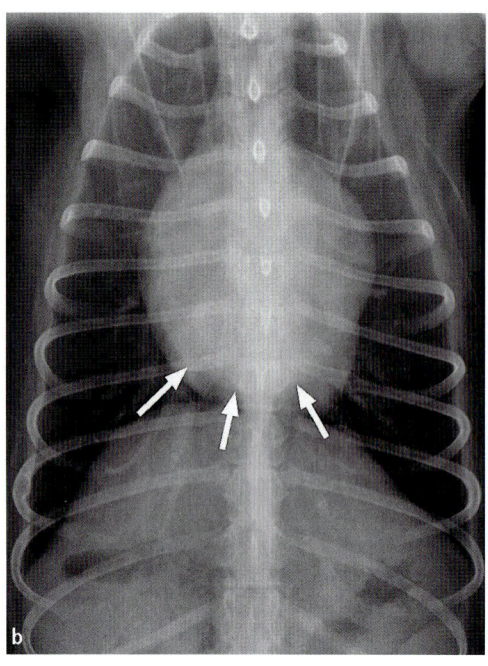

Abb. 5.11a, b:
Mittelgradige Vergrößerung des linken Vorhofs und Ventrikels durch eine Mitralklappeninsuffizienz bei einem Hund, (**a**) latero-lateraler und (**b**) dorso-ventraler Strahlengang. In der latero-lateralen Aufnahme ist das Herz in Höhe und Breite vergrößert, der linke Vorhof zeigt sich als Ausweitung der Herzsilhouette und die Bifurkation wird sichtbar. In der dorso-ventralen Aufnahme fällt die deutliche Ausweitung des linken Herzohrs zwischen 2 und 4 Uhr auf. In Verlängerung der Kontur des linken Herzohrs grenzt sich der linke Vorhof (Pfeile) durch eine etwas dichtere Zeichnung vom linken Ventrikel ab.

Latero-laterale und DV/VD-Projektion
- Herzhöhen- und Herzbreitenzunahme mit Abrundung der Konturen
- fast runde Herzsilhouette (Kugelherz) beim
  - Perikarderguss (beide Ebenen, besonders deutlich in DV/VD-Ebene, Abb. 5.9a, b)
  - bei schwerer Trikuspidalinsuffizienz durch Dysplasie (nur LL-Ebene, Abb. 5.10a, b)

5.1.3.5 Linksatriale Vergrößerung
Beachte: Eine linksatriale Vergrößerung kann bei Hund und Katze in DV/VD-Projektion relativ sensitiv erkannt werden, beim Hund gilt dies auch für die latero-laterale Projektion. Es besteht kein direkter Zusammenhang zwischen Vorhofgröße und Grad der Linksherzinsuffizienz, da im chronischen Stadium der vergrößerte linke Vorhof die Lungenvenen vor der Kongestion schützt und es dagegen bei akuter Stauung (z.B. akute Mitral- oder Aorteninsuffizienz oder rasch verlaufende Dilatative Kardiomyopathie) zur Druckerhöhung in den Lungenvenen bei nur leichter Vergrößerung des linken Vorhofs kommen kann.

Vorkommen
- Volumenbelastung: Mitralklappeninsuffizienz, Links-Rechts-Shunts, Dilatative Kardiomyopathie
- Druckbelastung: Hypertrophe oder Restriktive Kardiomyopathie (diastolische Störung) oder Mitralstenose

Latero-laterale Projektion
- Anhebung des kaudalen Anteils der Trachea (Abb. 5.11a)
- Anhebung des linken Stammbronchus mit
  - Auseinanderweichen der beiden Bronchien
  - evtl. Kompression des linken Bronchus bei alten Hunden kleiner Rassen
- Winkel zwischen Trachea und kaudaler Herzkontur verändert sich: statt normal leicht flachem Winkel wird er senkrecht oder leicht spitz
- Formveränderung der kaudalen Herzkontur: statt normal leicht konkav wird sie gerade, S-förmig oder konvex
- kaudale Herztaille ist betont (bes. Katze) oder verstreicht durch den großen Vorhof
- dichter isolierter Schatten bei extremer Vergrößerung

DV/VD-Projektion
- Ausweitung des linken Herzohrs zwischen 2 und 3 Uhr
- Auseinanderweichen der beiden Stammbronchien
- dichter Schatten zwischen den Stammbronchien bei extremer Vergrößerung (bes. Hund mit schwerer Mitralinsuffizienz (Abb. 5.11b) und Katzen mit Kardiomyopathie)
- Verschiebung der Herzspitze nach rechts

5.1.3.6 Linksventrikuläre Vergrößerung
Beachte: Die linksventrikuläre Vergrößerung ist schwierig zu erkennen, insbesondere wenn sie durch eine Druckbe-

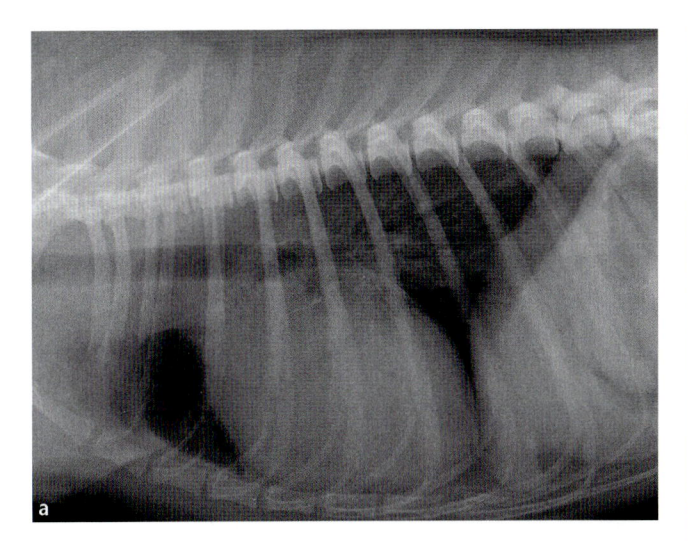

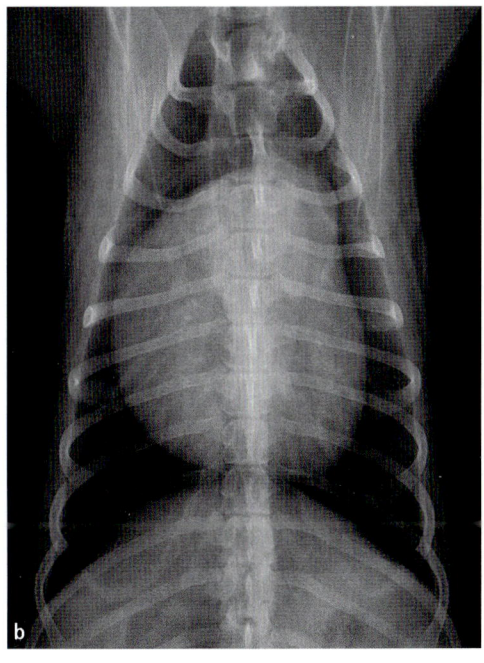

Abb. 5.12a, b:
Hochgradige Vergrößerung des rechten Ventrikels durch eine Pulmonalstenose bei einem Hund, (**a**) latero-lateraler und (**b**) dorso-ventraler Strahlengang. In der latero-lateralen Aufnahme ist das Herz in der Breite vergrößert, die Herzspitze ist abgehoben. Die gedachte Linie zwischen Bifurkation und Herzspitze bestätigt die Rechtsherzvergrößerung. In der dorso-ventralen Aufnahme fallen eine deutliche Vergrößerung der rechtsventrikulären Kontur (6–10 Uhr) und eine massive Ausweitung der Pulmonalarterie (1–2 Uhr) auf.

lastung ausgelöst wurde. Bei extremer linksventrikulärer Vergrößerung wird eine globale Herzvergrößerung vorgetäuscht.

Vorkommen
- Isoliert
  - linksventrikuläre Druckbelastung (Aortenstenose, arterielle Hypertension)
  - Hypertrophe Kardiomyopathie
- meist begleitet von einer linksatrialen Vergrößerung (s. Kap. 5.1.3.5)
  - Mitralklappeninsuffizienz
  - Dilatative Kardiomyopathie
  - Links-Rechts-Shunts

Latero-laterale Projektion
- Trachea angehoben (Beachte: die Lage der Trachea ist von der Brustkorbform abhängig)
- Veränderung der kaudalen Herzkontur: normal leicht konvex, wird stark vorgewölbt oder gerade
- kaudale Herztaille verstrichen
- Anhebung der Vena cava caudalis

DV/VD-Projektion
- Verlängerung und/oder Abrundung des Herzschattens
- Verlagerung der Herzspitze meist mehr nach links, mitunter aber nach rechts

5.1.3.7 Rechtsatriale Vergrößerung
Beachte: Röntgenuntersuchung wenig sensitiv.

Vorkommen
- Volumenbelastung: Trikuspidalinsuffizienz oder Atrialer Septumdefekt
- Druckbelastung: Trikuspidalstenose oder diastolische Störung des rechten Ventrikels

Latero-laterale Projektion
- Ausbeulung der kranialen Herzkontur mit Verlust der kranialen Herztaille
- Verbreiterung der Herzsilhouette
- Abrundung der Herzform (Differentialdiagnose Perikarderguss)
- evtl. Anhebung der Trachea vor der Bifurkation

DV/VD-Projektion
- Ausweitung zwischen 8 und 12 Uhr

Eine schwere rechtsatriale Vergrößerung ist in Abbildung 5.10a und b dargestellt.

5.1.3.8 Rechtsventrikuläre Vergrößerung
Beachte: Erkennung in der seitlichen Aufnahme schwierig zu diagnostizieren, da sich das rechte Herz zur linken Seite hin verschiebt (Abb. 5.12a, b).

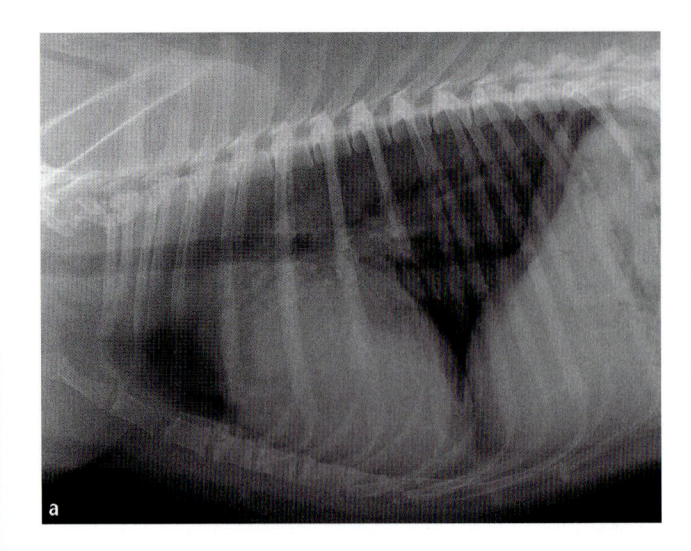

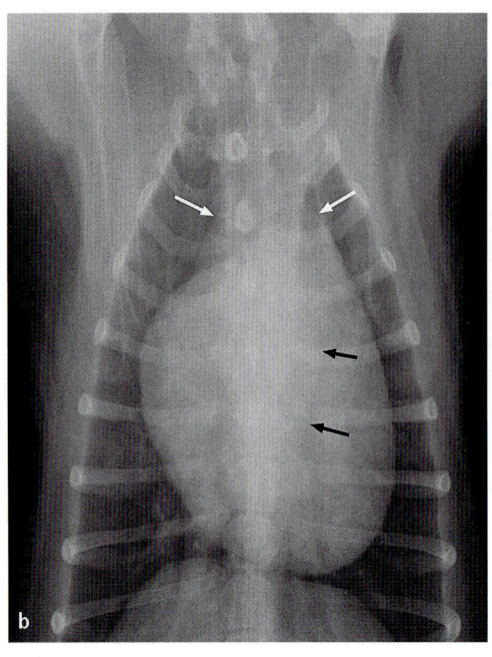

Abb. 5.13a, b:
Mittelgradige Vergrößerung des linken Ventrikels durch eine Subaortenstenose bei einem Hund, (**a**) latero-lateraler und (**b**) dorso-ventraler Strahlengang. In der latero-lateralen Aufnahme ist das Herz in Höhe und Breite vergrößert, der linke Vorhof zeigt sich unauffällig, die kaudale Herzkontur ist stark gewölbt und die Vena cava caudalis ist angehoben. In der dorso-ventralen Aufnahme fallen eine deutliche Längenzunahme des Herzens und eine Vergrößerung der linken Ventrikelkontur (3–6 Uhr) auf. Zwischen 11 und 1 Uhr (weiße Pfeile) zeigt sich die Ausweitung der Aorta ascendens, welche in die Aorta descendens (schwarze Pfeile) zu überführen ist.

Vorkommen
- Volumenbelastung
  - Trikuspidalinsuffizienz
  - Pulmonalinsuffizienz
  - Atrialer oder Ventrikelseptumdefekt
- Druckbelastung
  - Stenose der rechten Ausflussbahn
  - mechanische Obstruktion der Lungenstrombahn (Thrombose, Embolie)
  - pulmonale Hypertension (chronische Lungenerkrankung, großer Links-Rechts-Shunt mit Eisenmenger-Reaktion, idiopathische Hypertension, chronisches Linksherzversagen)
- Myokardinsuffizienz (Dilatative Kardiomyopathie)

Latero-laterale Projektion
- Vermehrte Wölbung der kranialen Herzkontur vor der Herzspitze
- Zunahme des rechten Herzanteils (> zwei Drittel der Breitendimension)
- breiter Sternumkontakt
- Anhebung der Herzspitze
- Anhebung der Trachea über dem vorderen Herzanteil

DV/VD-Projektion
- Vermehrte Wölbung der rechten Kontur (6–10 Uhr) mit geringerem Abstand zur Thoraxwand
- evtl. Verlagerung der Herzspitze nach links
- oftmals Ausweitung des Pulmonalarterienstamms

5.1.3.9 Ausweitung der Aorta ascendens

Vorkommen
- Physiologisch bei alten Katzen
- poststenotische Dilatation
- evtl. systemische Hypertension

Latero-laterale Projektion
- Ausbeulung der Aorta ins kraniale Mediastinum

DV/VD-Projektion
- Ausweitung zwischen 12 und 1 Uhr, lässt sich nach kaudal in die Kontur der Aorta descendens verfolgen (Abb. 5.13a, b)

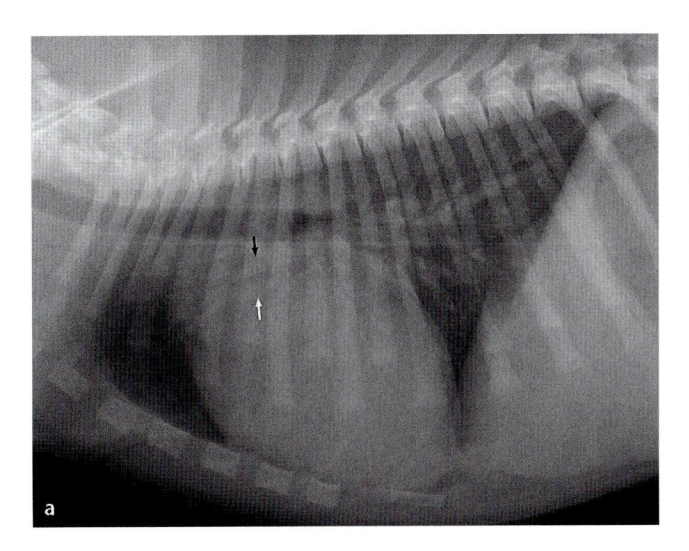

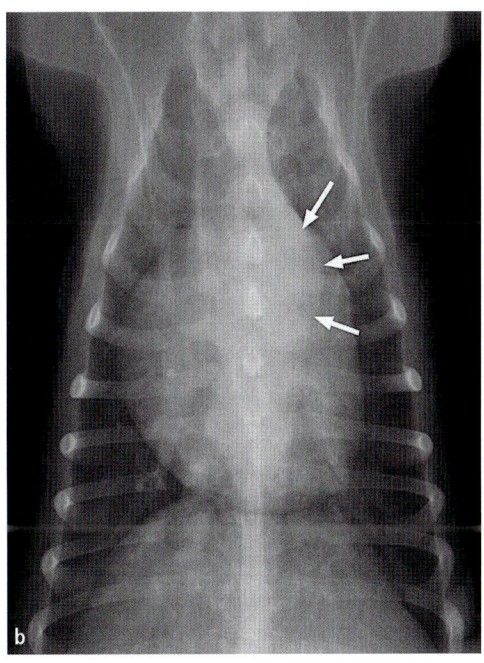

Abb. 5.14a, b:
Hyperzirkulation der Lungengefäße und Erweiterung des Anfangsteils der Aorta descendens durch einen Persistierenden Ductus arteriosus bei einem Hund, (**a**) latero-lateraler und (**b**) dorso-ventraler Strahlengang. In der latero-lateralen Aufnahme zeigt sich eine deutliche Vergrößerung des linken Ventrikels (hoher, breiter Herzschatten) und des linken Vorhofs. Lungenarterie (schwarzer Pfeil) und Lungenvenen (weißer Pfeil) sind gleichmäßig verbreitert, es besteht eine perihiläre Stauung. In der dorso-ventralen Aufnahme zeigt sich eine globale Kardiomegalie. Die Aorta descendens ist am Abgang des Ductus deutlich ausgeweitet (weiße Pfeile).

5.1.3.10 Ausweitung des Anfangsteils der Aorta descendens

Vorkommen
- Persistierender Ductus arteriosus mit Links-Rechts- oder Rechts-Links-Shunt
- Ductus-Aneurysma

Latero-laterale Projektion
- Nicht darstellbar (Abb. 5.14a)

DV/VD-Projektion
- Ausbeulung zwischen 2 und 4 Uhr (Abb. 5.14b)

5.1.3.11 Ausweitung des Pulmonalarterienstamms
Beachte: Röntgenuntersuchung ist nicht sensitiv

Vorkommen
- Poststenotische Dilatation (Pulmonalstenose)
- Persistierender Ductus arteriosus
- Pulmonale Hypertension (chron. Lungenerkrankung, großer Links-Rechts-Shunt mit Eisenmenger-Reaktion, idiopathische Hypertension, chronisches Linksherzversagen)
- mechanische Obstruktion der Lungenstrombahn (Thrombose, Embolie)

Latero-laterale Projektion
- Halbmondförmige Verschattung über der kranialen Herzkontur bis zum kaudalen Ende der Trachea

DV/VD-Projektion
- Ausbeulung zwischen 1 und 3 Uhr

5.1.3.12 Verbreiterung der Vena cava caudalis
Beachte: Röntgenuntersuchung wenig sensitiv, im latero-lateralen Bild meist einfacher erkennbar.

Vorkommen
- Myokardschwäche
- Perikarderguss
- konstriktive Perikarditis
- rechstatriale Obstruktion

Latero-laterale und DV/VD-Projektion
- Vermehrte Breite und Dichte der Vena cava caudalis (Differentialdiagnose: Exspiration)

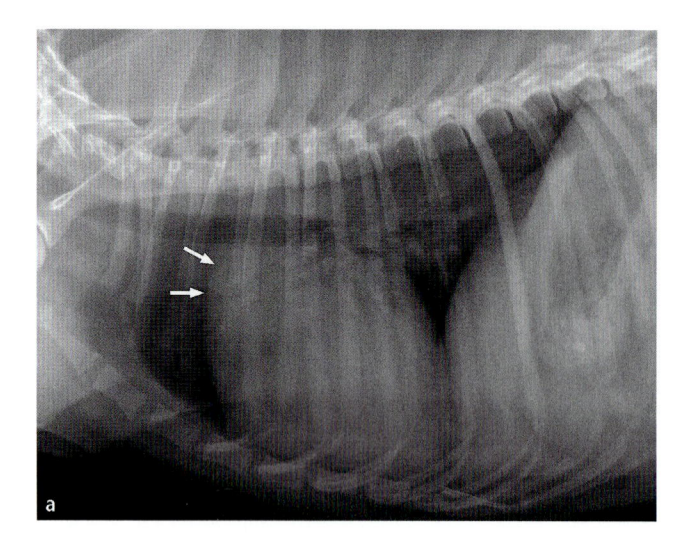

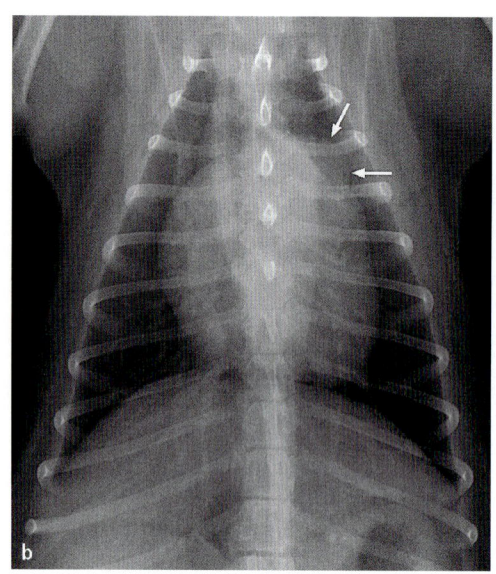

Abb. 5.15a, b:
Dilatation des Pulmonalarterienstamms und Hypozirkulation der Lungengefäße durch eine schwere Pulmonalstenose bei einem Hund, (a) latero-lateraler und (b) dorso-ventraler Strahlengang. In der latero-lateralen Aufnahme zeigt sich eine deutliche Rechtsherzvergrößerung (breiter Sternumkontakt bei abgehobener Herzspitze), Die Lungengefäße sind schmal. Es findet sich eine rundliche Verschattung über der kranialen Herzkontur (Pfeile). In der dorso-ventralen Aufnahme ist diese Struktur sicher der dilatierten Pulmonalarterie (Pfeile) zuzuordnen.

5.1.3.13 Schmale Vena cava caudalis

Vorkommen
- Verminderter Venenrückfluss
- Hypovolämie
- erhöhter intrapleuraler Druck (übermäßige Inflation, Asthma, Bronchitis, Emphysem)

Latero-laterale und DV/VD-Projektion
- Schmale und wenig dicht dargestellte Vena cava caudalis

5.1.4 Pulmonale Gefäße

5.1.4.1 Verbreiterte Pulmonalarterien und -venen (Hyperperfusion)

Vorkommen
- Links-Rechts-Shunts
- Hyperdynamische Zustände (chronische Anämie, Thyreotoxikose)
- Volumenbelastung iatrogen oder im Rahmen einer kongestiven Herzinsuffizienz

Latero-laterale und DV/VD-Projektion
- Verbreiterte Arterien und Venen (zentral und peripher, Abb. 5.14a, b)
- Zunahme der Dichte der gesamten Lunge (auch peripher) durch vermehrte Rekrutierung kleiner Lungengefäße (Differentialdiagnose: interstitielles Ödem mehr zentral)

5.1.4.2 Schmale Lungenarterien und -venen (Hypoperfusion)

Vorkommen
- Rechts-Links-Shunts
- schwere Pulmonalstenose
- Low-Output-Syndrom (Schock, Myokardschwäche, Dehydratation, Hypoadrenokortizismus, restriktive Perikarditis, Perikardtamponade, schwere Rechtsherzinsuffizienz)
- schweres Emphysem
- lokale Minderperfusion bei Thromboembolie

Latero-laterale und DV/VD-Projektion
- Schmale Arterien und Venen (Abb. 5.15a, b)

5.1.4.3 Prominente Lungenarterien

Vorkommen
- Pulmonale Hypertension: obstruktive Lungenerkrankung, Hypoxie, chronischer Links-Rechts-Shunt
- pulmonale Okklusion (Thrombose, Embolie)

Latero-laterale und DV/VD-Projektion
- Proximale Arterie dilatiert, mittlerer Teil gewunden, Peripherie meist schmal (Abb. 5.18a, b)

5.1.4.4 Dilatierte Lungenvenen

Vorkommen
- Pulmonalvenen-Hypertension durch erhöhte linksventrikuläre Füllungsdrücke
  - chronisch (z. B. Mitralinsuffizienz, Abb. 5.16a, b)
  - akut (z. B. Dilatative oder Hypertrophe Kardiomyopathie)
- meist vergesellschaftet mit linksatrialer Vergrößerung

Beachte: Nicht jede linksseitige Herzschwäche hat eine Venenverbreiterung zur Folge (z. B. perakutes Lungenödem), und in manchen Fällen wird die Verbreiterung durch das Lungenödem verdeckt.

Latero-laterale und DV/VD-Projektion
- Vene breiter als Arterie, am stärksten um den Hilus

5.1.5 Lungenzeichnung bei kardialen Patienten

Beachte: Die Lungenbeurteilung bietet oftmals mehr Information über die kardiale Situation als die Beurteilung der Kammervergrößerung. Viel Luft in Bronchien und Alveolen macht das Röntgenbild der Lunge sensitiv und spezifisch. Ausnahme bildet die exspiratorische Lungenaufnahme mit falsch positivem Befund eines interstitiellen Lungenödems. Verminderte Inflation durch Adipositas (bes. bei kleinen Hunden und runder Brustkorbform), Lungenerkrankungen oder Abdomionalerkrankungen mit Zwerchfellverlagerung erhöhen die Lungendichte. eine vermehrte Inflation durch aktive Beatmung kann pulmonale Infiltrate (z. B. beim Lungenödem) maskieren. Sedierte Tiere können sehr rasch Lungenatelektasen entwickeln.

5.1.5.1 Interstitielle Lungenkongestion
Beachte: eher zentral gelegen, daher in DV/VD-Aufnahme schwierig zu erkennen.

Vorkommen
- Frühes Zeichen einer kongestiven Linksherzinsuffizienz

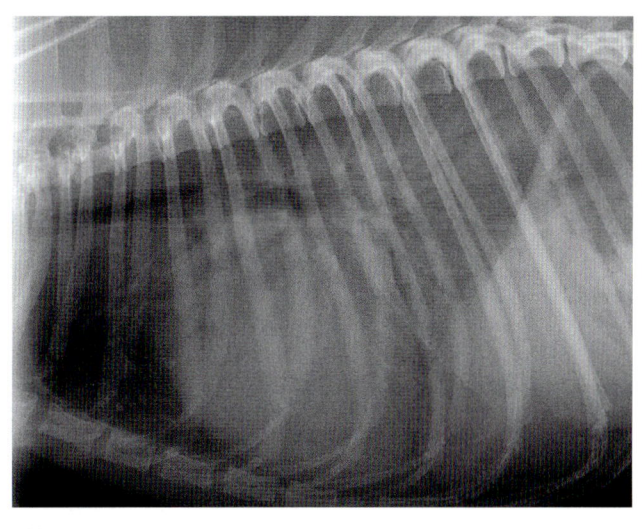

Abb. 5.16:
Perihiläres Lungenödem bei einem Hund mit schwerer Mitralklappeninsuffizienz, latero-laterale Aufnahme. Das linke Herz ist deutlich vergrößert (hoch und breit), der linke Vorhof ist wegen der Lungenzeichnung schwer abgrenzbar. Die Lungenvenen sind verbreitert. Der gesamte Zwerchfellslappen ist alveolär verschattet, es zeigen sich Aerobronchogramme.

Latero-laterale Projektion und DV/VD-Projektion
- Vermehrte Dichte der Lunge
- schlechtere Abgrenzbarkeit der kleinen Lungengefäße

Differentialdiagnose
- Exspiratorische Aufnahme
- Adipositas
- andere interstitielle Lungenerkrankungen (Pneumonie, Fibrose)

5.1.5.2 Alveoläre Lungenkongestion (Ödem)

Vorkommen
- Fortgeschrittenes Stadium der kongestiven Linksherzinsuffizienz

Latero-laterale Projektion und DV/VD-Projektion
- Chronisch
  - Maskierung der Gefäßzeichnung
  - Aerobronchogramme (luftgefüllte Bronchien in dichtem Lungengewebe)
- Akut
  - fein gepunktete Zeichnung
  - Hund: meist perihilär, symmetrisch, zur Peripherie hin abnehmend, z.T. in die ventralen Lappen ziehend (Abb. 5.16)
  - Katze: fleckig, asymmetrisch, mehr ventral (Abb. 5.17)

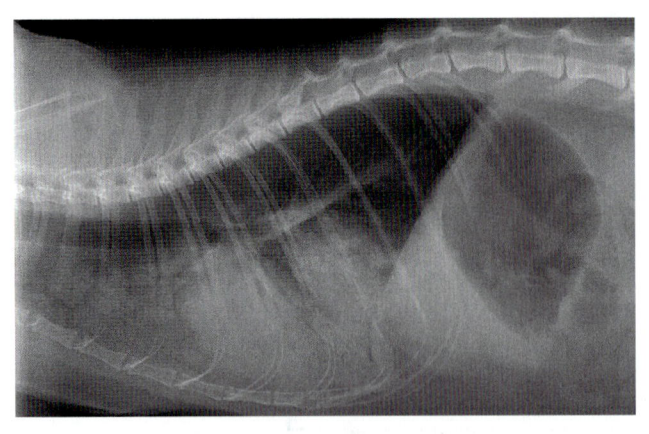

Abb. 5.17:
Ventrales Lungenödem bei einer Katze mit Kardiomyopathie, latero-laterale Aufnahme. Das Herz ist nicht abgrenzbar. Die ventralen Lungenanteile zeigen eine schwere alveoläre Lungenverschattung. Der Magen ist aufgrund der Atemnot mit Luft gefüllt.

Differentialdiagnose
Andere Formen alveolärer Flüssigkeitsansammlung (Pneumonie, Blutung, nicht-kardiales Lungenödem) müssen anhand der Lokalisierung und der Herzgröße abgegrenzt werden. Oftmals sind weitere Untersuchungen notwendig, um eine sichere Differenzierung treffen zu können.

5.1.5.3 Fokale Lungenveränderungen bei Herzerkrankungen

Die Herzwurmerkrankung kann eine lokalisierte bis generalisierte interstitielle Lungenzeichnung verursachen, aber auch eine Lungenkonsolidierung infolge einer Thrombose oder eine noduläre Zeichnung durch Bildung eosinophiler Granulome sind möglich (Abb. 5.18a, b).

Eine Lungenembolie aufgrund systemischer Gerinnungsaktivierung kann eine fokale alveoläre Zeichnung, eine Lungenkonsolidierung und eine ungleiche Lungendichte hervorrufen.

Eine bakterielle Endokarditis kann ein pulmonales Ödem, eine septische Pneumonie oder eine Thromboembolie auslösen.

Tumormetastasen eines Hämangiosarkoms verursachen eine noduläre Lungenzeichnung und müssen von anderen Tumoren oder Granulomen abgegrenzt werden.

5.1.6 Pleuralerguss

Vorkommen
- Kongestive Rechtsherzinsuffizienz
  - Volumen- (Trikuspidalinsuffizienz) oder Druckbelastung (schwere Pulmonalstenose)
  - Perikarderguss oder konstriktive Perikarditis
  - nach schwerer Linksherzinsuffizienz (Mitralinsuffizienz, Hypertrophe Kardiomyopathie)
  - einseitige Herzinsuffizienz (Dilatative, Hypertrophe und Restriktive Kardiomyopathie, Abb. 5.19a, b)

Beachte: Ein Thoraxerguss entsteht oftmals wenn beidseitige Herzinsuffizienz vorliegt. Beim Hund entwickelt sich der Thoraxerguss meist erst nach Leberstauung und Aszites, bei der Katze in allen Phasen der dekompensierten Kardiomyopathie.

Latero-laterale Projektion und DV/VD-Projektion
- Pleuralfissuren
- unscharfe Abgrenzung von Herz und Zwerchfell
- lobäre Lungenzeichnung
- vergrößerter Abstand zwischen Zwerchfellslappen und Wirbelsäule nahe des Zwerchfells (Cave: bei der Katze normal 2 Wirbelkörper Abstand)
- DV: Erguss sammelt sich um Herz und Zwerchfell und macht die Herzbeurteilung unmöglich
- VD: Erguss sammelt sich seitlich in den Zwerchfellspfeilern

5.1.7 Massen im Mediastinum

Vergrößerte Lymphknoten im Hilusbereich durch Infektionen oder Tumoren liegen dorsal der Bifurkation. Sie sind dadurch von einer Vergrößerung des linken Vorhofs abzugrenzen (s. Kap. 5.3.2). Ebenfalls oberhalb der Bifurkation können dilatierte Pulmonalarterien liegen.

Vom linken Vorhof abzugrenzende Massen über der Herzbasis verdrängen z.T. die großen Gefäße sowie die Trachea und sind meistens Herzbasistumoren, Bronchialkarzinome oder rechtsatriale Hämangiosarkome.

5.1.8 Ösophagus

Ein kleines Luftdepot im Ösophagus, entweder über der gesamten Länge oder kranial der Herzkontur, findet sich oftmals bei Patienten mit Dyspnoe. Eine deutliche Ausweitung kranial der Herzkontur mit Luft und/oder Futterbestandteilen ist in der Regel Folge einer Gefäßringmissbildung.

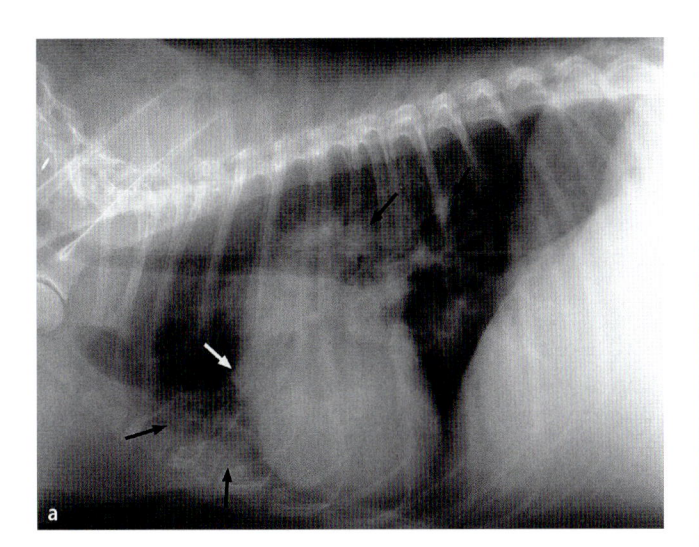

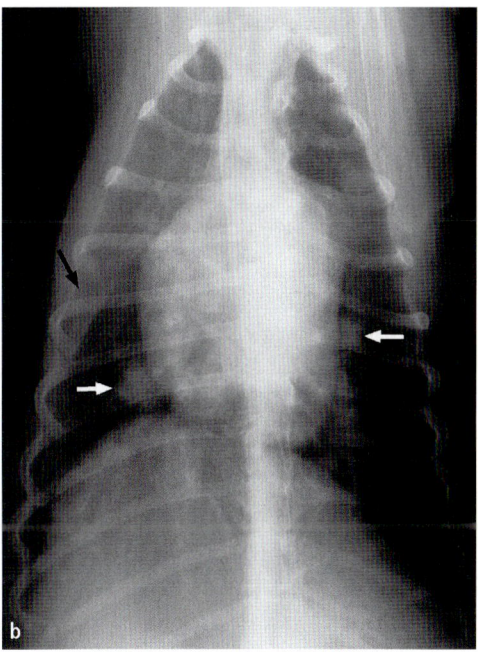

Abb. 5.18a, b:
Pulmonale Hypertension aufgrund einer Dirofilariose bei einem Hund, (**a**) latero-lateraler und (**b**) dorso-ventraler Strahlengang. In der latero-lateralen Aufnahme zeigt sich eine deutliche Vergrößerung des rechten Ventrikels (breiter Herzschatten, abgehobene Herzspitze). Die Lungenarterie des Spitzenlappens ist deutlich dilatiert (weißer Pfeil), in der Peripherie dieses Lungenlappens und um die Herzbasis zeigt sich eine alveoläre Lungenzeichnung (schwarze Pfeile). In der dorso-ventralen Aufnahme bestätigt sich die Rechtsherzvergrößerung und es fällt eine deutliche Ausweitung des Pulmonalarterienstamms auf. Die kaudalen Lobararterien sind nicht sicher abgrenzbar. Um die kaudale Herzkontur besteht eine fleckige alveoläre Zeichnung (weiße Pfeile). Der rechte Mittellappen scheint insgesamt verdichtet (schwarze Pfeile).

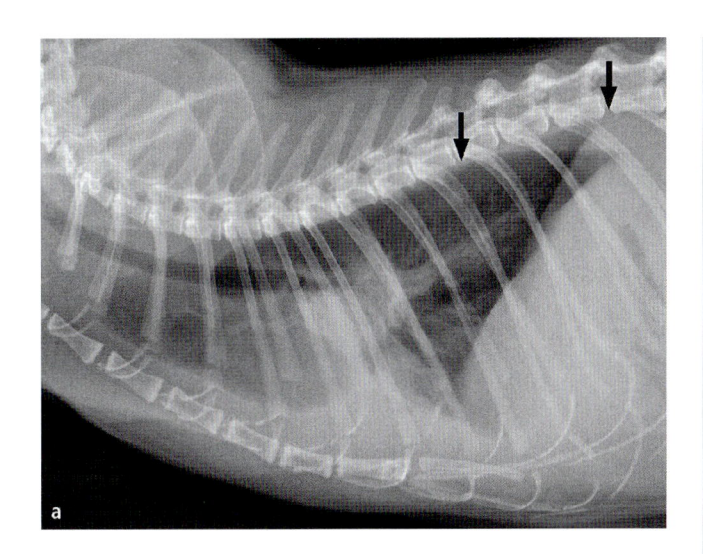

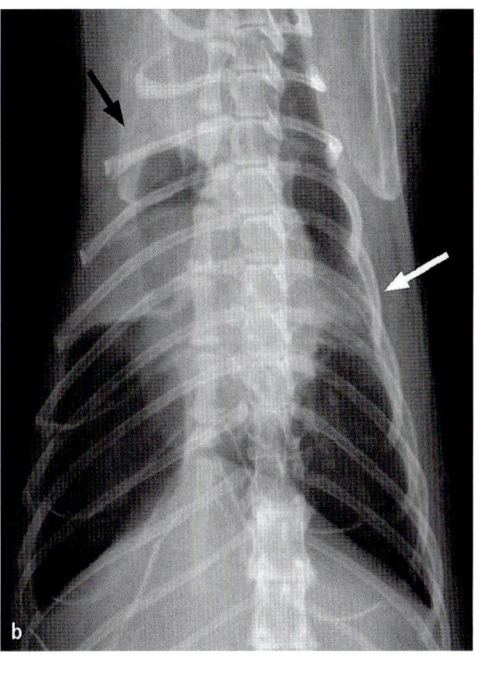

Abb. 5.19a, b:
Mittelgradiger Thoraxerguss bei einer Katze mit restriktiver Kardiomyopatie, (**a**) latero-lateraler und (**b**) dorso-ventraler Strahlengang. In der laterolateralen Aufnahme findet sich eine lobäre Lungenzeichnung, der Abstand zwischen Zwerchfellslappen und Wirbelsäule ist auf 3 Wirbelkörper (schwarze Pfeile) erweitert. In der ventro-dorsalen Aufnahme zeigt sich der Erguss im rechts kranialen Thorax (schwarzer Pfeil) am stärksten, aber auch links (weißer Pfeil) ist etwas Erguss dargestellt.

5.1.9 Trachea und Bronchien

Linksatriale Vergrößerung und mediastinale Massen können zur Lageveränderung und z.T. zur Kompression von Trachea und Stammbronchien führen. Ein Trachealkollaps zeigt sich oft bei älteren Hunden kleiner Rassen parallel zu einer Mitralklappeninsuffizienz. Die Darstellung ist abhängig von der Atmungsphase: inspiratorisch = extrathorakaler Kollaps, exspiratorisch = intrathorakaler Kollaps. Eine Einengung des linken Stammbronchus findet sich entweder begleitend zum Trachealkollaps oder als Folge massiver linksatrialer Vergrößerung.

5.1.10 Abdominalbefunde bei kardialen Erkrankungen

- Luftgefüllter Magen und evtl. Darm bei schwerer Atemnot (bes. Katze, Abb. 5.17)
- Aszites bei Rechtsherzinsuffizienz
- Leberschwellung bei Rechtsherzinsuffizienz (Differentialdiagnose: tiefe Inspiration oder flaches Zwerchfell z.B. durch Thoraxerguss oder schwere Dyspnoe, andere Lebererkrankungen)
- Diskontinuität der Zwerchfellkuppel, runder Herzschatten, ggf. fehlende oder verlagerte Abdominalorgane bei peritoneoperikardialer Hernie

Literatur

BUCHANAN, J. W., BUCHELER, J. (1995): Vertebral scale system to measure canine heart size in radiographs. JAVMA, 206, 194–9.

KITTLESON, M. D. (1998): Radiography of the cardiovascular system. In: Small Animal Cardiovascular Medicine, ed. M. D. Kittleson und R. D. Kienle, Mosby, Inc., St. Louis.

LITSTER, A. L., BUCHANAN, J. W. (2000): Vertebral scale system to measure heart size in radiographs of cats. JAVMA, 216, 210–4.

LORD, P. F., SUTER, P. F. (1999): Radiology. In: Textbook of Canine and Feline Cardiology: Principles and Clinical Practice, ed. P.R. Fox, D. Sisson, N. S. Moise, W. B. Saunders Company, Philadelphia.

SCHELLING, C. G. (2001): Radiology of the heart. In: Manual of Canine and Feline Cardiology, ed. L.P. Tilley und J.-K. Goodwin, W. B. Saunders Company, Philadelphia.

5.2 Herzkatheterisierung und Angiokardiographie

Goldstandard der kardialen Diagnostik war lange Zeit die Katheteruntersuchung, heute ist sie in vielen klinischen Bereichen durch die nicht-invasiven Verfahren Echokardiographie und Doppler-Echokardiographie abgelöst worden. Aktuell gewinnt die Katheterdiagnostik mit Druck- sowie Herzleistungsmessungen und angiokardiographischer Darstellung wieder an Bedeutung, da immer mehr Erkrankungen auch mittels Katheter therapiert werden können. Daher gibt es derzeit folgende Indikationen zur Herzkatheteruntersuchung:
- Diagnose von Herzerkrankungen, die mittels nicht-invasiver Verfahren nicht sicher aufgedeckt werden können (insbesondere Gefäßerkrankungen)
- Untersuchung vor einem herzchirurgischen Eingriff
- Interventionelle Therapie (s. Kap. 11)
- Erhebung wissenschaftlicher Daten

Dieses Kapitel beschreibt die Grundlagen der Herzkatheteruntersuchung, die jeweiligen Befunde werden bei den einzelnen Erkrankungen angegeben.

5.2.1 Kontraindikationen

Als relative Kontraindikationen sind schwere metabolische Störungen, infektiöse Erkrankungen, Arzneimitteltoxizität, therapieresistente ventrikuläre Arrhythmien, Gerinnungsstörungen (Blutungsneigung, Thromboseneigung) und Kontrastmittelunverträglichkeit anzusehen. Wann immer möglich sollten diese Grunderkankungen vor einem Eingriff beseitigt oder stabilisiert werden.

5.2.2 Zubehör

Zur Herzkatheteruntersuchung benötigt man eine Durchleuchtungseinrichtung mit Dokumentation (Videoband, Röntgenfilm, Digitalaufzeichnung), eine Druck- und EKG-Registrierung und ggf. Messung des *cardiac output* sowie ein Narkosemonitoring. Für die Angiographie ist eine Hochdruckinjektionsspritze erforderlich. Ein elektrischer Defibrillator muss für eventuelle Komplikationen zur Verfügung stehen. Die gängigen Medikamente (Atropin, Adrenalin, Esmolol, Lidocain) für den kardialen Notfall und für eine Reanimation sollten vorbereitet sein.

5.2.3 Patientenvorbereitung und Anästhesie

Im Gegensatz zum Menschen werden Herzkatheteruntersuchungen beim Tier in Vollnarkose durchgeführt. Präoperativ sollten zelluläres Blutbild, Nierenfunktion und Blutgerinnung überprüft werden. Die Patienten sind mindestens 12 Stunden nüchtern, wobei die oralen Herzmedikamente weiter verabreicht werden sollten. Alle Narkotika bzw. Tranquilizer haben Einfluss auf Blutdruck und *cardiac output*. Verschiedene Anästhesieprotokolle sind beschrieben, wir verwenden seit Jahren als intravenöse Einleitung eine Kombination aus Atropinkörper (Fenpipramid) und Morphin (Levomethadon) gefolgt von Diazepam. Anschließend werden die Patienten intubiert und

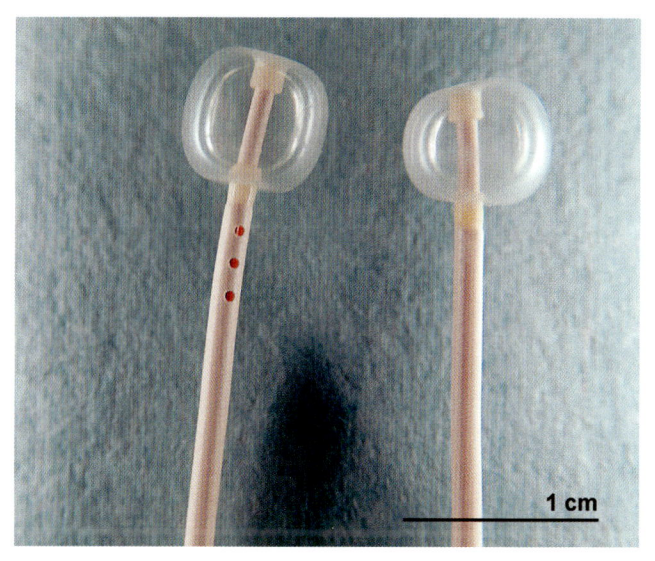

Abb. 5.20:
Katheter für die Rechtsherzkatheterisierung. Beide Katheter haben einen Außendurchmesser von 5 French (= 1,6 mm). Der Ballon an der Spitze hilft bei der Positionierung im rechten Herzen, da der Blutstrom den Ballon mit sich zieht. Der Berman-Katheter (links) besitzt je 3 Seitenöffnungen auf der Ober- und Unterseite, er wird zur Angiokardiographie genutzt. Der Ballon-Wedge-Katheter (rechts) hat eine endständige Öffnung, er dient der Sondierung und Druckmessung.

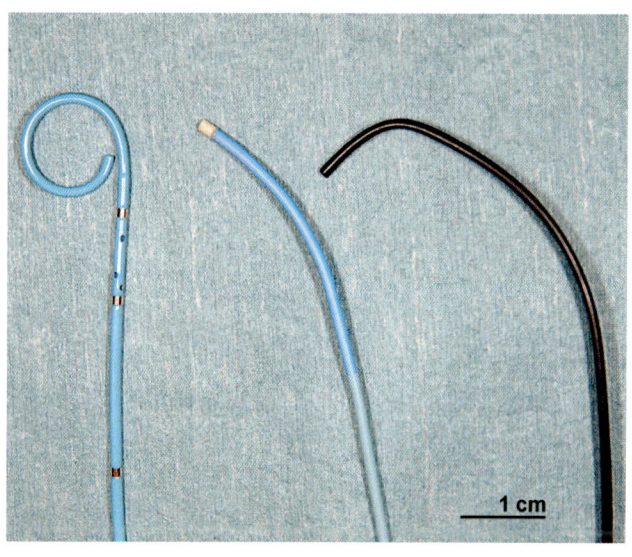

Abb. 5.21:
Katheter für die Linksherzkatheterisierung. Alle Katheter haben einen Außendurchmesser von 4 French (= 1,3 mm). Der Pigtail-Katheter (links) hat mehrere Seitenöffnungen und eine Endöffnung. Er kann daher über einen Draht eingeführt werden, nach Entfernung des Drahtes kann unter Hochdruck eine Kontrastinjektion erfolgen. Die beiden rechten Katheter (Multipurpose- bzw. Cobra-Konfiguration) haben eine Endöffnung und dienen der selektiven Katheterisierung bestimmter Herzabschnitte unter Zuhilfenahme eines Führungsdrahts.

kontrolliert beatmet. Als Narkoseerhaltung verwenden wir Isofluran mit 1,5–1,7 %. Die Mehrzahl der Patienten wird mit einem Luft-Sauerstoff-Gemisch von 50 % Sauerstoff beatmet. Will man Blutsauerstoffsättigungen zur Berechnung eines Shuntverhältnisses durchführen, muss die inspiratorische Sauerstoffkonzentration (F_iO_2) bei etwa 21 % liegen. Einige Patienten müssen jedoch mit 100 % Sauerstoff behandelt werden, um keine arterielle Hypoxie zu erleiden.

5.2.4 Gefäßzugang

Nach aseptischer Vorbereitung kann der Gefäßzugang entweder chirurgisch (*cut down*) oder perkutan (Seldinger-Technik) erfolgen. Letztere bietet den Vorteil, dass das Gefäß in seinem Gewebeverband verbleibt und so das Einführen auch großer Schleusen gut durchführbar ist. Allerdings besteht insbesondere beim arteriellen Zugang ein erhöhtes Blutungsrisiko. Für eine Rechtsherzuntersuchung sind die Vena jugularis externa und die Vena femoralis geeignet. Letztere ist zwar etwas schwieriger zu punktieren, hat aber während der Katheterisierung des Herzens deutliche Vorteile, da der Katheter im Herzen nicht so stark abgewinkelt werden muss. Für die Linksherzuntersuchung werden meist die Arteria femoralis (perkutan oder chirurgisch) oder die Arteria carotis communis (chirurgisch) genutzt. Wir bevorzugen seit Jahren den perkutanen Zugang über die Arteria brachialis, da das Blutungsrisiko im Vergleich zur A. femoralis geringer ist und durch die kurze Distanz zum Herzen kürzere Katheter mit höheren Flussraten genutzt werden können.

5.2.5 Katheter

Generell sind Druckübertragung und Flussrate bei dünnen, langen Kathetern schlechter. Deshalb werden für diagnostische Zwecke meist Katheter zwischen 4 und 7 French (1 French [FR] = 0,33 mm) in einer Länge zwischen 50 und 110 cm verwendet.

Für die Rechtsherzuntersuchung werden sehr weiche Katheter mit einem Latexballon an der Spitze und einer Endöffnung (Wedge-Druckmesskatheter) oder mehreren Seitenöffnungen (Berman-Angiographiekatheter) benutzt (Abb. 5.20). Die Katheterisierung des arteriellen Gefäßsystems und des linken Herzens erfolgt mit verschieden geformten, endoffenen Kathetern und Führungsdrähten. Die Angiographie wird meist mit einem sogenannten Pigtail-Katheter (Ende aufgerollt, mehrere Seitenöffnungen) durchgeführt (Abb. 5.21). Die Führungsdrähte unterscheiden sich hinsichtlich ihrer Länge (100–400 cm), Form (gerade, J-förmig) bzw. Länge der Spitze sowie der Stabilität. Hierbei werden Standarddrähte von sehr flexiblen Floppy-Drähten für schwierige Sondierungen und extrem stabilen Wechsel-Drähten für das Einbringen sehr steifer Katheter wie z. B. Ballondilatationskatheter unterschieden. Zur Vermeidung einer Blutgerinnselbildung sollten die Katheter während des Eingriffs immer wieder mit verdünnter Heparinlösung (5000 IE/500 ml 0,9 % NaCl) gespült werden.

5.2.6 Postoperatives Vorgehen

Um postoperative Blutungen zu vermeiden, werden die chirurgischen Gefäßzugänge verschlossen oder ggf. auch ligiert. Letzteres ist an A. carotis und A. femoralis sowie V. jugularis und V. femoralis vermutlich ohne Probleme durchführbar, weil genügend Kollateralen vorhanden sind. Bei den perkutanen Zugängen wird für 8–12 Stunden ein Druckverband angelegt und der Patient für diese Zeit ruhig gehalten und ggf. sediert. Beim arteriellen Zugang und bei großen venösen Zugängen hat sich als günstig erwiesen, zunächst den Druckverband anzulegen und dann die Einführschleuse aus dem Verband herauszuziehen. Nach Anwendung von Kontrastmitteln muss deren diuretische Wirkung durch Infusionen kompensiert werden. In Abhängigkeit von dem Eingriff ist eine 12- bis 24-stündige postoperative Überwachung des EKGs und des Blutdrucks sinnvoll. Eine antibiotische Prophylaxe wird bei langen Eingriffen empfohlen.

Komplikationen

Als temporäre Komplikationen kommen häufig supraventrikuläre oder ventrikuläre Arrhythmien in Form einzelner Extrasystolen oder transienter Salven vor, welche durch Katheterirritation am Endokard (bes. rechte Ausflussbahn) ausgelöst werden. Im Rahmen der Ballondilatation der Pulmonalstenose kommt es oft zu einem temporären Rechtsschenkelblock.

Komplikationen an der Punktionsstelle sind kleinere Blutungen, Serombildung und selten Infektionen. Eine zum Teil lebensbedrohliche Gefahr geht allerdings von Nachblutungen bei perkutanem Zugang zur Arteria femoralis aus. Die Blutverluste in den Oberschenkel können so ausgedehnt sein, dass Bluttransfusionen und eine chirurgische Intervention erfolgen müssen.

Schwerwiegende Komplikationen während des Eingriffs sind Vorhofflimmern oder Kammerflimmern, welche oftmals nur durch elektrische Defibrillation behandelt werden können. Gefäß- oder Herzperforation, intramyokardiale Kontrastinjektion, Klappenschädigung und Katheterzerstörung mit anschließender Embolie können durch vorsichtiges Vorgehen in der Regel vermieden werden.

5.2.7 Maßnahmen während des Kathetereingriffs

5.2.7.1 Druckmessung

Zu klinischen Zwecken wird das Katheterende über flüssigkeitsgefüllte Schlauchsysteme mit einem Druckaufnehmer verbunden und so der Druck auf dem Monitor registriert. Bei der Auswertung dürfen nicht alleine die Zahlen, sondern muss auch die Kurvenform beachtet werden, da physikalische Artefakte falsche Messwerte generieren können. Zum Beispiel kann durch zu weiche Katheter, zu schmales Katheterlumen und kleine Luftblasen eine Dämpfung der Kurven entstehen; bei langen Verbindungsschläuchen sind Schleuderzacken möglich. Aus diesem Grund werden bei Forschungsarbeiten häufig Katheter mit einem Druckaufnehmer an der Katheterspitze (Tip-Katheter) verwendet. Die Nullpunkt-Kalibration des Drucksystems erfolgt auf Höhe des Sternums bei seitlicher Lagerung des Patienten. Alle hämodynamischen Studien sollten vor der Angiographie durchgeführt werden, um nicht durch Angiographie-bedingte negative Effekte verfälschte Werte zu erhalten. Die Tabelle 5.1 zeigt Referenzwerte zu den Druckmessungen.

Eine systolische Erhöhung des Ventrikeldrucks mit Gradient über die Ausflussbahn spricht für eine Stenose (Abb. 5.22a–c), ohne Gradient dagegen für eine pulmonale bzw. systemische Hypertension. Eine enddiastolische Ventrikeldruckerhöhung ist Folge einer schweren Herzinsuffizienz durch Myokardschwäche, Volumenbelastung oder diastolische Funktionsstörung durch Myokard- oder Perikarderkrankungen. Die atriale Druckkurve hat einen Peak mit der Vorhofkontraktion (A-Welle) und einen mit der Ventrikelkontraktion (V-Welle). Erkrankungen mit hoher A-Welle sind die AV-Klappenstenose und die Compliance-Minderung des Ventrikels, prominente V-Wellen findet man bei AV-Klappeninsuffizienzen. Der pulmonale Wedge-Druck ist ein indirektes Maß für den Druck im linken Vorhof und ist bei kongestiven Linksherzerkrankungen erhöht.

Tabelle 5.1: Normale intrakardiale und intravaskuläre Druckwerte bei Hund und Katze in mmHg* (mit Genehmigung der Autoren aus M. D. Kittleson und R. D. Kienle, Small Animal Cardiovascular Medicine, 1998, Mosby Inc.)

Messort	Systolisch	Diastolisch	Mittelwert
Rechter Vorhof	4–6	0–4	2–5
Rechter Ventrikel	15–30	< 5	–
Pulmonalarterie	15–30	5–15	8–20
Pulmonaler Wedge-Druck	6–12	4–8	5–10
Linker Vorhof	5–12	< 8	< 10
Linker Ventrikel	95–150	< 10	–
Aorta	95–50	70–100	80–110
Systemische Arterie	110–160	80–110	90–120

* Viele Variablen beeinflussen die Druckmessungen. Die angegebenen Werte sind »Erwartungs«-Werte bei Hunden und Katzen unter Allgemeinanästhesie.

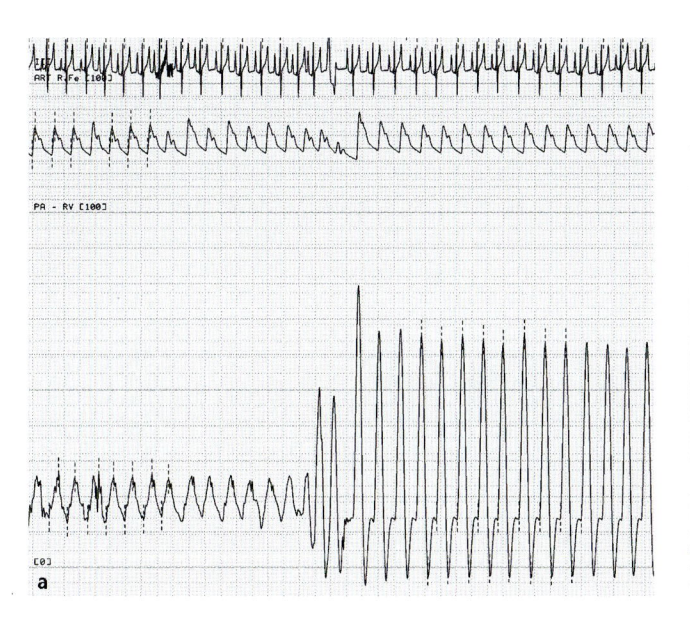

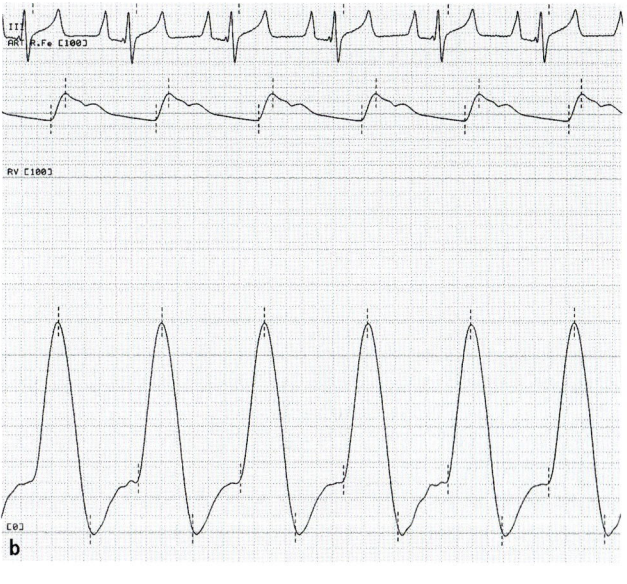

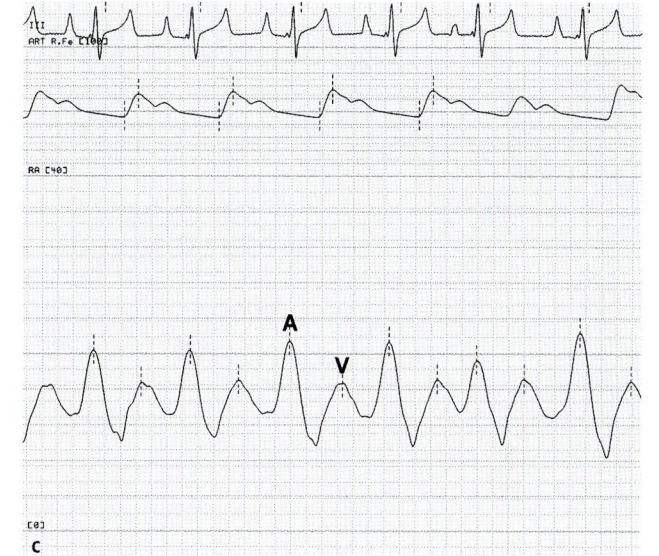

Herzkatheterisierung und Angiokardiographie **77**

Abb. 5.22a–c:
Druckmessungen bei einem Hund mit Pulmonalklappen- und Trikuspidalklappenstenose. Die obere Kurve zeigt das EKG, die mittlere den peripheren arteriellen Druck und die untere den Rechtsherzdruck. (**a**) Beim Rückzug des Katheters aus der Pulmonalarterie (links) in den rechten Ventrikel (rechts) ist ein deutlicher systolischer Druckunterschied zwischen der Pulmonalarterie (25 mmHg) und dem rechten Ventrikel (64 mmHg) erkennbar. (**b**) Der enddiastolische Druck (Pfeil) im rechten Ventrikel ist auf 15 mmHg erhöht. Die Ursache liegt in der *Compliance*-Störung des rechten Ventrikels in Folge der Hypertrophie. (**c**) Die a-Welle der Druckmessung im rechten Vorhof ist mit 20 mmHg deutlich erhöht, auch die v-Welle (17 mmHg) und der mittlere Druck (15 mmHg) sind zu hoch.

Abb. 5.23:
Thermodilution bei einem Hund mit Subaortenstenose. Die obere Kurve zeigt das EKG, die untere die Thermodilutionskurve. Vom Cardiac-Output-Computer werden die Messgrößen Körpertemperatur (KT), Injektattemperatur (IT) und *cardiac output* (CO in l/min) angeben. Der *cardiac output* schwankt zwischen den einzelnen Messungen aufgrund der Arrhythmie, daher wird aus den 6 Messungen ein Mittelwert (1,7 l/min) ermittelt.

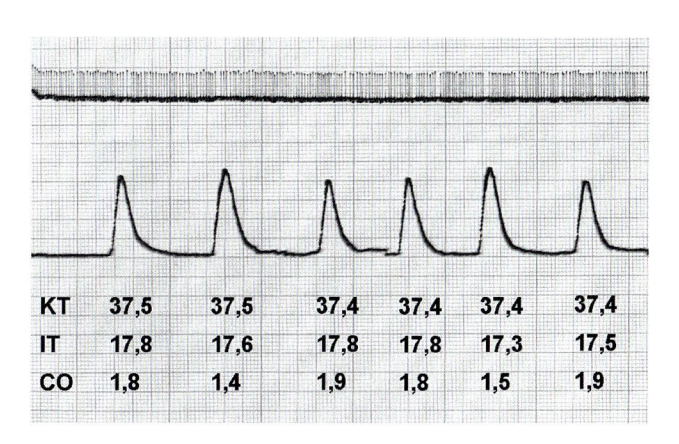

KT	37,5	37,5	37,4	37,4	37,4	37,4
IT	17,8	17,6	17,8	17,8	17,3	17,5
CO	1,8	1,4	1,9	1,8	1,5	1,9

5.2.7.2 Messung der Herzleistung (cardiac output)

Indikator-Verdünnungsmethode
Bei dieser Technik wird ein Indikator (Indocyanin Grün oder kalte Flüssigkeit) verabreicht und danach gemessen, bis die Konzentration (Farbstoffgehalt oder Temperatur) wieder den Ausgangswert erreicht. Die Fläche unter der Kurve der Konzentration ist proportional zur Herzleistung. Unter klinischen Bedingungen wird derzeit hauptsächlich die Thermodilution eingesetzt (Abb. 5.23). Dazu wird ein Katheter mit einem Thermofühler in die Pulmonalarterie gebracht und über eine Seitenöffnung raumtemperierte oder gekühlte 0,9 %ige Kochsalzlösung oder 5 %ige Dextroselösung (3–5 ml) injiziert. Der angeschlossene Computer errechnet aus einer katheterabhängigen Konstanten, Injektatvolumen und -temperatur sowie der Fläche unter der Temperaturverlaufskurve die Herzleistung. Zur Verbesserung der Genauigkeit werden 3 bis 7 konsekutive Messungen gemittelt.

Oximetrie
Bei diesem Verfahren wird der Sauerstoffgehalt in Blutproben aus einer systemischen Arterie und aus der Pulmonalarterie entweder direkt gemessen, oder aus der Sauerstoffsättigung errechnet:

Sauerstoffgehalt [ml/l] = Sauerstoffsättigung [%] × Hämoglobinkozentration [g/l] × 1,34 [ml/g].

Aus dem Fick'schen Prinzip geht hervor, dass die Lungendurchblutung dem Quotienten aus aufgenommener Sauerstoffmenge und arteriovenöser Sauerstoffdifferenz entspricht:

CO [l/min] = Sauerstoffaufnahme [ml/min]/(arterieller O_2-Gehalt – venöser O_2-Gehalt) [ml/l]

Zur Berechnung wird die aufgenommene Sauerstoffmenge aus dem inspiratorischen Sauerstoffgehalt, dem Atemminutenvolumen und dem Sauerstoffgehalt der in einem Beutel gesammelten Exspirationsluft errechnet oder aus Normtabellen abgeschätzt. Weiterhin wird der Sauerstoffgehalt im Blut einer systemischen Arterie sowie der Pulmonalarterie bestimmt. Die Schwierigkeit bei diesem Verfahren ist die exakte Bestimmung der Atemvolumens und der expiratorischen Sauerstoffkonzentration, dadurch sind Fehler von durchschnittlich 10 % zu erklären.

Aus dem Sauerstoffgehalt oder der Sättigung kann auch das Volumen eines Shunts berechnet werden. Der Shuntquotient (Q_p/Q_s) ergibt sich aus den Sättigungswerten einer systemischen Arterie (S_A), Venenmischblutes (S_{MV}), der Pulmonalvene (S_{PV}) und der Pulmonalarterie (S_{PA}):

$Q_p/Q_s = (S_A - S_{MV})/(S_{PV} - S_{PA})$

Die Messung der Sättigung in den Pulmonalvenen ist schwierig, daher wird diese bei reinen Links-Rechts-Shunts durch die Sättigung der systemischen Arterie ersetzt und bei reinen Rechts-Links-Shunts mit 98 % angesetzt.

Die Sensitivität dieser Shuntquantifizierung ist beschränkt, da sie aufgrund der ungleichmäßigen Durchmischung des Blutes im rechten Herzen nur geeignet ist, wenn der Anstieg des Sauerstoffgehalts mindestens 5 % beträgt. Daraus ergibt sich ein minimales detektierbares Shuntvolumen von ca. 20 % des zirkulierenden Volumens.

5.2.7.3 Angiographie
Die unselektive Angiokardiographie über eine periphere Vene bringt wegen der starken Kontrastverdünnung und der Überlagerung von Herzstrukturen nur wenig Information. Nur bei Rechts-Links-Shunts kann die Injektion an einer Hinterbeinvene ausreichende Bilder erzeugen, allerdings ist dies auch mittels Kontrastechokardiographie möglich.

Die selektive Kardioangiographie ermöglicht eine rasche Kontrastinjektion in die Nähe des Defekts mit daraus folgender hoher Kontrastdichte, und sie vermeidet Überlagerungen von anderen Herzstrukturen. Durch einen Hochdruckinjektor und einen Angiographiekatheter mit ausreichender maximaler Flussrate wird sichergestellt, dass 0,5–1,0 ml/kg KM Kontrastmittel innerhalb etwa 1 Sekunde injiziert werden können. In der Mehrzahl der Fälle reicht eine Aufzeichnung im latero-lateralen Strahlengang, allerdings wird bei seltenen Herzerkrankungen eine zweite Ebene notwendig. Während der Kontrastinjektion können durch Irritation des Endokards einzelne Extrasystolen auftreten. Unmittelbar nach der Injektion kommt es häufig zu einem Abfall des systemischen Blutdrucks durch die negative Inotropie. Die hohe Osmolalität der Kontrastmittel kann bei Patienten mit Linkherzversagen oder pulmonaler Hypertension zur Dekompensation führen (bes. bei ionischen Kontrastmitteln).

5.2.7.4 Elektrophysiologische Untersuchungen
Durch die Einbringung von drei Kathetern (rechter Vorhof, rechter Ventrikel, Sinus coronarius) mit jeweils mehreren Elektroden kann die elektrische Erregungsausbreitung innerhalb des Herzens aufgezeichnet werden. Anwendung findet das Verfahren bei der Aufdeckung und Therapie akzessorischer Leitungsbahnen.

5.2.7.5 Myokardbiopsie
Neben Forschungsprojekten ist die Indikation in der Kleintiermedizin die Diagnose von Myokarderkrankungen unklarer Ätiologie (z.B. Myokarditis, myokardialer Carnitinmangel) Beim Kleintier wird hauptsächlich die transvenöse Biopsie des rechten Ventrikelmyokards durchgeführt. Hierzu wird von der V. jugularis ausgehend eine lange Schleuse bis in den rechten Ventrikel geführt, um dann unter Durchleuchtungskontrolle mehrere Bioptate zu nehmen. Die auftretenden ventrikulären Rhythmusstörungen sind in der Regel nur temporär. Bei

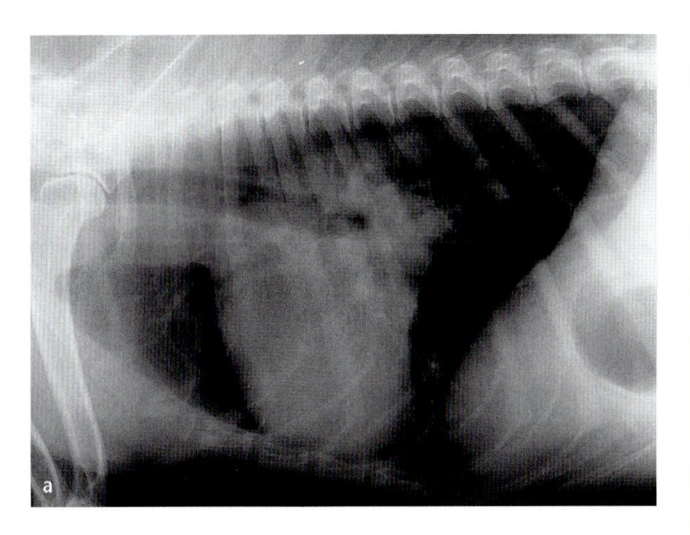

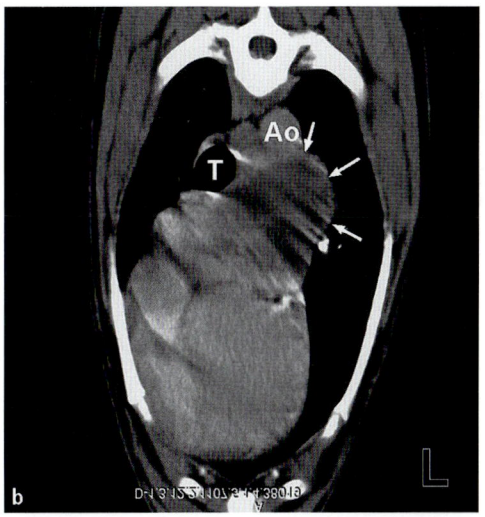

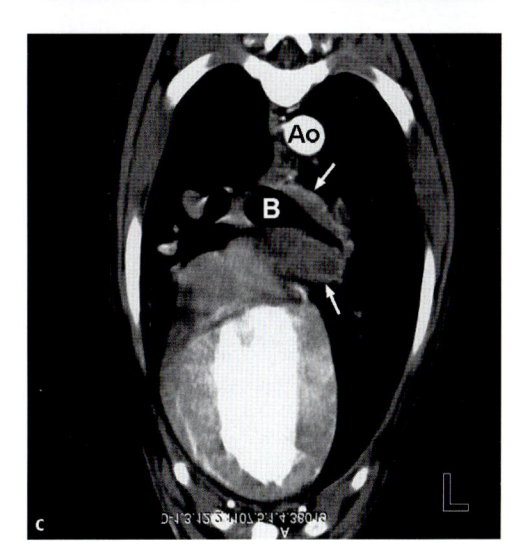

Abb. 5.24a–c:
Röntgen- und CT-Aufnahmen eines Hundes mit Masse an der Herzbasis (in Zusammenarbeit mit der Abteilung für Kinderradiologie der JLU-Gießen, Leiter Prof. G. Alzen). (**a**) Die Röntgenaufnahme zeigt eine Verschattung im Bereich der Herzbasis, eine sichere Abgrenzung von einem vergrößerten linken Vorhof ist nicht möglich. (**b**) Im CT findet sich an der Herzbasis eine große Masse (Pfeile) ventral von Aorta (Ao) und Trachea (T). (**c**) Im zweiten CT-Bild wird erkennbar, dass diese Masse (Pfeile) den linken Bronchus (B) umschließt.

Hunden mit ausgedünntem Myokard und bei Katzen besteht die Gefahr einer Ventrikelperforation mit anschließender Perikardtamponade, welche durch rasche Perikardiozentese behandelt werden muss. Die histologische Untersuchung der entnommen Proben erfordert einen erfahrenen Histopathologen.

Literatur

THOMAS, W. P., SISSON, D. (1999): Cardiac Catheterization and Angiocardiography. In: Textbook of Canine and Feline Cardiology: Principles and Clinical Practice, ed. P. R. Fox, D. Sisson, N. S. Moise, W. B. Saunders Company, Philadelphia.

KIENLE, R. D. (1998): Cardiac Catheterization. In: Small Animal Cardiovascular Medicine, ed. M. D. Kittleson und R. D. Kienle, Mosby, Inc., St. Louis.

5.3 Weiterführende radiologische und nuklearmedizinische Untersuchungen

5.3.1 Computertomographie (CT)

Die CT-Untersuchung ist eine Röntgentechnik, bei der zahlreiche Aufnahmen in Schichtdicken von etwa 2 mm aufgezeichnet werden. Durch Kontrastinjektion können Gefäße und Herzkammern dargestellt und vom Myokard abgegrenzt werden. Die Patienten müssen für die Untersuchung zumindest tief sediert sein. Der große Vorteil besteht in der Möglichkeit zur dreidimensionalen Rekonstruktion, daher ist dieses Verfahren ideal bei allen Raumforderungen des Thorax bzw. des Herzens (Abb. 5.24a–c), des Perikards und bei Gefäßanomalien, wie z.B. Diagnose oder Ausschluss einer Gefäßringmissbildung (Abb. 5.25, 5.26). Bei der Herzbeurteilung stört

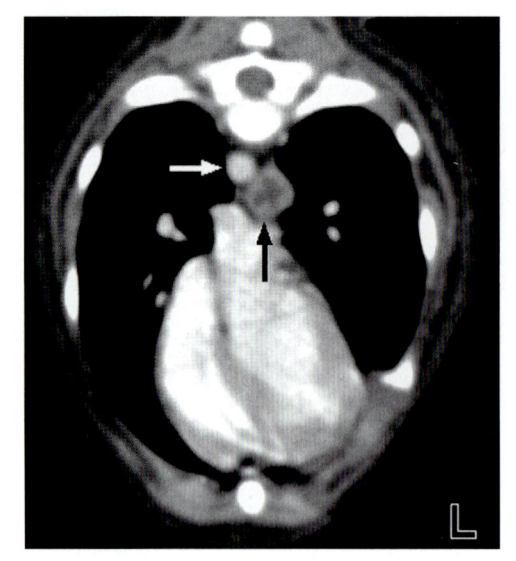

Abb. 5.25:
Axiale CT-Aufnahme eines Hundes mit Ösophagusdilatation durch persistierenden rechten Aortenbogen. Die Aorta descendens (weißer Pfeil) liegt abnormal rechts von der Wirbelsäule und damit auch rechts des Ösophagus (schwarzer Pfeil).

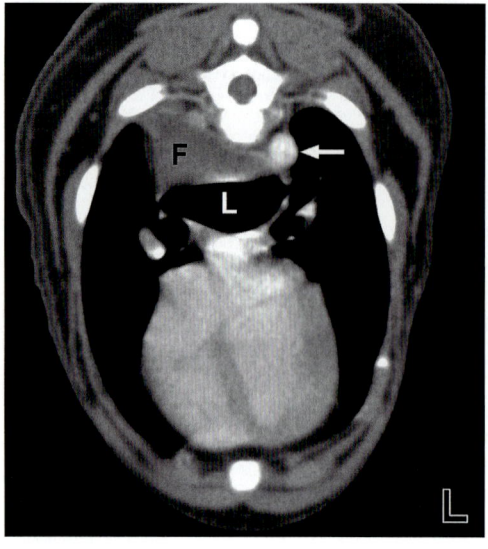

Abb. 5.26:
Axiale CT-Aufnahme eines Hundes mit idiopathischer Ösophagusdilatation. Die Aorta (weißer Pfeil) liegt in normaler Position links der Wirbelsäule. Der dilatierte Ösophagus ist z. T. mit Luft (L) und z. T. mit Flüssigkeit (F) gefüllt, letztere sammelt sich dorsal, da die Aufnahme in Rückenlage angefertigt wurde.

aktuell noch die Bewegungsunschärfe, dies kann sich in Zukunft durch EKG-getriggerte Aufnahmen oder das so genannte Cine-CT ändern.

5.3.2 Magnet-Resonanz-Darstellung des Herzens (MRT)

Der narkotisierte Patient wird in ein starkes Magnetfeld gebracht, wodurch die Wasserstoffprotonen im Körpergewebe angeregt werden. Beim Zurückkehren in den normalen Zustand senden die Protonen Signale aus, aus denen der Computer multiple Schnittbilder generiert. Myokard und Blut sind gut kontrastiert, sodass bei EKG-getriggerten Aufnahmen Kammervolumina, Myokardmasse und funktionelle Indizes erfasst werden können. Des Weiteren sind das Perikard sowie intrakardiale Tumoren oder Thromben sehr gut erkennbar. Großer Nachteil dieser Methode ist die lange Narkosedauer.

5.3.3 Nuklearmedizinische Techniken

Hierbei wird eine Gammastrahlen aussendende Flüssigkeit intravenös verabreicht und die Strahlung anschließend mit einer Gammakamera erfasst.

5.3.3.1 Quantifizierung von Links-Rechts-Shunts

Bei der *first pass nuclear angiography* wird Technecium[99] intravenös verabreicht und die Aktivitätskurve über dem kaudalen Lungenfeld aufgezeichnet. Beim gesunden Patienten kommt es zu einem frühen ersten Peak (Fläche A1) der Aktivität. Bei Patienten mit Links-Rechts-Shunt entsteht ein zweiter Peak (Fläche A2). Der Shunt-Quotient (Qp/Qs) errechnet sich wie folgt:

$$Qp/Qs = A1/(A1 - A2)$$

5.3.3.2 Quantifizierung von Rechts-Links-Shunts

Hierbei werden Technecium[99]-Makroaggregate mit Albumin venös injiziert, diese werden normalerweise in den Lungenkapillaren zurückgehalten. Eine Aktivität in der abdominalen Aorta beweist einen Rechts-Links-Shunt. Der Shuntanteil in Prozent entspricht dem Quotienten aus extrapulmonaler Aktivität und Gesamtaktivität (= extrapulmonal + pulmonal).

5.3.3.3 Beurteilung der Ventrikelfunktion

Bei der Equilibrium-Radionuklidangiographie werden mit Technecium^{99} markierte Erythrozythen oder mit Technecium^{99} markiertes humanes Albumin injiziert. Nach gleichmäßiger Verteilung entspricht die Aktivität dem Blutvolumen im jeweiligen Gefäßabschnitt. Durch EKG-Triggerung können systolisches wie auch diastolisches Blutvolumen, Ejektionsfraktion und weitere Indizes gemessen werden.

Literatur

DANIEL, G. B., BRIGHT, J. M. (1999): Nuclear Imaging, Computed Tomography, and Magnetic Resonance Imaging of the Heart. In: Textbook of Canine and Feline Cardiology: Principles and Clinical Practice, ed. P. R. Fox, D. Sisson, N. S. Moise, W. B. Saunders Company, Philadelphia.

6 Echokardiographie – Das Herz in Aktion

Ralf Tobias

6.1 Grundlagen

Die Herzultraschalluntersuchung hat sich in den letzten 15 Jahren zu einer hochtechnisierten, anspruchsvollen Routinediagnostik in der Kleintiermedizin entwickelt. Ohne diese Methode sind dezidierte Angaben über die Herzerkrankung des Patienten undenkbar. Die medizinisch risikofrei anzuwendende Technik liefert Daten zu Herzmorphologie, Klappendynamik und Verhalten des Blutstroms in den Herzhöhlen und den hernahen Gefäßen.

Die Anwendung der Herzultraschalluntersuchung beschränkt sich nicht nur auf die Abklärung einer klinischen Fragestellung anlässlich eines Symptomenbilds, sondern eignet sich auch zur Verlaufskontrolle einer Erkrankung sowie zur Dokumentation des therapeutischen Einflusses. Sie findet darüber hinaus ihre Indikation in der Zuchtselektion angeborener Herzmissbildungen.

Die Anforderungen an Technik und Untersucher sind hoch! Billigmaschinen oder veraltete Ultraschallgeräte eignen sich genauso wenig, um eine authentische Aussage zu treffen, wie ein unzureichend ausgebildeter und unerfahrener Untersucher. Auf der anderen Seite ist die teuerste Maschine nur so gut wie der Mensch, der sie bedient. Aufgrund der Tatsache, dass die echokardiographische Lern- und Erfahrungskurve über die Zeitachse nur sehr langsam ansteigt und extrem abhängig ist von der Zahl kontrolliert untersuchter Fälle, eignet sich diese Methode nicht zur autodidaktischen Aneignung.

Echokardiographische Daten sind niemals isoliert als Ergebnis einer technischen Untersuchung zu sehen, sondern müssen im kardiologischen Denkgerüst der Pathophysiologie und aller klinischen weiteren Parameter gesehen werden! Keine andere Untersuchungsmethode ist derart artefaktanfällig und kann damit zu Fehlinterpretationen führen, die sich zum Nachteil des betroffenen Patienten auswirken können.

Das Echolabor

Die Einrichtung eines Echolabors bildet idealerweise eine stationäre oder auch mobile Ultraschalldiagnostikeinheit. Sie besteht aus einem abzudunkelnden und akustisch ruhigen Untersuchungsraum, Untersuchungstisch, Untersuchungsstuhl und dem Ultraschallgerät. Im Untersuchungsraum sollte sich auch ein Röntgenbildbetrachter für die Beurteilung des radiologischen Status des Patienten befinden.

Die Wahl des Ultraschallgeräts folgt qualitativen und pekuniären Ansprüchen und Möglichkeiten und sollte immer dem Stand der Technik entsprechen. Die Einfachheit der Gerätebedienung ist das A und O der erfolgreichen Sonographie und bedeutet nicht zuletzt für den Patienten, dass sich die Untersuchungszeit in einem erduldbaren Rahmen hält. Dies sollte bei der Anschaffung eines Geräts beachtet werden, denn in der Regel findet die veterinärmedizinische Untersuchung – anders als oftmals in der Humanmedizin – ohne Applikateur statt.

Bei der Positionierung des Ultraschallgeräts zum Untersuchungstisch gibt es genauso unterschiedliche Auffassungen der Untersucher wie über die perfekte Lagerung des Patienten. Die Empfehlung des Autors ist, dass mit der schreibenden Hand des Untersuchers Tastatur und Bedienungselemente des Geräts zu bedienen sind. Mit der nicht-schreibenden Hand ist der Schallkopf zu führen (Abb. 6.1). Dies bedeutet für Rechtshänder, dass das Gerät zweckmäßigerweise rechts vom Untersuchungstisch steht (Abb. 6.1–6.3).

Positionierung und Vorbereitung des Patienten

Insbesondere im angloamerikanischen Raum wird die Untersuchung am liegenden Patienten empfohlen, bei der durch Aussparungen im Untersuchungstisch der Schallkopf von un-

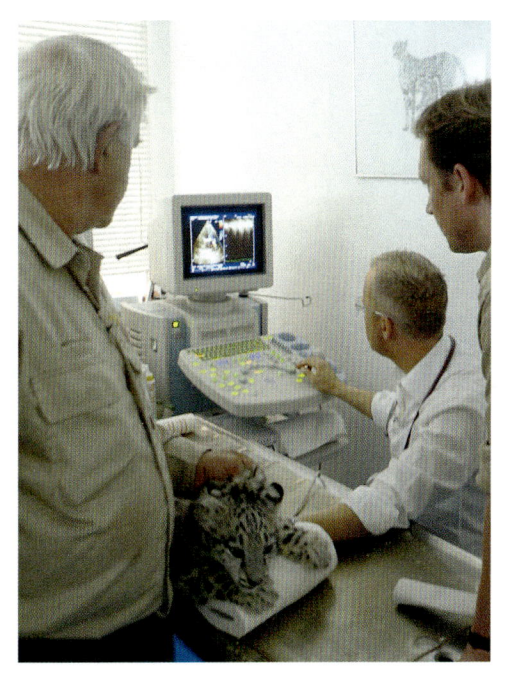

Abb. 6.1:
Echokardiographische Untersuchung eines 5 Monate alten Schneeleoparden. Der Schallkopf wird mit der linken Hand geführt, die rechte Hand bedient das Tastaturfeld.

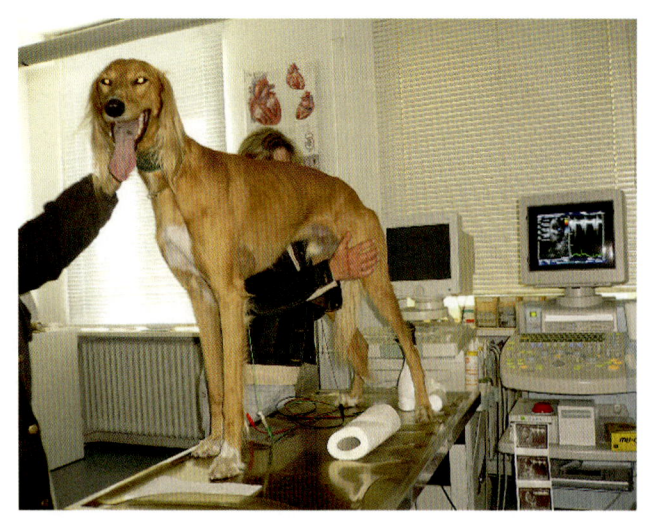

Abb. 6.2:
Saluki mit angeschlossenem Monitor-EKG, Krokodilklemmenableitung am stehenden Patienten. Aktives Ultraschallgerät rechts vom Untersuchungstisch. Bei der Untersuchung des linken Hemithorax wird der Hund gewendet.

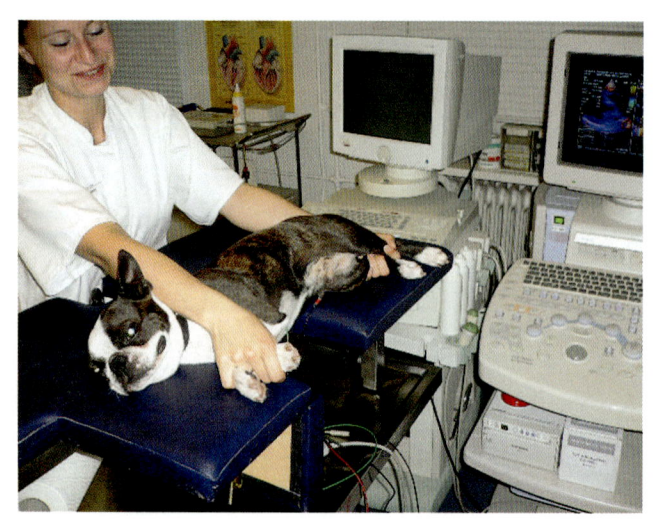

Abb. 6.3:
Echokardiographischer Untersuchungstisch mit Lochaussparungen zur Untersuchung des liegenden Patienten (Boston Terrier).

ten an den Thorax geführt wird (Abb. 6.3). Die Untersuchung sedierter Tiere ist ausschließlich mit dieser Methode möglich. Bei Patienten im Wachzustand ist eine Fixierung durch Hilfspersonal erforderlich, die bei sehr lebhaften Hunden und Katzen an Grenzen stoßen kann. Insbesondere der durch Dyspnoe auffallende dekompensierte Herzpatient kann sich bei dieser Lagerung im Befinden verschlechtern. Mangelnde Toleranz der Zwangsposition kann zum Untersuchungsabbruch führen. Vorteil der liegenden Position ist ein geringerer Einfluss des lufthaltigen Lungenfelds auf die Schallbildqualität.

Für die Untersuchung am stehenden Patienten spricht die bessere Akzeptanz durch eine Vielzahl der Patienten, insbesondere der symptomatisch auffälligen Tiere. Darüber hinaus ist die Fixierung des Patienten i.d.R. leichter und mit geringerem Personalaufwand möglich. Chetboul et al. (2004) haben gezeigt, dass die inter- und intraspezifischen Abweichungen in Messdaten bei der Untersuchung am stehenden Patienten geringer ausfallen als beim liegenden Tier.

Ein häufig diskutiertes Thema ist die Rasur (»to shave or not to shave«). Sie stellt für den Tierbesitzer eine ästhetisch negative Beeinflussung des Erscheinungsbilds seines Tieres dar, welche insbesondere bei Ausstellungstieren nur extrem ungern toleriert wird. Über die Abwertung rasierter Tiere in Zuchtschauen gibt es immer wieder anekdotische Berichte, deren Stichhaltigkeit schwer zu prüfen, aber zumindest nachzuvollziehen ist.

Nach Auffassung des Autors ist eine Rasur bei langhaarigen Tieren in 99 % der Untersuchungen überflüssig. Mit modernen Sonden wird nach Scheitelung des Haars, großzügiger Entfettung von Haut- und Haarkleid mit handelsüblichen Hautdesinfektionsmitteln auf alkoholischer Basis (z.B. Softasept®) und Verwendung von ausreichenden Mengen Ultraschallgel eine ebenso gute Bildqualität erreicht wie im rasierten Status. Diese Vorgehensweise schließt Punktionen selbstverständlich aus. Für diese ist eine Rasur unerlässlich. Patienten, die eine Punktion benötigen, sind in der Regel schwer erkrankt und sicher keine Ausstellungstiere mehr.

Indikationen
Häufigste Indikation ist die Feststellung eines systolischen-, diastolischen oder kontinuierlichen Herzgeräuschs. Gefolgt von der diagnostischen Absicherung oder dem differentialdiagnostischen Ausschluss einer Herzinsuffizienz bei Leistungsminderung, Husten und/oder Dyspnoe.

Weitere Indikationen sind:
- Ursachenabklärung bei Veränderungen in EKG und Röntgenbild
- Verdacht auf eine kardiale Thrombenquelle bei Feststellung eines herzfernen Embolus
- Differentialdiagnostik bei Anfallsleiden zum Ausschluss kardialer Ursachen für zentrale Hypoxien / Minderperfusionen
- arterielle Hypertonie der Katze
- Ausschluss einer angeborenen Herzmissbildung bei disponierten Rassen, auch im Rahmen einer Zuchtuntersuchung

6.1.1 Transthorakale versus transösophageale Anschallung

Die nicht-invasive transthorakale Anschallung ist die in der Veterinärmedizin übliche Applikationsform der Sonde. Aufgrund ihrer Unbedenklichkeit hinsichtlich einer körperlichen Belastung durch die Untersuchung und ihrer allgemein guten Toleranz durch den Patienten kann sie beliebig oft wiederholt werden.

Die semi-invasive transösophageale Echokardiographie (TEE) über eine Schlucksonde ermöglicht am narkotisierten Patienten ergänzende Informationen bei bestimmten Fragestellungen. Die TEE ist kein Ersatz, sondern eine Ergänzung zur nicht-invasiven Sonographie. Durch den Wegfall des Lungengewebes und den direkten Kontakt des Herzens zur Speiseröhre können bei der TEE hochauflösende 7,5- und 5-MHz-Sonden eingesetzt werden. Besonders Atriale Sepumdefekte und Tumoren / Thromben im atrialen und im Herzohrbereich sind so leichter zu visualisieren. In der Humanmedizin wird der TEE auch eine höhere Zuverlässigkeit in der Diagnostik infektiöser Endokarditiden / Valvulitiden zugesprochen.

Die intraoperative Patientenüberwachung stellt eine weitere Indikation in der Humanmedizin dar, wird aber in der Tiermedizin faktisch nicht genutzt. Neben dem größeren Aufwand für Patient und Untersucher relativiert der begrenzte zusätzliche Nutzen dieser Untersuchung ihre Anwendungshäufigkeit. Zudem können Komplikationen auftreten wie: Herzarrhythmien, Laryngospasmen und Verschlechterung der Herzinsuffizienz durch die Narkose und die Manipulation. Als Kontraindikation gelten Ösophaguserkrankungen gleich welcher Art.

6.1.2 Untersuchungstechniken

Als praxisnah hat sich die Verknüpfung der Ultraschalltechniken in folgender Reihenfolge ergeben:
1. zweidimensionales Echokardiogramm
2. TM-Mode im rechtsparasternalen Kurz- und Längsachsenblick
3. Farbdoppler
4. abschließend gepulster / kontinuierlicher Doppler

Optional: Gewebedoppler (TDI), Strain-Rate-Verfahren, Kontrastechokardiographie oder transösophageale Echokardiographie.

Die Zusammenführung der Einzelergebnisse führt zur echokardiographischen Diagnose, die in den Kontext von Anamnese, klinischer Untersuchung und pathophysiologischen Gegebenheiten gebracht werden muss.

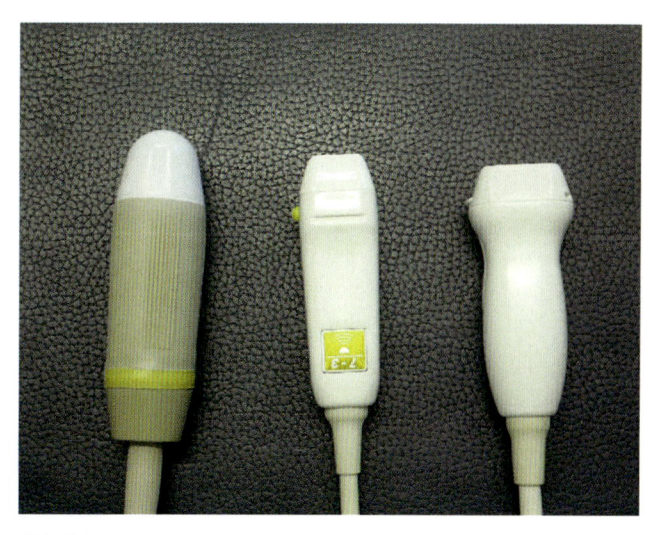

Abb. 6.4:
Sektorschallköpfe von links nach rechts: mechanische Sonde mit 7,5–10 MHz, elektronische Sonde mit 7–3 MHz, elektronische Sonde mit 3,5–2 MHz. Jede Sonde hat eine tastbare Referenzmarke, die bei der Schallführung als Orientierungshilfe dient.

6.1.2.1 Zweidimensionales Echokardiogramm (2DE)

Die in der veterinärmedizinischen Echokardiographie üblicherweise verwendeten Sonden sind Sektorschallköpfe mit Frequenzen zwischen 2,5 und 7,5 MHz. Linearsonden und Semikonvexsonden eignen sich in der Thoraxsonographie nicht. Mechanische Sektorschallköpfe, deren piezoelektrische Kristalle in einem Ölbad lagern, sind inzwischen kaum noch im Einsatz. Sie zeichnen sich jedoch aufgrund ihrer eliptischen Form durch eine hervorragende Applikationsfreundlichkeit im Zwischenrippenraum aus. Als Stand der Technik gelten elektronische Sektorscanner (Abb. 6.4). Bei diesen werden parallel angeordnete Kristalle elektronisch sequentiell aktiviert (Phased-Array-Technik).

Die fächerförmig ausgesandten Schallwellen treffen im Körper auf Grenzflächen. Aus der impedanzabhängig unterschiedlichen Reflexion an diesen Grenzflächen und der daraus resultierenden unterschiedlichen Rücklaufzeit zum Empfängerkristall im Scanner werden die Entfernungen errechnet. Je nach Intensität der Signale werden auf dem Bildschirm unterschiedlich intensive Graustufen dargestellt.

In der 2D-Echokardiographie wird eine Real-Time-Darstellung des Herzens gezeigt. Aufgrund der fächerförmigen Schallaussendung und der ständigen Erneuerung des Abbilds werden die kardialen Bewegungen in natürlicher Geschwindigkeit gezeigt. Die Domäne der 2DE ist daher die Beurteilung der Bewegungsabläufe sowie der Morphologie von Herzmuskeln und -klappen. Darüber hinaus eignet sie sich zur Identifizierung kardialer Massen wie Tumoren oder Thromben. Ferner fällt die Darstellung extrakardialer Flüssigkeitsansammlungen leicht. Das Lungengewebe und der knöchern

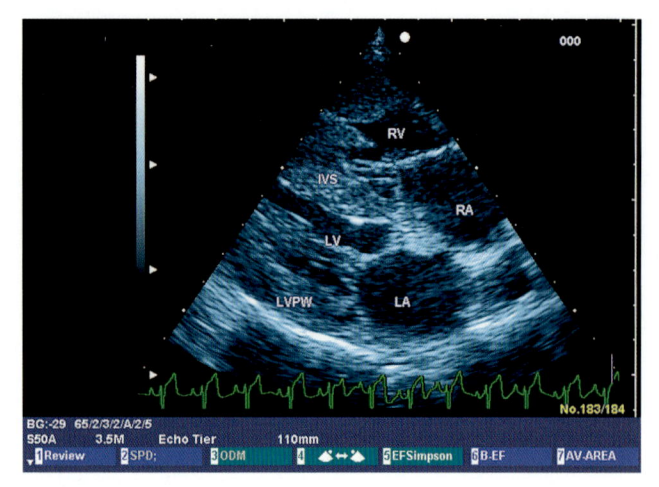

Abb. 6.5:
Rottweiler (m, 2 J). 2D-Echokardiogramm, rechts parasternaler Längsachsenblick. Myokardhypertrophie der rechten Kammer infolge Pulmonalstenose.

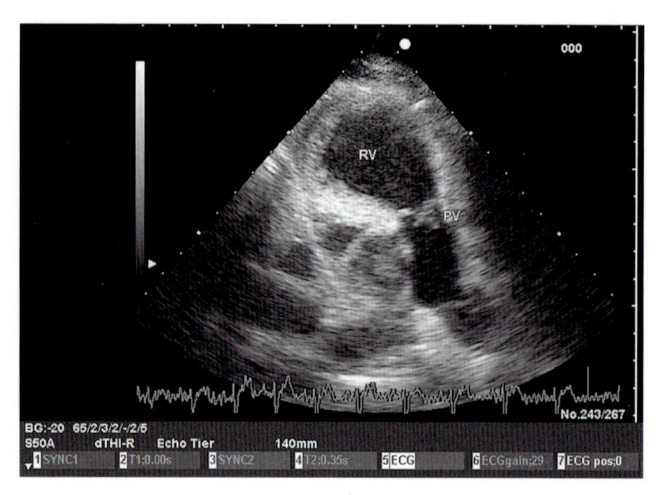

Abb. 6.6:
Boxer (m, 1 J). 2D-Echokardiogramm, kurze Achse vom linken Hemithorax. Verdickte Semilunarklappen (Aorta und A. pulmonalis).

begrenzte Zwischenrippenraum limitieren hingegen das Schallfenster.

Die Kavitäten werden hinsichtlich Größe, Form und Volumen beurteilt. Die echogensten Strukturen sind Perikard und Endokard, die als helle bis weiße äußere und innere Strukturen optisch auffällig sind.

Das in unterschiedlichen Graustufen wiedergegebene Myokard wird hinsichtlich Wanddicke und Formabweichungen beurteilt, mögliche Befunde sind: normotroph, hypertroph, dilatativ sowie symmetrische, asymmetrische, globale oder fokale Veränderungen (Abb. 6.5). Homogenität und Echogenität sind Kriterien in der Beurteilung der Myokardtextur. Die Kontraktilität ist ein entscheidender funktioneller klinischer Parameter. Der Herzmuskel kann sich normo-, hypo-, hyperkontraktil, akinetisch oder dyskinetisch verhalten oder paradoxe Wandbewegungen zeigen.

Die Herzklappen werden identifiziert und die Anzahl der einzelnen Segel sowie deren Morphologie überprüft. Man spricht von normalen oder zarten Klappensegelechos, Verdickungen (Abb. 6.6), Verkürzungen, Verplumpungen, Auflagerungen, Verkalkungen und Fibrosen. Die Beweglichkeit sollte frei sein, gut öffnend und schließend. Abweichungen sind: eingeschränkte Beweglichkeit, Starrheit, Flattern und unkontrollierte Bewegungen, die durch Abriss eines Sehenenfadens bedingt sein können.

6.1.2.2 Eindimensionales Echokardiogramm (TM-Mode)

Bei der TM-Mode-Untersuchung (TM = *time motion*) wird ein Schallstrahl kontinuierlich in einer definierten Schnittebene durch das Gewebe geführt und über die Zeit aufgezeichnet. Voraussetzung ist ein 2DE-Bild, durch das der TM-Mode-Strahl geführt wird. Die Kenntnis der anerkannten Schnittebenen und ihrer Aussagekraft ist Voraussetzung für dieses Procedere! Wahllose und unkritische Applikation führt zu Artefakten und Ungenauigkeiten in der Aussage aufgrund von Fehlmessungen. Schlimmstenfalls führt dies zu einer kompletten diagnostischen Fehleinschätzung der Situation. Es ist z.B. ein Unterschied, ob die Myokardwanddicken unterhalb der Mitralklappensegel und zwischen den Papillarmuskeln ermittelt werden oder fälschlicherweise Papillarmuskelgewebe angeschnitten und in der TM-Mode-Vermessung mit verrechnet wird.

Aufgrund seiner hohen zeitlichen Auflösung ist das TM-Mode-Echokardiogramm in der Lage, Bewegungsabläufe der Herklappen besonders genau darzustellen und analysierbar zu machen (Abb. 6.7). An die Qualität des TM-Modes sind bei der Gerätewahl daher höchste Ansprüche zu stellen.

Die Anlotung erfolgt immer parasternal am rechten Hemithorax. Es werden die Dimensionen der Aortenwurzel (enddiastolisch) und des linken Atriums (endsystolisch) bestimmt, der linke und rechte Ventrikel sowie das Myokardium enddiastolisch und endsystolisch vermessen, die Bewegungen der Mitral- und Aortenklappen und der Mitralklappenabstand zum Septum studiert (Abb. 6.27–6.29, 6.39).

Es lassen sich aus diesen Daten Funktionsgrößen berechnen wie die systolische Verkürzungsfraktion, die Ejektionsfraktion, die linksventrikuläre Masse, das Schlagvolumen sowie die endsystolischen und enddiastolischen Volumenindices.

6.1.2.3 Doppler-Echokardiographie

Die Domäne der Doppler-Echokardiographie ist die Darstellung der Strömungsrichtung und der Geschwindigkeit des

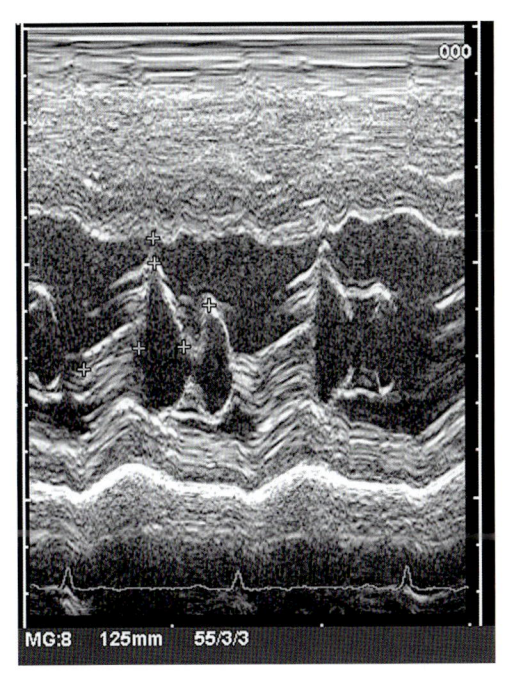

Abb. 6.7:
Golden Retriever (w, 3 J). 2D-Echokardiogramm (links) und TM-Mode (rechts). Darstellung und Vermessung der Bewegungen des septalen und des parietalen Mitralsegels.

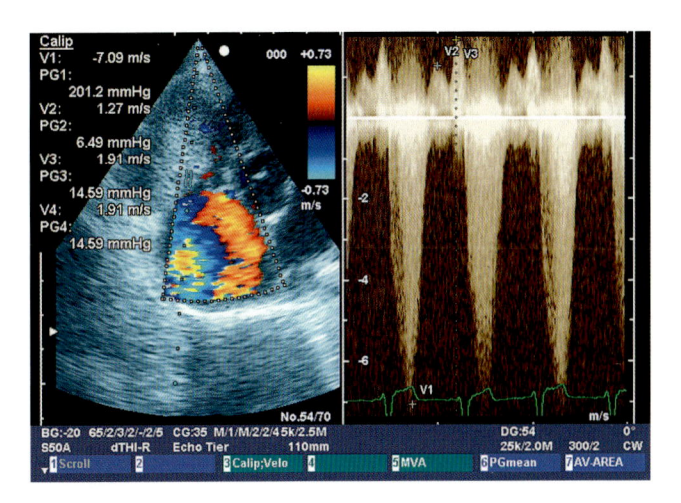

Abb. 6.8:
Mischlingshund (m, 3 J). Farbkodierter Doppler (links) und konventioneller Doppler (rechts) einer Trikuspidalklappendysplasie sowie Rechtshypertrophie infolge Pulmonalstenose. Auf den Schallkopf zugerichtete Strömungen haben eine positive Ausschlagsrichtung oberhalb der x-Achse, eine dem Transducer abgewandte Flussrichtung ist negativ abgebildet.

fließenden Blutes. Targetorgan des Schallstrahls ist demzufolge der Erythrozyt, der durch seine Bewegung in Herz und Gefäßen den Schall in seiner Frequenz verschiebt.

Aus dem Alltag kennt jeder die Wahrnehmung einer Polizeisirene. Diese erscheint bei einem herannahenden Auto hochfrequent, doch sobald das Auto vorbeifährt und sich wieder entfernt, sinkt die wahrgenommene Frequenz und die Sirene klingt tiefer. Dabei bleibt die von der Sirene ausgesandte Frequenz natürlich gleich. Diese 1842 von Johann Christian Doppler beschriebene Differenz zwischen wahrgenommener und tatsächlich ausgesandter Frequenz wird als Doppler-Frequenzverschiebung bezeichnet.

Eine Frequenzerhöhung durch den Erythrozyten wird auf dem Bildschirm des Ultraschallgeräts in einem Diagramm mit Frequenz und Zeitachse als positiver Ausschlag aufgezeichnet, eine Absenkung der Frequenz als negative Kurve dargestellt (Abb. 6.8). Neben dieser optischen Anzeige ist die Doppleruntersuchung auch eine akustische Untersuchung: die Signale werden über einen Lautsprecher oder Kopfhörerausgang am Gerät akustisch vermittelt und sind für systolische und diastolische Flüsse über den verschiedenen Klappen jeweils charakteristisch.

Die Höhe der Frequenzverschiebung verhält sich proportional zur Geschwindigkeit, mit der sich der Blutstrom zur Schallquelle hin oder von ihr weg bewegt. Aus der mathematischen Formel zur Beziehung zwischen Fließgeschwindigkeit und Dopplerfrequenz ergibt sich eine Abhängigkeit zum Dopplerwinkel α. Je größer der Winkel α ist, desto kleiner die Höhe der messbaren Frequenzveränderung. Daraus resultiert ein Artefakt in der klinischen Anwendung: Es kommt zur Unterschätzung der gemessenen Geschwindigkeiten, wenn es nicht gelingt, den Schallstrahl exakt parallel zum Blutfluss zu führen. In praxi werden Winkelabweichungen < 20 Grad toleriert.

Dopplergleichung:

$$F(d) = \frac{2V \cos\alpha}{C} f \times 100$$

F(d) = Dopplerfrequenz
V = Fließgeschwindigkeit des Blutes
C = Geschwindigkeit des Schalls im Gewebe
α = Winkel zwischen Blutstrom und einfallendem Schallstrahl

Im klinischen Alltag werden drei verschiedene Dopplertechniken angewendet, die in der Reihenfolge ihres Einsatzes beschrieben werden:
- farbkodierte Doppler-Echokardiographie = Farbdoppler = Colour-Flow-Doppler (CFD)
- gepulste Doppler-Echokardiographie = Pulsed-Wave-Doppler (PW-Doppler)
- kontinuierlicher Doppler = Continuous-Wave-Doppler (CW-Doppler)

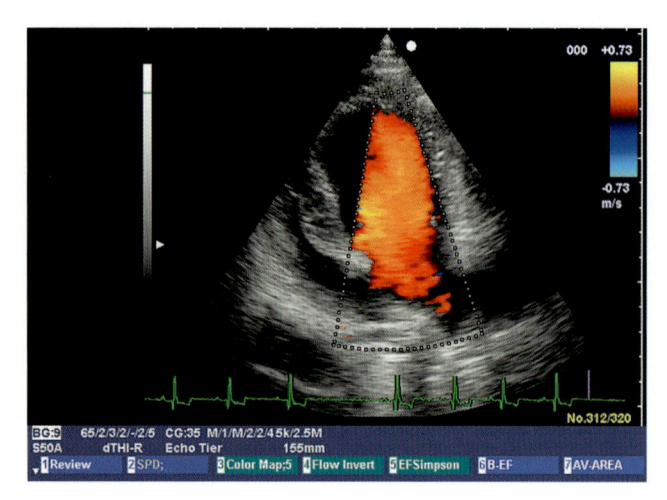

Abb. 6.9:
Deutsch Kurzhaar Vorstehhund (w, 3 J). Farbkodiertes Dopplersonogramm, links apikaler 4-Kammerblick, diastolischer Einstrom des Vorkammerbluts in den linken Ventrikel. Das Blut bewegt sich auf den Schallkopf zu, daher ist es farblich rot kodiert.

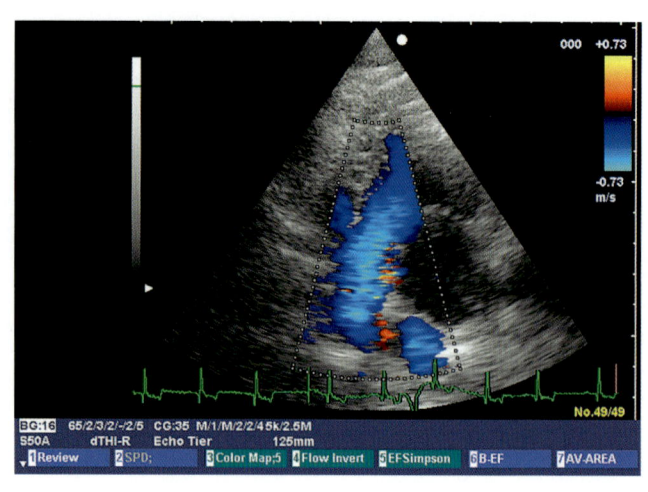

Abb. 6.10:
Boxer (w, 15 Mo). Farbkodiertes Dopplersonogramm, links apikaler 5-Kammerblick. Endsystolischer Blutstrom aus dem linken Ventrikel in die Aorta ascendens. Das Blut bewegt sich vom Schallkopf weg, daher ist es farblich blau kodiert.

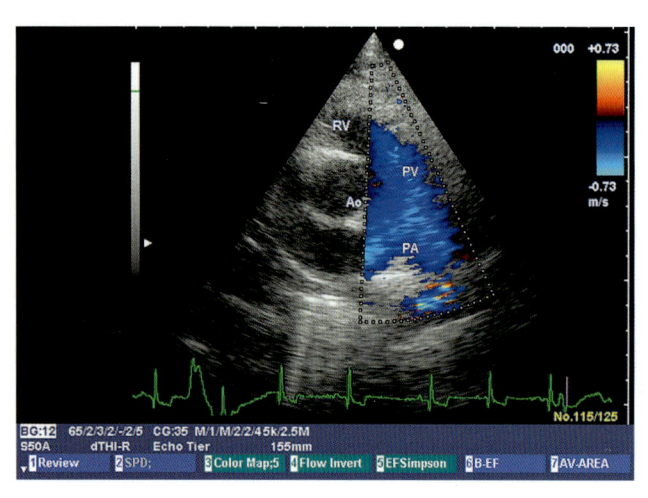

Abb. 6.11:
Deutsch Kurzhaar Vorstehhund (w, 3 J). Farbkodiertes Dopplersonogramm, Kurzachsenblick von links, Truncus pulmonalis (PV) und Aufzweigung der Aa. pulmonales dext. et sin. (PA) blau kodiert, da der Blutstrom aus dem rechten Ventrikel (RV) vom Schallkopf weggerichtet ist. Die Aorta (Ao) ist quer zum Pulmonalarterienstamm angeschnitten.

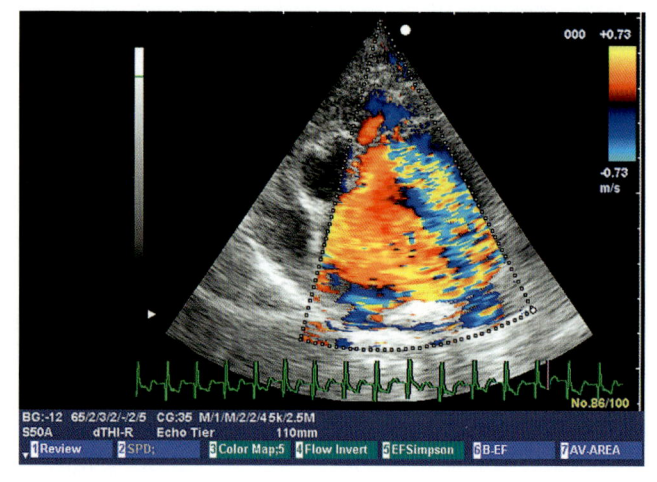

Abb. 6.12:
Rauhaarteckel (m, 14 J) mit hochgradiger AV-Klappeninsuffizienz. Farbkodiertes Dopplersonogramm. Mitrales Regurgitationssignal mit massiven Turbulenzen (blau-gelb-rotes Mosaik) bis zum Vorhofdach und in die Lungenvenen hinein.

Farbdoppler

Der Farbdoppler basiert auf einer räumlich-flächenhaften Darstellung von Farbsignalen im Real-Time-Bild. Der technisch auf dem gepulsten Doppler basierende CFD ermöglicht visuell eine rasche Orientierung über den Blutfluss und das Vorhandensein intrakardialer Vitien (Abb. 6.9–6.12).

Hunderte kleiner Messvolumina (*sample-volumes*, SV) ermöglichen eine Farbkodierung des fließenden Blutes innerhalb eines vom Untersucher vorgegebenen, größenvariablen Keilfensters. Die Farbe symbolisiert nicht die Sauerstoffsättigung des Blutes, sondern ist eine Richtungsdefinition. Rot fließt auf den Schallkopf zu, Blau bewegt sich vom Schallkopf weg. Voraussetzung ist die Einhaltung der Nyquistgrenze. Grün-gelbe Farbeffekte deuten Turbulenzen an.

Die Farbskala ist in modernen Geräten variabel, sodass auch andere Farbmuster zur Visualisierung genutzt werden können. Je heller die Farbe, desto schneller fließt das Blut. Je dunkler der Farbton, desto langsamer ist die Strömung. Aufgrund seines messtechnisch limitierten Geschwindigkeitsspektrums (PW-Technik, siehe unten), kommt es schnell zu so genannten Aliasing-Phänomenen. Diese deuten sich als Farbwechsel an. Dadurch kann ein rascher Einstromfluss aus dem linken Vorhof in den linken Ventrikel (Basisfarbe: rot) ein blaues Zentrum haben; dies ist nicht mit einem Refluxsignal über der Mitralklappe zu verwechseln!

Konventioneller Doppler

Der gepulste Doppler (PW-Doppler) und der kontinuierliche Doppler (CW-Doppler) wurden früher als Schwarz-Weiß-Doppler zusammengefasst. Aufgrund der heutzutage üblichen optionalen Einfärbung dieser Signale auf dem Gerätemonitor ist dieser Begriff obsolet geworden und durch den Begriff »konventioneller Doppler« zu ersetzen.

Der **PW-Doppler** eignet sich zur selektiven Erfassung eines Blutflussspektrums in einer frei wählbaren Tiefe mit Hilfe eines Messvolumens (*sample-volume*). Dieses *sample-volume* ist in Lage und Größe sowie in seinem Winkel veränderbar. Der Transducer sendet ein kurzes, gepulstes Signal aus und schaltet dann auf Empfang um, anschließend wird ein neues Signal ausgesendet. Die Pulsrepetitionsfrequenz (PRF) ist die Anzahl ausgesandter Impulse pro Sekunde. Sie wird limitiert durch die Entfernung des Messvolumens zum Schallkopf und die daraus resultierte Laufzeit des Schalls. Je tiefer das *sample-volume* liegt, desto niedriger ist die zu erzielende Pulsrepetitionsrate. Die messbare Geschwindigkeit ist begrenzt und wird als Nyquistgrenze bezeichnet. Diese liegt im Schnitt bei 1,5–2 m/s. Wird die Geschwindigkeit überschritten, kommt es zum so genannten Aliasing-Phänomen. Das Geschwindigkeits-Zeit-Diagramm zeigt das Aliasing als durchgehende Kurve an, deren »abgeschnittenes Ende« auf die andere Seite der Basislinie angefügt wird (Abb. 6.13). Eine Quantifizierung ist somit nicht möglich, genauso wenig eine Richtungsbestimmung des Blutflusses.

Nyquistgrenze = PRF ≥ 2 Fd

PRF = Pulsrepetitionsfrequenz
Fd = Dopplerfrequenz ohne Aliasing

Um ein Aliasing-Phänomen zu vermeiden, muss man die Nyquistgrenze erhöhen. Hierzu kann eine niedrigere Scannerfrequenz gewählt werden. Oder die PRF wird heraufgesetzt, indem in Schallkopfnähe neue Messtore über der HPRF eröffnet werden. Die Lokalisierung eines Jets wird hierdurch allerdings erschwert. Alternativ hierzu ist die Verschiebung der Null-Linie gebräuchlich, wie auch die Verminderung der Messtiefe im Gewebe.

Mit dem gepulsten Doppler ist ein Shunt also exakt zu lokalisieren, aber die Messbarkeit der Dopplerfrequenzen ist limitiert. Der kontinuierliche Doppler (CW) ist die ideale Ergänzung für die Quantifizierung.

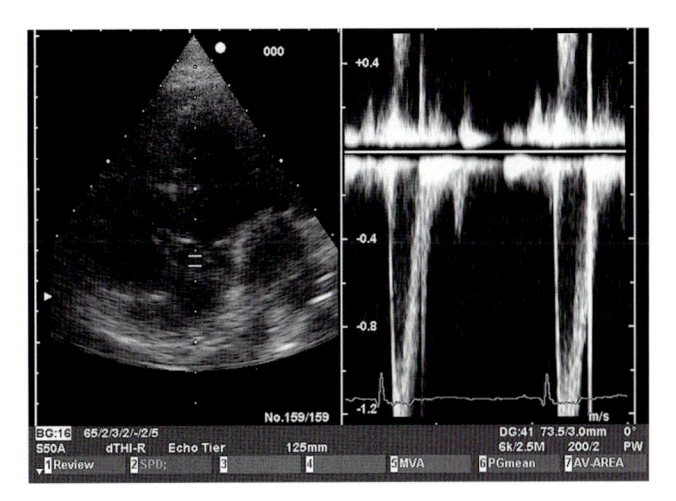

Abb. 6.13:
Aliasing-Phänomen beim PW-Doppler. Das Aortenflusssignal überschreitet die Nyquistgrenze und das Signalende erscheint oberhalb der X-Achse.

Der **CW-Doppler** bedient sich zweier verschiedener Kristalle in paralleler Anordnung. Diese sind getrennt für kontinuierliche Sendung und kontinuierlichen Empfang der Ultraschallwellen verantwortlich. Im Real-Time-Bild wird eine durchgängige Linie sichtbar, entlang derer Schall gesendet wird. Die Flusskurve zeigt den maximalen Fluss entlang der Linie. Eine Differenzierung der langsamen von den schnell fließenden Anteilen des Blutes im Messgebiet ist nicht möglich. Der große Vorteil des CW-Systems liegt in der Erfassung hoher Geschwindigkeiten, wie sie z. B. bei den Gefäßklappenstenosen auftreten.

Die Anlotung für die konventionelle Doppler-Echokardiographie geschieht bevorzugt am linken Hemithorax im apikalen 2-, 4- und 5-Kammerblick. CFD-Untersuchungen sowie eine alternative Anschallung der A. pulmonalis mit dem konventionellen Doppler finden auch am rechten Hemithorax statt.

6.2 Standardschnittebenen

6.2.1 Zweidimensionales Echokardiogramm

In der Real-Time-Darstellung des Herzens ist durch Drehen und Kippen sowie fächerförmiges Führen des Transducers eine nicht zu nennende Anzahl an Schnittebenen möglich. Auf Thomas (1984) gehen definierte Standardebenen zurück, die heute weltweit akzeptiert und kommuniziert werden (Abb. 6.14–6.26). Abweichungen sind möglich und insbesondere bei der Tumorsuche auch nötig.

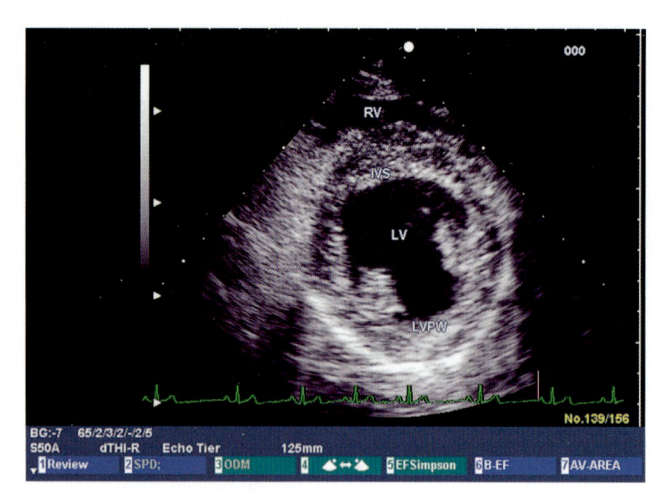

Abb. 6.14:
Golden Retriever (m, 10 Mo). 2D-Echokardiogramm, rechts parasternale Kurzachsenansicht. Myokardebene diastolisch.

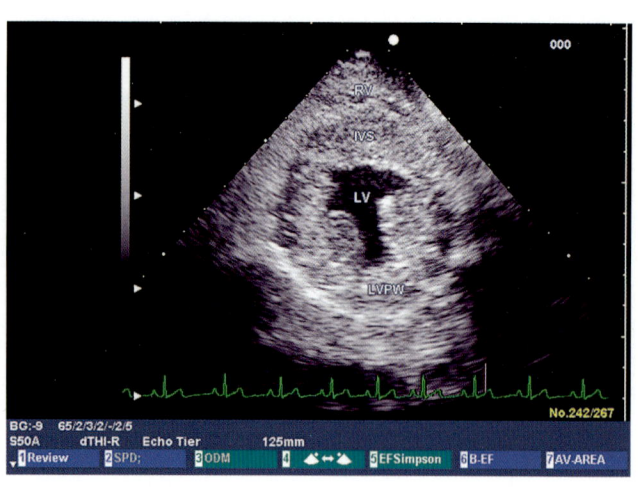

Abb. 6.15:
Saluki (w, 2 J). 2D-Echokardiogramm, rechts parasternale Kurzachsenansicht. Myokardebene systolisch.

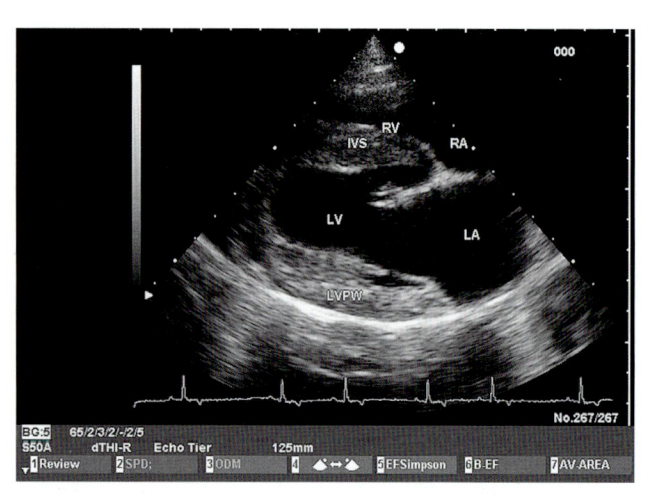

Abb. 6.16:
Golden Retriever (m, 10 Mo). 2D-Echokardiogramm, rechts parasternale Längsachsenansicht in der Diastole. Mitralklappensegel in Separation.

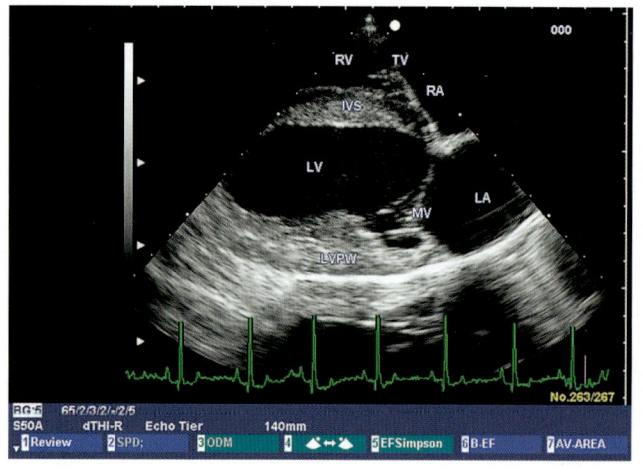

Abb. 6.17:
Saluki (w, 2 J). 2D-Echokardiogramm, rechts parasternale Längsachsenansicht in der Systole. Mitralklappensegel geschlossen.

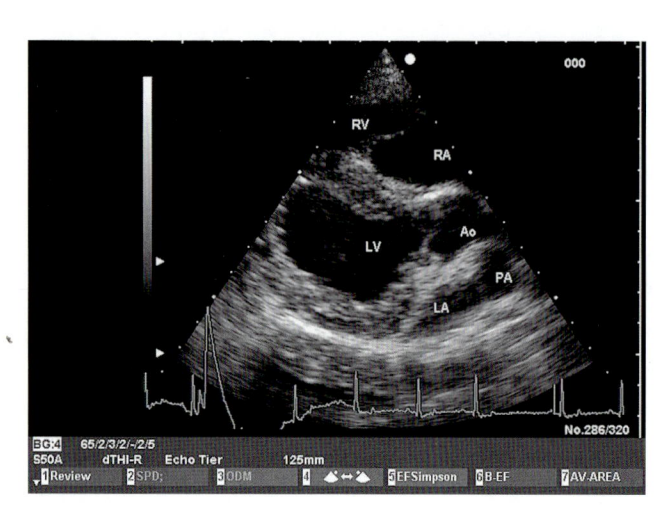

Abb. 6.18:
Boxer (w, 12 Mo). 2D-Echokardiogramm, rechts parasternale Längsachsenansicht. Linksventrikulärer Ausflusstrakt, diastolisch.

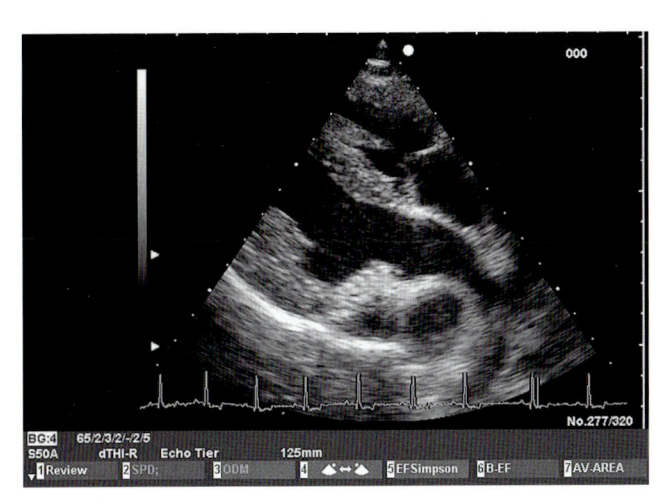

Abb. 6.19:
Gleicher Hund wie Abb. 6.18. 2D-Echokardiogramm, rechts parasternale Längsachsenansicht. Linksventrikulärer Ausflusstrakt, systolisch mit geöffneten Aortenklappen.

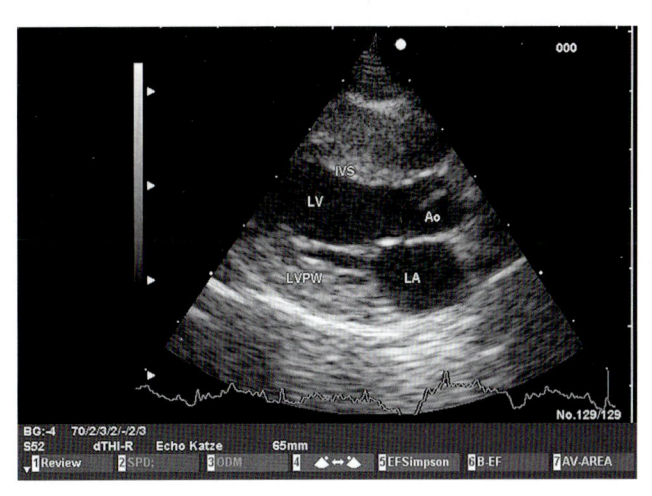

Abb. 6.20:
Europäische Kurzhaarkatze (w, 15 Mo). 2D-Echokardiogramm, rechts parasternale Längsachsenansicht. Geschlossene Mitralklappen. Aortenbulbus (Ao) und linkes Atrium (LA) sind parallel angeordnet.

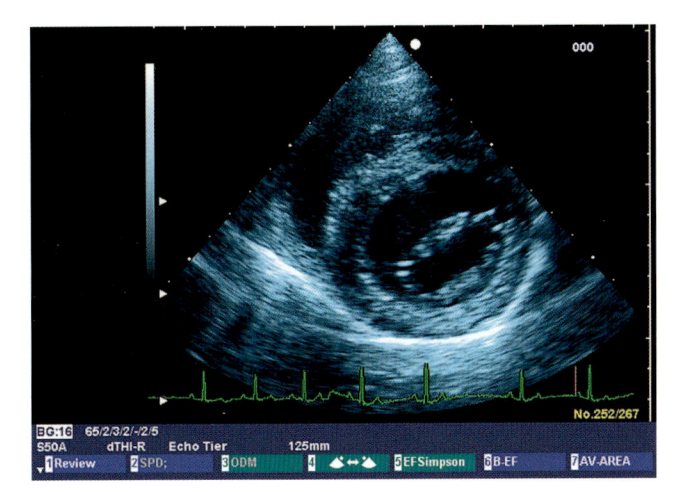

Abb. 6.21:
Deutsch Kurzhaar Vorstehhund (w, 2 J). 2D-Echokardiogramm, rechts parasternale Kurzachsenansicht. Diastolisch sich öffnende Mitralklappe (Fischmaulkonfiguration).

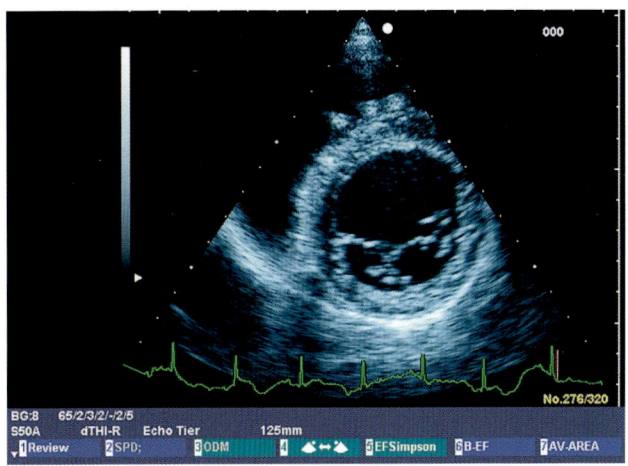

Abb. 6.22:
Afghane (w, 2 J). 2D-Echokardiogramm, rechts parasternale Kurzachsenansicht. Systolisch schließende Mitralklappe (Hantelform).

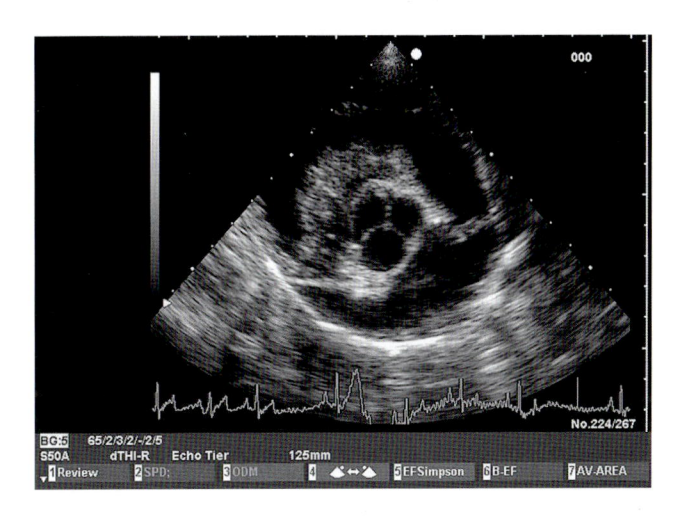

Abb. 6.23:
Galgo-Espanol (w, 13 Mo). 2D-Echokardiogramm, rechts parasternale Kurzachsenansicht in Höhe der geschlossenen Aortenklappen (3 Semilunarklappen).

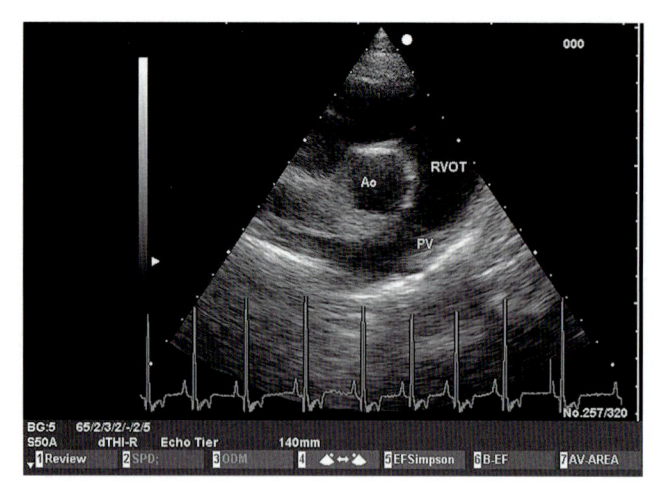

Abb. 6.24:
Golden Retriever (w, 10 Mo). 2D-Echokardiogramm, rechts parasternaler Kurzachsenblick. Darstellung des rechtsventrikulären Ausflusstrakts und der geschlossenen Klappen des Pulmonalarterienstamms.

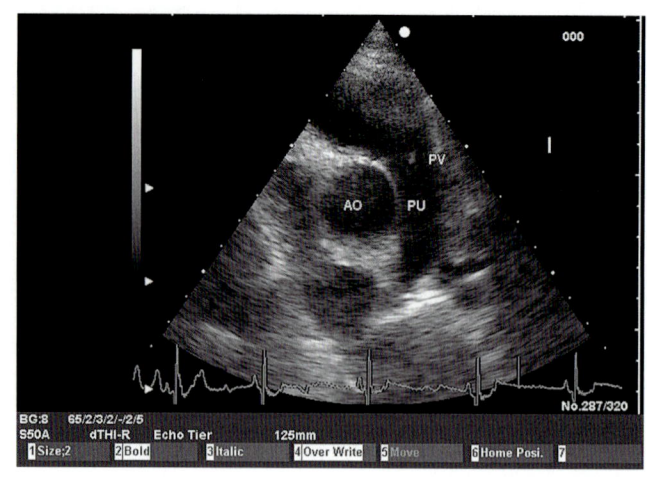

Abb. 6.25:
Gleicher Hund wie in Abb. 6.24. 2D-Echokardiogramm, Kurzachsenansicht linker Hemithorax. Aorta im Querschnitt, rechtsventrikulärer Ausflusstrakt mit geschlossenen Pulmonalarterienklappen im Längsschnitt. Truncus pulmonalis dargestellt bis hinab in die Aufteilung in A. pulmonalis dexter und sinister.

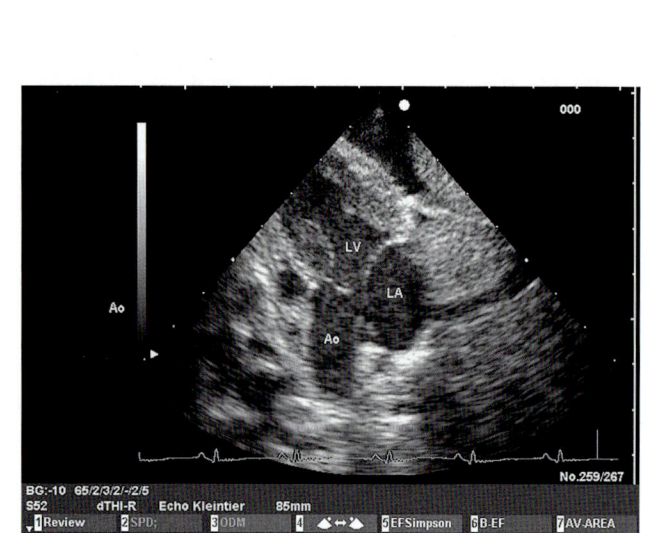

Abb. 6.26:
Labrador (m, 6 Wo) mit Trikuspidalklappenstenose. 2D-Echokardiogramm Darstellung des linksventrikulären Ausflusstrakts und der Aorta durch das Lebergewebe (rechts im Bild) von subkostal. Günstiges Winkelverhältnis für die Dopplervermessung der Aorta

Folgende Ebenen werden empfohlen:

Rechts parasternale Kurzachsenansicht:
- apikal
- Papillarmuskelhöhe
- Mitralklappenhöhe
- Aorten-/Pulmonalklappenebene

Rechts parasternale Längsachsenansicht:
- Einstromtrakt
- Ausflusstrakt

Apikaler Kammerblick von links:
- 2-Kammerblick
- 4-Kammerblick
- 5-Kammerblick

Kurzachsenblick von links:
- Darstellung Aorta im Querschnitt und Pulmonalarterienstamm im Längsschnitt

Subkostale Anschallung:
- 4-Kammerblick
- 5-Kammerblick

6.2.2 TM-Mode

Die Anlotung des TM-Modes findet immer von rechts statt! Voraussetzung ist ein technisch einwandfreier zweidimensionaler Schnitt in der langen Achse (LAV = *long axis view*, Lang-/Längsachsenansicht, Lang-/Längsachsenblick) oder kurzen Achse (SAV = *short axis view*, Kurzachsenansicht, Kurzachsenblick). Es gibt drei definierte Schnittebenen (Abb. 6.27–6.29).

1. Die Myokardebene: unterhalb der Mitralklappensegelspitzen, über bzw. zwischen den Papillarmuskeln. Abgebildet werden die rechtsventrikuläre Hinterwand, der rechte Ventrikel, das interventrikuläre Septum, der linke Ventrikel und die linksventrikuläre Hinterwand. Lange und kurze Achse sind in dem Ergebnis ihrer Messdaten nicht vollständig identisch, sodass bei einem Messdatenvergleich immer die exakt gleiche einmal gewählte Achse und Ebene wiederholt werden muss.

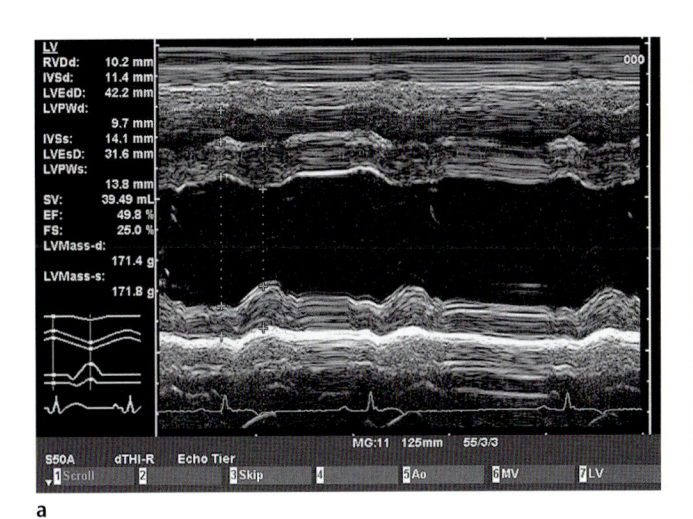

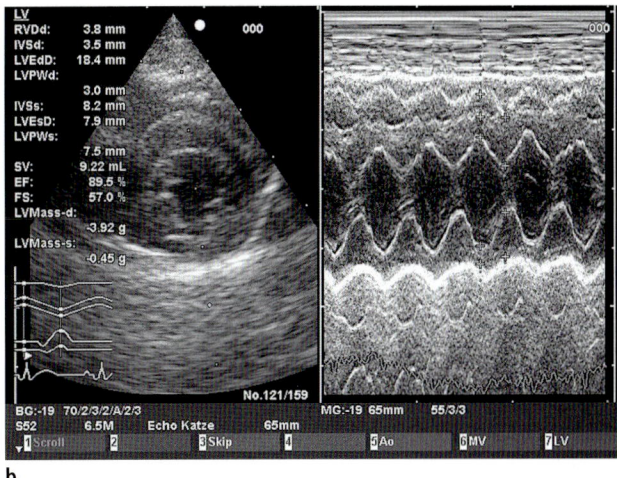

Abb. 6.27a, b:
TM-Mode, rechts parasternale Anschallung auf Myokardebene (**a**) beim Hund (Golden Retriever, m, 1 J) hier aus der Längsachsenansicht und (**b**) bei der Katze (Maine Coon, w, 2 J) hier aus der Kurzachsenansicht. Darstellung der rechten Hinterwand, des rechten Ventrikels, des interventrikulären Septums, des linken Ventrikels, der linken Hinterwand und des fest anliegenden Herzbeutels. Ermittlung linksventrikulärer Dimensionen und Funktionsparameter wie systolischer Verkürzungsfraktion (FS).

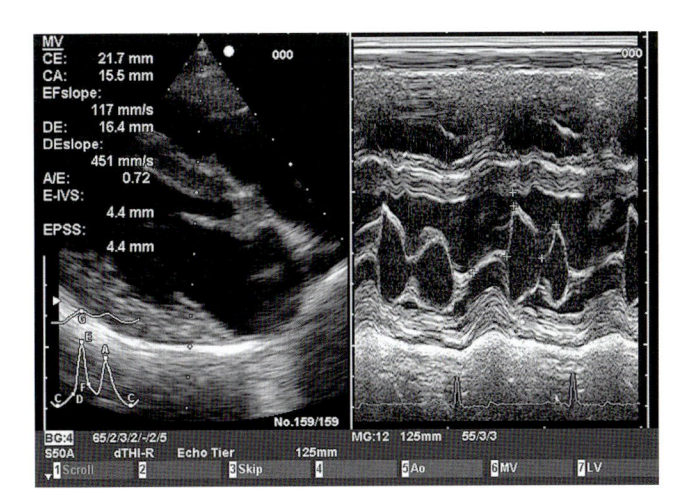

Abb. 6.28:
TM-Mode (rechts) und 2D-Echokardiogramm (links) aus der rechts parasternalen Längsachse in Höhe der Mitralklappensegel bei einem Boxer (w, 11 Mo). Darstellung des rechten Ventrikels, der Kammerscheidewand, des linken Ventrikels, der linken Hinterwand, des fest anliegenden Herzbeutels sowie der hinteren und vorderen Mitralklappensegel. Vermessung der Klappenbewegungsamplituden und EPSS-Bestimmung.

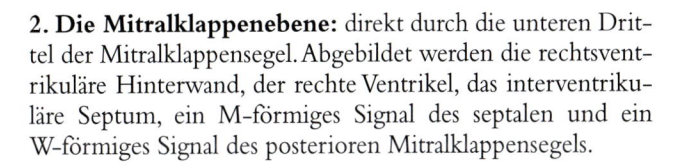

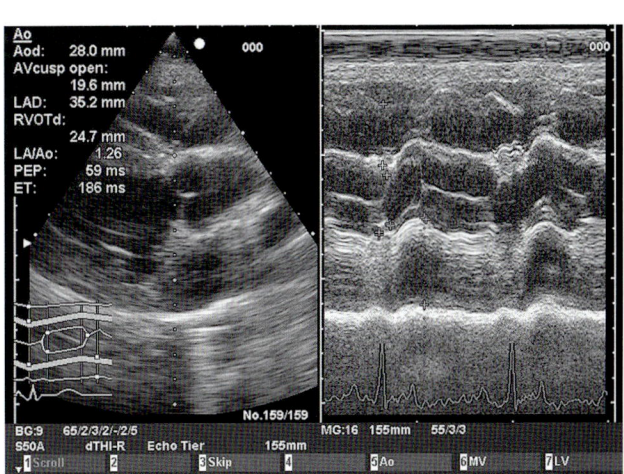

Abb. 6.29:
TM-Mode (rechts) und 2D-Echokardiogramm (links) aus der rechts parasternalen Längsachse in Höhe der Aortenklappen bei einem Boxer (w, 11 Mo). Darstellung des rechten Ventrikels, des Aortenbulbus, der Semilunarklappen, des linken Vorhofs und des fest anliegenden Herzbeutels. Bei herzgesunden Hunden / Katzen sollten die Durchmesser des Aortenbulbus und des linken Atriums annähernd gleich groß sein. Bestimmung des Verhältnisses LA : Ao und der systolischen Zeitintervalle PEP und LVET.

2. Die Mitralklappenebene: direkt durch die unteren Drittel der Mitralklappensegel. Abgebildet werden die rechtsventrikuläre Hinterwand, der rechte Ventrikel, das interventrikuläre Septum, ein M-förmiges Signal des septalen und ein W-förmiges Signal des posterioren Mitralklappensegels.

3. Die Aortenklappenebene: Messung im Bulbus aortae mit Aortenklappenbewegung. Abgebildet werden die rechtsventrikuläre Hinterwand, der rechte Ventrikel, die Aortenwände, die Aortenwurzel, ein kastenförmiges Signal der Aortenklappen sowie Wände und Kavität des linken Atriums.

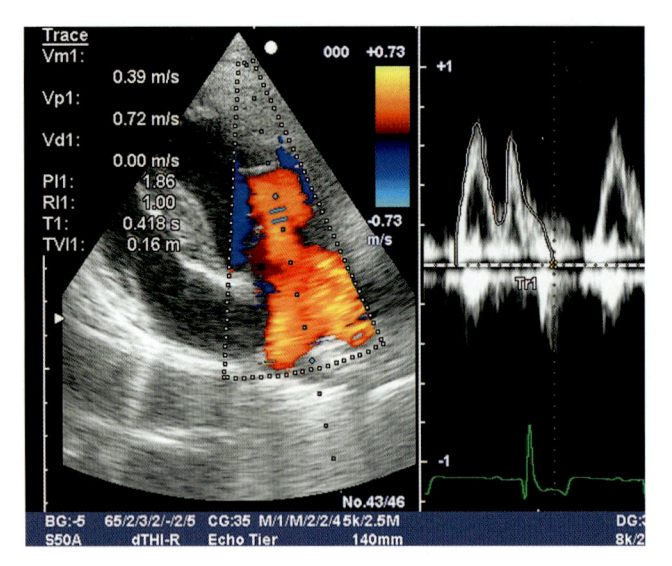

Abb. 6.30:
Boxer (m, 15 Mo). Farbkodierter Doppler (links) und PW-Doppler (rechts) über der Mitralklappe, aus dem links apikalen 4-Kammerblick abgeleitet. Diastolischer Einstrom des Blutes in den linken Ventrikel. Das auf den Schallkopf zufließende Blut aus der Vorkammer ist rot kodiert. Das *sample-volume* befindet sich im Bereich der Mitralklappenspitze. Die frühdiastolische E-Welle ist normalerweise die erste positive Welle und hat eine höhere Amplitude und breitere Basis als die nachfolgende A-Welle bei der Vorhofkontraktion.

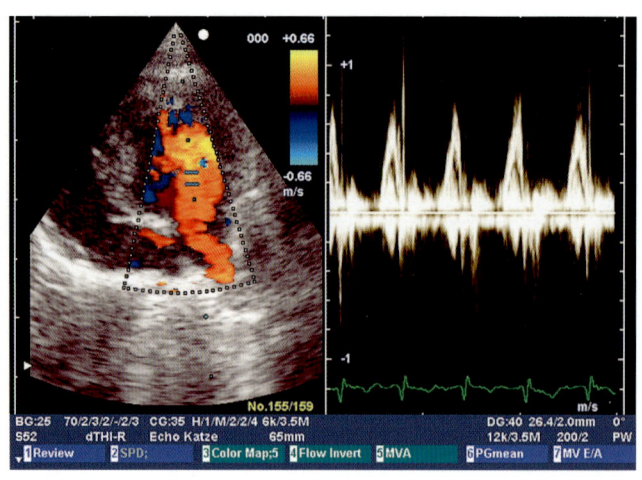

Abb. 6.31:
Maine Coon Katze (w, 2 J). Farbkodierter Doppler (links) und PW-Doppler (rechts) über der Mitralklappe, aus dem links apikalen 4-Kammerblick abgeleitet. Diastolischer Einstrom des Blutes in den linken Ventrikel. E-und A-Welle fusionieren bei Katzen häufig (frequenzabhängig).

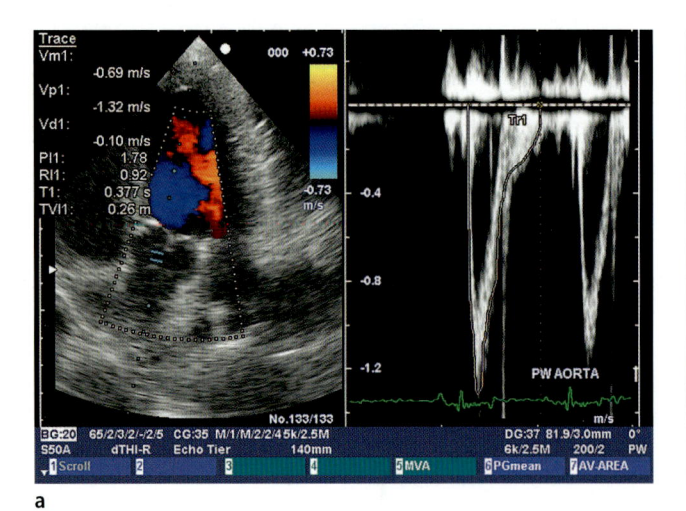

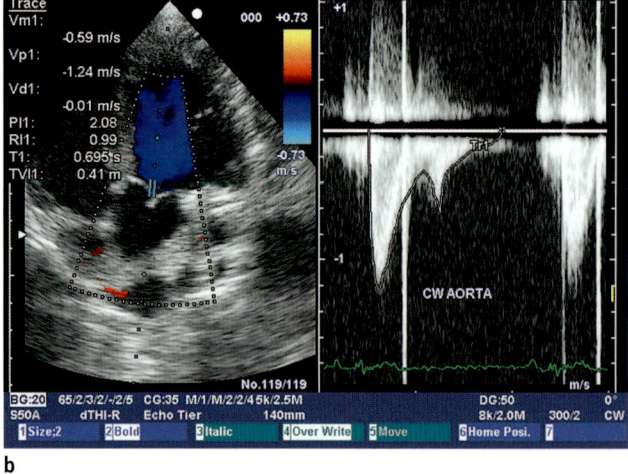

Abb. 6.32a, b:
Galgo-Mischling (m, 2 J). (**a**) Farbkodierter Doppler (links) und PW-Doppler, (**b**) CW-Doppler. Über der Aortenklappe, aus dem links apikalen 4-Kammerblick abgeleitet. Das Messvolumen liegt in Höhe der Aortenklappen. Das sich vom Schallkopf entfernende Blut hat eine blaue Farbe bzw. negative Ausschlagrichtung im PW-Doppler. Charakteristisches dreieckiges laminares systolisches Flusssignal der Aorta mit Hüllkurve des PW-Dopplers.

6.2.3 Doppler-Echokardiographie

Voraussetzung für die Doppler-Echokardiographie ist die Real-Time-Darstellung des Herzens. Die Anlotung erfolgt in der Regel von links, manche Untersucher bevorzugen eine Anschallung der A. pulmonalis von rechts. In bestimmten Indikationen kommt es zur subkostalen Anschallung von abdominal, bei der ein 4- oder 5-Kammerblick durch den linken Leberlappen erstellt wird (Abb. 6.26). Diese Untersuchung zeigt sich als vorteilhaft zur Ermittlung des Aortenflusses und bei Patienten mit Pneumothorax oder Lungenemphysem.

Der Farbdoppler wird in einem Keilfenster variabler Größe aktiviert, das je nach Indikation der Untersuchung an die verschiedensten Lokalisationen im Herz gelegt werden kann. Verfolgt wird der Blutein- und Ausstrom über dem Klappenapparat sowie interatriale oder interventrikuläre Shunts oder Gefäßmissbildungen. Beim gepulsten Doppler wird das *sample-volume* im Bereich der Klappenspitzen gelegt bzw. auf die Vorhofseite der Klappen zur Ermittlung von Regurgitationssignalen (Abb. 6.30–6.32a). Der CW-Doppler wird parallel zur Vena contracta ausgerichtet, um maximale Fließgeschwindigkeiten erfassen zu können (Abb. 6.32b).

6.3 Messverfahren klinisch relevanter Parameter

6.3.1 Zweidimensionales Echokardiogramm

Das Real-Time-Bild verschafft in erster Linie eine Übersicht zur Morphologie der kardialen Strukturen und ist die Grundlage für Funktionsmessungen. Zu den routinemäßigen Messverfahren zählt die Bestimmung der Dimensionen des linken und rechten Ventrikels, der Atrien und des Aortenwurzeldurchmessers. Die Quervermessung der Ventrikel erfolgt unterhalb der Klappenebene. Der Längsdurchmesser reicht im 4-Kammerblick von der Herzspitze zu den Berührungspunkten der AV-Klappensegel (Abb. 6.33), im Längsachsenblick

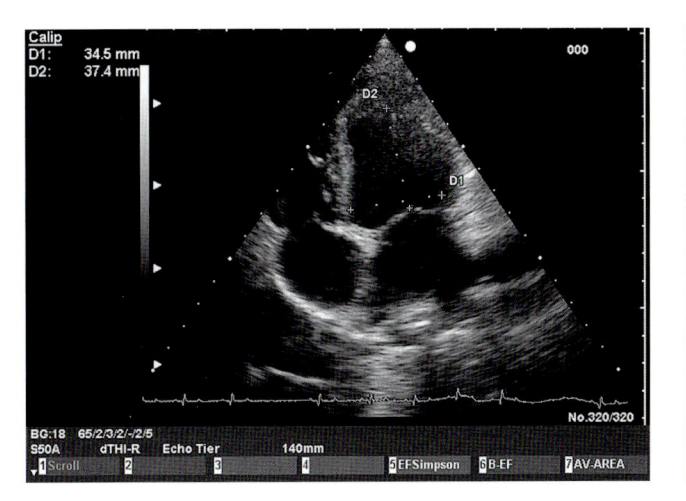

Abb. 6.33:
Herzgesunder Ungarischer Vorstehhund (m, 7 Mo). 2D-Echokardiogramm, Vermessung des linken Ventrikels zur Ermittlung der Ejektionsfraktion (EF) im 4-Kammerblick. Querdurchmesser (D1) unterhalb der Mitralklappenebene, Längsdurchmesser (D2) vom Herzspitzenendokard bis zum Kontaktpunkt beider Mitralsegel.

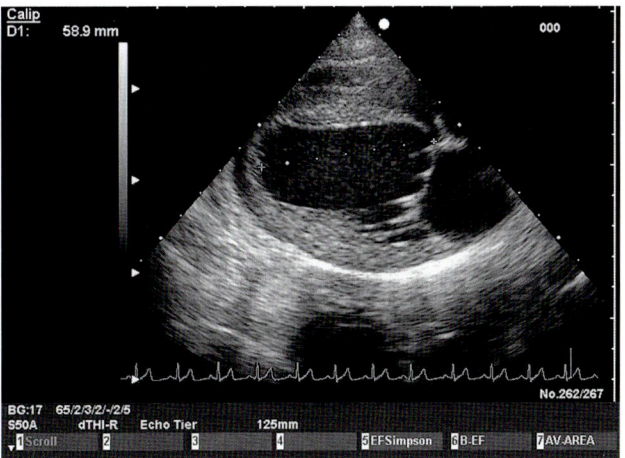

Abb. 6.34:
Herzgesunder Ungarischer Vorstehhund (m, 7 Mo). 2D-Echokardiogramm im Längsachsenblick. Längsvermessung des linken Ventrikels vom Endokard der Herzspitze bis zum Endokard des Aorten-/Mitralklappenübergangwinkels.

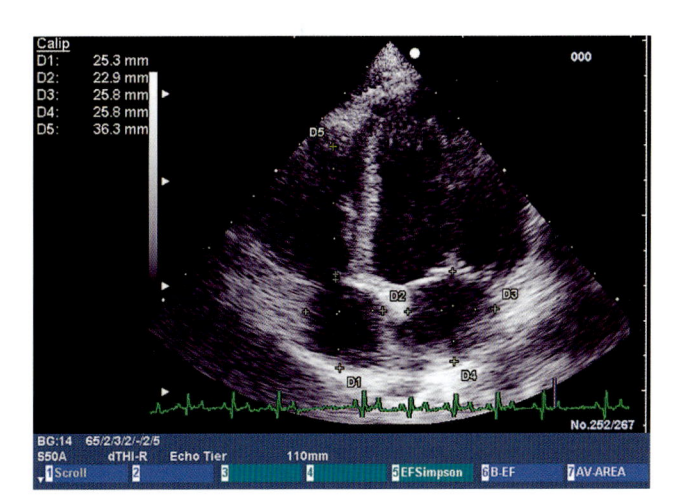

Abb. 6.35:
Herzgesunder Ungarischer Vorstehhund (m, 7 Mo). 2D-Echokardiogramm im 4-Kammerblick. Längsvermessung des rechten Ventrikels von den Trikuspidalklappenspitzen bis zum Endokard der Herzspitze. Quervermessung der Atrien vorhofseitig parallel zur Klappenebene, zur Längsvermessung der Atrien wird das Lot von den Klappenspitzen zum Vorhofdach gefällt.

Abb. 6.36:
Herzgesunder Ungarischer Vorstehhund (m, 7 Mo). Simpson-Messung. Durch Ermittlung von Querschnittsflächen senkrecht zur langen Achse des linken Ventrikels im 4-Kammerblick werden nach der Simpson-Formel die kardialen LV-Funktionen berechnet.

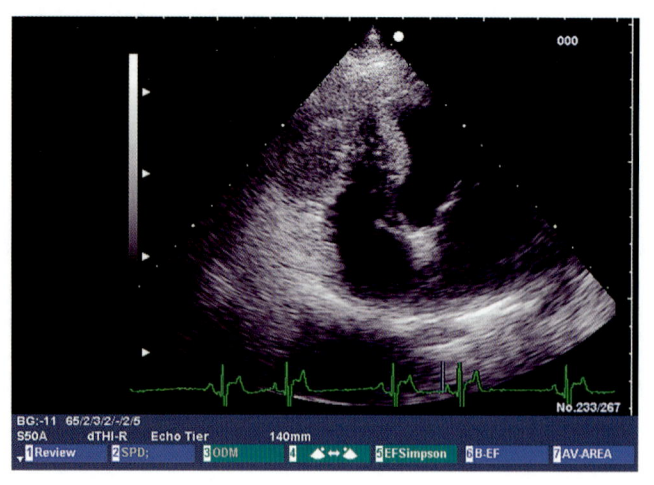

Abb. 6.37:
Riesenschnauzer (m, 9 J). 2D-Echokardiogramm, linksapikaler 4-Kammerblick. Hypoechogenes Areal innerhalb der rechtsventrikulären Wand. Im bewegten Bild fokale Dyskinesie und vereinzelt rechtsventrikuläre Extrasystolen.

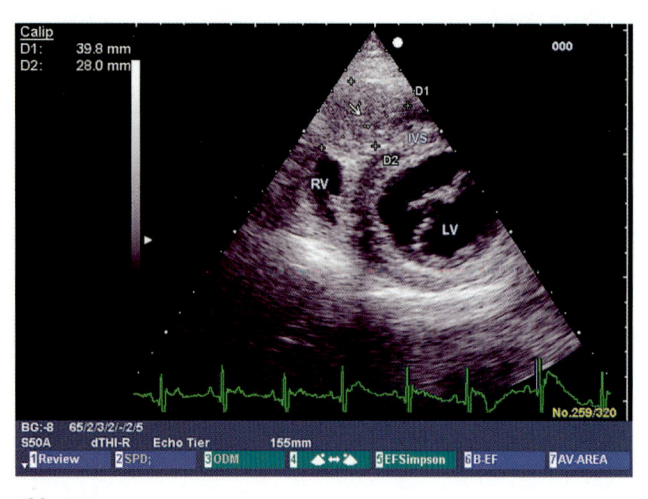

Abb. 6.38:
Riesenschnauzer (m, 9 J). 2D-Echokardiogramm, rechts parasternale Kurzachse in Höhe der Mitralklappensegel. Beginnender Mitralklappenschluss. Vermessung des intramuralen Tumors (D1).

von der Herzspitze bis zum Aorten-/Vorhofwinkel (Abb. 6.34). Die Atrien werden im 4-Kammerblick oberhalb der AV-Klappenebene entlang einer gedachten Linie quervermessen, die Längsvermessung fällt das Lot von den Klappenspitzen zum Vorhofdach (Abb. 6.35).

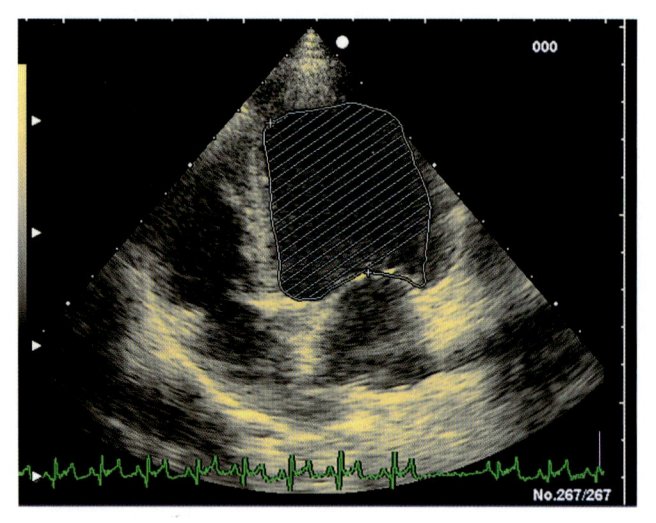

Die Volumen- und Ejektionsfraktions-Bestimmung (EF) nach Simpson (Abb. 6.36) erfolgt nach der monoplanen Flächen-Längen-Methode durch Umfahren des Ventrikelendokards und Längsachsendurchmessers von den Klappenspitzen zur Herzspitze oder nach der biplanen Scheibchensummationsmethode. Beide Messungen werden im apikalen 4-Kammerblick vorgenommen.

Berechnung des linksventrikulären Volumens (LVV) aus dem zweidimensionalen Echo nach Simpson:

$$LVV = \frac{\Pi}{4} \times h \times \sum_{1}^{\Sigma} \times \frac{D}{1} \times \frac{D}{2} \ (ml)$$

D = Scheibchendurchmesser, h = Scheibchenhöhe

Subjektiv – und damit erheblich an die Untersuchererfahrung gebunden – erfolgt die Größeneinschätzung der Papillarmuskeln und der Myokardkontraktilität. Es werden globale und fokale Abweichungen von der Norm attestiert: Akinesien, Hypokinesien, Hyperkinesien, Dyskinesien, paradoxe Wandbewegungen, biphasische Wandbewegungen. Intra- und extrakardiale Strukturen können planimetriert oder einfach in ihren Dimensionen bestimmt werden (Abb. 6.37, 6.38). Perikardveränderungen werden enddiastolisch am weitesten Punkt ihrer Dimension vermessen.

Intra- oder extrakardial gelegene raumfordernde Strukturen werden nach Lage, Größe (bzw. Dimension / Fläche) und Textur beschrieben. Die sonographische Differenzierung eines wandständigen Tumors von einem Thrombus ist nicht immer sicher möglich.

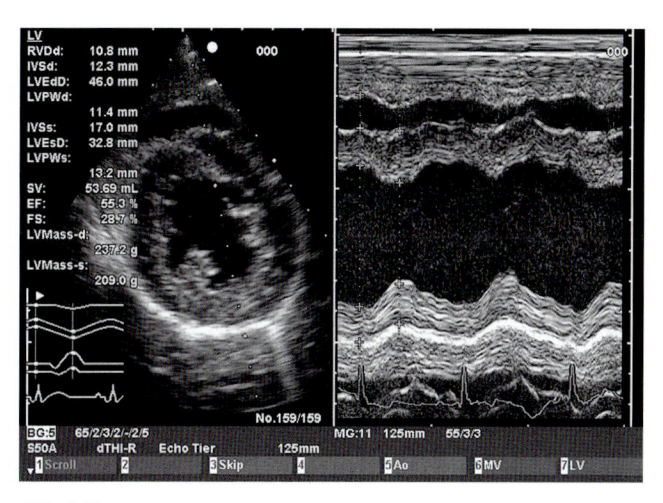

Abb. 6.39:
Boxers (w, 14 Mo). TM-Mode (rechts) des linken Ventrikels. Vermessung der Parameter aus der rechts parasternalen Kurzachsenansicht zwischen den Papillarmuskeln unterhalb der Mitralklappenebene.

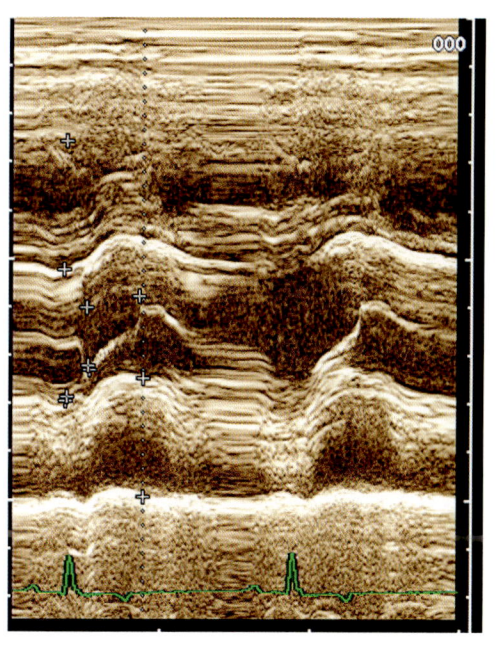

Abb. 6.40:
Boxer (w, 14 Mo). TM-Mode. Vermessung der Aortenklappen und des linken Vorhofes.

Die Herzklappen werden hinsichtlich Struktur und Bewegungsmuster beurteilt. Normalanatomische Klappenechos sind zart echogen und in ihrer Motilität gut öffnend und schließend. Verdickungen, Auflagerungen, hyperechogene raumfordernde Abschnitte, eingeschränkte Beweglichkeiten, Bewegungsstarre oder flatternde Bewegungen sind pathologisch.

6.3.2 TM-Mode

Der TM-Mode wird aus dem rechts parasternalen Kurz- und Längsachsenblick entwickelt. Er dient der Ausmessung der Dimensionen des Myokardiums in Systole (s) und Diastole (d), der Ventrikel (s + d), der Aortenwurzel (d) und des linken Atriums (s). Weiterhin werden die Mitralklappenbewegungen und der systolische Mitralklappenabstand zum Septum (EPSS, Abb. 6.41) gemessen. Aus diesen Untersuchungen lassen sich verschiedene Funktionsparameter berechnen, z. B. linksventrikuläre systolische Verkürzungsfraktion (FS), Ejektionsfraktion (EF), Volumenindices (s + d) sowie Öffnen und Schluss der Aortenklappen.

Linksventrikuläre systolische Verkürzungsfraktion (FS = *fractional shortening*):

$$FS = \frac{LVIDd - LVIDs}{LVIDd} \times 100$$

LVID = linksventrikulärer Innendurchmesser
s = endsystolisch, d = enddiastolisch

Systolische Verkürzungsfraktion

Die linksventrikuläre systolische Verkürzungsfraktion ist ein klinisch gebräuchliches Maß um eine Aussage über die Kontraktilität des linken Herzens zu treffen. Es ist jedoch nicht nur die Kontraktilität, die in diesen Wert mit einfließt, sondern auch Vorlast und Nachlast spielen eine Rolle. Die systolische Verkürzungsfraktion trifft daher eine Aussage über die linksventrikuläre Funktion und nicht nur über die Kontraktilität. Eine steigende Vorlast und eine fallende Nachlast erhöhen die FS, währen eine fallende Vorlast und eine steigende Nachlast sie vermindern. Myokardiale Hyperkinesie und Hyperkontraktilität erhöhen die systolische Verkürzungsfraktion ebenfalls. Daher ist die FS (in %) ein Gesamtfunktionswert des linken Ventrikels. Ihre Angabe ist tierartspezifisch, z. T. rassespezifisch und abhängig von der Haltungsform (cave trainierter Hund!), aber nicht geschlechts- oder gewichtsspezifisch. Bei Hunden kann eine FS zwischen 27 % und 40 % als physiologisch angesehen werden. Es gibt Ausnahmen, in denen auch niedrigere Verkürzungsfraktionen physiologisch sind. Windhunde und Retriever sowie Pons fallen mit niedrigen Werten von 25–30 % auf. Werte < 25 % sollten generell kritisch betrachtet werden. Bei Katzen sind höhere Verkürzungsfraktionen anzutreffen, die durchschnittlich 40 % überschreiten, Werte > 60 % sollten im Kontext kritisch geprüft werden.

Ermittelt wird die FS aus dem rechts parasternalen Kurzachsenschnitt (Abb. 6.39) zwischen den beiden Papillarmuskeln oder im rechts parasternalen Längsachsenschnitt unterhalb der Mitralklappe. Da beide Schnitte in der Ebene nicht identisch sind, können die Angaben differieren. Es empfiehlt sich, in

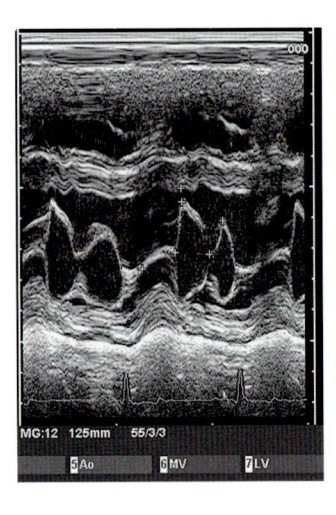

Abb. 6.41:
TM-Mode aus der rechts parasternalen Längsachse in Höhe der Mitral-Klappensegel bei einem Boxer (w, 11 Mo). Vermessung der Klappenbewegungsamplituden und EPSS-Bestimmung.

Zweifelsfällen beide Methoden anzuwenden und einen Mittelwert aus mehreren Messungen zu bilden. Bei Patientenkontrollen sollte die einmal gewählte Methode beibehalten und bei Vergleichen mit Ergebnissen anderer Untersucher die Schnittebene kommuniziert werden.

Ejektionsfraktion und Volumenindices
Volumenbestimmungen aus dem eindimensionalen TM-Mode sind nicht unkritisch zu sehen, dennoch werden die Ejektionsfraktion (EF) und der endsystolische Volumenindex (ESVI) bzw. der enddiastolische Volumenindex (EDVI) nach der Teichholz-Formel als Korrelationswert genutzt.

$$EF = \frac{LVDd - LVDs}{LVDd} \times 100$$

$$ESVI = \frac{7 \times (LVDs)^3}{2,4 + LVDs} \times \frac{1}{BSA}$$

$$EDVI = \frac{7 \times (LVDd)^3}{2,4 + LVDd} \times \frac{1}{BSA}$$

BSA = Body Surface Area
BSA (m^2) = 10,1 × KM (g)^{0,667} × 10^{-4}

Nach: Anhang in Kirk's Current Veterinary Therapy. Small animal Practice. Vol XIII. Ed. Bonagura, J. D. (2000).

Prä-Ejektionszeit und linksventrikuläre Auswurfzeit
Weitere Größen zur Bestimmung der systolischen Funktion aus dem TM-Mode sind die systolischen Zeitintervalle (STI): linksventrikuläre Prä-Ejektionszeit (*pre-ejection period*, PEP) und linksventrikuläre Auswurfzeit (*left ventricular ejection time*, LVET).

Die Prä-Ejektionszeit besteht aus dem Zeitintervall vom Beginn des QRS-Komplexes im EKG bis zur Öffnung der Aortenklappen im TM-Mode. Die linksventrikuläre Auswurfzeit ist der Zeitabschnitt vom Beginn der Aortenklappenöffnung bis zu ihrem Schluss. Die LVET ist abhängig von der Herzfrequenz: sie steigt mit Frequenzsenkung und fällt mit Frequenzsteigerung.

Voraussetzung zur Ermittlung beider Werte sind ein TM-Mode der Aortenklappen und der linken Kammer sowie ein mitlaufendes EKG (Abb. 6.40). Beeinflusst werden die Parameter durch Vor- und Nachlast sowie Kontraktilität des linksventrikulären Myokardiums. Eine erhöhte Nachlast hat eine steigende Herzleistung zur Folge. Dies verlängert den Aufbau des linksventrikulären Drucks, der für die Öffnung der Aortenklappen benötigt wird. Folglich steigen PEP und LVET an. Bei erhöhter Vorlast fällt die PEP und die LVET steigt, da die Kontraktilität aufgrund einer erhöhten Vordehnung zunimmt (Tab. 6.1).

6.3.3 Doppler-Echokardiographie

Der farbkodierte Doppler gibt eine Übersicht über die Blutströmungsrichtung und deren Abweichungen von der physiologischen Norm. Rot ist die Fließrichtung auf den Schallkopf zu kodiert, blau die Flussrichtung vom Schallkopf weg (Abb. 6.10, 6.11). Stenosejets, Regurgitationen und Shuntflüsse werden durch Zumischung grün-gelber Farbe angezeigt (Abb. 6.12). Verfälschungen können sich jedoch durch Aliasing-Phänomene ergeben (s. Kap. 6.1.2.3).

Der PW-Doppler wird zur Messung der Blutfließgeschwindigkeit V$_{max}$ in Metern pro Sekunde (m/s) genutzt (Tab. 6.2). Seine Funktion ist über der Aortenklappe aufgrund der hohen Fließgeschwindigkeiten limitiert. Hier empfiehlt es sich, auch bei laminaren physiologischen Flussprofilen den CW-Doppler zur Quantifizierung hinzuzunehmen. Über den AV-Klappen werden die Geschwindigkeiten der E- und der A-Welle sowie deren Quotient bestimmt. Sie stehen für die Einstromgeschwindigkeit in der Öffnungsphase der Klappen (E = *early filling*) und die Flussgeschwindigkeit bei der aktiven Vorhofkontraktion (A = *atrial contraction*) in Richtung Ventrikel und sind hilfreich z. B. bei der Einschätzung ventrikulärer Relaxationsstörungen.

Tabelle 6.1: Richtwerte für LVET und PEP des Hundes, nach Atkins et al. (1992)*

LVET	159 ± 15 ms
PEP	54 ± 7
Quotient PEP/LVET	0,24 ± 0,05 ms bei einer Herzfrequenz von 124–147/min

* Atkins, C. E., Snyder, P. S. (1992): Systolic time intervals and their derivates for evaluation of cardiac function. J. Vet. Int. Med., 55.
ms = Millisekunde

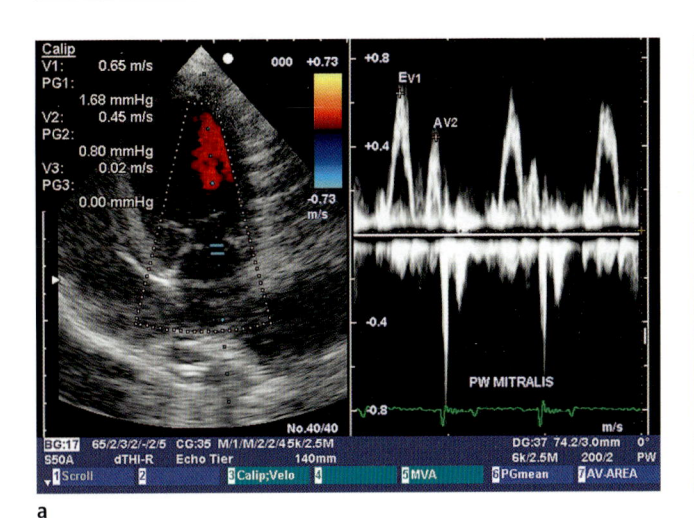

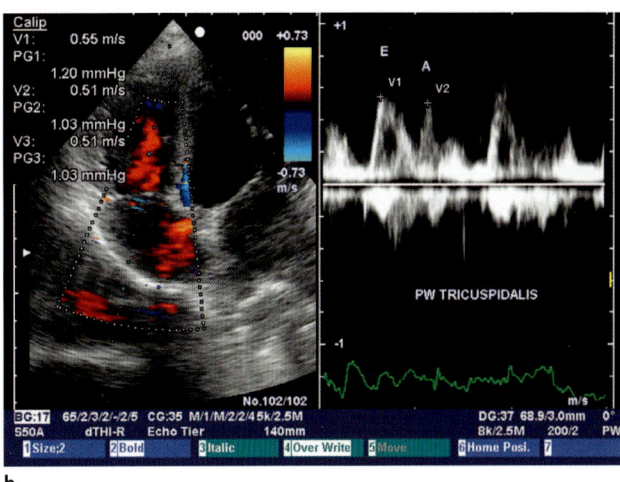

Abb. 6.42a, b:
Mischlingshund (w, 2 J). PW-Doppler (rechts) und links apikaler 4-Kammerblick (links) mit *sample-volume* im Bereich der Klappenspitzen. (**a**) Mitralklappe, (**b**) Trikuspidalklappe. Punkt E = maximale Geschwindigkeit des einströmenden Blutes (V1) in der frühen Diastole, gemessen direkt nach der Klappenöffnung. Punkt A = maximale Einstromgeschwindigkeit (V2) nach der Vorhofkontraktion. Der Mitralklappenschluss erzeugt in diesem Beispiel ein »Klick-Signal«, das nicht mit einem Refluxjet verwechselt werden darf!

Diastolische Funktion

Die Dopplermethode eignet sich darüber hinaus insbesondere zur Abklärung diastolischer Funktionsstörungen. Bei einer solchen Dysfunktion werden der Füllung des Ventrikels erhöhte Widerstände entgegengesetzt und höhere Füllungsdrücke entstehen. Bestimmt wird die diastolische Funktion aus Muskelrelaxation, Vorhofkontraktion, Füllungsphase und Elastizität kardialer Strukturen inklusive Herzbeutel. Der konventionelle Doppler (PW/CW) wird dazu im apikalen 5-Kammerblick im linksventrikulären Ausflusstrakt positioniert, um Aortensignal und mitrales Einstromsignal gemeinsam zu erfassen.

Die Diastole erstreckt sich vom Semilunarklappenschluss (T-Welle im EKG) bis zum AV-Klappenschluss (Beginn QRS im EKG). Die isovolumetrische Relaxation beginnt mit der Mitralklappenöffnung. Auf eine schnelle Füllungsphase folgt eine langsame mit der Vorhofkontraktion. Die Fließgeschwindigkeit des Blutes zwischen linkem Atrium und linkem Ventrikel ist anhängig vom Druckgradienten zwischen beiden; der endsystolische Druck im Ventrikel ist kleiner als im Atrium. Die isovolumetrische Relaxationszeit (*isovolumetric relaxation time*, IVRT) dauert vom Beginn des diastolischen Flusses bis zur Öffnung der Mitralklappe. Sie erstreckt sich also vom Ende des Aortensignals bis zum Beginn der E-Welle des Mitralprofils.

Die schnelle ventrikuläre Füllungsphase dauert vom Beginn der Mitralklappenöffnung bis zur maximalen ventrikulären Füllung (Abb. 6.42a, b). Danach führt die spätdiastolische Vorhofkontraktion zur kleineren A-Welle, die zeitgleich mit der P-Welle im EKG auftritt. Bei Katzen sind E- und A-Welle aufgrund der hohen Herzfrequenz häufig fusioniert (Abb. 6.31). Nach der A-Welle schließt sich die Mitralklappe. Bei herzgesunden Tieren ist der Zeitraum bis zur nächsten E-Welle im Doppler echofrei. Bei einer Klappeninsuffizienz beginnt hier ein im Diagramm negativ erscheinendes Regurgitationssignal (Abb. 6.8).

Gemessen wird die V_{max} der E- und A-Wellen beider AV-Klappen im konventionellen Doppler. Die E-Welle ist immer höher in ihrer Amplitude als die A-Welle, im gesunden Herzen ist das E/A-Verhältnis > 1,0. Die A-Welle ist bei abnormaler Muskelrelaxation, wie sie bei Hypertropher Kardiomyopathie und Hypertonie (Katze) vorliegt, erhöht. Das E/A-Verhältnis liegt dann < 1,0, die isovolumetrische Relaxationszeit steigt an. Bei einer restriktiven Ventrikelfüllung mit nicht modulationsfähigem Myokard kommt es zu einem starken Anstieg des linksventrikulären Drucks. Die V_{max} der E-Welle ist dann sehr hoch, die der A-Welle hingegen klein, es ergibt sich ein hohes E/A-Verhältnis.

Tabelle 6.2: Physiologische Strömungsgeschwindigkeiten beim Hund (in m/s)

Klappe	Flussphase	Strömungsgeschwindigkeit	
		Nach Kirberger et al. (1992)	Nach Yuill et al. (1991)
Mitralklappe	E-Welle	0,59–1,18	0,70–1,08
	A-Welle	0,33–0,93	k. A.
Trikuspidalklappe	E-Welle	0,49–1,31	0,52–0,92
	A-Welle	0,32–0,94	k. A.
Aortenklappe		1,06–2,29	1,04–1,38
Pulmonalklappe		0,88–1,61	0,76–1,22

k. A. = keine Angabe

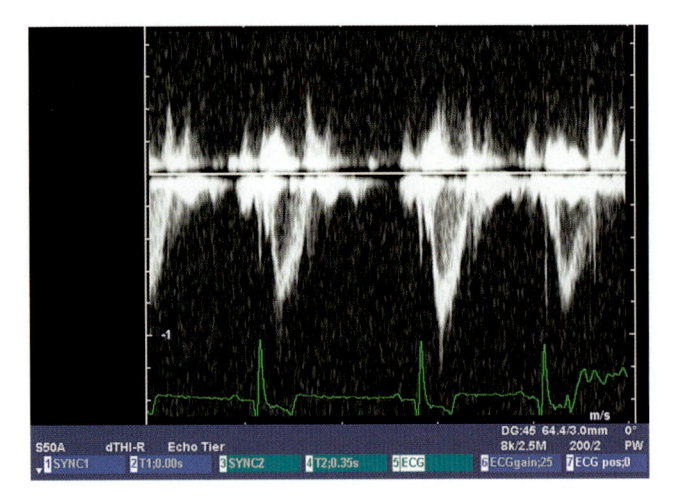

Abb. 6.43:
Mischlingshund (w, 2 J). PW-Doppler der Aortenklappen aus einem links apikalen 5-Kammerblick mit *sample-volume* im Bereich der Aortenklappenpitzen. Charakteristisches dreieckiges laminares Aortensignal. Da der Blutstrom vom Schallkopf weggerichtet ist, erscheint das Signal unterhalb der X-Achse.

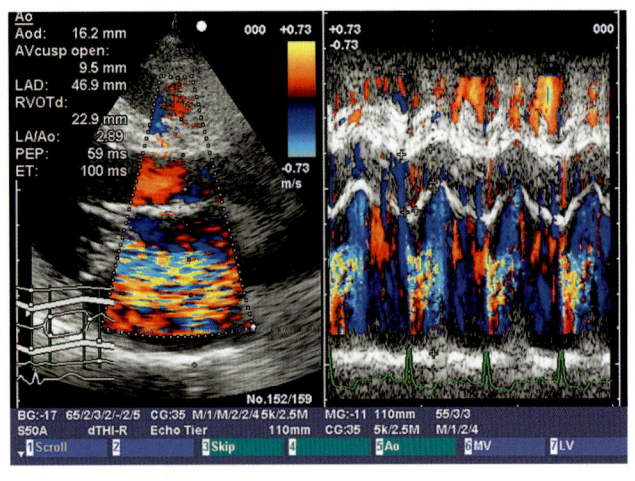

Abb. 6.44:
Norwegische Waldkatze (m, 15 Mo). PW-Doppler (rechts) der Pulmonalklappen aus der kurzen Achse des linken Hemithorax. Linke Bildhälfte zeigt das zugehörige farbkodierte Dopplersonogramm. Der rechtsventrikuläre Ausflusstrakt und der Pulmonalarterienstamm sind blau dargestellt, da das Blut vom Schalkopf fortfließt.

Abb. 6.45:
Whippet (m, 10 J) mit Mitralklappeninsuffizienz. Farbkodierter TM-Mode (rechts), 2D-Echokardiogramm (links), rechts parasternaler Längsachsenblick. Hochgradig turbulenter Fluss (grün-gelb-rotes Mosaik) im dilatierten linken Atrium.

Die laminare Hüllkurve des PW-Dopplers ähnelt dem Aortensignal, ist aber i.d.R. plumper und niedriger in der Amplitude.

Berechnung von Druckgradienten

Zur Berechnung von Druckgradienten zwischen zwei Kompartimenten wird die vereinfachte Bernoulli-Gleichung verwendet. Der Druckgradient wird in Millimetern Quecksilbersäule (mmHg) angegeben und bei Stenosen, Regurgitationen oder Shunts zur Beschreibung der Stärke des Druckgefälles zwischen den beteiligten Kammern herangezogen.

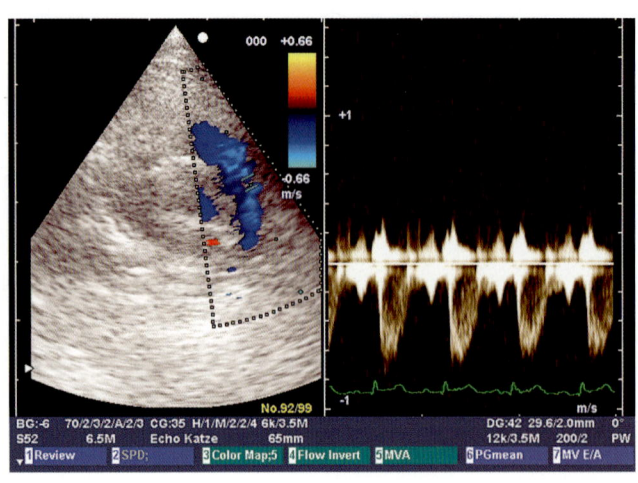

Vereinfachte Bernoulli-Gleichung:

$$\Delta p_{max} = 4 \times (V_{max}^2) \text{ mmHg}$$

Δp = Druckgradient zwischen Kompartiment 1 und Kompartiment 2
V_{max} = Strömungsgeschwindigkeit

Bei Semilunarklappenstenosen verändert sich der physiologisch laminare Fluss, der im Dopplersignal ein charakteristisches dreieckiges Strömungssignal hervorruft (Abb. 6.43, 6.44), in ein turbulentes und in der Amplitude schweregradabhängig erhöhtes Flussprofil.

Berechnung von Refluxvolumina

Die PISA-Methode (PISA = *proximal isovelocity surface area*) versucht der Problematik gerecht zu werden, dass Refluxvolumina durch Jetablenkung an den Vorhofwänden schwierig zu ermitteln sein können. Die Form und der Verlauf des Regurgitationsjets sowie der Einfluss der unterschiedlichen Ausdehnungsfaktoren – in Abhängigkeit der Vorhofgröße – tragen zu dieser Schwierigkeit mit bei. Bei der PISA-Methode wird ein dem Refluxvolumen konvergenter Fluss auf der Ventrikelseite bestimmt. Der Farbdoppler muss hierzu so eingestellt werden, dass durch Erreichen der Nyquistgrenze ein Farbumschlag an der Stelle der Flussbeschleunigung erreicht wird. Entlang dieses halbkugelförmigen Kegels mit den Erythrozyten gleicher Geschwindigkeit wird aus Geschwindigkeit (cm/s) und Fläche (cm²) die Flussmenge berechnet:

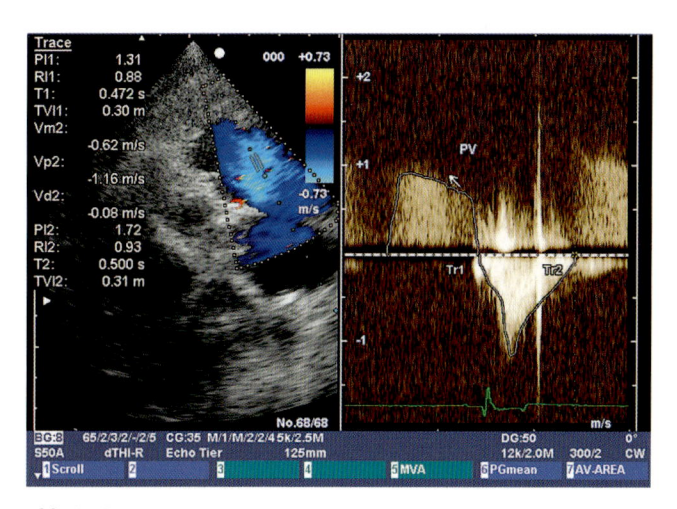

Abb. 6.46:
Golden Retriever (m, 12 Mo). PW-Doppler (rechts) des Truncus pulmonalis, Kurzachsenansicht linker Hemithorax. Geringgradige Pulmonalklappeninsuffizienz, die aufgrund der guten Kompensationsfähigkeit des rechten Ventrikels hämodynamisch kaum Gewicht hat.

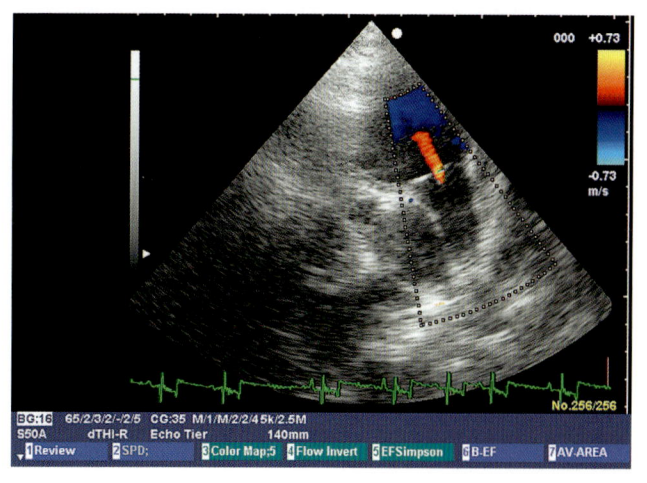

Abb. 6.47:
Galgo-Mischling (m, 2 J). Farbkodierter Doppler (rechts). Darstellung des Pulmonalarterienstamms. Auf den Schallkopf zufließende, rot dargestellte, geringe Insuffizienz der Klappen.

$$\text{PISA} = 2\Pi \times r^2$$

$$\text{Regurgitationsflussrate} = \text{PISA}_r \times V = 2\Pi_r \times r^2 \times V$$

V = Schwellengeschwindigkeit in cm/s
r = Jetdurchmesser in mm

Noch exakter kann die Refluxmenge aus dem Farb-TM-Mode berechnet werden, wenn die Gerätequalität entsprechend hoch ist (Abb. 6.45).

In der Humanmedizin wird bei einem Viertel der Untersuchungsprobanden eine physiologische Mitralklappeninsuffizienz festgestellt. Diese äußert sich in klappennahen Regurgitationen, die mit geringer Geschwindigkeit früh- oder mesosystolisch auftreten (Abb. 6.46, 6.47). Für Hund und Katze werden derartige Befunde hinsichtlich ihrer klinischen Relevanz kontrovers diskutiert.

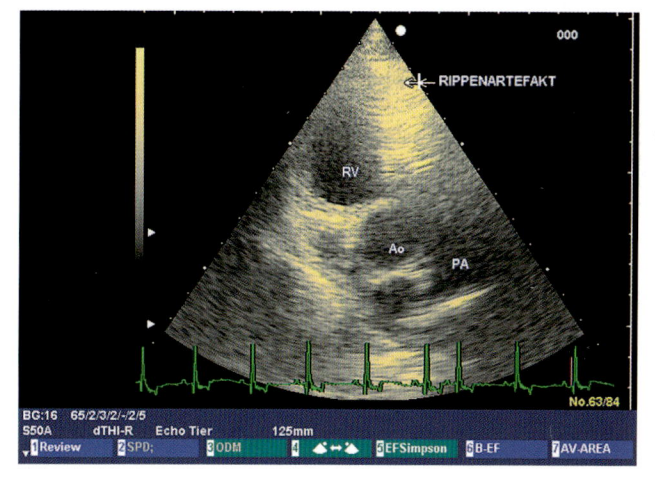

6.4 Artefakte und Fehlerquellen der Echokardiographie

Die Lernkurve des Untersuchers steigt bei der Echokardiographie nur langsam an, bis ein hohes Untersuchungsniveau erreicht wird. Ein Grund dafür ist die große Artefaktanfälligkeit der Methode. Die Bildinterpretation wird dadurch erschwert, dass zusätzliche Strukturen vorgetäuscht oder aber vorhandene Strukturen verdecken werden. Darüber hinaus sind vom Untersucher abhängige Ungenauigkeiten in Schnittführung und Anlotung der Strukturen eine Quelle für Fehldiagnosen.

Abb. 6.48:
Mischlingshund (m, 2 J). 2D-Echokardiogramm, rechtsventrikulärer Ausflusstrakt, Aorta und Truncus pulmonalis im linksseitigen Kurzachsenblick. Rippenartefakt verdeckt den Ausflusstrakt und die Sicht auf die Pulmonalklappen.

Schallschatten werden erzeugt wenn Ultraschallwellen auf Gewebe treffen das zu einer vollständigen Reflexion führt (z.B. Verkalkungen). Dabei wird Gewebe das distal des Reflektors liegt in dem schwarzen Schallschatten nicht sichtbar. Die Rippen sind häufigste Ursache für dieses Artefakt (Abb. 6.48), seltener verkalkte Strukturen des Klappenapparats. Anflutende Echokontrastmittel können die Gewebebeurteilbarkeit ebenfalls zunächst verschlechtern.

So genannte Reverberations- oder Spiegelartefakte entstehen, wenn schallkopfnahe, stark reflektierende Materialien in dop-

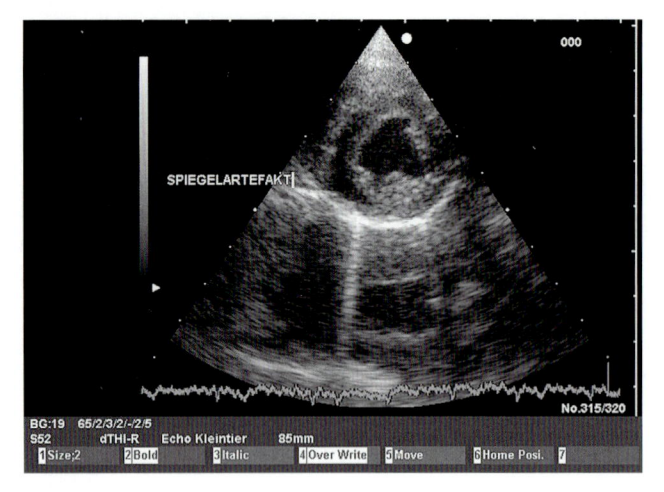

Abb. 6.49:
Malteser (m, 8 J). 2D-Echokardiogramm, rechts parasternale Kurzachsenansicht des linken und rechten Ventrikels mit fest anliegendem, stark echogenem Herzbeutel. Reverberationsartefakt. Durch die Schallwellenbewegungen zwischen Transducer und Organ kann es an stark reflektierenden Strukturen (hier Perikard) zur Abbildung einer synchron beweglichen Pseudostruktur in der Tiefe kommen.

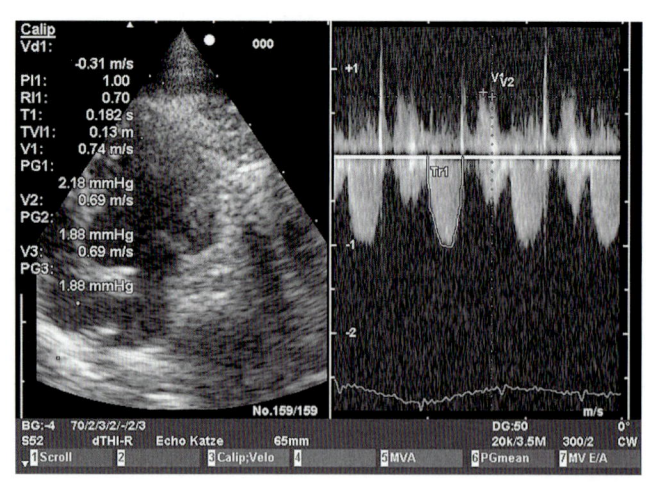

Abb. 6.50:
Europäische Kurzhaarkatze (w, 4 J). CW-Doppler der Mitral- und Aortenklappe, subkostaler 5-Kammerblick. Der CW-Messstrahl liegt zwischen Semilunar- und AV-Klappen des linken Herzens und empfängt beide Signale. Dadurch liegt das negative parabelförmige Aortensignal in der Systole zwischen A- und E-Welle des Mitralklappenstroms und kann mit einem Regurgitationsjet über der Mitralklappe verwechselt werden.

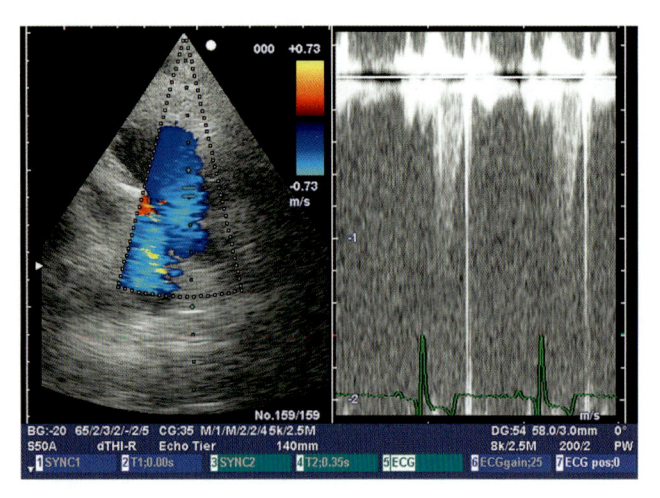

Abb. 6.51:
Malteser (m, 8 J). PW-Doppler (rechts) und farbkodierter Doppler (links) der Aorta, links apikaler 5-Kammerblick. Überstrahlung des Bildes führt zu erschwerter Interpretation der Flusskurve des PW-Dopplers.

Bei der Doppleruntersuchung kommt es häufig zur Missinterpretation systolischer Klicks und angeschnittener aortaler Ausstromsignale als mitrales Regurgitationssignal (Abb. 6.50). Auch kann eine Überstrahlung des Bildes die Intrepretation der Kurven extrem erschweren (Abb. 6.51). Das Erreichen der Nyquistgrenze bei höheren Fließgeschwindigkeiten (Abb. 6.52a) erfordert eine Korrektur um das Flusssignal interpretieren zu können (s. Kap. 6.1.2.3, Abb. 6.52b). Störende Bildartefakte treten auch bei winselnden Welpen oder miauenden Katzen auf (Abb. 6.53).

In der TM-Mode-Untersuchung werden Messungen häufig nicht optimal senkrecht zu dem zu beurteilenden Gewebe durchgeführt, oder es werden Schnittebenen dokumentiert, die nicht definiert bzw. international nicht anerkannt sind. Die Folge eines schrägen Anschneidens ist die Überschätzung aller Parameter (z.B. Wandstärken und linksventrikulärer Diameter). Werden Papillarmuskeln und/oder verdickte Chordaetendineae-Anteile im Messstrahl erfasst, so dürfen diese bei der Wandstärken- und Ventrikelvermessung nicht auf die eigentliche Struktur addiert werden. Die Endokardgrenze kann in solch einem Fall schwer bestimmbar sein, es empfiehlt sich im Zweifelsfall immer eine Wiederholung der Messung unter optimierten Bedingungen.

Schwierigkeiten können auch bei der Einschätzung der linksatrialen Größe auftreten. Nicht immer sind Aorta und linkes Atrium exakt parallel anzuschneiden. Hier empfiehlt sich eine zusätzliche Vermessung und Planimetrie der Atrien im apikalen 4-Kammerblick (Abb. 6.36).

Liegen starke Atem-/Lungenartefakte vor und sind deshalb ventrikuläre Anatomie und Funktion schwer zu definieren,

pelter Tiefe eine gleichartig bewegte Struktur vortäuschen (Abb. 6.49). Der diaphragmanahe Bereich ist ein häufiger Ort für Spiegelartefakte.

Übersteuerung des *gain* und falsch gewählter Fokus können im Nahfeld die Erkennung kardialer und nicht-kardialer Strukturen erschweren. Insbesondere die Thrombusdiagnostik kann bei einem Smoke-Befund im Vorhof durch falsch eingestelltes *gain* falsch positiv oder negativ sein.

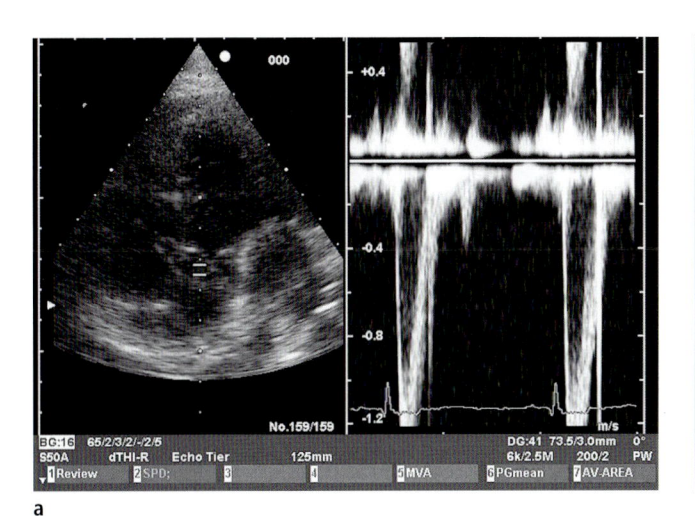

Artefakte und Fehlerquellen der Echokardiographie **103**

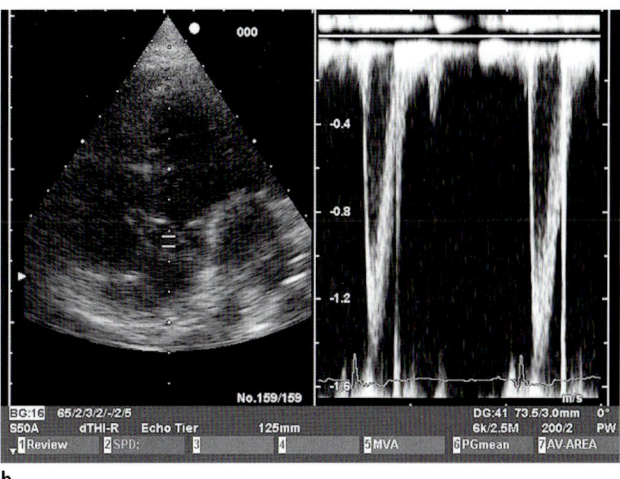

Abb. 6.52a, b:
Teckel (w, 7 J). PW-Doppler (rechts) der Aorta, links apikaler 5-Kammerblick. (**a**) Erreichen der Nyquistgrenze. Die Amplitude des Aortenflusses ist nicht ablesbar, die Kurvenspitze erscheint am oberen Bildrand. (**b**) Korrektur durch Verschiebung der Null-Linie.

muss dieses in dem Untersuchungsprotokoll zum Ausdruck kommen. Nur so kann Differenzen zu den Ergebnissen einer Kontrolluntersuchung vorgebeugt werden.

Besonders die Suche nach Thrombusstrukturen leidet unter schlechter Bildqualität. Ein *smoke* ist bei zu dunklem Bild leicht zu übersehen, andererseits kann ein Nahfeldartefakt einen Thrombus im Spitzenbereich des Ventrikels vortäuschen.

Ohne eindeutige Definition des Endokards sollten keine Messungen vorgenommen werden. Bei schwerer Erkennbarkeit kann ein Positionswechsel des Schallkopfs oder die Verwendung von Kontrastmitteln Abhilfe schaffen. Dies ist allerdings im Alltag nur selten notwendig. Häufiger wird man hingegen in Echokardiographie-Protokollen mit der Diagnose »leichte systolische Myokardinsuffizienz« konfrontiert. Dieser Befund impliziert das Vorliegen einer authentischen Herzkrankheit, ohne die eine systolische Dysfunktion nicht vorliegen würde. In diesen Fällen muss überprüft werden, ob es sich um einen falsch positiven Befund aus Untersuchungsungenauigkeiten handelt, oder ob tatsächlich ein veritabler pathologischer Befund vorliegt. Hypokinetisch anmutende Herzen können ihre Ursache in herzfernen Erkrankungen anderer Organe haben, z. B. einer Hypothyreose. »Träge« wirkende Myokardien findet man aber auch bei bradykarden Herzen. Dies gilt insbesondere auch für Tiere, die unter einer β-Rezeptorblockertherapie stehen. Einige Rassen und besonders trainierte Hunde weisen dagegen eine physiologisch niedrige sytolische Verkürzungsfraktion auf. Aus einem isoliert betrachteten Wert sollte daher niemals eine Diagnose für das Gesamtorgan erfolgen, sondern es sind weitere Parameter zu bestimmen und in den klinischen Kontext einzubeziehen. Darüber hinaus können im Zweifelsfall Belastungsanalysen,

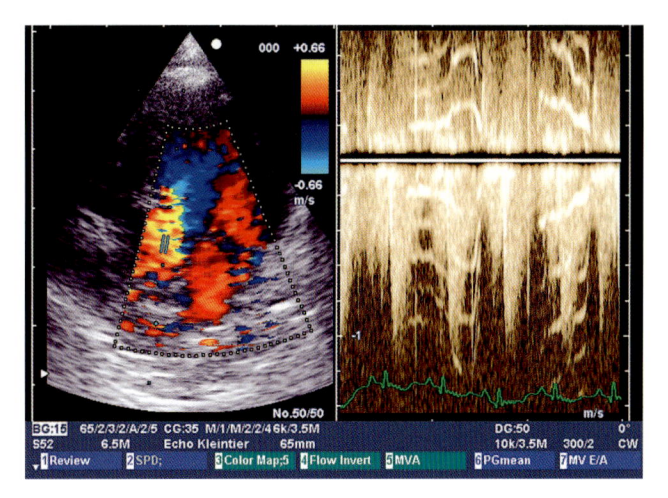

Abb. 6.53:
Terrierwelpe (m, 6 Wo). CW-Doppler (rechts) und farbkodierter Doppler (links). Linksventrikulärer Ausstromtrakt im links apikalen 5-Kammerblick. Querartefakte durch Lautäußerungen.

Gewebedoppler, Ejektionsfraktion und Volumenindizes zu Rate gezogen werden.

Ist die linkventrikuläre Funktion tatsächlich stark eingeschränkt, sodass ein Low-Output-Syndrom vorliegt, kann der anatomisch unauffällig erscheinende Mitralklappenapparat durch Dilatation/Volumenüberlastung des Ventrikels im Anulus fibrosus dissoziiert sein. Das Vitium ist oft nur durch die Dopplersonographie nachweisbar! Diese in die Beurteilung nicht einzubeziehen führt zu einer Fehleinschätzung der Situation. Die transmitralen Refluxe können bei starker Ventrikeldilatation aufgrund der in dieser Situation geringen systolischen Arbeitsleistung des Myokardiums niedrig sein. Dies darf nicht zu einer Unterschätzung der Gesamtsituation führen.

Ein weiteres Risiko zur Unterschätzung des Schweregrads einer Mitralklappeninsuffizienz birgt der exzentrische Verlauf eines Mitralinsuffizienzjets in sich. Die eingenommene Fläche im Farbdoppler kann klein sein, die Jetbreite sowie der Konvergenzstrom an der Klappe (PISA, s. Kap. 6.3.3) sollten berücksichtigt werden. Auch die Beurteilung der Lungenvenen kann zu einer Korrektur der Unterschätzung führen. Ultraschallgeräte mit 3D-/4D-Option zeigen diese Schwäche mitunter auf, indem sie den Umfang des Jetprofils realistischer darstellen (s. Kap. 6.7), möglicherweise sogar einen zweiten, maskierten Jet deutlich machen.

Eine nicht zu Ende durchgeführte Untersuchung stellt ebenfalls ein Riskio dar. Im zweidimensionalen Echokardiogramm eindeutig zu sehende dilatierte Kammern lassen noch nicht die Diagnose »Dilatative Kardiomyopathie« zu. Dopplersuchungen können als Ursache für massive Volumenüberladungen z.B. Gefäßklappeninsuffizienzen erheblichen Ausmaßes oder einen Persistierenden Ductus arteriosus ausfindig machen.

Bei der zweidimensionalen Ultraschalluntersuchung kann durch Stauchung des Bildes ein Pseudoapex erzeugt werden; der Longitudinaldurchmesser von der Vorhofbasis bis zur Herzspitze entspricht dann nicht den wirklichen Gegebenheiten. Es sollte immer versucht werden, die »längste« Ansicht der Herzkammern zu erhalten (Abb. 6.34). Durch Verkippen des Transducers können freie Strukturen in den Herzhöhlen entstehen, die als Thromben missgedeutet werden. Diese Strukturen sollten sorgfältig bis zu ihrem Ansatz / Ursprung verfolgt werden, in den meisten Fällen stellen sie sich als Bestandteil der Papillarmuskeln heraus (Abb. 6.22).

6.5 Kontrastmitteluntersuchungen

Bei wenigen Indikationen wird im Rahmen der Echokardiographie auf Kontrastmitteluntersuchungen zurückgegriffen. Den Blutflusses durch intravenös applizierte Kontrastlösungen besser sichtbar zu machen, kann bei komplizierten Vitien Vorteile haben (z.B. beim Foramen ovale persistens). Aufgeschüttelte Kochsalzlösung ist eine gebräuchliche, selbst herzustellende Kontrastlösung. Die Gefahr einer Luftembolie ist sehr gering. Gebrauchsfertige Lösungen (z.B. Echovist®) sind im Handel erhältlich. Dieses Rechtsherzkontrastmittel ist stabiler und länger sichtbar als die Eigenherstellungen. Ein Linksherzkontrastmittel (z.B. Levovist®) kann zur Verstärkung von Dopplersignalen genutzt werden. Ihr Stellenwert ist in der tiermedizinischen kardiologischen Praxis fast gleich null. Patientenbesitzer müssen bei Anwendung auf die besonderen Risiken der Methode aufmerksam gemacht werden.

6.6 Gewebedoppler

Für den Gewebedoppler existieren viele Synonyme: TDI steht für *tissue doppler imaging*, aber auch DMI (*Doppler-Myokard-Imaging*, Myokarddoppler) oder TDE (*tissue doppler echocardiography*) sind mögliche Bezeichnungen.

Hinter ihnen verbirgt sich eine neue, noch wenig verbreitete Untersuchungstechnik zur Darstellung der Myokardbewegung. Wie beim Blutflussdoppler gibt es einen gepulsten Spektraldoppler (analog zum PW-Doppler) und einen farbkodierten Modus. Geräte die einen TDI-Modus bieten, stellen – basierend auf einem Real-Time-Bild – die Myokardwandbewegungen (cm/s) farbig dar, während die im höheren Geschwindigkeitsbereich gelegenen Blutflüsse (m/s) eliminiert werden. Myokardwandbewegungen auf den Schallkopf zu werden rot kodiert, Bewegungen vom Schallkopf weg blau. Je heller die Farbintensität, desto schneller bewegt sich der Herzmuskel. Durch Platzierung eines *PW-Sample-Volumes* in einer Region des Myokards kann eine Kurve der Myokardgeschwindigkeit abgeleitet und somit eine regionale Geschwindigkeit ermittelt werden (Abb. 6.54).

TDI erfasst systolische Bewegungen und Dickenzunahmen in rechts parasternaler Längs- und Kurzachse sowie eine Wandlängenverkürzung im apikalen 2- und 4-Kammerblick. Das TDI ist auch hochauflösend in einem farbigen TM-Mode darstellbar (Abb. 6.55). Darüber hinaus werden aber auch Klappen, entzündliche Vegetationen, Thromben und Tumoren farblich dargestellt. Daher kann TDI auch als »Farbfilter« zur Hervorhebung kardialer Strukturen zweckentfremdet werden. Abrupte Farbwechsel können auf einem Aliasing-Phänomen beruhen.

Der Gewebedoppler hat nach bisherigen Einschätzungen eine zunehmende Indikation in der Früh- und Verlaufsbeurteilung von Hypertrophen und Dilatativen Kardiomyopathien sowie entzündlichen Herzveränderungen und sollte als Ergänzungsuntersuchung zur visuellen Wandbewegungseinschätzung betrachtet werden.

Zuverlässige Normwerte fehlen hingegen und werden aufgrund art- und rassespezifischer, ja sogar interindividueller Unterschiede sowie Alters- und Herzfrequenzabhängigkeiten schwer zu erstellen sein.

Eine Aussage über lokale Myokardverformungen mit daraus folgender Wandbewegungsstörung erhält man durch die zum B-Bild zuschaltbare Strain-Rate-Methode. *Strain* steht für eine Veränderung der Myokardlänge in Bezug zur Ausgangslänge. Die *strain rate* ist die zeitliche Veränderung der Deformierung. Die Darstellung der Myokardverformung ist relativ unabhängig von der Schallkopfposition, dem Einfluss der Bewegungsrichtungen des Herzens im Thorax und den Myokardbewegungen außerhalb des Messfensters. Insbesondere hypertrophe und restriktive Myokardveränderungen sind ein Indikations- und Forschungsgebiet für diese Methode.

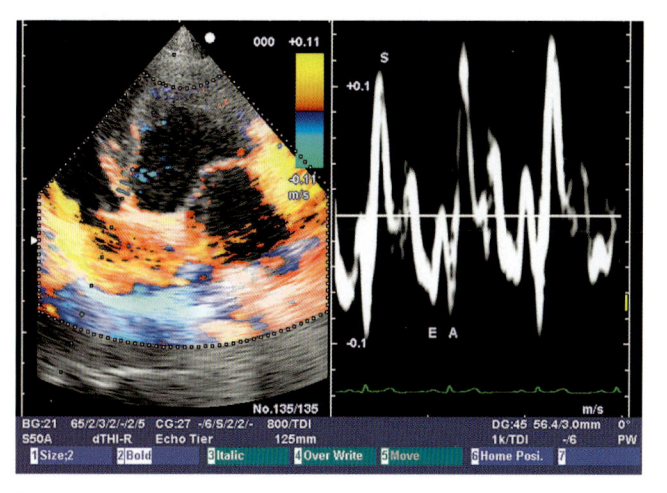

Abb. 6.54:
Irish Setter (m, 9 J) mit volumenüberladenem linken Ventrikel infolge Mitralklappendegeneration. TDI-Mode, Platzierung des *sample-volumes* im proximalen Septum unterhalb der Mitralklappenebene. Niedrige Fließgeschwindigkeit ein ≤ 0,12 m/s. Positive systolische S-Kurve, gefolgt von zwei negativen diastolischen Kurven. Die frühdiastolische Füllung (E-Welle) wird verursacht durch eine vom Apex weggerichtete Bewegung, hier mit pathologisch niedriger Geschwindigkeit. Die spätdiastolische Füllung (A-Welle) ist im Normalfall langsamer als die E-Welle. Das Verhältnis sollte > 1 sein.

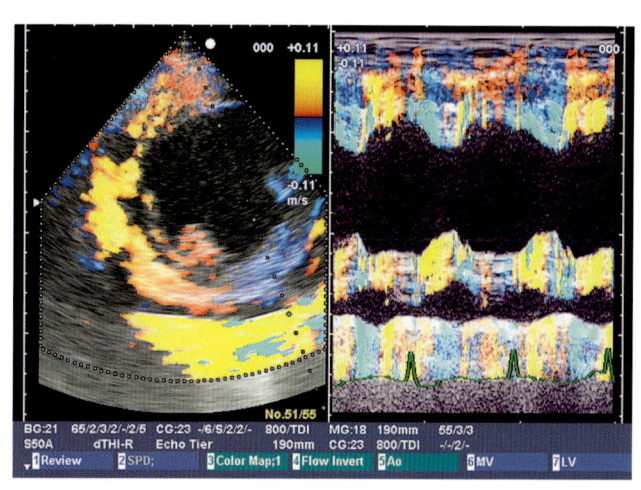

Abb. 6.55:
Mischlingshund (m, 11 J) mit AV-Klappeninsuffizienz und stauungsbedingtem Perikarderguss. TDI-Mode. Durch das Swinging-Heart-Phänomen kommt es zu Myokardbewegungen, die als Artefakt zu raschen Farbwechseln (Aliasing) führen. Myokardbewegungen auf den Schallkopf zu sind rot kodiert, die vom Schallkopf weggerichteten blau.

Literatur

BOON, J. A. (1998): Manual of Veterinary Echocardiography. Williams und Wilkins. Baltimore. Philadelphia, London, Paris.

CHETBOUL, V. (2002): Tissue Doppler Imaging: a promising technique for quantifying regional myocardial function. J Vet Cardiol, 4, 2, 7–12.

CHETBOUL, V., ATHANASSIADS, N., CALO, C., NICOLLE, A. ZILBERSTEIN, L., POUCHELON, J. L., LEFEBVRE, H. P., CONCORDET, D:, (2004): Observer dependent variability of quantitative clinical endpoints: the example of canine echocardiography. J VET PharmaCol and Therapeutics, 27, 49–56.

FLACHSKAMPF, F. A. (Hrsg.) (2002): Praxis der Echokardiographie – Das Referenzwerk zur echokardiographischen Diagnostik. Georg Thieme Verlag, Stuttgart, New York.

KIRBERGER, R. M., VAN DEN BERG, P. B., DARAZS, B. (1992): Doppler echocardiography in the normal dog: part I, velocity findings and flow patterns. Vet radiol, 33, 370–379.

OTTO, C. M. (2004): Textbook of clinical echocardiography. 3. Auflage, Elsevier Verlag, Philadelphia.

POULSEN NAUTRUP, C. und TOBIAS, R. (2006): Herz. In: Atlas und Lehrbuch der Ultraschalldiagnostik bei Hund und Katze. 4. Unv. Auflage, Schlütersche, Hannover.

THOMAS, W. P. (1984): Twodimensional real-time echocardiography in the dog. Technique and anatomic validation. Vet Radiol, 25, 50–64.

YUILL, C., O'GRADY, M. (1991): Doppler-derived velocity of blood flow across the cardiac valves in the normal dog. Can J Vet Res, 55, 185–192.

6.7 Dreidimensionale Echokardiographie

Cordula Poulsen Nautrup

Nachdem einzelne experimentelle Studien über die dreidimensionale Echokardiographie schon vor etwa 20 Jahren publiziert wurden, stieg das medizinische Interesse an dieser Methode in den neunziger Jahren sprunghaft an. Aber erst seit 2003 erfährt die dreidimensionale Echokardiographie durch die technische Weiterentwicklung der Ultraschallgeräte eine zunehmende Verbreitung in der humanmedizinischen klinischen Diagnostik.

Die Erstellung von Datensätzen zur räumlichen Abbildung kardialer Strukturen kann prinzipiell auf zwei Arten erfolgen: in Form einer dreidimensionalen Rekonstruktion von benachbarten Ultraschallschnittebenen, oder als Echtzeit-Untersuchung, als so genannte 4D-Echokardiographie. Die räumliche, farbkodierte Darstellung intrakardialer Blutflüsse erfolgt derzeit ausschließlich nach rekonstruktiven Rechenoperationen.

6.7.1 3D-Rekonstruktion

Für die 3D-Rekonstruktion werden örtlich und zeitlich genau definierte, zweidimensionale Echokardiographien rechnerisch zu einem räumlichen Gebilde zusammengesetzt. Aufgrund der Bewegung des Herzens müssen die einzelnen Schnittebenen aus vergleichbaren Herzphasen stammen, das

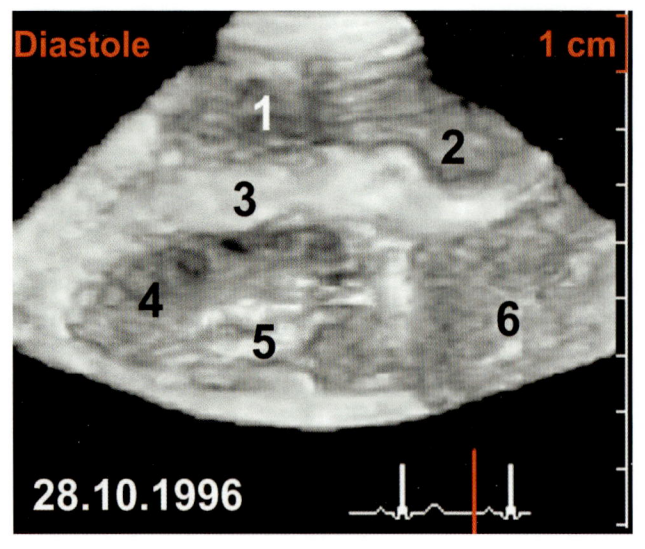

Abb. 6.56:
Gesunder Beagle (w, 3 J). Historische echokardiographische 3D-Rekonstruktion, rechts parasternale Vier-Kammer-Ansicht. 1 Ventriculus dexter, 2 Atrium dextrum, 3 Septum interventriculare, 4 Ventriculus sinister, 5 Musculus papillaris, 6 Atrium sinistrum. Für die Aufnahme, Berechnung und Bearbeitung dieses Bildes wurden mehrere Stunden benötigt.

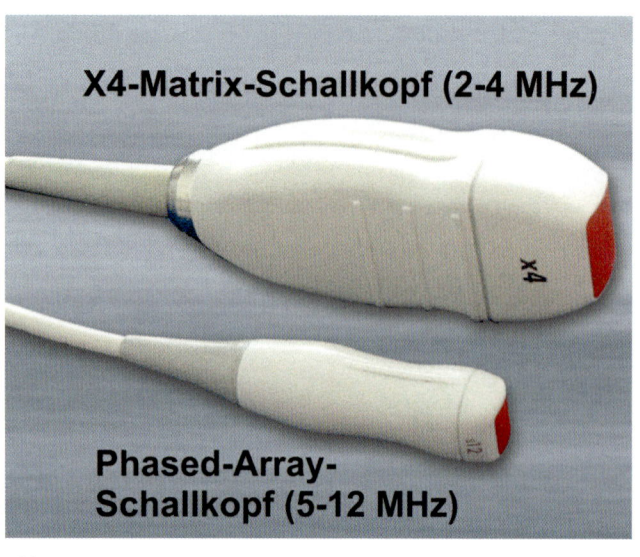

Abb. 6.57:
Größenvergleich zwischen einem Matrix-Schallkopf für die Echtzeit-3D-Echokardiographie und einem konventionellen Phased-Array-Schallkopf.

heißt die Registrierung eines Datensatzes geschieht EKG-getriggert. Die Herzzyklen, bestehend aus Diastole und Systole, müssen annähernd gleich lang sein. Bei Hunden mit respiratorischer Arrhythmie variiert die Dauer der Diastole erheblich, sodass bei diesen Tieren die Aufnahme eines so genannten Volumenscans, der für die dreidimensionale Rekonstruktion geeignet ist, nur nach zahlreichen Versuchen oder gar nicht gelingt. Zudem sollte die Akquisition der Daten möglichst während der Pause zwischen Exspiration und Inspiration, bei flacher Atmung oder bei respiratorischer Triggerung stattfinden. Ein Hecheln der Hunde verhindert die Registrierung von zweidimensionalen Echokardiographien, die räumlich rekonstruiert werden können.

Alle konventionellen und modernen abdominalen 3D-Sonographien sowie die alten, vor der Jahrhundertwende aufgenommenen 3D-Echokardiographien (Abb. 6.56), entstehen bzw. entstanden generell durch nachträgliche Rekonstruktion. Aktuell wird in der Humanmedizin die 3D-Rekonstruktion bei der transösophagealen Echokardiographie eingesetzt. Bei dieser Methode werden nach einer Rotation um 180° sechzig bis neunzig multiplane transösophageale Schnittebenen zu einem räumlichen Ausschnitt des Herzens zusammengesetzt. Die rekonstruierten abdominalen und transösophagealen 3D-Sonographien besitzen im Allgemeinen eine hohe räumliche Auflösung. Auch die dreidimensionale farbkodierte Abbildung der Blutflüsse gelingt derzeit nur als computergestützte Rekonstruktion.

6.7.2 4D-Echokardiographie

Für die klinisch bildgebende, kardiale Diagnostik bei Hund und Katze ist die Echtzeit-3D-Echokardiographie, die so genannte 4D-Echokardiographie, vorzuziehen. Eine 3D-Rekonstruktion gelingt aufgrund der gesteigerten Unruhe der meisten Tiere beim Tierarzt und der oben genannten Problematiken wie respiratorischer Arrhythmie und Hecheln nur nach zahlreichen Versuchen. Für das mehr Erfolg versprechende 4D-Verfahren werden spezielle Schallköpfe mit einer zweidimensionalen Anordnung der Ultraschallkristalle benötigt. Die heutigen High-End-Ultraschallsysteme arbeiten mit Matrix-Sonden, in denen etwa 3000 Elemente in mehreren Reihen angeordnet sind. Zudem erfolgt die Bildgenerierung bereits im Schallkopf. Aus diesen Gründen besitzen die Matrix-Schallköpfe eine deutlich größere Auflagefläche und sind weniger ergonomisch geformt als die Sektor- oder Phased-Array-Transducer für die konventionelle ein- und zweidimensionale Echokardiographie (Abb. 6.57). Trotz ihrer Größe gelingt aber auch mit den Matrix-Schallköpfen eine störungsfreie Ankopplung in den Zwischenrippenräumen bei Hunden und Katzen.

Bei der 4D-Ultraschalluntersuchung wird ohne Zeitverzögerung, also online, ein pyramidenförmiger Volumenscan aufgezeichnet. Dieser räumliche Ausschnitt kann während der Untersuchung von allen Seiten betrachtet und in jeder gewünschten Höhe »aufgeschnitten« werden. Die Nachteile des 3D-Echtzeitverfahrens sind eine etwas eingeschränkte Detailerkennbarkeit und die Aufnahme eines relativ kleinen

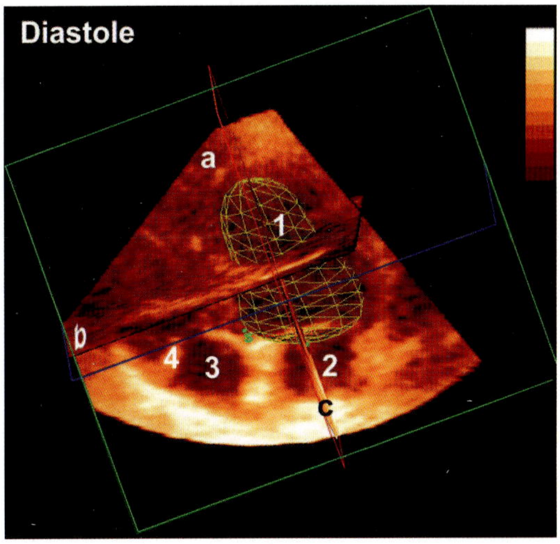

Abb. 6.58:
Gesunder Jack Russell Terrier (w, 7 J). 3D-Echokardiographie. Netzförmige Darstellung des linksventrikulären diastolischen Volumens. Die Berechnung erfolgt aus dem gesamten Volumenscan, also unter Berücksichtigung (a) der eingestellten Standardebene, einer links parasternalen apikalen 4-Kammeransicht, (b) der automatisch gescannten, senkrecht zur ersten Ebene liegenden Kurzachsenansicht sowie (c) der ebenfalls automatisch registrierten, senkrechten apikalen 2-Kammeransicht. 1 Ventriculus sinister: Volumen als Netz eingelegt, 2 Atrium sinistrum, 3 Atrium dextrum, 4 Valva tricuspidalis.

Ausschnitts. Durch die Kombination der 4D-Echokardiographie mit der 3D-Rekonstruktion können größere Bereiche räumlich wiedergegeben werden. Für die dreidimensionale Darstellung des Blutflusses werden abwechselnd Graustufen- und Farbduplex-Volumenscans aufgenommen und anschließend rechnerisch kombiniert. Das bedeutet, dass mehrere identische Herzzyklen registriert werden müssen. Bei sehr unruhigen Patienten oder bei Tieren mit respiratorischer Arrhythmie gelingt dies nur nach vielen Versuchen. Für die veterinärmedizinisch echokardiographische Diagnostik hat sich insbesondere die multiplane Abbildung von B-Bild- oder farbkodierten Dopplerdarstellungen hervorragend bewährt. Hierfür werden mit einem Matrix-Schallkopf zwei senkrecht aufeinander, oder in einem definierten Winkel zueinander stehende Ultraschallebenen aufgenommen und zeitgleich in *real time* auf dem Monitor abgebildet. So wird neben der direkt geschallten, üblichen echokardiographischen Standardebene eine zweite, meist orthogonale, echokardiographische Ansicht gezeigt. Bei der konventionellen zweidimensionalen Echokardiographie unterbleibt die Darstellung einer sekundären Ebene; oder diese muss mühevoll zusätzlich aufgesucht werden. Im Gegensatz zu den 3D- und 4D-Echokardiographien bieten die multiplane B-Bild- und Farbduplexdarstellung eine ausreichend gute Detailerkennbarkeit. Außerdem wird der Zeitaufwand für eine vollständige Untersuchung verkürzt, da zwei Ebenen gleichzeitig beurteilt werden können.

6.7.3 Vor- und Nachteile

Die Vorteile der 3D-Rekonstruktion und der 4D-Darstellung von Graustufen-Echokardiographien beinhalten:
- die verbesserte Volumetrie der Herzkammern (Abb. 6.58)
- die Darstellung der Atrioventrikular- und Gefäßklappen aus sonographisch ungewöhnlichen Perspektiven. So kann beispielsweise das Ausmaß einer Mitralklappeninsuffizienz bei Dilatativer Kardiomyopathie (Abb. 6.59a, b) oder Endokardiose (Abb. 6.60) in der dreidimensionalen Echokardiographie eingeschätzt werden. Die Aufsicht auf die Klappe vom linken Vorhof aus zeigt die Ausdehnung des ungenügenden systolischen Klappenschlusses. In der konventionellen zweidimensionalen Echokardiographie gelingt dies weder in Längs- noch in Kurzachsenansichten der Valva mitralis.
- bei angeborenen Defekten die Registrierung verschiedener ungewöhnlicher und zusätzlicher Ansichten, inklusive der informativen Aufsicht
- in der Humanmedizin die verbesserte echokardiographische Planung von interventionellen/operativen Eingriffen am Herzen

Der Einsatz der farbkodierten 3D-Echokardiographie ergibt weitere Vorteile:
- im dreidimensionalen Farbduplex-Echokardiogramm die verbesserte Einschätzung des Schweregrads von Aorten- und Pulmonalstenosen. Insbesondere nach Ausblendung des Graustufen-Bildes kann eine Engstelle durch Rotation des Farbvolumens erkannt und beurteilt werden (Abb. 6.61).
- die genauere Bewertung von Klappeninsuffizienzen
  - im Rahmen der multiplanen farbkodierten Echokardiographie durch die verbesserte Darstellung der Ausdehnung asymmetrischer Regurgitationen, oder durch die Detektion zusätzlicher Rückflüsse in ungewöhnlichen Ebenen (Abb. 6.62a, b)
  - im Rahmen der farbkodierten 3D-Echokardiographie durch die Darstellung der Größe des eingefärbten Rückflusses in Klappenhöhe bei einer Aufsicht auf die Klappenebene von apikal oder atrial aus (Abb. 6.63a, b)

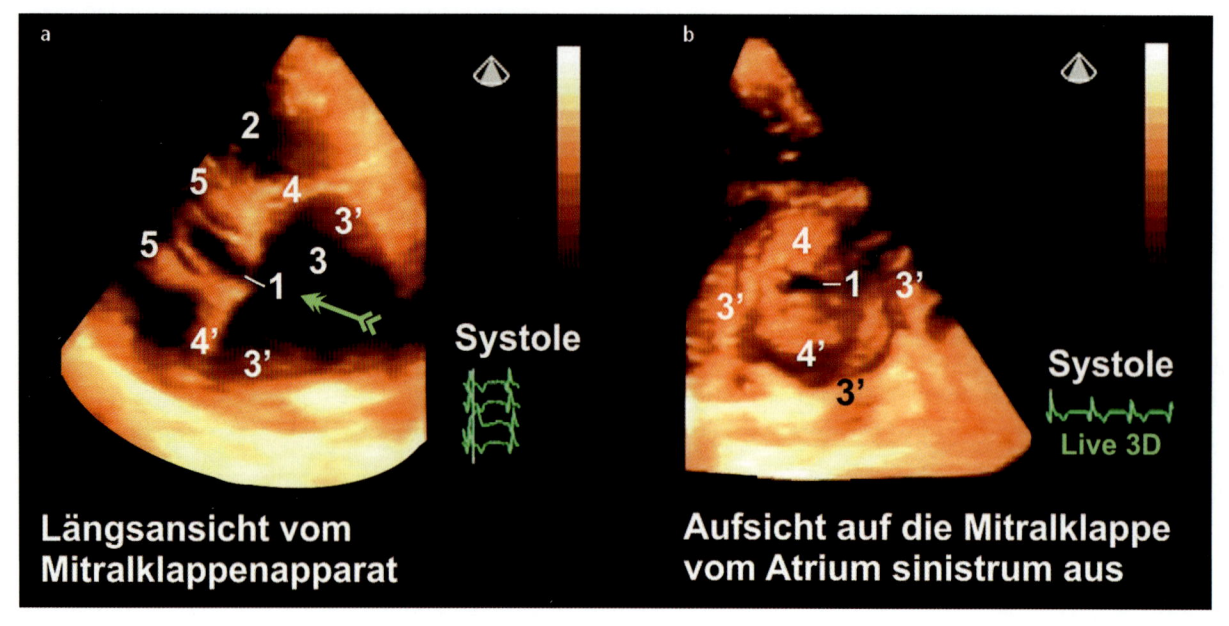

Abb. 6.59a, b:
Cocker Spaniel (w, 10 J) mit hochgradiger dilatativer Kardiomyopathie. (**a**) 3D-Rekonstruktion des Mitralklappenapparats in der Längsansicht mit insuffizienter Valva mitralis und volumenbelastetem Atrium sinistrum. (**b**) 4D-Echokardiographie einer Aufsicht auf die Valva mitralis mit glattwandigen Cuspes und ungenügendem systolischem Klappenschluss bei dilatativer Kardiomyopathie. 1 ungenügender systolischer Schluss der Valva mitralis durch Aufdehnung des Mitralringbereichs bei dilatativer Kardiomyopathie, 2 Ventriculus sinister, 3 Atrium sinistrum, 3' Wand des Atrium sinistrum, 4 glattwandige Cuspis septalis, 4' glattwandige Cuspis parietalis, 5 Chordae tendineae; der grüne Pfeil (links) zeigt die Blickrichtung in Abbildung b vom linken Vorhof aus.

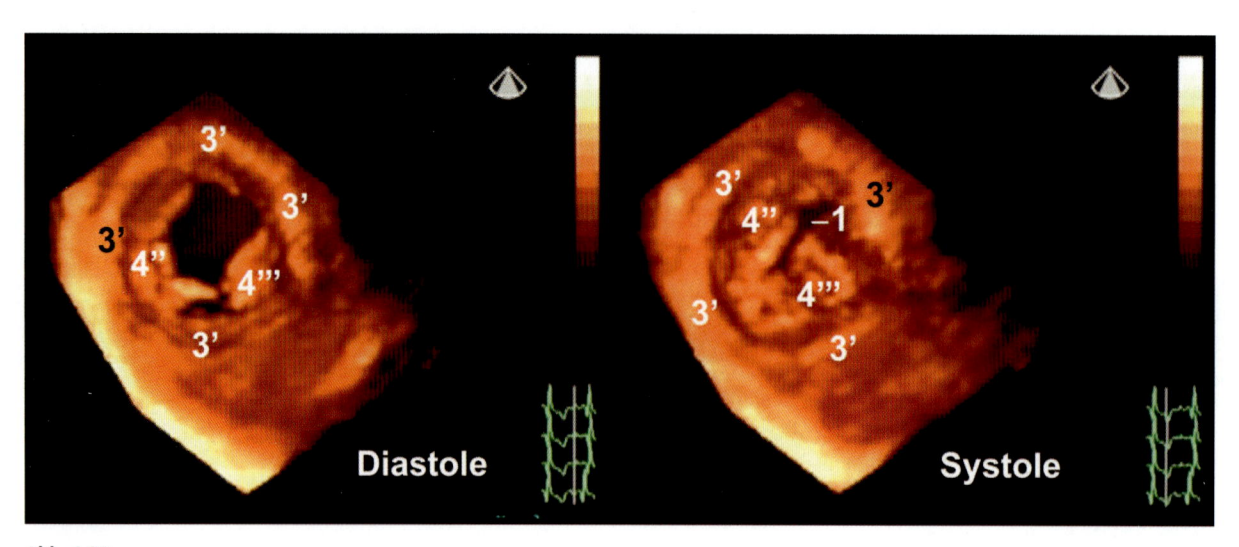

Abb. 6.60:
Rauhaardackel (m, 13 J) mit hochgradiger Endokardiose. 3D-Rekonstruktion der Valva mitralis in der Aufsicht vom Atrium sinistrum aus, mit hochgradig verdickten Cuspes und ungenügendem systolischem Schluss. 1 ungenügender systolischer Schluss der Valva mitralis, 3' Wand des Atrium sinistrum, 4" hochgradig verdickte Cuspis septalis, 4'" hochgradig verdickte Cuspis parietalis.

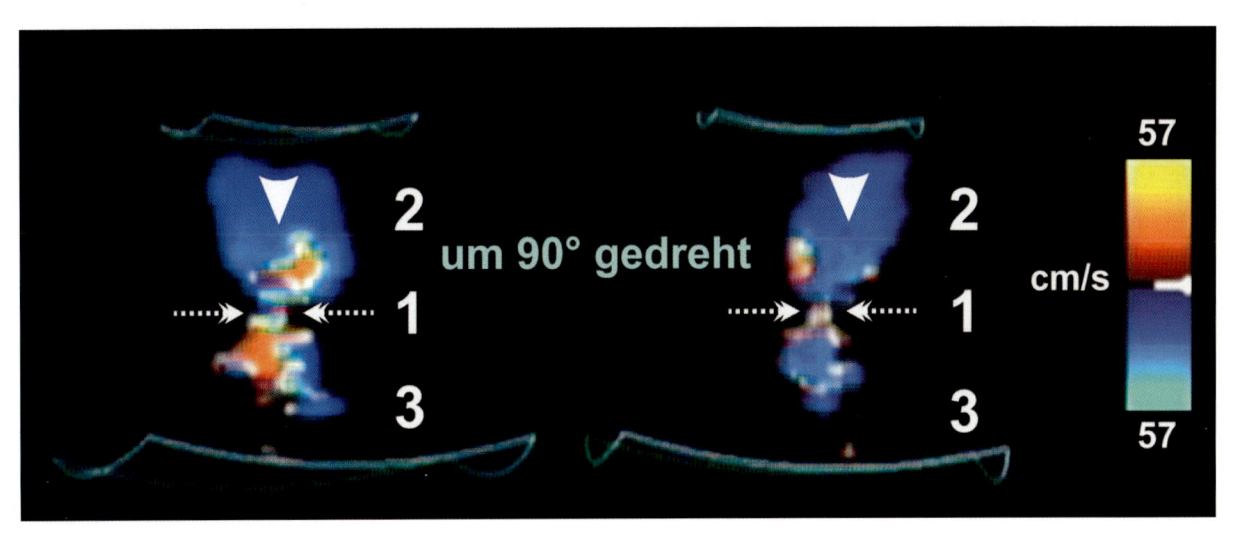

Abb. 6.61:
Boxer (m, 3 J) mit hochgradiger subvalvulärer Aortenstenose. Farbkodierte 3D-Echokardiographien nach Ausblenden des Graustufen-Bildes. Die zwei Ansichten der beiden farbkodierten Blutvolumina unterscheiden sich um 90°. 1 Stenosebereich mit stark eingeengtem Blutfluss, 2 Ausstrombahn des Ventriculus sinister, 3 Aorta ascendens, die Pfeilspitze kennzeichnet die Blutflussrichtung.

Abb. 6.62a, b:
Border Collie (m., 13 Jahre) mit hochgradiger Endokardiose. Biplane, orthogonale Farbduplexdarstellung der systolischen Regurgitation bei Mitralklappeninsuffizienz in zwei orthogonalen Ebenen. Die eingestellte apikale 4-Kammeransicht von links parasternal (**a**) zeigt einen breiten Insuffizienzjet, während die automatisch gescannte, senkrechte zweite Ebene (**b**) zwei breite systolische Rückflüsse erkennen lässt. Die gestrichelte Linie gibt die Lage der gewählten zweiten Ebene wieder. 1 Ventriculus sinister, 2 Valva mitralis, 3 Atrium sinistrum, die Pfeile kennzeichnen die Blutflussrichtung.

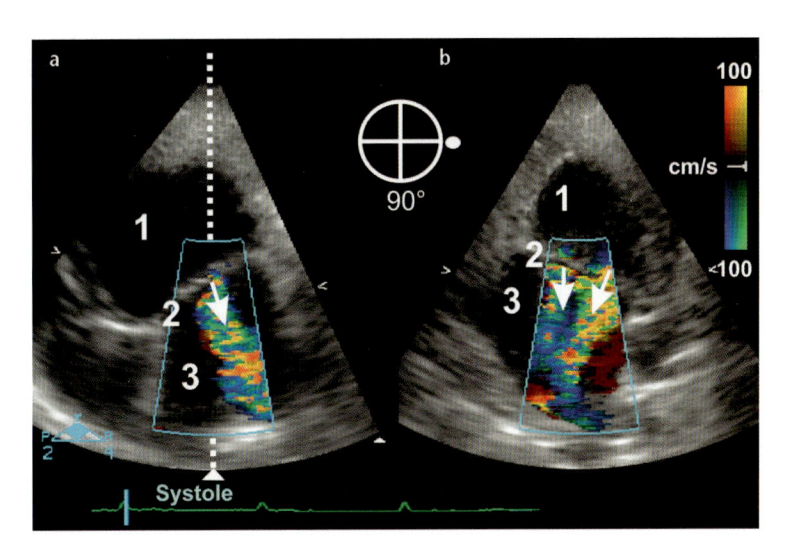

Abb. 6.63a, b:
(**a**) Deutscher Schäferhund (m, 7 J) mit zwei Rückflüssen bei mittelgradiger Aortenklappeninsuffizienz, (**b**) Golden Retriever (m, 5 J) mit einem großen Rückflussvolumen bei hochgradiger Aortenklappeninsuffizienz. Farbkodierte 3D-Echokardiographien. Bei dem Deutschen Schäferhund konnte der zweite Insuffizienzjet ausschließlich im dreidimensionalen Farbduplex-Echokardiogramm identifiziert werden. 1 Ausstrombahn des Ventriculus sinister, 2 Sinus aortae, die Pfeile kennzeichnen die Blutflussrichtung.

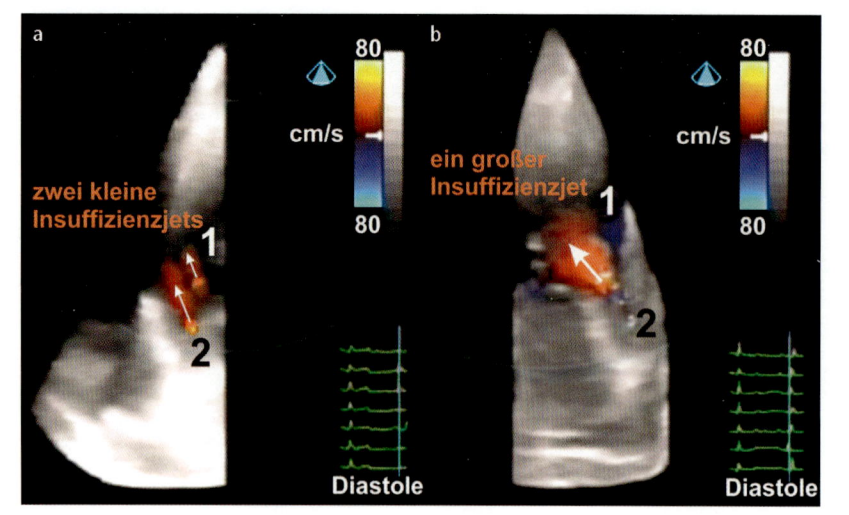

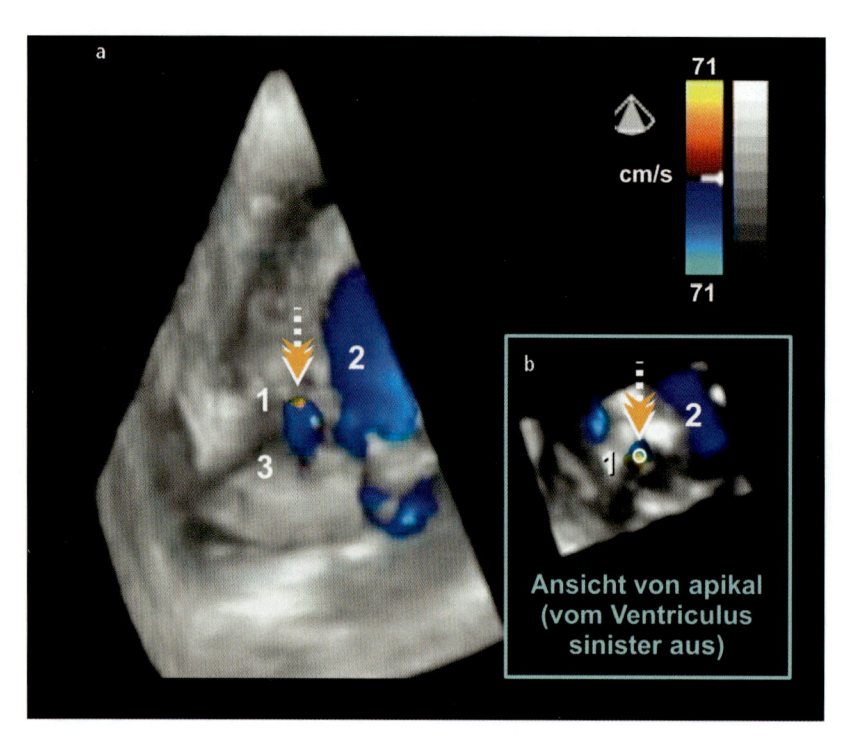

Abb. 6.64a, b:
Border Collie (w., 11 Jahre) mit geringgradiger Endokardiose. Die farbkodierten 3D-Echokardiographien stammen vom selben Volumenscan und zeigen eine apikale 2-Kammer-Längsansicht (**a**) und die Aufsicht von der Herzspitze aus auf die insuffiziente Valva mitralis (**b**). 1 Valva mitralis, 2 linksventrikulärer Blutausstrom in die Aorta, 3 Atrium sinistrum, der gestrichelte Pfeil kennzeichnet den Blutfluss durch die ungenügend schließende Valva mitralis. In der Aufsicht ist das Ausmaß des Rückflusses in Höhe der Insuffizienz weiß eingekreist.

Den aufgeführten diagnostischen Vorteilen der 3D- und 4D-Echokardiographie stehen einige Nachteile gegenüber. Grundsätzlich bestehen dieselben physikalischen Einschränkungen durch Reflexionen an akustischen Grenzflächen, die generell für eine sonographische Bildgebung gelten. Typische Limitationen der dreidimensionalen Echokardiographie ergeben sich zudem aus dem Kostenaufwand für das erforderliche Equipment, aus den methodisch-technischen Problemen bei der Akquisition der Datensätze, aus der mittelmäßigen Auflösung der räumlichen Ultraschallbilder und aus dem zusätzlich benötigten Zeitaufwand bei der Nachbearbeitung und Auswertung von 3D-Rekonstruktionen und 4D-Echokardiographien.

Aufgrund des relativ großen technischen, finanziellen und zeitlichen Aufwands im Verhältnis zum tatsächlichen diagnose-, prognose- und therapierelevanten Informationszugewinn ist die 3D- oder 4D-Echokardiographie derzeit noch keine Routineuntersuchung in der Human- und Veterinärmedizin. Jedoch kann sich diese Situation schon in naher Zukunft ändern, da weiterhin mit kontinuierlichen Preissenkungen der Ultraschallsysteme zu rechnen ist und sich die Auflösung der dreidimensionalen Echokardiographien durch die technische Fortentwicklung verbessern wird. Außerdem bietet die simultane multiplane echokardiographische Darstellung kardialer Strukturen mit Matrix-Schallköpfen schon heute einen erheblichen Informationsgewinn bei gleichzeitiger Zeitersparnis.

Literatur

BINDER, T. (2002): Three-Dimensional Echocardiography – Principles and Promises. J. Clin. Basic Cardiol. 5, 149–152.

FRANKE, A. (2002): 3D-Echokardiographie. In: Flachskampf, F. A. (Hrsg.): Praxis der Echokardiographie, S. 137–149. Georg Thieme Verlag, Stuttgart

HUNG, J., LANG, R., FLACHSKAMPF, F., SHERNAN, S. K., MCCULLOCH, M. L., Adams, D. B., Thomas, J., Vannan, M., Ryan, T. (2007): 3D Echocardiography: A review of the current status and future directions. J. Am. Soc. Echocardiography, 20, 213–233.

MARTIN, R. W., BASHEIN, G. (1989): Measurements of stroke volume with three-dimensional transesophageal ultrasonic scanning: Comparison with thermodilution measurement. Anesthesiology. 70, 470–476.

7 Arterieller Blutdruck

Marianne Skrodzki

Der arterielle Blutdruck ist eine sehr komplexe Größe, deren Höhe vom Herzminutenvolumen, vom peripheren Widerstand und vom Fassungsvermögen sowie der Dehnfähigkeit des Gefäßsystems abhängig ist. Unterschieden werden der systolische arterielle Blutdruck (SAD), d.h. die obere Grenze der periodischen Oszillationen des Blutdrucks um den Mitteldruck (MAD), von dem diastolischen arteriellen Blutdruck (DAD), der unteren Grenze.

7.1 Physiologie des arteriellen Blutdrucks

Um eine adäquate Perfusion der Kapillaren im systemischen Gefäßbett zu gewährleisten, bleibt der arterielle Blutdruck – mit einer individuellen Schwankungsbreite – bei gesunden Hunden und Katzen in Ruhe auf einer bestimmten Höhe. Körperliche Belastung und Aufregung führen physiologischerweise zur Blutdrucksteigerung, die jedoch relativ schnell ausgeglichen wird. Die für den arteriellen Blutdruck bestimmende Größe ist das Produkt aus dem Herzminutenvolumen und dem Widerstand, den das periphere Gefäßbett dem Blutstrom entgegensetzt. Das Herzminutenvolumen wird hauptsächlich durch die Herzfrequenz und die kardiale Kontraktilität sowie durch Vorlast und Nachlast beeinflusst, die ihrerseits unter dem Einfluss des autonomen Nervensystems stehen.

Dafür verantwortlich sind komplexe Regulationsmechanismen unter Beteiligung der medullären Kreislaufzentren, des Renin-Angiotensin-Aldosteron-Systems (RAAS), des Hypothalamus, der Hypophyse und der Nebennierenrinde sowie verschiedene Elektrolyte. Eine zentrale Position haben Pons, Medulla oblongata, Rückenmark und spinaler Sympathikus. Das primäre Kreislaufzentrum in der Formatio reticularis umfasst sowohl ein Vasokonstriktorenzentrum (Blutdruck steigernde Wirkung) als auch ein Vasodilatatorenzentrum (Blutdruck senkende Wirkung). Die Erregungssteigerung des einen Unterzentrums bewirkt die Hemmung des anderen. Das primäre Kreislaufzentrum reagiert auf Druckänderungen im Gefäßsystem und auf Veränderungen der chemischen Beschaffenheit des Blutes. Verschiedene Barorezeptoren im Karotissinus, in der Wand des Aortenbogens, der Vorhöfe und Ventrikel des Herzens, in der Lunge und im Perikard registrieren den aktuellen intravasalen Druck und übermitteln diese Information in Form einer entsprechend veränderten nervalen Impulsfrequenz an das medulläre Kreislaufzentrum.

Ein schneller Blutdruckabfall vermindert die Stimulation der Barorezeptoren. Regulatorisch bewirkt die Aktivierung des sympathischen Nervensystems die Entleerung der Blutspeicher, die Zunahme der Herzfrequenz und der Myokardkontraktilität bei gleichzeitiger Konstriktion der glatten Muskeln in den Arteriolen, mit Ausnahme der Herz- und Muskelgefäße. Infolge der direkten Wirkung des medullären Sympathikuszentrums auf das Nebennierenmark nimmt zusätzlich die Sekretion von Katecholaminen zu, was die Gefäßverengung noch verstärkt. Die Katecholamine verbinden sich mit β-Rezeptoren der Herzmuskelzellen und besonders mit den an den Gefäßen überwiegenden α-Rezeptoren mit dominierender vasokonstriktorischer Wirkung. Deutlich schwächer ist die Erregung der kardialen β-Rezeptoren und entsprechend geringer die Herzfrequenz und Kontraktionskraft steigernde Wirkung. Die Freisetzung u.a. von Arginin, Vasopressin und Endothelin sowie die Aktivierung des RAAS führen über eine Vasokonstriktion, aber auch infolge Antinatriurese bzw. Zunahme der Inotropie, zum Anstieg des arteriellen Blutdrucks. Dieser Blutdruckanstieg bewirkt gegenregulatorisch eine Erhöhung der Impulsrate im Vasodilatatorenzentrum sowie die vermehrte Freisetzung verschiedener humoraler Faktoren. Hierzu gehören Bradykinin, die Prostaglandine, Dopamin, der atriale natriuretische Faktor (ANF) und der *endothelium-derived relaxation factor* (EDRF). Gefäßdilatation, Natriurese und vermehrte Blutspeicherung in Leber, Milz und Haut sowie eine Reduktion der Kontraktilität und der Herzfrequenz mit entsprechender Blutdruckabnahme sind das Resultat.

7.2 Arterieller Blutdruck bei Hund und Katze

Der arterielle Blutdruck unterliegt bei gesunden Hunden und Katzen physiologischen und individuellen Schwankungen. Um eine Hyper- oder Hypotonie zu diagnostizieren, ist die Kenntnis der »Normalwerte« des arteriellen Blutdrucks notwendig. Diese Normwerte sind jedoch für Hunde und Katzen nicht eindeutig definiert, sondern variieren von Studie zu Studie. In der Tabelle 7.1 sind die Messwerte aus verschiedenen Untersuchungen zusammengefasst. Neben tierartspezifischen und methodenabhängigen Unterschieden ist bei Hunden eine rassebedingte Heterogenität des physiologischen Blutdrucks erkennbar. So haben z.B. gesunde Windhunde mit 147/84 mmHg und Dackel mit 142/85 mmHg im Durchschnitt etwas höhere arterielle Blutdruckwerte als z.B. gesunde Retriever mit 125/65 mmHg oder Irische Wolfshunde, als Vertreter der Riesenrassen, mit 120/69 mmHg.

Das Geschlecht des Patienten hat wahrscheinlich keinen Einfluss auf die Blutdruckwerte, jedoch können Kondition und

Tabelle 7.1: Blutdruck-Referenzwerte in mmHg bei Hund und Katze unter Praxisbedingungen*

Blutdruck	KATZE				HUND			
	Doppler	Oszillometrie			Doppler	Oszillometrie		
	SAD	SAD	DAD	Ø**	SAD	SAD	DAD	Ø**
Normotonie	100–175	100–145	65–100	133/75	85–179	100–160	60–100	128/84
Grenzbereich	175–185	150–160	101–115		180–200	161–170	101–110	
Hypertonie	> 185	> 160	> 115		> 200	> 170	> 110	
Hypotonie	< 100	< 80	≤ 60		< 85	< 100	< 60	

* in Anlehnung an Littman (1992), Lesser et al. (1992), Bodey u. Michell (1996), Bodey u. Sansom (1998), Schneider et al. (1999), Skrodzki (2000), Stepien (2000) zusammengefasst
** durchschnittlich oszillometrisch gemessener Blutdruck nach Bodey u. Mitchell (1996).

Konstitution, besonders die Adipositas, die Höhe des Blutdrucks deutlich beeinflussen bzw. steigern. Möglicherweise ist bei gesunden erwachsenen Tieren mit zunehmendem Alter ein Blutdruckanstieg normal. Zweifelsohne aber steigt mit zunehmendem Alter die Häufigkeit der eine Hypertonie bedingenden Erkrankungen.

Während tageszeitliche Blutdruckschwankungen bei Kleintieren bisher nicht eindeutig nachgewiesen werden konnten, sind Blutdruckunterschiede von Tag zu Tag deutlich festzustellen. Eine bedeutende Rolle spielt der so genannte »Weißkittel-Effekt«. Dabei kann eine individuelle systolische und/oder diastolische Blutdruckerhöhung allein durch die mit der Messung verbundene Aufregung festgestellt werden.

7.3 Blutdruckmessung

Durch regelmäßige Blutdruckmessungen, zumindest einmal jährlich, in jedem Fall aber bei jeder Herz-Kreislauf-Untersuchung, kann der »individuelle Blutdruckwert« des einzelnen Patienten erfasst werden. Besonders wichtig ist dies bei allen älteren Tieren mit altersrelevanten Organkrankheiten, die Auswirkungen bzw. koinzidierende Folgen für den arteriellen Blutdruck haben. Blutdruckmessungen sollten daher beim Verdacht auf bzw. beim Vorliegen einer chronischen Nierenerkrankung, eines Hyperadrenokortizismus, einer Hyperthyreose, eines Diabetes mellitus oder einer kardio-vaskulären Erkrankung erfolgen. Weiterhin muss bei Patienten mit Erkrankungen des zentralen Nervensystems und/oder mit Adipositas eine Erhöhung des arteriellen Blutdrucks ausgeschlossen werden. Sehstörungen, Epistaxis, zentralnervöse Symptome oder eine linksventrikuläre Hypertrophie sollten, als mögliche Folgen einer Hypertonie, stets Anlass zur Blutdruckmessung sein. Ebenso sind Messungen vor und nach einer Narkose bzw. Sedation ratsam. Da bei chronischer und akuter Herzinsuffizienz erhebliche Blutdruckschwankungen auftreten können, ist es notwendig Verlaufsmessungen vor und während der Therapie zu dokumentieren. Wiederholte Messungen erleichtern die Einschätzung von Krankheitsverlauf und Therapieerfolg.

Der arterielle Blutdruck kann direkt oder indirekt, d.h. invasiv oder nicht-invasiv gemessen werden. Im Hinblick auf Informationsgrad, apparativen und personellen Aufwand sowie auf Kosten und Risiken für den Patienten unterscheiden sich diese beiden verschiedenen Methoden grundsätzlich voneinander.

7.3.1 Direkte Blutdruckmessung

Bereits 1708 hat Stephen Hales als erster, nach Verbindung einer senkrecht stehenden Glasröhre mit der durchtrennten Arteria carotis eines Pferdes Blutdruckschwankungen festgestellt, die er mit der Herzkontraktion in Verbindung brachte. Auch heute noch erfolgt die blutige Messung des arteriellen Drucks direkt im Gefäßsystem über einen flüssigkeitsgefüllten Katheter in Verbindung mit einem Druckaufnehmer und einem Elektromanometer oder mithilfe eines so genannten Kathetertip-Manometers.

Mit der direkten Blutdruckmessung ist eine kontinuierliche Registrierung des arteriellen Blutdrucks ohne Zeitverzögerung möglich. Die Messgenauigkeit der blutigen Methode ist genauer als es bei den unblutigen Methoden der Fall ist. Daher gelten die Ergebnisse der invasiven Blutdruckmessung als Bezugsgrößen für die Zuverlässigkeit indirekter Messapparate. Nachteilig ist die meist unumgängliche Sedation des Kleintierpatienten während der invasiven Blutdruckmessung. Bei der Interpretation der unter diesen Bedingungen erhobenen Ergebnisse muss die medikamentöse Beeinflussung des Blutdrucks entsprechend berücksichtigt werden. Andererseits können Schmerz und/oder notwendige Zwangsmaßnahmen beim unsedierten Tier zum Anstieg des Blutdrucks führen. Gefahren durch die Bildung von Hämatomen oder Thromben sowie Infektionen sind nicht vollständig auszuschließen.

7.3.2 Indirekte Blutdruckmessung

Bereits 1896 entwickelte der italienische Kinderarzt Professor Scipione Riva-Rocci einen einfachen Apparat zur unblutigen Blutdruckmessung mit aufzublasender Manschette und Manometer. Bis zum heutigen Tage basieren sowohl in der Humanmedizin als auch in der Tiermedizin alle indirekten Methoden der Blutdruckmessung auf diesem System. Hierbei werden distal einer aufblasbaren Manschette Gipfel und Tal der wellenförmigen systolisch-diastolischen Druckschwankungen im Gebiet der großen arteriellen Gefäße angegeben.

Die beim Menschen übliche auskultatorische Messmethode ist wegen des engen Lumens der zugänglichen Arterien, wenn überhaupt, nur bei großen Hunden möglich.

In der Kleintiermedizin wird die indirekte Messung des arteriellen Blutdrucks überwiegend mit Hilfe des Ultraschalls (Dopplerprinzip) oder oszillometrisch durchgeführt.

In jedem Fall muss die Messung in einem ruhigen Raum und stets vor der Allgemeinuntersuchung des Patienten durchgeführt werden. Psychische Einflüsse, wie z. B. Angst und das aus der Humanmedizin bekannte »Weißkittel-Phänomen«, können eine ausgeprägte Blutdruck steigernde Wirkung auf den Kleintierpatienten haben. Daher sollte sich das Tier einige Minuten in Anwesenheit seines Besitzers an die Untersuchungsumgebung gewöhnen können. Bei den meisten Hunden und Katzen ist die Aufregung sofort erkennbar und ist bei der Wertung des Messergebnisses zu berücksichtigen. Andererseits können auch scheinbar ruhige Tiere eine sog. »Erregungshypertonie« aufweisen, die nicht immer mit einer erhöhten Herzfrequenz einhergeht und daher u. U. zu übersehen ist.

Eine exakte Blutdruckmessung wird durch die Wahl der richtigen Manschettengröße (Breite und Länge) entscheidend beeinflusst. Es hat sich gezeigt, dass die Breite des aufblasbaren Teils der Manschette bei Hunden 40 %, bei Katzen 30 % des Beinumfangs der Messstelle ausmachen sollte. Die richtige Manschettenbreite beträgt für Hunde bei Messungen am Unterarm etwa fünf Zentimeter. Die meisten Katzen benötigen zwei Zentimeter, seltener drei Zentimeter breite Manschetten. Bei einer zu schmalen Manschette wird fälschlicherweise ein zu hoher Blutdruck, bei einer zu breiten Manschette unter Umständen ein zu niedriger Blutdruckwert gemessen, wobei im letzteren Fall der Messfehler deutlich geringer ist. Liegt die ideale Manschettengröße zwischen zwei verfügbaren Manschetten, sollte daher die breitere Variante gewählt werden.

Zur möglichst genauen Messung sollte die Messmanschette so platziert werden, dass der Messort auf Herzhöhe liegt. Daher ist es günstig, wenn sich der Patient während der Messungen in Brust-Bauch-Lage befindet. Bei dem auf der Seite liegenden, sitzenden oder stehenden Tier muss das Bein unter Umständen auf Herzhöhe angehoben werden.

Pro Untersuchung sollten mindestens fünf, besser sieben Einzelmessungen durchgeführt werden, in jedem Fall so viele bis die Streuung der Einzelwerte unter 10 mmHg liegt. Als endgültiger Blutdruckwert kann z. B. der rechnerische Durchschnitt der drei nächstgelegenen Einzelwerte angenommen werden oder man ermittelt den Medianwert.

7.3.2.1 Doppler-Messmethode

Bei der Doppler-Messmethode wird die Untersuchung mittels einer aufblasbaren Manschette und einer Doppler-Ultraschallsonde durchgeführt. Die Dopplersonde sendet Schallwellen mit vorgegebener Frequenz in ein Blutgefäß. Dort werden sie an den vorbeifließenden Erythrozyten der Blutstrombahn reflektiert und anschließend von der Sonde bzw. dem darin befindlichen piezoelektrischen Kristall aufgefangen und in akustische Signale umgewandelt. Durch Reflexion an einzelnen roten Blutkörperchen erfahren die Schallwellen eine Frequenzänderung. Diese Frequenzänderung, auch als Doppler-Shift bezeichnet, variiert je nach Strömungsgeschwindigkeit der Erythrozyten.

Auch bei dieser Methode eignen sich als Messort alle vier Extremitäten. Die Messsonde kann am Hinterbein kraniolateral über der kranialen A. tibialis, über der A. saphena medial der Beugesehne, oder über der A. tarsalis platziert werden. Die A. ulnaris, an der plantaren Fläche zwischen Karpal- und Sohlenballen der Vorderextremität, eignet sich ebenfalls zur Blutdruckmessung (Tab. 7.2).

Die Haut am Messort muss, besonders bei dicht behaarten Tieren, zuvor geschoren werden. Selten reicht nur das Scheiteln des mit Alkohol befeuchteten Fells aus. Unter Verwendung von Ultraschallgel wird die Messsonde distal einer Blutdruckmanschette an der Stelle der Extremität aufgesetzt, an der das arterielle Flusssignal am deutlichsten hörbar ist. Die Blutdruckmanschette wird in der Mitte des Unterarms bzw. des Unterschenkels proximal der Messsonde angelegt und bis zu einem Druck aufgepumpt, der etwa 20 mmHg oberhalb desjenigen liegt, bei dem das Dopplersignal nicht mehr hörbar ist. Nach langsamem Ablassen des Manschettendrucks gibt das wieder auftretende Doppler-Strömungsgeräusch den systolischen Blutdruck wieder. Dieser Wert ist an dem mit der Druckmanschette verbundenen Manometer ablesbar. Durch mit dem Ultraschallgerät verbundene Kopfhörer wird das Dopplersignal nur vom Untersucher wahrgenommen. Damit kann die Beunruhigung des Patienten durch das, z. T. sehr laute akustische Signal vermieden werden.

Mit dem Doppler kann der systolische Blutdruck beim Kleintier mit großer Genauigkeit erfasst werden und zwar in allen Blutdruckbereichen. Die allgemein kurze Messdauer ist besonders bei Katzen von erheblichem Vorteil. Nachteilig ist, dass diastolische Hochdruckerkrankungen nicht erfasst werden können. Auch kontinuierliche Blutdruckmessungen sind nicht möglich.

7.3.2.2 Oszillometrische Messmethode

Das Messprinzip der oszillometrischen Methode entspricht dem der Dopplermethode. Bei der oszillometrischen Blutdruckmessung wird die Messmanschette am auf dem Tisch oder dem Arm des Besitzers sitzenden Hund in der Mitte des Unterarms bzw. Unterschenkels befestigt. Bei Katzen, die vorzugsweise auf dem Arm gehalten werden, ist es günstiger die Messmanschette am Oberarm anzulegen. Auch an der Schwanzwurzel ist die Blutdruckmessung möglich, wobei die für eine Messung notwendige Ruhighaltung des Schwanzes oft nur schwer erreichbar sind. Durch vorheriges Anfeuchten des Fells mit Wasser wird das Anlegen der Messmanschette erheblich erleichtert. Das Messgerät muss so eingestellt sein, dass der Manschettendruck nach dem Aufpumpen den zur Kompression des Blutgefäßes erforderlichen Druck um etwa 30 bis 40 mmHg übersteigt.

Im Vergleich zur Dopplermethode sind die mittels Oszillometrie erhobenen Blutdruckwerte tendenziell geringer, wobei die systolischen Blutdruckwerte die oszillometrisch gemessen werden im Bereich bis 180 mmHg rund 15 % niedriger sind als die Ergebnisse der Doppler-Blutdruckmessung. Der Messfehler nimmt mit steigendem Blutdruck zu. Während der Doppler auch schwächere Pulssignale erfassen kann, muss der für die Oszillometrie auswertbare Pulsdruck höhere Amplituden aufweisen. Wahrscheinlich behindern die besonders kleinen peripheren Arterien der Katzen z.T. die Entstehung eines für die Oszillometrie adäquaten Pulsdrucks. Daher dauert es mit dieser Methode unter Umständen mehrere Minuten, bis eine ausreichende Pulswelle vom Gerät erfasst und entsprechend ausgewertet werden kann. Ein anderer Nachteil ist, dass die Extremität während der Messung nicht belastet und nicht bewegt werden darf, da es sonst zum automatischen Abbruch der Messung kommt. Auch dies kann die Untersuchungszeit bei einzelnen Tieren erheblich verlängern.

7.4 Arterielle Hypertonie

Die Hypertension wird als ein, über den für die Spezies als Normwert angenommener, erhöhter arterieller Blutdruck definiert (Tab. 7.1). Beim Menschen wird die arterielle Hypertonie aufgrund der Blutdruckhöhe und bezüglich auftretender Endorganschäden unterteilt. Eine entsprechende Klassifikation gibt es in der Veterinärmedizin nicht. Auch ist die Grenze zwischen normalen Blutdruckwerten einerseits und einer arteriellen Hypertonie andererseits fließend. Unter Praxisbedingungen sind als Grenze zur Hypertonie beim Hund systolische Blutdruckwerte von 175 mmHg (Doppler) bzw. von 160 mmHg (Oszillometrie) anzunehmen. Für den oszillometrisch erfasten diastolischen Blutdruck liegt der Grenzbereich etwa bei 100 bis 110 mmHg.

Bei Katzen kann der Blutdruck als hyperton angesehen werden, wenn er bei Messungen mit dem Doppler systolisch über 180 mmHg bzw. mit der oszillographischen Methode die Grenzen von 160/100 mmHg überschreitet.

Tabelle 7.2: Positionen der Manschette und der Dopplersonde nach Bodey u. Michell (1996)

Manschettenposition	Position der Dopplersonde	Gefäß
Vordergliedmaße proximal des Karpus	Vordergliedmaße distal des Karpus (palmar)	A. mediana
Hintergliedmaße distal des Tarsus	Hintergliedmaße distal des Tarsus (plantar)	A. plantaris mediana
Hintergliedmaße proximal des Tarsus	Hintergliedmaße distal des Tarsus (dorsomedial)	A. saphena
Schwanzansatz	Am Schwanz distal der Manschette (ventral)	A. coccygea mediana

7.4.1 Ursachen der arteriellen Hypertonie

Die primäre, d.h. essentielle Hypertonie, hauptsächlich beim Menschen beobachtet, wurde bisher bei Hunden und Katzen nur sehr selten und nur als Ausschlussdiagnose beschrieben. Die Pathogenese des Hochdrucks konnte in diesen möglicherweise erblichen Fällen nicht eindeutig geklärt werden.

Meist sind Hunde und Katzen von einer sekundären Hypertonie betroffen, die renal oder endokrin bedingt sein kann bzw. mögliche Folge einer Polyzythämie ist. Stets spielt die Erhöhung des Herzminutenvolumens und/oder des peripheren Widerstands eine entscheidende Rolle. Der periphere Widerstand kann seinerseits durch Erhöhung des Gefäßwiderstands als auch durch Zunahme der Blutviskosität ansteigen.

Die renale Hypertonie kommt bei Patienten mit tubulärer, glomerulärer oder vaskulärer Nierenerkrankung vor und wird u. a. bedingt. durch einen Mangel an vasodilatatorisch wirkenden Substanzen, wie z.B. Prostaglandinen. Weiterhin kommt es durch Stimulation des RAAS zur Volumenretention und Erhöhung des peripheren Widerstands.

Die endokrine Hypertonie kann bei Patienten mit Hyperadrenokortizismus, mit Überfunktion der Schilddrüse bzw. mit einem Phäochromozytom diagnostiziert werden. Beim Morbus Cushing bzw. Cushing-Syndrom mit autonom sezernierendem Nebennierentumor oder iatrogen nach Steroidgabe steigt die Reninbildung. Dies führt zu einer Zunahme des Gefäßtonus und gesteigerter Natrium- sowie Wasserretention.

Die Hyperthyreose führt über eine erhöhte Ansprechbarkeit des sympathischen Nervensystems zur endokrinen Hypertonie.

Beim Phäochromozytom, einer Rarität in der Tiermedizin, entsteht der Bluthochdruck infolge Zunahme und entsprechender Wirkung von Adrenalin und Noradrenalin auf das Herz-Kreislauf-System.

Die bei kleinen Haustieren ebenfalls seltene kardio-vaskuläre Hypertonie kann bei totalem AV-Block oder bei einer Aorteninsuffizienz mit vergrößertem Schlagvolumen auftreten.

Durch Zunahme der Blutviskosität, wie z.B. bei der Polyzythämie oder der Hypergammaglobulinämie, wird der periphere Widerstand beeinflusst und kann so zum arteriellen Hochdruck führen.

Ob eine Adipositas zum pathologischen Blutdruckanstieg führt oder »nur« eine Hypertonie weiter verstärkt, wird für das Kleintier unterschiedlich diskutiert.

7.4.1.1 Blutdruckveränderungen bei Herzinsuffizienz

Da das Herzminutenvolumen (HMV) und der periphere Gefäßwiderstand die den Blutdruck bestimmenden Größen sind, können Veränderungen bereits eines dieser beiden Parameter die Höhe des arteriellen Blutdrucks beeinflussen. Ist das Herz trotz eines ausreichenden venösen Blutangebots nicht in der Lage, die Peripherie adäquat mit Blut zu versorgen, so sprechen wir von einer Herzinsuffizienz (s. Kap. 2). Für die unzureichende Organperfusion infolge einer Herzinsuffizienz ist primär der Abfall des Herzminutenvolumens verantwortlich, der akut vorhanden ist oder langsam im Verlauf einer kardiovaskulären Erkrankung zunimmt. Je nach Grad der Herzinsuffizienz und je nachdem, ob sich der Patient im Stadium der Ruhe befindet oder unter Belastung steht, treten z.T. erhebliche graduelle Schwankungen des HMV und damit auch unterschiedliche Blutdruckwerte auf.

Bei einer chronischen Herzinsuffizienz wird das Absinken des HMV durch länger bestehende Herzmuskelerkrankungen, druck- oder volumenbelastende Vitien, ausgeprägte Tachy- oder Bradykardien bzw. Arrhythmien, oder auch durch Füllungsbehinderungen der Herzkammern verursacht. Um den arteriellen Blutdruck eines Patienten mit chronischer Herzinsuffizienz häufig sogar über Jahre hinweg auf einer mehr oder minder adäquaten Höhe zu halten, kommt es zur reaktiven Erhöhung des peripheren Widerstands. An diesen komplexen Regulationsmechanismen, die natürlich auch bei akuter Herzinsuffizienz einsetzen, sind eine Vielzahl von Faktoren beteiligt (s. Kap. 7.1). Eine zentrale Rolle spielt die Umverteilung des Blutes. So ist bei Patienten mit einer Herzinsuffizienz bereits in Ruhe, besonders deutlich jedoch unter Belastung, die Durchblutung der Haut, des Intestinalgebiets und der Nieren vermindert, während die Koronararterien und das Gehirn zunächst unbeeinflusst bleiben.

Bei Patienten mit chronischer Herzinsuffizienz kann es jedoch plötzlich zum Blutdruckanstieg kommen. Gründe für eine Hypertonie sind in diesen Fällen z.B. die Entwicklung einer Hyperthyreose, eines D. mellitus und/oder einer Niereninsuffizienz.

7.4.2 Folgen der Hypertonie

Generell kommt es aufgrund der arteriellen Hypertonie zu Schäden an empfindlichen Kapillarbereichen, mit andauernder Arteriolenkonstriktion, Hypertrophie der Gefäßmedia sowie Arteriosklerose. Daraus folgen Kapillarhypoxien, Gewebeschädigungen, Blutungen oder Infarkte. Besonders gefährdet sind Organe mit endarteriellem System wie Augen, Nieren, Herz und Gehirn. Der Schweregrad der Hochdruckfolgen, d.h. der Organkomplikationen, hängt von Dauer und Höhe der Blutdruckveränderung ab sowie vom Vorliegen zusätzlicher Risikofaktoren wie z.B. D. mellitus, Lipidose, Herzinsuffizienz oder Adipositas.

Das Krankheitsbild der arteriellen Hypertonie wird zum einen durch die Grunderkrankung, zum anderen durch die Folgeerscheinungen des Bluthochdrucks bestimmt und ist entsprechend variabel. Die häufigsten, wenn auch unspezifischen Symptome sind Apathie, zunehmende Inappetenz bzw. Anorexie, Gewichtsverlust und Maulatmung, seltener Dyspnoe sowie Polydipsie und Polyurie. Auch der plötzliche teilweise oder auch vollständige Visusverlust veranlasst die Besitzer, das Tier in der Kleintierpraxis vorzustellen.

Bei einigen Katzen mit einer arteriellen Hypertonie konnte gleichzeitig nur eine Hypertrophe Kardiomyopathie diagnostiziert werden, ohne dass andere Hochdruckursachen nachweisbar waren. In wieweit die Hypertrophe Kardiomyopathie nicht nur Folge einer Hypertonie, sondern auch Ursache des Bluthochdrucks sein kann, konnte bisher nicht eindeutig nachgewiesen werden. Die Zunahme des arteriellen Drucks, d.h. der Nachlast, führt zur pathologischen Druckbelastung des linken Ventrikels mit konzentrischer Hypertrophie des Myokards und entsprechender Abnahme des enddiastolischen Ventrikelvolumens. Zunächst bleibt die systolische Wandspannung normal, trotz des erhöhten linksventrikulären Drucks und des vermehrten myokardialen Sauerstoffverbrauchs. Erst wenn die gleichzeitig entstehende Mediahypertrophie der Koronargefäße ein kritisches Ausmaß überschritten hat, kommt es zur Herabsetzung der linksventrikulären Compliance sowie zum Anstieg des enddiastolischen Drucks in der linken Kammer. Auskultatorisch kann ein systolisches Herzgeräusch parasternal über der linken und/oder beiden AV-Klappen wahrgenommen werden. Ein typischer Auskultationsbefund ist auch der Galopprhythmus. Seltener ist die Auskultation des Herzens unauffällig. Im EKG kann bei betroffenen Patienten die Zunahme der ventrikulären Muskelmasse in Form der Highvoltage erkennbar sein. Relativ typisch ist bei Katzen der linksanteriore Hemiblock. Ventrikuläre Extrasystolen, aber auch andere Arrhythmien, sind eher selten. Insgesamt sind jedoch EKG-Veränderungen nicht zwangsläufig zu beobachten. Die Vergrößerung des Herzschattens unterschiedlicher Ausprägung kann röntgenologisch dokumentiert werden. Im seitlichen Strahlengang ist besonders bei alten Katzen die »gewundene« Aorta erkennbar. In D/V- oder V/D-Projektion ist die »herzförmige« Silhouette typisch. Bereits das Verdämmern der kranialen Herzkontur ist Hinweis auf Stauungserscheinungen im kleinen Kreislauf. Ein Lungenödem sowie einen Pleuraerguss findet man im Stadium fortgeschrittener Dekompensation. Echokardiographisch ist bei einer Hypertrophen Kardiomyopathie die Dickenzunahme des interventrikulären Septums und/oder der linksventrikulären Hinterwand messbar. Obwohl der linke Vorhof infolge einer relativen Mitralinsuffizienz häufig dilatiert ist, muss dies nicht zwangsläufig auftreten.

Der ursächliche Zusammenhang zwischen Bluthochdruck, chronischen Nierenerkrankungen und linksventrikulärer Hypertrophie ist bekannt, wobei die Niereninsuffizienz Ursache oder Folge der Hypertension sein kann. Während als eine der Ursachen für die Hypertonie die Inhibition des RAAS bekannt ist, wird die Progression einer chronischen Nierenerkrankung bei gleichzeitiger Hypertension aufgrund des zunehmenden glomerulären Filtrationsdrucks gefördert. Der Anstieg von Harnstoff- und Kreatinin im Blut ist bei Hunden und Katzen nahezu regelmäßig nachweisbar, wohingegen eine Proteinurie bei Katzen seltener ist als bei Hunden.

Eine anhaltende systemische Hypertension hat häufig okulare Auswirkungen mit teilweisem, meist jedoch vollständigem Visusverlust in Folge einer hypertensiven Retinopathie. Bei diesem Leitsymptom des Bluthochdrucks kommt es aufgrund eines peripheren arteriellen Verschlusses zu ein- oder beidseitigen retinalen Ödemen, zur Ablatio retinae oder auch zur Hyphaema.

Ausgeprägte Blutdruckerhöhungen können zu intrazerebralen Blutungen, Infarkten oder Ischämien führen, die möglicherweise klinisch in Form von Depressionen, Krämpfen bzw. Kopfschiefhaltung sichtbar werden. Daher sollte bei Patienten, die diese Symptomatik zeigen, unbedingt der Blutdruck gemessen werden.

7.4.3 Management der arteriellen Hypertonie

In der täglichen Praxis muss die Entscheidung getroffen werden, ob bzw. wann und welche therapeutischen Maßnahmen zum Einsatz kommen. Bei einmaliger Feststellung eines erhöhten Blutdrucks müssen die Messwerte zunächst in kurzen Abständen, auch an verschiedenen Tagen, kontrolliert werden. Ist der Blutdruck weiterhin inkonstant und nur grenzwertig hoch (Tab. 7.1), ohne dass sekundäre Organschäden erkennbar sind, sollte eine Kontrollmessung, je nach Blutdruckhöhe, nach ein bis acht Wochen erfolgen. Der Nutzen einer medikamentösen Therapie bei einer »Grenzwerthypertonie« bei Hunden und Katzen wird recht unterschiedlich beurteilt. Bei adipösen Tieren muss unbedingt eine Gewichtsreduktion empfohlen werden.

Liegt eindeutig eine arterielle Hypertonie vor, ist es von vorrangiger Bedeutung, die der Hypertension zugrunde liegende Erkrankung zu diagnostizieren und soweit möglich zu therapieren. Katzen mit einer Hyperthyreose und mäßiger Hypertonie sprechen gut auf eine Behandlung mit Thyreostatika an. Weitere Blutdruck senkende Maßnahmen sind bei diesen Tieren oft nicht erforderlich.

Sind die Folgen eines arteriellen Bluthochdrucks bereit klinisch manifest, muss neben der Behandlung der Primärerkrankung gleichzeitig die medikamentöse Blutdrucksenkung erfolgen.

Medikament der Wahl ist bei Hunden und Katzen mit eindeutigem Bluthochdruck der Kalziumantagonist Amlodipin mit seinen vorherrschend vaskulären Effekten. Amlodipin führt zur Blutdrucksenkung primär durch eine Dilatation der Arteriolen und die damit verbundene Senkung der Nachlast bzw. Druckentlastung des Herzens. Nur bedingt kommt es zur Abnahme der Herzfrequenz. Hunde und Katzen erhalten Amlodipin alle 24 Stunden in einer Dosierung von 0,625–1,25 mg/Tier. Obwohl hinsichtlich des Therapieerfolgs eine deutliche Variationsbreite erkennbar ist, kommt es in den meisten Fällen bereits innerhalb von 12 bis 36 Stunden zum Blutdruckabfall. Bei Katzen sollten »ideale« Blutdruckwerte zwischen 160 und 170 mmHg spätestens eine Woche nach Therapiebeginn erreicht werden. Extrem selten fallen die Tiere in den ersten Tagen nach Therapiebeginn durch ein vermehrtes Schlafbedürfnis, Apathie oder Inappetenz auf. In diesen Fällen muss eine durch das Amlodipin bedingte Hypotension mithilfe engmaschiger Blutdruckkontrollen ausgeschlossen und u. U. die Dosis entsprechend reduziert werden. Bei Überdosierungen zeigen sich Schocksymptome wie Seitenlage und fehlende Ansprechbarkeit.

Bei Tieren mit eingeschränkter Nierenfunktion wirken sich der nephroprotektive, antihypertensive Effekt sowie die Vor- und Nachlastsenkung eines ACE-Hemmers günstig aus. Eine Blutdruckabnahme ist jedoch erst nach einigen Wochen zu erwarten. Bei renaler Hypertonie mit hohen Blutdruckwerten zum Zeitpunkt der Diagnose, bzw. bei weiter bestehender Hypertonie, sollte zusätzlich zum ACE-Hemmer Amlodipin verordnet werden. Außerdem sollte möglichst die Umstellung auf eine Nierendiät erfolgen.

Sind beim Hypertoniepatienten Stauungserscheinungen sichtbar, kann auf ein Diuretikum, u. U. auch als Dauertherapie, nicht verzichtet werden. Das Blutvolumen nimmt ab, eine ausreichend schnelle und dauerhafte Blutdrucksenkung wird allein z.B. mit Furosemid jedoch nicht erzielt.

Bei kompensierten hypertonen Herzkrankheiten kommt es darauf an, durch Drucksenkung eine Regression der linksventrikulären Myokardhypertrophie und möglichst die Rückbildung der koronaren Folgen zu erreichen. Ist der Patient mit hypertoner Krise bereits im Stadium der Dekompensation, ist natürlich auch eine optimale Blutdruckeinstellung anzustreben. Die Regression der linksventrikulären Myokardhypertrophie ist dagegen eher ungünstig, da die hohe systolische Wandspannung dadurch noch weiter gesteigert wird. Bei Katzen mit Hypertonie und ausgeprägter konzentrischer linksventrikulärer Hypertrophie bzw. mit Obstruktiver Kardiomyopathie kann auch der Kalziumantagonist Diltiazem zur Anwendung kommen. Da die myokardialen und vasalen Effekte des Diltiazems gleich stark sind, kommt es zur Abnahme der Kontraktilität, der Herzfrequenz und des arteriellen Drucks. Bei Patienten mit arterieller Hypertonie und schwerer kongestiver Herzinsuffizienz ist Diltiazem kontraindiziert.

Die Blutdruck senkende Wirkung der β-Rezeptorblocker (z.B. Propranolol) ist mäßig. Sie basiert auf der Abnahme des Herzminutenvolumens, der Hemmung der Reninfreisetzung, der Stimulation vasodilatierender Prostaglandine und Hemmung der peripheren sympathischen Aktivität. Sinnvoll kann der Einsatz jedoch bei Hochdruckpatienten mit einer Hypertrophen Kardiomyopathie und ventrikulären Arrhythmien sein.

Das therapeutische Ziel sollte z.B. bei Katzen ein Absenken der systolischen Blutdruckwerte unter 170 mmHg sein. Ein fehlender oder nur kurzzeitiger Therapieerfolg kann durch eine für das aktuelle Hypertensionsstadium unzureichende Behandlung bedingt sein, z.B. bei zunehmender Niereninsuffizienz bzw. Linksherzinsuffizienz. Daher sollten vor jeder Änderung der Dosis bzw. jedem Medikamentenwechsel neben einer gründlichen Allgemeinuntersuchung zumindest die Harnstoff-, Kreatinin- und Kaliumwerte im Blut sowie der Insuffizienzgrad des Herzens überprüft werden.

Kommt es zwei bis zehn Tage nach Therapiebeginn zu keinem eindeutigen Blutdruckabfall, oder nach anfänglichem Therapieerfolg zu einem erneuten Anstieg der Blutdruckwerte, so kann dies auf eine mangelnde Compliance des Besitzers mit unregelmäßiger oder unkontrollierter Tablettengabe bzw. auf ein verändertes Therapieregime zurückzuführen sein. Da eine regelmäßige Tabletteneingabe besonders bei Katzen mit Inappetenz problematisch ist, sollte man die Verordnung von Medikamenten, die nur einmal täglich eingenommen werden müssen, anderen Präparaten vorziehen.

Ist der Blutdruck stabil, sind Blutdruckkontrollen etwa alle acht bis 12 Wochen ratsam, die stets mit derselben Blutdruck-Messmethode durchgeführt werden sollten.

7.5 Arterielle Hypotonie

Die arterielle Hypotonie wird in der Humanmedizin erst dann als Krankheit bewertet, wenn sie mit subjektiven Beschwerden und Symptomen des Patienten einhergeht. Die exakte Definition der arteriellen Hypotonie breitet bei Kleintierpatienten oft Schwierigkeiten. Tierärzte sind auf die Einschätzung der Tierbesitzer, ihren eigenen Eindruck und die Ergebnisse der Blutdruckmessung angewiesen. Dennoch gilt, dass bei Hunden und Katzen ein systolischer Druck unter 100 mmHg als mäßige, bzw. unter 80 mmHg als schwere Hypotonie anzusehen ist. Klinische Zeichen sind ein schwacher Puls, blasse Schleimhäute und eine verzögerte kapilläre Füllungszeit von ≥ 2 Sekunden.

Hypotone Störungen der Kreislaufregulation entwickeln sich meist akut und sekundär bei einer Reihe von Erkrankungen verschiedener Organsysteme, oder durch sonstige äußere Einflüsse auf das Kreislaufsystem. In den meisten Fällen ist das verminderte HMV für die Hypotension verantwortlich. Hierzu zählen die Dilatative Kardiomyopathie sowie alle anderen kardio-vaskulären Erkrankungen, die mit einer Myokardinsuffizienz, bradykarden bzw. tachykarden Rhythmusstörungen (z.B. Adams-Stokes-Anfällen) oder/und Perikardiopathien einhergehen. Weitere Ursachen sind der Morbus Addison und Flüssigkeitsverluste z.B. bei Durchfall, Erbrechen oder verstärkter Diurese. Blutungen infolge Hämangiosarkom oder Trauma können ebenfalls zur Hypotonie führen. Seltener tritt sie bei Hypoglykämie, Hypothyreose oder Anämien auf. Nicht zuletzt müssen auch medikamentös induzierte Hypotonien, beispielsweise durch Antihypertonika, Vasodilatatoren, Kalziumantagonisten, Antikonvulsiva, Sedativa oder Analgetika, als Ursache bedacht werden.

Die akute Herzinsuffizienz mit **plötzlichem** Abfall des HMV und begleitender arterieller Hypotension entsteht beim Menschen in erster Linie durch einen Infarkt mit Ausfall von funktionstüchtigem Myokard. Beim Kleintier kann eine akute hypotone Krise durch eine plötzliche Volumenbelastung bei akuter Mitralklappeninsuffizienz, z.B. infolge rupturierter Chordae tendineae, oder bei akutem pulmonalen Hochdruck infolge massiver Lungenarterienembolie hervorgerufen werden.

Unmittelbar lebensbedrohliche Hypotonien, wie z.B. die Addison-Krise, erfordern sofort einen venösen Zugang zur Volumensubstitution und zur Medikamentengabe. Bei Kreislaufversagen, v.a. beim kardiogenen Schock, können Sympathomimetika wie Dopamin oder Dobutamin in einer Dauertropfinfusion zum Einsatz kommen.

Literatur

BODEY, A. R., MICHELL A. R. (1996): Epidemiological study of blood pressure in domestic dogs. J. Small Anim. Pract. 37, 116–125.

BODEY, A. R., SANSOM J. (1998): Epidemiological study of blood pressure in domestic cats. J. Small Anim. Pract. 39, 567–573.

LESSER, M., FOX, P. R.,. BOND, B. R. (1992): Assessment of hypertension in 40 cats with left ventricular hypertrophy by Doppler-shift sphygmomanometry. J. Small Anim. Pract. 33, 55–58.

LITTMAN, M. P. (1992): Update: Treatment of hypertension in dogs and cats. In: R. W. Kirk (Hrsg.): Current Veterinary Therapy XI. W.B. Saunders, Philadelphia [u.a.], S. 838–841.

SKRODZKI, M. (2000): Übersicht der Hyper- und Hypotonie bei Hund und Katze. Referatesammlung 46. Jahreskongress der FK-DVG, Düsseldorf, S. 111–113.

SCHNEIDER, I., NEU, H.,. SCHNEIDER, M. (1999): Blutdruckmessung bei Hund und Katze. Prakt. Tierarzt, coll.vet. XXIX, 4–10.

STEPIEN, R. L. (2000): Blood pressure measurement in dogs and cats. In Practice 22 (3): 136–145.

8 Laboruntersuchungen

Ralf Tobias, Marianne Skrodzki

Labordiagnostische Methoden sollten im Zusammenhang mit der Anamnese und den klinischen sowie weiterführenden Befunden bei der Patientendiagnostik und der Patientenverlaufskontrolle genutzt werden. Die Selektion i.d.R. hämatologischer Parameter erfolgt nach der verfolgten Arbeitshypothese bzw. Verdachtsdiagnose, um den Einfluss oder die Aussagekraft dieser Werte ergänzend zu nutzen. Dies kann von therapeutischem oder auch prognostischem Wert sein. Im Rahmen der Kardiologie ist die Auswahl der zu bestimmenden Laborwerte nicht als flächendeckender Parameterteppich zu sehen, sondern i.d.R. wird eine gezielte Fragestellung verfolgt: z.B. Einfluss der Elektrolytspiegel auf das EKG, Einfluss des Schilddrüsenwerts T4 auf die Myokardkinetik oder Herzfrequenz.

Nachfolgend wird stichwortartig eine Auswahl an spezifischen Laborparametern mit ihrem Schwerpunkt für die kardiologische Diagnostik vorgestellt. Ihre weitere Bedeutung in anderen medizinischen Disziplinen bleibt den Lehrbüchern der Labordiagnostik vorbehalten. Auf Einheiten und Referenzwerte wird bewusst verzichtet, da sie häufig vom Servicelabor abhängig sind.

8.1 Proteine und Metaboliten

Gesamteiweiß (GE)
Ödeme, Aszites, Schock, chronische Nierenerkrankungen und Blutungen beeinflussen den GE-Spiegel im Blut. Hypoproteinämien können sekundär bei häufigen Aszitespunktionen entstehen, andererseits können sie freie Bauchhöhlenflüssigkeit primär verursachen (z.B. bei PLE).

C-reaktives Protein (CRP)
Entzündungsparameter der akuten Phase, insbesondere bei bakteriellen Entzündungen. Verlaufskontrolle kann auch Antibiotikaeffektivität überprüfen.

Harnstoff
Endprodukt des Proteinstoffwechsels zur Diagnostik und Verlaufskontrolle einer Niereninsuffizienz. Prärenale Azotämie bei Kreislaufinsuffizienz und dadurch verminderter Nierenperfusion. Relevant im Rahmen therapeutischer Verlaufskontrollen. Kombinationsbestimmung mit Kreatinin als Funktionsparameter für die Nierenfiltrationsleistung.

Myoglobin
Aus dem Herz- und Skelettmuskel stammt das Sauerstoff bindende Protein, das bei Myokardnekrosen im Blut in seiner Konzentration ansteigt. Beim Menschen wird es als Infarktparameter genutzt.

Kardiales Troponin I/T
Aus den Muskelgeweben stammen die phylogenetischen Proteinkomplexe Troponin I, C und T. Troponin I hemmt die Aktinomyosin-ATPase, Troponin T ermöglicht die Troponinbindung an Tropomyosin und Troponin C bindet Kalzium. Herzspezifische Isoformen von Troponin I und T zeigen eine andere Aminosäurensequenz als Troponine der Skelettmuskulatur.

Experimenteller Nachweis einer Erhöhung bei: Myokardinfarkt (maligne Hyperthermie!), Babesiose-assoziierter Myokarditis, Kontusion, Doxorubicin-induzierter Dilatativer Kardiomyopathie, kongestiver Herzinsuffizienz, myokardialer Dysfunktion nach Magendrehung. Beim Menschen auch bei Arrhythmien und nicht kardial assoziierten ZNS-, Muskel- und Infektionskrankheiten erhöht. Akutes Diagnostikum, 4 Stunden bis zu 1 Woche nachweisbar.

Atriales Natriuretisches Peptid (ANP)
Peptidhormon, das bei Vorhofdehnung zur Blutdrucksenkung freigesetzt wird. Steigert Natriurese und Diurese in der Niere.

Brain Natriuretic Peptide (BNP) und NT-proBNP
Brain natriuretic peptide wird trotz seines irreführenden Namens bei Volumenüberlastung maßgeblich im linken Ventrikel sezerniert, ebenso wie das aus dem gleichen Vorläuferprotein stammende NT-proBNP. Beide werden mit Immunoessaytechnik nachgewiesen. In der Humanmedizin werden die B-natriuretischen Peptide zum differentialdiagnostischen Ausschluss kardialer oder respiratorisch bedingter Dyspnoe genutzt; und zur Beurteilung von Prognose und Verlauf einer Herzerkrankung auch unter therapeutischen Aspekten.

Zurzeit werden sowohl BNP, als auch NT-proBNP für den Hund hinsichtlich Effizienz und Probenstabilität untersucht. Kommerziell wird ihre Messung von einigen Großlaboren angeboten, jedoch mit unzureichender Erfahrung im Feld. Darüber hinaus sind sie in Deutschland nicht als Testkit für Akutpatienten verfügbar, daher nur als begleitende Aussage zu anderen Untersuchungsergebnissen einzusetzen. Im Prinzip nur für erfahrene Untersucher in Ausnahmefällen interessant. Solide Ergebnisse der klinischen und weiterführenden Untersuchung schränken Indikation sehr ein.

8.2 Enzyme

Creatinkinase (CK)
Die der Energiegewinnung dienende CK kommt in abnehmender Konzentration in Skelett-, Herz- und glatter Muskulatur vor. Eine Erhöhung kann auf Myokarditis, Myokardischämien oder Traumata hinweisen.

CK-MB
Beim Menschen das Diagnostikum des akuten Herzinfarkts. CK-Mb-Masse- und -Aktivitätsbestimmungen bei Verdacht auf Myokardnekrosen.

HBDH
Isoenzyme der LDH, die zur Spätdiagnostik des Myokardinfarkts genutzt wurden, durch modernere Marker in der Humanmedizin inzwischen ersetzt.

8.3 Hämatologie

Rotes und weißes Blutbild inkl. Hämatokrit und Differentialblutbild runden den Laborstatus ab und ermöglichen die Erkennung entzündlicher Noxen oder Nebenwirkungen verordneter Medikamente (z. B. Agranulozytosen).

8.4 Elektrolyte

Natrium
Überwiegend extrazellulär vorkommend. Bestimmung bei Störungen des Flüssigkeits- und Säure-Basen-Haushalts, bei Niereninsuffizienz und Hypertonie.

Kalium
Überwiegend intrazellulär vorkommend, Konzentrationsgradient wird über die Natrium-Kalium-ATPase aufrechterhalten. Störungen der Kaliumbilanz durch Niereninsuffizienz, Diuretikagaben, Enteropathien, Morbus Addison. Bei Herzrhythmusstörungen und längerfristiger Diurese sollte Kalium bestimmt werden. Insbesondere bei Kombinationstherapien von ACE-Hemmern (Kalium rückresorbierende Eigenschaften) und Kalium sparenden Diuretika oder auch bei Kaliumbromidtherapien bei Epileptikern sollten Kaliumspiegel regelmäßig kontrolliert werden. Boswood (2007) konnte jedoch bei Hunden unter Kalium sparender Diurese keine erhöhten Kaliumspiegel nachweisen.

Chlorid
Extrazelluläres Gegenanion zu Kalium und Natrium. Bei Störungen des Wasserhaushalts kommt es zu Hypo- oder Hyperchlorämien. Bestimmung bei Diurese sinnvoll, da in diesem Fall Reabsorption vermindert.

8.5 Hormone

Schilddrüsenhormone
Thyroxin T4, freie Schilddrüsenhormone fT3/fT4 und Thyreotropin (canines TSH) bei Verdacht auf Hypo- oder Hyperthyreose. Beide Dysfunktionen haben kardiale Auswirkungen. Die bei Katzen vorkommende Hyperthyreose wirkt sich Herzfrequenz erhöhend und pro-arrhythmogen aus. Hypothyreosen können die Myokardkinetik negativ beeinflussen.

8.6 Gentest Hypertrophe Kardiomyopathie

Für die Hypertrophe Kardiomyopathie (HKM) ist bei Maine Coon Katzen ein autosomal dominanter Erbgang nachgewiesen. In der Ohio State University (USA) konnte von Kathryn Meurs und Mitarbeitern das MYBPC-Gen (*cardiac myosin binding proteine*) bei HKM-positiven Maine Coon Katzen identifiziert werden. Beim Menschen sind ca. 180 Genmutationen nachgewiesen, die zu einer HKM führen können. Es wird bei Maine Coon Katzen daran gearbeitet, weitere Allele zu finden. Ein weiterer Genlocus ist von einer Forschungsgruppe in Kopenhagen bereits identifiziert worden.

Neben der Möglichkeit, aus einer Blutprobe über einen *genetic analyzer* die Erbsequenz lesen zu lassen, existiert die Brush-Methode, bei der mit Hilfe einer kleinen Bürste Mundschleimhautzellen gewonnen werden. Das Ergebnis ist nur in Kombination mit einem echokardiographischen Status sinnvoll zu interpretieren. Es kann lauten: homozygot positiv, heterozygot positiv oder homozygot negativ.

8.7 Spurenelemente

Magnesium
Messung bei Herzrhythmusstörungen und Dilatativer Kardiomyopathie. Hypomagnesämien ziehen auch Hypokalzämien nach sich.

Selen
Beim Menschen nachweislich bei Kongestiver Kardiomyopathie erniedrigt.

Kreatinin

Suchparameter Niereninsuffizienz. Sinnvoll im Rahmen der Globaleinschätzung des Patienten und bei Anwendung nierenpflichtiger Arzneimittel.

Literatur

BOSWOOD, A., MURPHY, A. (2006): The effect of heart disease, heart failure and diuresis on selected laboratory and electrographic parameters in dogs. J Vet Cardiol, 6, 1–9.

Teil 2

Kardiovaskuläre Erkrankungen

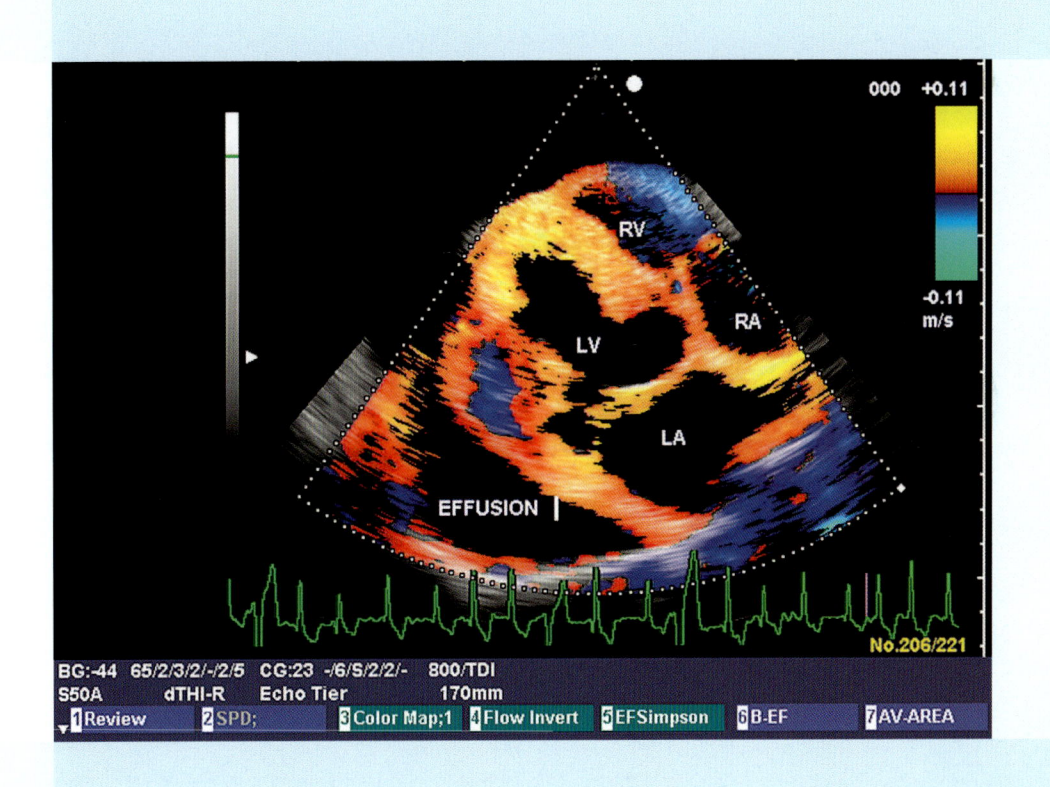

Teil II widmet sich den Krankheiten des Herzens. Vorgestellt werden häufige und weniger oft anzutreffende kardio-vaskuläre Erkrankungen. Der protokollartige Aufbau des Textes soll eine rasche Informationsaufnahme erleichtern und gemeinsam mit dem Abbildungsteil das Nachvollziehen kardialer Befunderhebungen vereinfachen. Beschriebene Symptome und Befunde in den einzelnen Untersuchungsdisziplinen können, müssen aber nicht vollständig bei einer Erkrankung festgestellt werden. Der Ausprägungsgrad ist individuell sehr unterschiedlich und ist letztlich auch krankheitsphasenabhängig. Die Abhandlungen folgen einem festen Indexschema.

Erklärung der Symbole:

Erkrankung

Anamnese

Rassedispositionen

Symptomatik

Auskultationsbefund

typische EKG-Befunde

typische radiologische Befunde

typische Echobefunde TM, 2DE, PW/CW Dopppler, CFD

typische Laborergebnisse oder erforderliche Laboruntersuchungen

Prognose

Therapieprinzipien; über einzelne Kardiotherapeutika gibt Kapitel 12 Auskunft

9 Angeborene Herzerkrankungen

9.1 Atrialer Septumdefekt (ASD)

Ralf Tobias

Hemmungsmissbildung der interatrialen Scheidewand unbekannter Genese mit Lochbildung in unterschiedlicher Lokalisation:
- Typ II = Ostium-secundum-Defekt, am weitesten verbreitet, in Fossa ovalis gelegen, durch inkompletten Schluss der Septumanteile.
- Typ I = Ostium-primum-Defekt, AV-Klappen-nah gelegen.
- Sinus-venosus-Defekt = hoch im Bereich des Vorhofdaches sitzend.

Der ASD ist i.d.R. als Links-Rechts-Shunt (L-R-Shunt) angelegt. Daraus folgende Volumenüberlastung des rechten Atriums und Ventrikels kann zu einer relativen Pulmonalstenose führen. Diese ist wiederum als Herzgeräusch im 3. ICR wahrzunehmen. Ein funktioneller Verschluss kann *post partum* eintreten.

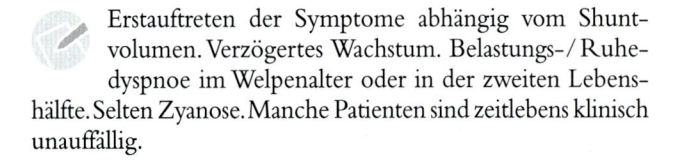

Erstauftreten der Symptome abhängig vom Shuntvolumen. Verzögertes Wachstum. Belastungs-/Ruhedyspnoe im Welpenalter oder in der zweiten Lebenshälfte. Selten Zyanose. Manche Patienten sind zeitlebens klinisch unauffällig.

Boxer, DSH, Retriever. Bei Katzen selten isoliert, meist Kombinationsdefekt.

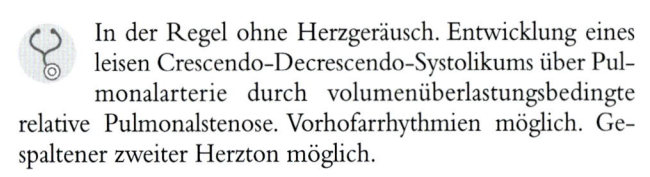

In anekdotischen Einzelfällen Zyanose. Regelpatient ist auf dem Untersuchungstisch klinisch unauffällig.

In der Regel ohne Herzgeräusch. Entwicklung eines leisen Crescendo-Decrescendo-Systolikums über Pulmonalarterie durch volumenüberlastungsbedingte relative Pulmonalstenose. Vorhofarrhythmien möglich. Gespaltener zweiter Herzton möglich.

Meist unauffällig. Vektorabweichung nach rechts, Rechtsschenkelblock (Abb. 9.1a) oder Vorhofarrhythmien möglich.

Unauffällig, schweregradabhängig auch Hinweise auf Rechtsherzvergrößerung (Abb. 9.1b), Verbreiterung des Pulmonalarteriensegments.

2DE/TM-Mode. Vergrößerung des rechten Atriums, evtl. auch des rechten Ventrikels. Anechogener Bezirk im interatrialen Septum (Abb. 9.1c, f) je nach Größe mehr oder weniger leicht darstellbar; Cave: hohe Artefaktanfälligkeit! Evtl. Flattern eines Vorhofseptumanteils. Paradoxe bis abgeflachte Bewegungen des interventrikulären Septums. Normale Pulmonalarterienklappen, bei relativer Pulmonalstenose Dilatation des Pulmonalarterienstamms möglich.

Zur besseren Darstellung des Defekts ggf. venöse Kontrastechokardiographie nutzen. In unklaren Fällen kann eine transösophageale Echokardiographie ergänzende Informationen liefern

PW/CW-Doppler. Turbulenter Fluss (Farbumschlag) im interatrialen Septum (Abb. 9.1d), Orientierung über Shuntverhalten. **PW:** Mapping des interatrialen Septums: typische biphasische Flusskurve mit relativ niedriger Geschwindigkeit (Abb. 9.1e), ähnlich der bei Mitralklappeninsuffizienz. Nachweis des L-R-Shunts, auch bidirektionaler Blutfluss möglich, selten Rechts-Links-Shunt (R-L-Shunt) (so genannte Eisenmenger-Reaktion, s. Kap. 9.2.2). Verifizierung einer Trikuspidalklappeninsuffizienz und/oder relativer Pulmonalklappenstenose. **CW:** Nachweis relativ hoher Fließgeschwindigkeiten an Vorhofscheidewand, Pulmonal- und Trikuspidalklappe.

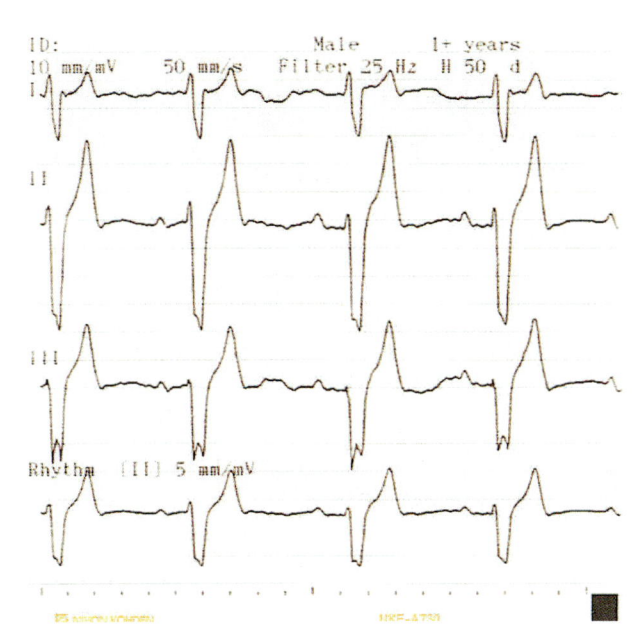

Abb. 9.1a:
Amerikanisch-Kanadischer-Schäferhund (m, 9 Mo) mit ASD, Trikuspidalklappendysplasie und relativer Pulmonalstenose. EKG, Einthoven-Ableitungen. Rechtsschenkelblock.

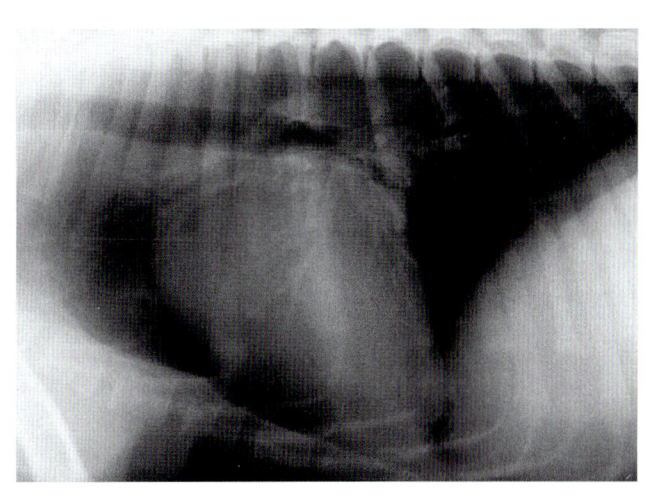

Abb. 9.1b:
DSH (m, 3 J) mit ASD. Röntgen Thorax, latero-lateraler Strahlengang. Rechtsatriale Vergrößerung.

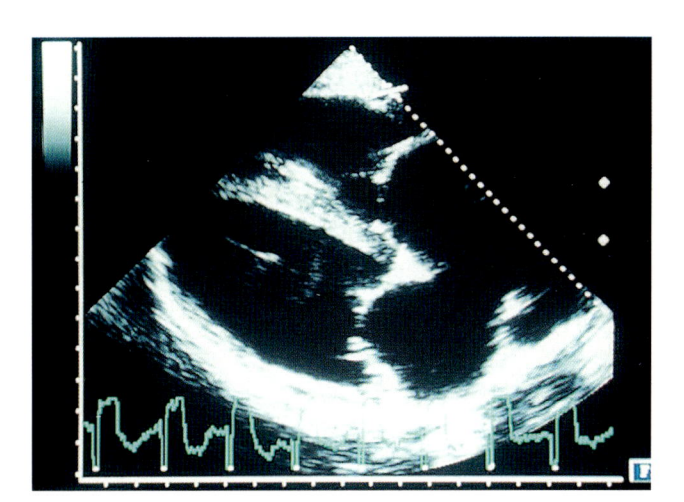

Abb. 9.1c:
Amerikanisch-Kanadischer-Schäferhund (m, 9 Mo) mit ASD, Trikuspidalklappendysplasie und relativer Pulmonalstenose. 2D-Echokardiogramm, rechts parasternaler Längsachsenblick. Großlumiger echofreier Raum im Bereich des atrialen Septums. Im bewegten Bild flatternder proximaler atrialer Septumanteil, hier im Standbild in Achsenabweichung zum verbliebenen distalen Anteil des atrialen Septums. Rechtsatriale und -ventrikuläre Vergrößerung.

Je nach Größe und hämodynamischer Relevanz: asymptomatischer Verlauf oder Leistungsschwäche, Belastungsdyspnoe bzw. Rechtsherzinsuffizienz.

Rp! Diurese, Vorlast-, Nachlastsenkung, Sauerstoff-Zufuhr, Katheterintervention bei bestimmten Formen des ASD-Typ-II mit ausreichendem Abstand zu den AV-Klappen und den Lungenvenen. Herzchirurgische Maßnahmen mit Einsatz einer Herz-Lungen-Maschine möglich. Antiarrhythmika bei ausgeprägter supraventrikulärer Arrhythmie.

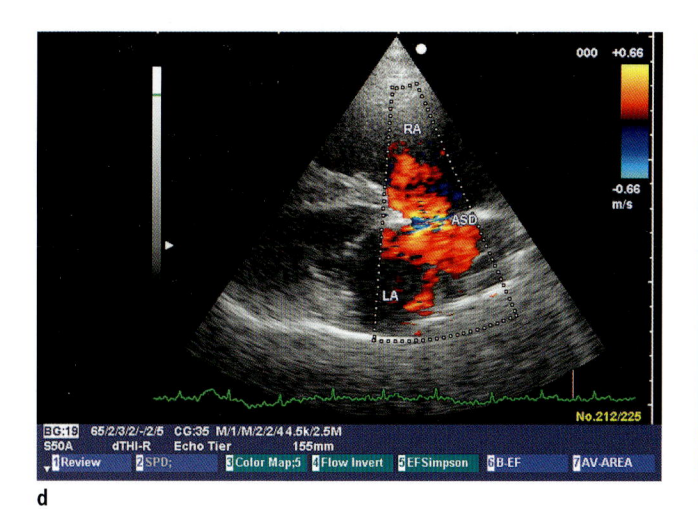

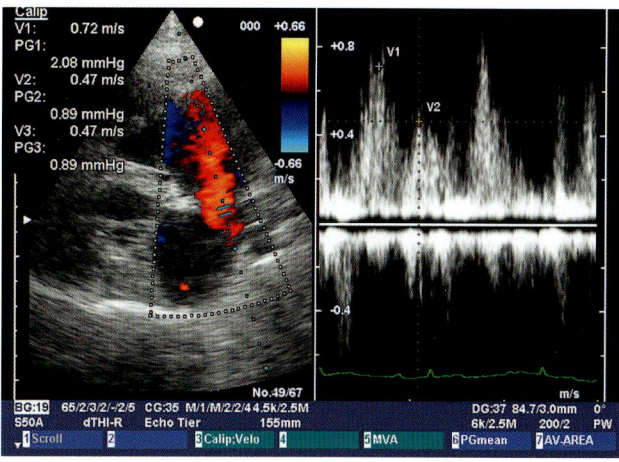

Abb. 9.1d, e:
Schäferhund-Boxer-Mischling (m, 11 Mo) mit ASD. 2D-Echokardiogramm im rechts parasternalen Längsachsenblick. (**d**) Farbdoppler-Darstellung des L-R-Shunts durch das atriale Septum mit Farbumschlag (blau) im Bereich des Defekts, Rechtsherzvergrößerung. (**e**) Farbdoppler und PW-Doppler-Sonogramm. Darstellung der zweigipfligen, m-förmigen Flusskurve des L-R-Shunts.

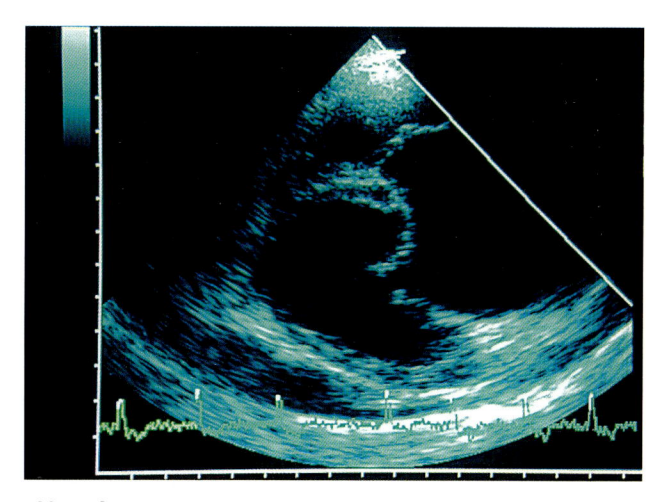

Abb. 9.1f:
Golden Retriever (m, 17 Mo) mit Single-Atrium. 2D-Echokardiogramm, rechts parasternaler Längsachsenblick. Sehr seltener Befund mit vollständigem Verlust der Vorkammerscheidewand.

9.2 Ventrikelseptumdefekt (VSD)

Marianne Skrodzki

Ventrikelseptumdefekte werden bei Katzen und Hunden meist als singuläre kongenitale Anomalie beobachtet (Abb. 9.2a), kommen aber auch in Kombination mit anderen Herz- und Gefäßanomalien vor, wie z.B. dem Atrialen Septumdefekt (Abb. 9.2b, s. Kap. 9.1), dem persistierenden AV-Kanal und der Fallot'schen Tetralogie (s. Kap. 9.3, 9.8).
Überwiegend sind die Defekte im membranösen Kammerseptum lokalisiert und sind besonders bei Katzen oft subaortal zu finden (Abb. 9.2d). Apikale Lücken im muskulären Kammerseptum sind selten, meist kleiner, aber häufig multipel (Abb. 9.2c).

9.2.1 VSD mit Links-Rechts-Shunt

Die hämodynamische Relevanz des VSD wird durch das Ausmaß des Links-Rechts-Shunts (L-R-Shunt) bzw. das Verhältnis von Lungendurchfluss und Systemfluss bestimmt.
Beim kleinen VSD ist die Druckdifferenz zwischen beiden Ventrikeln erhalten und das Shuntvolumen klein. Da die Öffnung in der Kammerscheidewand nur einen geringen Blutfluss zulässt und der pulmonale Widerstand im Normbereich liegt, ist nur in der Systole ein nennenswertes Shuntvolumen vorhanden. Eine geringe Steigerung der Lungendurchströmung ist möglich, führt jedoch kaum zu einer zusätzlichen Belastung für Herz und Kreislauf. Bei kleinem VSD mit membranösem Rand ist auch ein Spontanverschluss in den ersten zwei Lebensjahren des Tieres möglich.
Mit zunehmender Defektgröße nimmt der Druckgradient zwischen den Herzkammern ab, bis systolisch eine Druckgleichheit in beiden Ventrikeln vorhanden ist. In diesen Fällen ist für die Größe des Shuntvolumens und die Shuntrichtung der Widerstand im kleinen und großen Kreislauf bestimmend.

Je höher der Widerstand im kleinen Kreislauf ist, desto geringer ist der L-R-Shunt.
Umfang und zeitliches Auftreten der Symptome bei einem großen VSD sind abhängig von der Geschwindigkeit, mit der der Lungenwiderstand sinkt. Eine langsame Abnahme des pulmonalen Widerstands führt auch zu einer signifikanten Blutüberladung der Lunge.
Bei einigen Patienten mit großen VSD kommt es aufgrund der Rückbildung der fetalen Mediahypertrophie und der fehlenden Vasokonstriktion sehr schnell zum Abfall des pulmonalen Widerstands. Die Folge ist eine sich schnell entwickelnde extreme Volumenbelastung des rechten Ventrikels, der Lunge sowie später der linken Herzhälfte. Dies kann bereits bei sehr jungen Hunden und Katzen zum Tod führen, sodass bei diesen Welpen der große VSD meist nur postmortal diagnostiziert wird.
Gelegentlich übersteigt der Widerstand im kleinen Kreislauf denjenigen im großen Kreislauf. Infolge pulmonaler Hypertonie kommt es zur Eisenmenger-Reaktion, d.h. zur Umkehr des L-R-Shunts in einen R-L-Shunt mit rechtsventrikulärer Hypertrophie und Dilatation (s. Kap. 9.2.2).

Kleiner VSD: Patienten können zeitlebens asymptomatisch sein, sodass VSD nur als Zufallsbefund aufgrund eines systolischen Herzgeräuschs während Routineuntersuchung erkannt wird.
Mittelgroßer bzw. großer VSD: Tiere bei Diagnosestellung gewöhnlich älter als Patienten mit anderen Anomalien, fallen durch verminderten Spieltrieb, reduzierte körperliche Entwicklung, Inappetenz (Katze), Belastungsdyspnoe, Leistungsminderung oder Synkopen nach Belastung auf.
Sehr großer VSD: Gestörtes Saugverhalten bzw. geringe Futteraufnahme mit Minderwuchs sowie Atemnot und vermehrt bronchiopulmonalen Infekten bereits im Welpenalter. Husten eher selten, besonders bei Katzen.

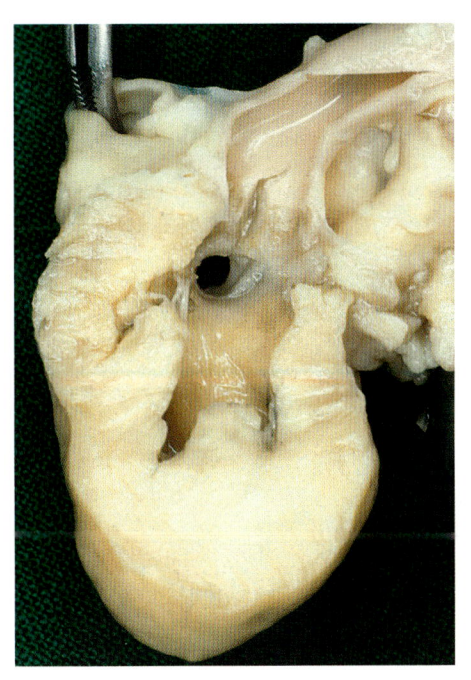

Ventrikelseptumdefekt (VSD) **133**

Abb. 9.2a:
BKH-Katze (w, 7 Wo) mit isoliertem VSD. Pathomorphologisches Bild. Blick in den linken Ventrikel mit subaortal gelegenem runden VSD.

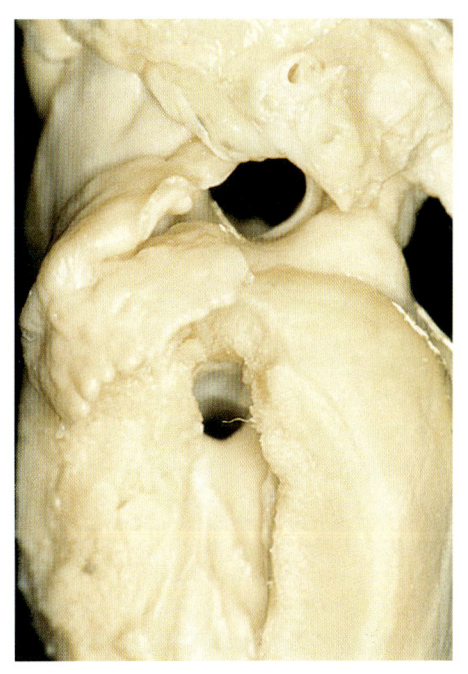

Abb. 9.2b:
Siamkatze (m, 6 Wo). Pathomorphologisches Bild. Atrialer Septumdefekt (ASD, oben) und VSD (unten). Runde Form der beiden Defekte wurde durch während der Fixierung des Herzens eingeführte Katheter verursacht.

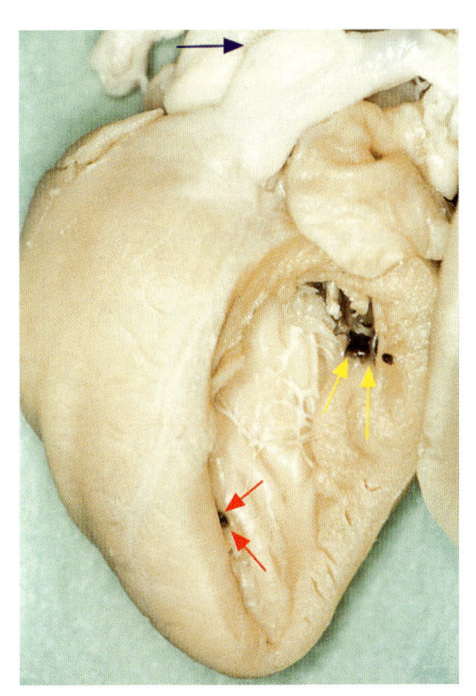

Abb. 9.2c:
Siamkatze (w, 8 Wo) mit valvulärer Aorten- und Pulmonalstenose, VSD und ASD. Erkennbar sind: subaortal gelegener VSD (gelbe Pfeile), zweiter kleiner VSD im muskulären Kammerseptum (rote Pfeile) und deutliche Aortendilatation (blauer Pfeil).

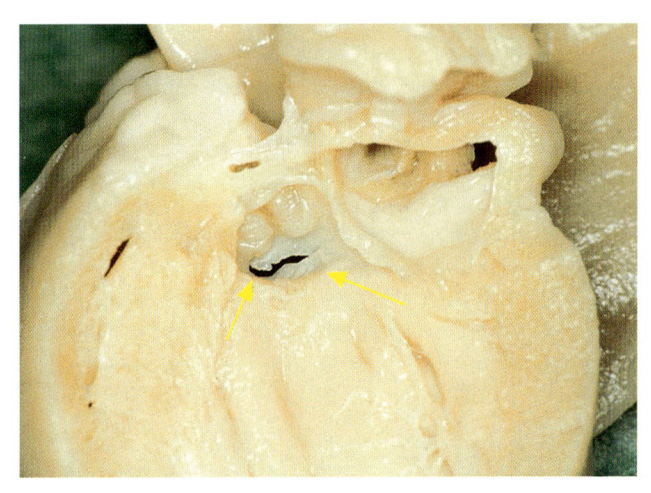

Abb. 9.2d:
Siamkatze (m, 8 Wo). Pathomorphologisches Bild eines schlitzförmigen VSD mit membranösem Rand (gelbe Pfeile).

Gehäuftes Auftreten bei Beagle, Pudel, Dalmatiner, Hovawart und mittelgroßen Terriern. Bei Hunden und Katzen fehlen Beweise für rasse- oder auch geschlechtsspezifische Disposition des isolierten VSD. Aneurysma der Pars membranacea des Ventrikelseptums kommt als hereditärer Grad-1-Defekt des konotrunkalen Septums bei Keeshound* und Siamkatzen vor (Abb. 9.2.1a).

Aufgrund des postnatal erhöhten Lungengefäßwiderstands liegen beim kleineren und mittleren VSD in seltensten Fällen in ersten Lebenswochen Anzeichen einer Herzinsuffizienz vor. Bei großen VSD ist nach Absinken des pulmonalen Widerstands bereits in den ersten Lebensmonaten mit erheblicher Lungenüberdurchblutung und Herzinsuffizienz zu rechnen.

Kleiner VSD: Meist lautes, rau klingendes, systolisches Herzgeräusch am deutlichsten im 4./5. ICR rechts über der Herzspitze bzw. parasternal hörbar. Mit nahezu gleicher Intensität häufig auch auf linker Thoraxseite wahrzunehmen. Geräusche des VSD können auch als Schwirren an rechter seitlicher Brustwand tastbar sein.
Mittelgroße und große VSD: Oft zusätzlich systolisches Geräusch links über der Herzbasis. Als Zeichen der bestehenden pulmonalen Hypertonie kann es bei Hunden zur Spaltung des zweiten Herztons kommen, was bei Katzen jedoch nur schwer oder gar nicht feststellbar ist.

Kleiner VSD: Altersentsprechend normales EKG.
Mittelgroßer und großer VSD: Deutlich überhöhte R-Amplituden und häufig verbreiterte Kammerkomplexe als Zeichen einer Linkshypertrophie (Abb. 9.2.1b). Bei sehr großem Shunt und Druckgleichheit zwischen den Herzkammern Hinweis auf eine biventrikuläre Belastung. Zeichen einer Rechtsherzbelastung bei zunehmender pulmonaler Hypertonie möglich. Arrhythmien selten.

Kleiner VSD: Meist unauffällig.
Mittelgroßer bzw. großer Defekt: Mit großer Variationsbreite Vergrößerungen des linken oder beider Ventrikel sowie des linken Atriums, prominentes Pulmonalarteriensegment, Normo- bis Hypervaskularisation (Abb. 9.2.1c, d, e).

2DE. Durch verschiedene Längs- bzw. Querachsendarstellungen des Kammerseptums ist VSD als echofreier Bezirk erkennbar (Abb. 9.2f, g, h, i, j). Cave: Häufig Unterschätzung der Defektgröße. Quantifizierung der Wanddicken bzw. Dimensionen der Ventrikel und Atrien; Ausschluss weiterer Missbildungen möglich. Bei Katzen ist subaortaler Defekt häufig durch das septale Trikuspidalsegel partiell verschlossen. Cave: insbesondere bei Katzen und kleinwüchsigen Hunden Verwechslungsgefahr mit dilatierter Koronararterie.
TM-Mode. Dokumentation von Wandbewegungsstörungen und sekundären Veränderungen der ventrikulären und atrialen Dimensionen.
CFD. Turbulenzzone im VSD-Bereich in den rechten Ventrikel ziehend.
PW/CW-Doppler. Bei den meisten VSD Nachweis eines »Jets« vom linken in rechten Ventrikel möglich. Systolische Turbulenzen im rechten Ventrikel markieren Lokalisation des Defekts mit rechtsventrikulär messbarer maximaler Strömungsgeschwindigkeit (V_{max}) der Turbulenzen (Abb. 9.2j). Mittels modifizierter Bernoulli-Gleichung ($P = 4 \times v^2$) ist Größe des Druckgradienten zwischen den beiden Kammern zu errechnen (s. Kap. 6).

Kleiner VSD: Lebenserwartung nicht eingeschränkt.
Mittelgroßer bis großer VSD: Anzeichen der Herzinsuffizienz wahrscheinlich und prognosebestimmend. Werden die ersten sechs Lebensmonate vollendet, ist Prognose auch hier günstig.

Kleiner VSD: Keine Therapie notwendig.
Mittelgroßer bzw. großer VSD: Zur Reduktion des Shuntvolumens Einsatz von Arteriendilatatoren, u. U. in Kombination mit Diuretikum. Bei bestehender Herzinsuffizienz entsprechende medikamentöse Therapie (s. Kap. 12). Verschluss eines großen Defekts optional durch chirurgische oder interventionelle Maßnahmen. Die Bestimmung der Widerstandsverhältnisse in Hinblick auf die Operabilität ist nur auf invasivem Weg mittels Angiokardiographie möglich.

---

* (Patterson et al 1974)

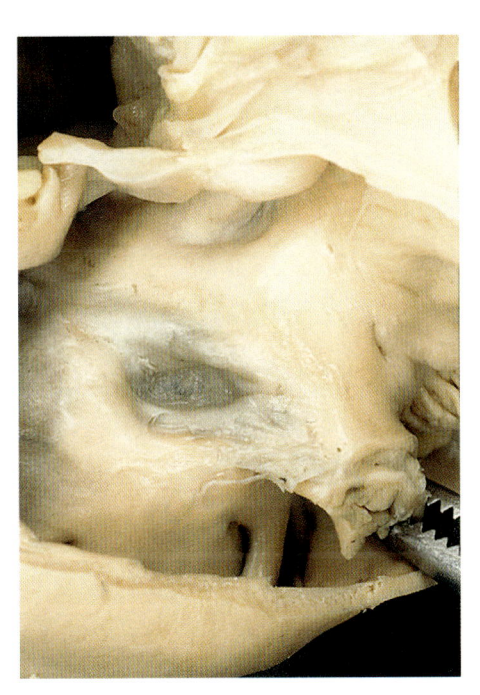

Abb. 9.2.1a:
Siamkatze (m, 7 J). Pathomorphologisches Bild eines Septumaneurysmas, vom rechten Ventrikel aus gesehen (gelbe Pfeile).

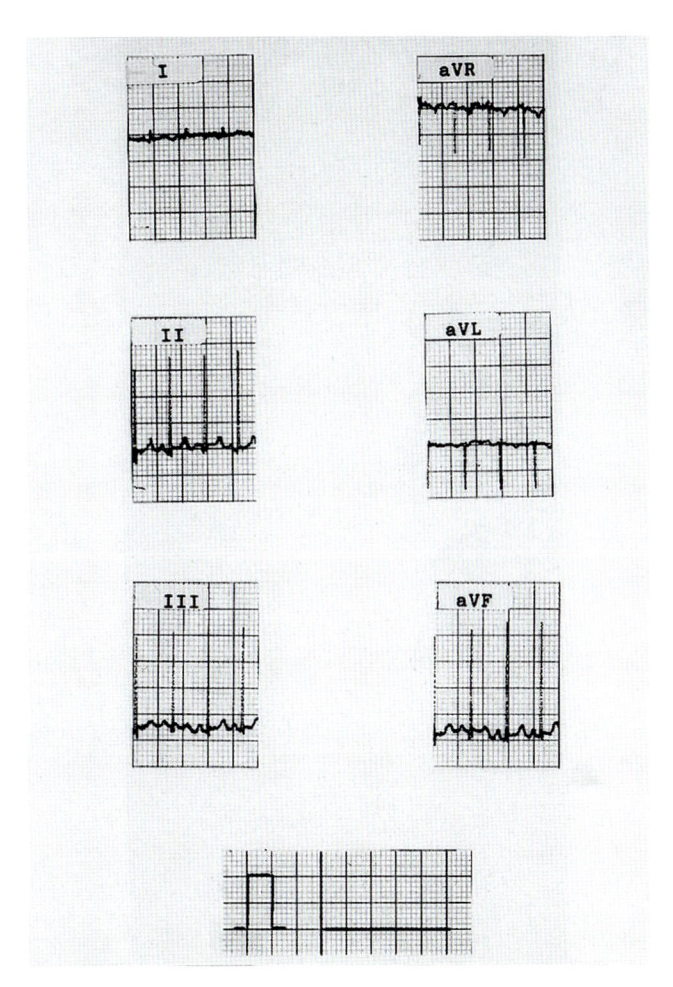

Abb. 9.2.1b:
Siamkatze (m, 8 Wo) mit großem isolierten VSD. Im EKG Highvoltage mit R-Zacken von 1,7 mV bzw. 1,9 mV in Ableitung II, III bzw. aVF.

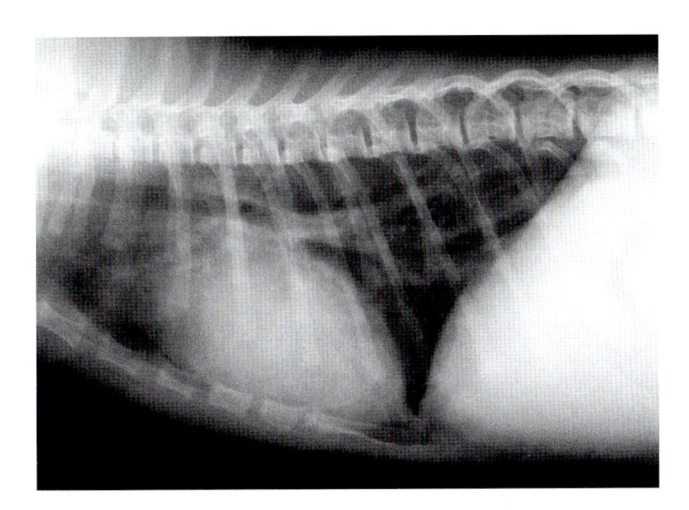

Abb. 9.2.1c:
Siamkatze (m, 8 Wo) mit VSD. Seitliche Thoraxaufnahme mit der dem Sternum breit aufliegenden vergrößerten Herzsilhouette und Normo- bis Hypervaskularisation.

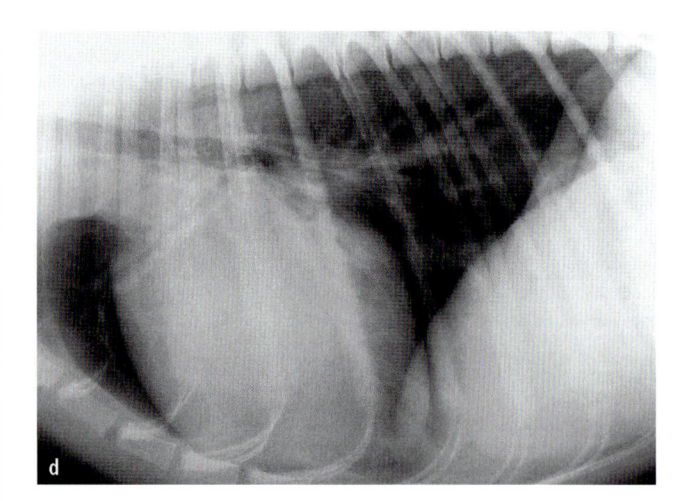

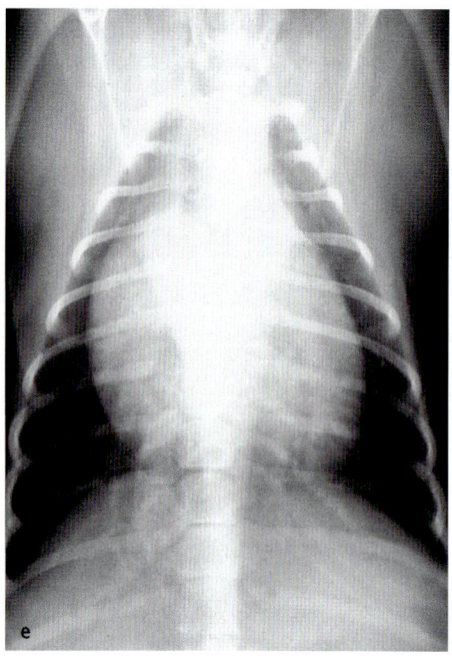

Abb. 9.2.1d, e:
Pudel (w, 1 J) mit VSD. (**d**) Seitliche und (**e**) dorso-ventrale Thoraxaufnahme mit der dem Sternum breit aufliegenden vergrößerten Herzsilhouette und Normo- bis Hypervaskularisation.

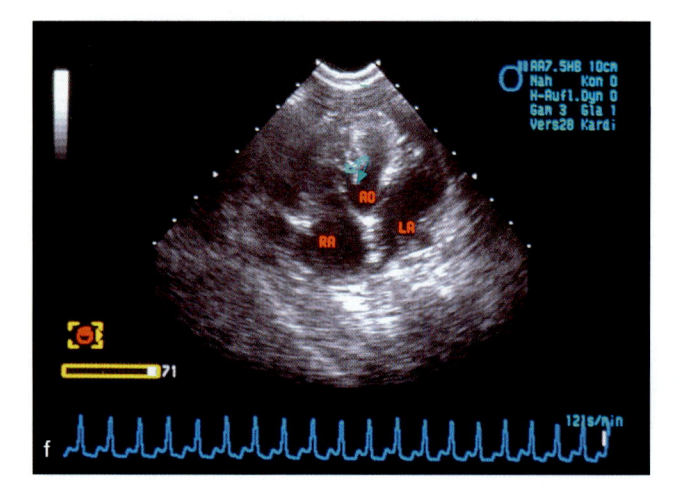

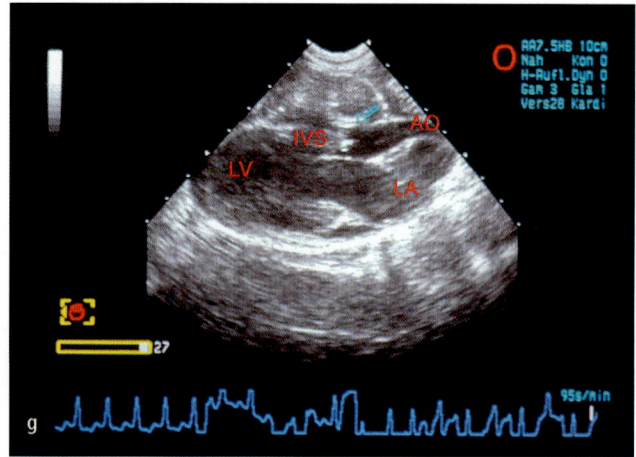

Abb. 9.2f, g:
Siamkatze (w, 2 J) mit VSD und Dextroposition der Aorta. 2D-Echokardiogramm. (**f**) Apikaler 5-Kammerblick mit VSD. (**g**) Rechts parasternale Längsachsendarstellung mit über dem VSD (Pfeil) reitender Aorta.

Ventrikelseptumdefekt (VSD) **137**

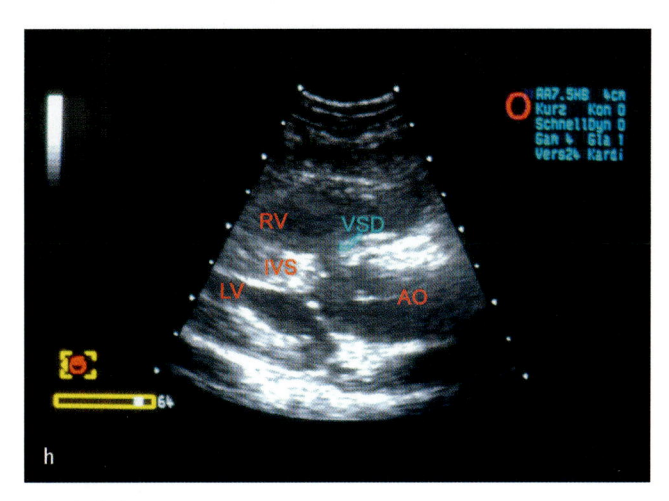

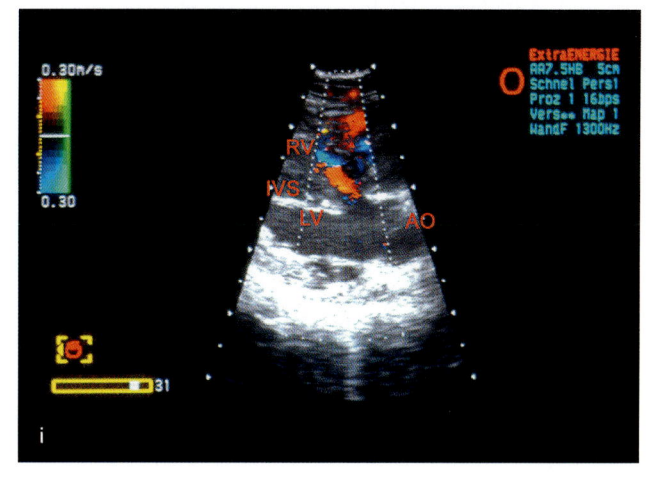

Abb. 9.2h, i:
Siamkatze (m, 5 Mo) mit isoliertem VSD. 2D-Echokardiogramm in rechts parasternaler Längsachsendarstellung. (**h**) Ventrikelseptumdefekt (VSD) als echofreier Bezirk im membranösen Teil des Kammerseptums erkennbar. (**i**) Farbkodiertes Echokardiogramm mit transseptalem Blutfluss (rot) vom linken in den rechten Ventrikel als Beweis für einen VSD mit L-R-Shunt.

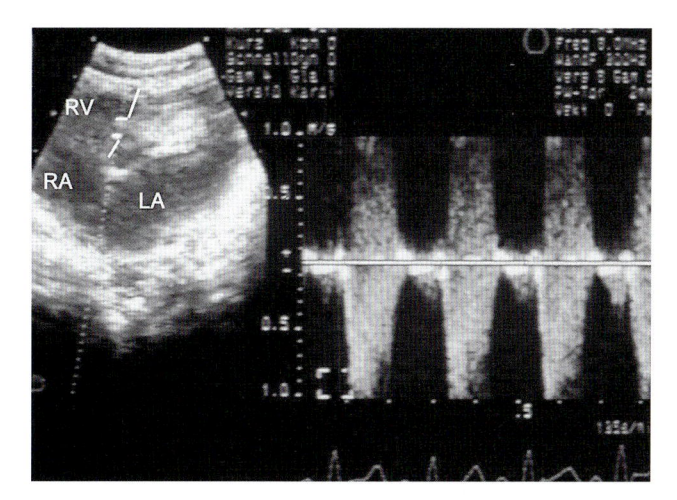

Abb. 9.2j:
BKH-Katze (w, 7 Wo) mit isoliertem VSD. Echokardiogramm im apikalen Fünf-Kammerblick. Links: 2D-Darstellung, Messtor (- -) septumnah im rechten Ventrikel, apikal des septalen Segels der Trikuspidalklappe platziert. Rechts: Dopplerechokardiogramm mit bidirektionalem transseptalen Blutfluss hoher Geschwindigkeit (Aliasing) auf Höhe des VSD.

9.2.2 VSD mit Rechts-Links-Shunt (Eisenmenger-Reaktion)

Übersteigt der Widerstand im Lungenkreislauf denjenigen im großen Kreislauf, so ist infolge pulmonaler Hypertonie ein VSD mit Rechts-Links-Shunt (R-L-Shunt) und rechtsventrikulärer Hypertrophie sowie Dilatation nachweisbar. Die Prognose der betroffenen Tiere ist sehr schlecht.

Geringe Gewichtszunahme, verminderte Ausdauer, Belastungsdyspnoe und Zyanose.

Keine Rassedisposition bekannt.

Zyanose in Ruhe und bei Belastung, Hepatomegalie und Aszites.

Wie bei VSD mit L-R-Shunt (s. Kap. 9.2.1).

Hinweise auf Rechtsherzbelastung möglich, Rechtsabweichung des Frontalvektors.

Bei großem VSD und pulmonaler Hypertension stehen infolge progressiver Lungengefäßerkrankung Zeichen einer Rechtsherzbelastung wie z. B. Hepatomegalie und Aszites im Vordergrund. Lungenarterien können gestaut sein.
Mittels nicht-selektiver Angiokardiographie R-L-Shunt besonders bei Katzen gut darstellbar.

2D-Kontrastechokardiographie. Mittels venöser Injektion einer hochmolekularen geschüttelten Lösung kann der Fluss kleinster Luftbläschen vom rechten in den linken Ventrikel beim R-L-Shunt oder ein bidirektionaler Fluss dargestellt werden.

Rotes Blutbild, Blutgasanalyse: Hypoxämie bzw. Polyzythämie möglich, Leberenzyme können erhöht sein.

Sehr schlecht.

Literatur

PATTERSON, D. F., PYLE, R. L., VAN MIEROP, L., MELBIN, I., OLSON, M. (1974): Hereditary defects of the conotruncal septum in Keeshound dogs. Amer. Cardiol. 34, 187.

9.3 Persistierender AV-Kanal

Marianne Skrodzki

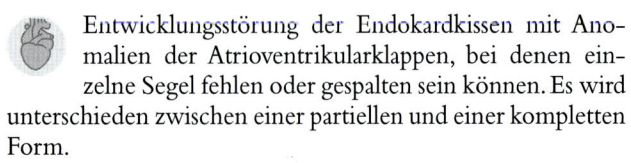

Entwicklungsstörung der Endokardkissen mit Anomalien der Atrioventrikularklappen, bei denen einzelne Segel fehlen oder gespalten sein können. Es wird unterschieden zwischen einer partiellen und einer kompletten Form.

Partieller persistierender AV-Kanal: Ostium-primum-Defekt mit Spaltbildung der Mitral-, seltener der Trikuspidalklappe. Links-Rechts-Shunt (L-R-Shunt) und daraus resultierende Volumenbelastung der rechten Herzhälfte und des Lungenkreislaufs. Zusätzlich eine Mitral- und / oder Trikuspidalinsuffizienz infolge Malformationen bzw. Spaltbildung der AV-Klappensegel mit einem Reflux in den entsprechenden Vorhof und vermehrter ventrikulärer Volumenbelastung. Ist primär die Mitralklappe betroffen, kann linksventrikuläres Blut auch über die malformierten Klappensegel der V. mitralis und den tiefsitzenden ASD direkt in den rechten Vorhof fließen, wodurch die rechtsatriale Volumenbelastung weiter gefördert wird.

Kompletter persistierender AV-Kanal: Komplexe Form der Endokardkissendefekte. Infolge eines großen zentralen Septumdefekts stehen die beiden Atrien und die beiden Ventrikel untereinander in Verbindung. An dem gemeinsamen AV-Klappenring existiert nur eine AV-Klappe, die aus einem Segel der V. mitralis und zwei Trikuspidalsegeln besteht. Zwei zusätzliche Segel aus nicht verschmolzenen Endokardkissen kreuzen den Defekt.

Aufgrund der miteinander kommunizierenden vier »Herzkammern« ist neben einem L-R-Shunt auf Vorhof- und Ventrikelebene zusätzlich die Entwicklung eines kleineren R-L-Shunts möglich, der mit Anstieg des pulmonalen Widerstands zunimmt.

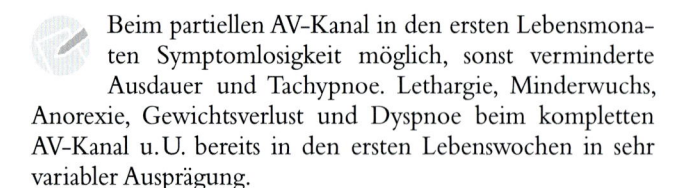

Beim partiellen AV-Kanal in den ersten Lebensmonaten Symptomlosigkeit möglich, sonst verminderte Ausdauer und Tachypnoe. Lethargie, Minderwuchs, Anorexie, Gewichtsverlust und Dyspnoe beim kompletten AV-Kanal u. U. bereits in den ersten Lebenswochen in sehr variabler Ausprägung.

Katzen häufiger betroffen als Hunde, ohne Geschlechts- oder eindeutige Rassediposition.

Bei Katzen häufigste mit einer Zyanose einhergehende kongenitale Anomalie, Jugularispulsation, Hepato- und Splenomegalie sowie positive Undulationsprobe möglich.

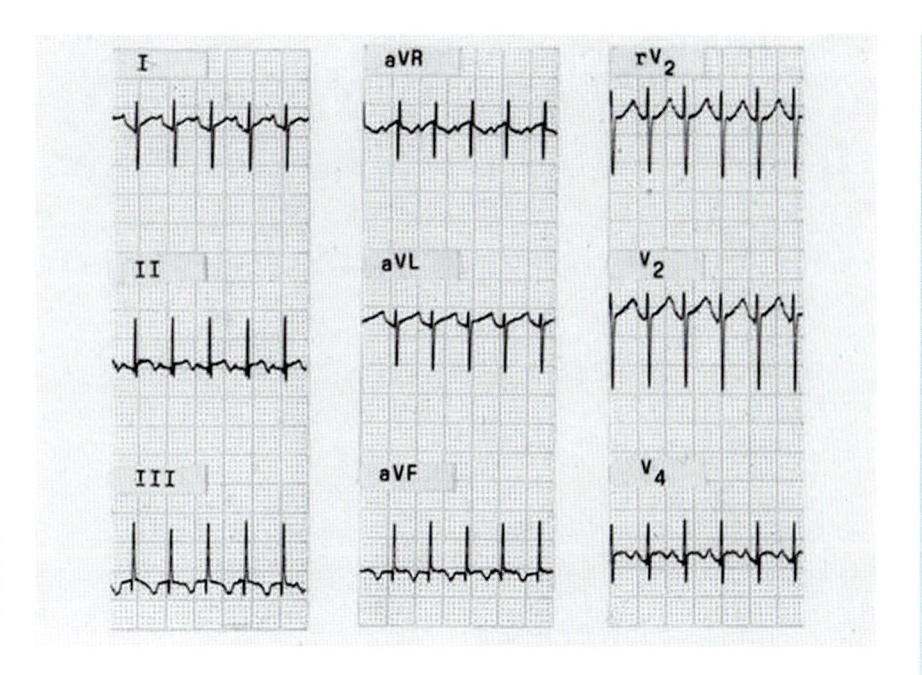

Persistierender AV-Kanal **139**

Abb. 9.3a:
BKH-Katze (m, 7 Wo) mit persistierendem AV-Kanal. Im EKG (Papiervorschub 25 mm/s, Eichung 1 cm = 1 mV) überwiegen die S-Zacken in Ableitung I mit 0,7 mV (R = 0,4 mV) und in V_2 mit 1,2 mV (R = 0,5 mV); Frontalvektor: + 118 Grad.

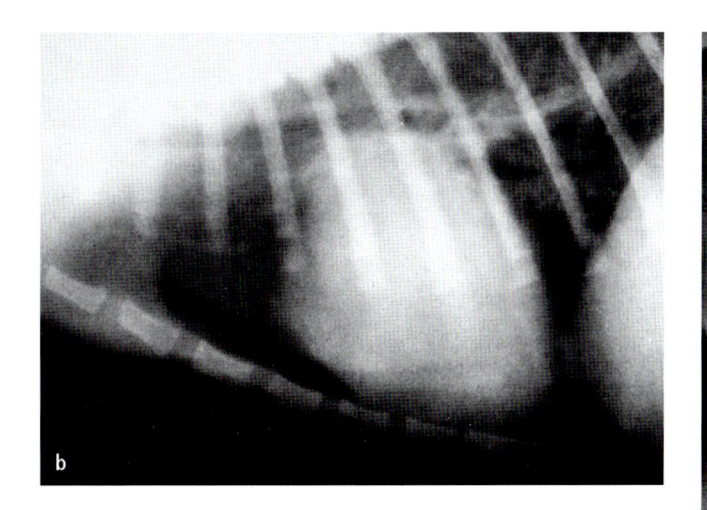

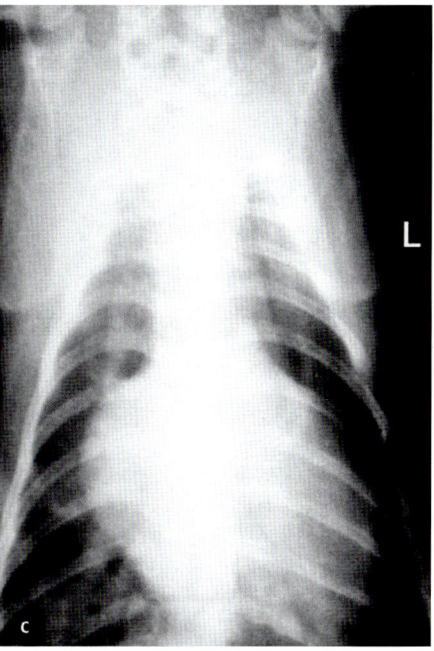

Abb. 9.3b, c:
Siamkatze (w, 5 Wo) mit persistierendem AV-Kanal. Röntgen Thorax. (**b**) Latero-laterale Projektion, Herzschatten über gut drei ICR dem Sternum aufliegend, nimmt vier Fünftel der Thoraxhöhe ein. Lungenvenen und V. cava caudalis gestaut. (**c**) In dorso-ventraler Projektion beide Herzhälften vergrößert, deutliche Lungengefäßzeichnung.

Während Symptomatik des partiellen AV-Kanals der eines großen ASD entspricht, gleicht sie beim kompletten AV-Kanal der eines großen VSD (s. Kap. 9.1 und 9.2).

Laute systolische Herzgeräusche über der Herzbasis, sehr variabel je nach Ausprägung der Malformation. Systolische Geräusche der relativen Pulmonalstenose sowie der Mitral- und Trikuspidalinsuffizienz möglich, bei hochgradigem Thorax- und/oder Perikarderguss u. U. gedämpfte Herztöne.

Überhöhte Amplituden des Kammerkomplexes mit überwiegenden Zeichen einer rechtsventrikulären Vergrößerung (Abb. 9.3a), Tachykardien und Salven von Extrasystolen möglich. Abweichungen der elektrischen Herzachse in der Frontalebene nach rechts und kranial von −90° bis −180°, selten nach links und kranial. Rechtsschenkel- bzw. Linksschenkelblock sowie Zeichen einer biatrialen Vergrößerung in Form überhöhter und verbreiterter P-Wellen bzw. Hinweise auf eine links-, rechts- oder biventrikuläre Belastung möglich.

Meist Vergrößerung der gesamten Herzsilhouette, besonders der rechten Herzhälfte, stets mit Stauung der V. cava caudalis und der Lungengefäße bzw. mit Lungenödem (Abb. 9.3b, c, d, e) und/oder Aszites. Auch unauffällige Röntgenbefunde möglich.

2DE. Atrialer und ventrikulärer Septumdefekt als unterschiedlich große echofreie Lücke nachweisbar. Beide septalen AV-Klappensegel stehen auf derselben Höhe, während im Normalbefund die Trikuspidalsegel weiter spitzenwärts ansetzen (Abb. 9.3f).
TM-Mode. Indirekte Anzeichen der Volumenüberlastung.
PW/CW-Doppler. Aufgrund geringer intraatrialer Druckdifferenz meist nur geringe Flussgeschwindigkeiten des Shuntbluts messbar. Regurgitationsjet über den beteiligten AV-Klappen kann erfasst werden.
CFD. Nachweis des zwischen linkem Ventrikel und rechtem Atrium bestehenden Shunts. L-R-Shunt auf Vorhof- sowie auf Ventrikelebene, u. U. Kreuzshunt und AV-Klappeninsuffizienz nachweisbar.

Ungünstig.

Therapie der Herzinsuffizienz in Abhängigkeit von der dominierenden Symptomatik.

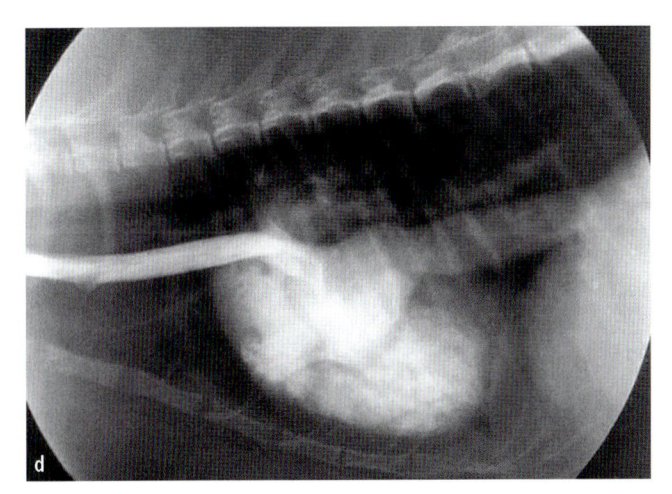

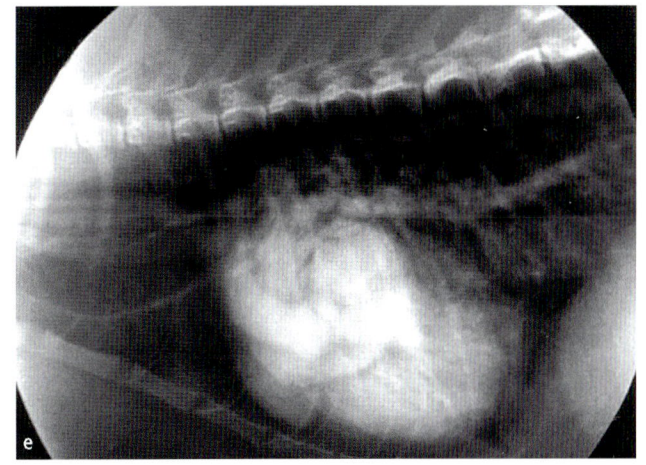

Abb. 9.3 d, e:
BKH-Katze (w, 1 J) mit persistierendem AV-Kanal. Nicht-selektives Angiokardiogramm. (**d**) Unmittelbar nach Injektion: V. cava cranialis, vergrößertes rechte Atrium, gestaute V. cava caudalis sowie rechter Ventrikel mit kontrastvermischtem Blut gefüllt. Pulmonalarterie beginnt sich darzustellen. (**e**) Aufnahme drei Sekunden später: Darstellung von Aorta und Pulmonalarterie; linker Ventrikel liegt »rucksackartig« auf vergrößertem rechten Ventrikel. In dieser wie in allen folgenden Serienaufnahmen immer wieder Kontrastfüllung des rechten Vorhofs und der rechten Kammer.

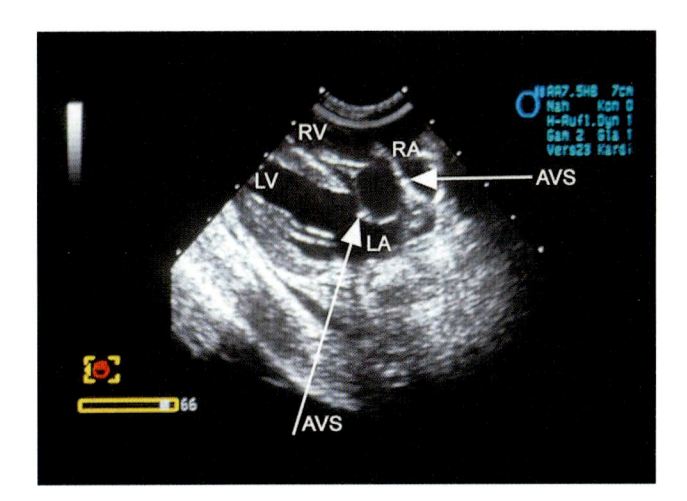

Abb. 9.3f:
BKH-Katze (w, 1 J), selber Fall wie Abb. 9.3d, e. 2D-Echokardiogramm im modifizierten 4-Kammerblick von der rechten Thoraxhälfte aufgenommen. Großer VSD, der in einen Atrialen Septumdefekt vom Ostium-primum-Typ übergeht und abnorme AV-Klappe. AVS = abnormes AV-Klappensegel.

9.4 Cor triatriatum sinister und dexter (CTS/CTD)

Ralf Tobias, Marianne Skrodzki

Cor triatriatum sinister (CTS): Persistierende Membran teilt den Vorhof in einen kranialen und einen kaudalen Abschnitt. Die Kompartimente kommunizieren über eine Öffnung unterschiedlicher Größe in der Membran. Der obere Teil des Vorhofs schließt die Mündung der Lungenvenen ein, während der untere Abschnitt durch die AV-Klappen begrenzt wird. Eine kleine Lücke der Membran führt zur Lungenvenenhypertension, dann zur Widerstandserhöhung in allen Lungengefäßen und schließlich zur Rechtsherzinsuffizienz. Je kleiner die Öffnung, desto mehr ähnelt die Hämodynamik der einer Mitralstenose.

Cor triatriatum dexter (CTD): Durch pathologische Persistenz der Embryonalklappen des Sinus venosus teilt eine Membran das rechte Atrium in einen kranialen und einen kaudalen Abschnitt. Die Blutflussbehinderung aus dem kranialen in den kaudalen Abschnitt führt zur portalen Hypertension. Kranialer Teil umfasst Auriculum dextrum und steht über Trikuspidalklappe mit rechtem Ventrikel (RV) in Verbindung. Membran ist fenestriert oder undurchlässig.

Dyspnoe unterschiedlicher Ausprägung, Untergewicht, plötzlicher Tod der Saugwelpen.

CTS: Sehr seltene Anomalie, bei Katzen häufiger als beim Hund. **CTD:** Bei Katzen seltenst anzutreffen, bei Hunden vereinzelt.

CTS: Dyspnoe, Kachexie. **CTD:** Aszites, Lethargie, selten Vomitus, Diarrhoe.

CTS: Systolische oder diastolische Herzgeräusche (HG) möglich, treten jedoch lediglich bei koinzidierender Herzerkrankung auf. **CTD:** Unauffällig.

CTS: Unspezifisch. **CTD:** Anzeichen der Rechtsherzbelastung mit tiefen S-Zacken (Abb. 9.4a). Selten P pulmonale.

CTS: Unauffällig, atriale Vergrößerung, Lungenkongestionen (Abb. 9.4b, c). **CTD:** Gestaute und verformte Vena cava caudalis.

2DE. Darstellung des Cor triatum im apikalen Vier-Kammerblick bevorzugt (Abb. 9.4d). Darstellung der Membran mit AV-Klappen im kaudalen und Lungenvenenmündung im kranialen Teil des linken Atriums. Restriktion tritt ein, wenn Membran Abfluss aus Lungenvenen behindert.

PW/CW-Doppler. Erhöhte Fließgeschwindigkeiten in Atrien (Abb 9.4e). Darstellung der Kommunikationsstelle mit Quantifizierung der Fließgeschwindigkeit möglich.
CFD. Turbulenzen im Membranbereich und Darstellung der Kommunikationsstelle.

Ungünstig.

CTS: Palliative Therapie der kongestiven Linksherzinsuffizienz, Diuretika und ACE-Hemmer können Prognose bessern. **CTD:** Interventionelle Maßnahmen unter Vorbehalt aufgrund geringer Erfolgsrate.

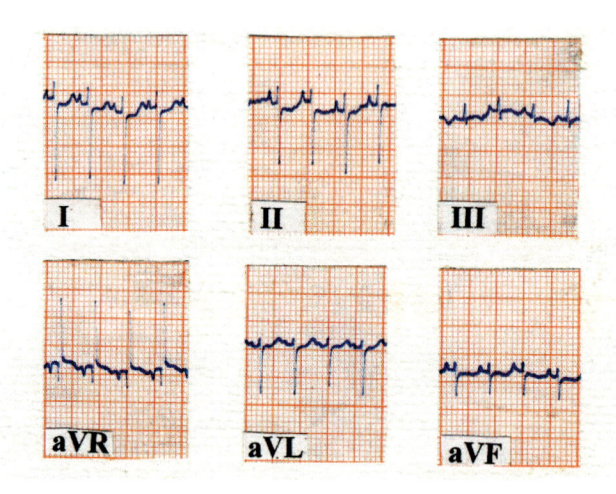

Abb. 9.4a:
BKH-Katze (w, 2 Wo) mit CTD und atrialem Septumdefekt. EKG (Papiervorschub 25 mm/s, Eichung 1 cm = 1 mV). Tiefe S-Zacken in I, II, aVL und aVF sowie überhöhte R-Zacken in aVR als für eine Rechtsherzüberlastung typische Veränderungen.

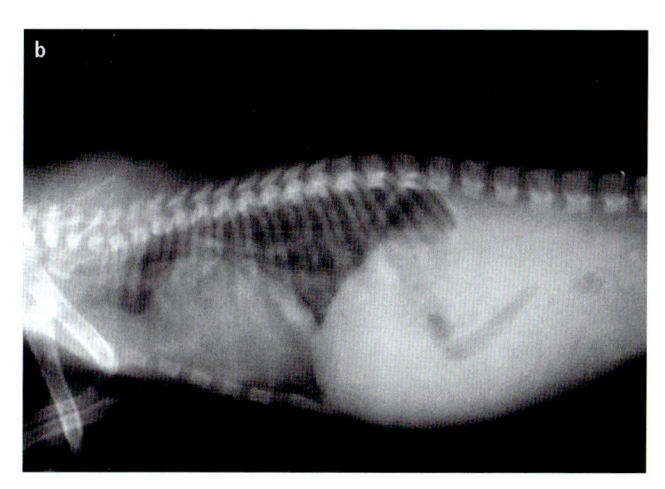

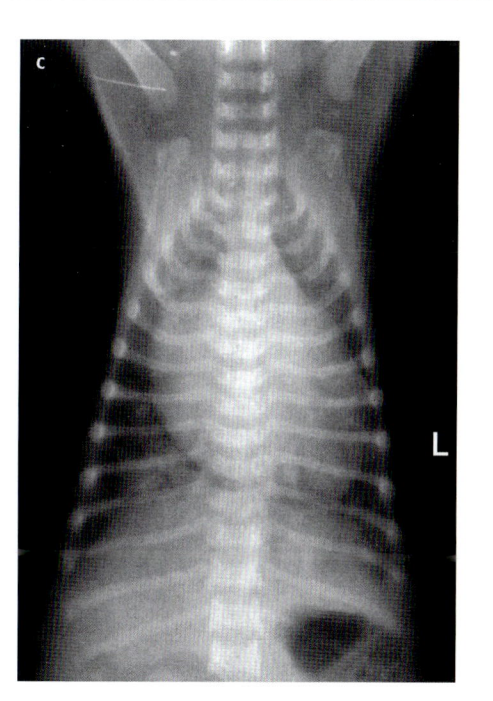

Abb. 9.4b, c:
BKH-Katze (m, 7 Wo) mit CTS. Röntgen Thorax. (**b**) Latero-lateraler Strahlengang. Kardiomegalie: über etwa vier ICR breit dem Sternum aufliegende Herzsilhouette. Verbreiterte Lungenvenen als Zeichen der venösen Stauung. (**c**) Dorso-ventraler Strahlengang. Vergrößerung beider Herzhälften.

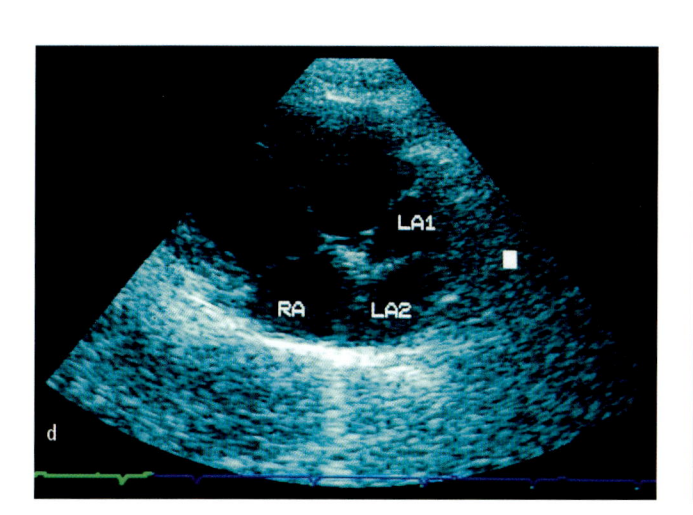

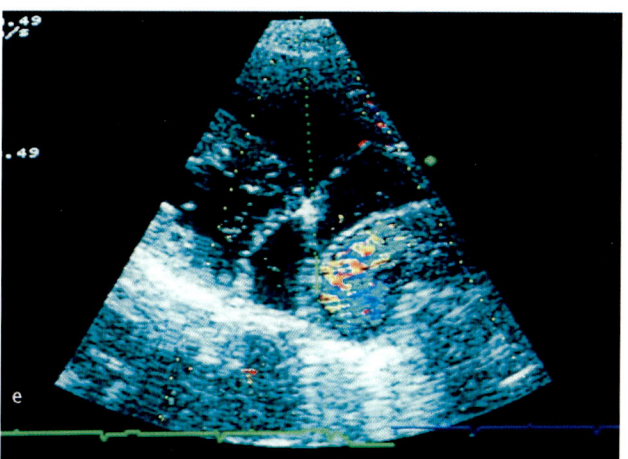

Abb. 9.4d, e:
Mischlingshund (w, 2 J) mit CTS. (**d**) 2D-Echokardiogramm, apikaler 4-Kammerblick. Teilung des linken Atriums durch eine Membran. (**e**) Farbkodierter Doppler im apikalen 4-Kammerblick. Mosaikmuster im oberen Abschnitt des zweiteiligen linken Atriums.

9.5 Aortenstenose (AS)

Ralf Tobias

Subvalvuläre, valvuläre und selten supravalvuläre AS. **Subvalvuläre AS:** Verengung des linksventrikulären Ausflusstrakts durch subvalvulären Muskelwulst (Tunnelstenose bei längerstreckiger Verengung), fibröse oder fibromuskuläre Spange (oder Ring), die vom proximalen Septum zum septalen Mitralsegel zieht. **Valvuläre AS:** verdickte immobile Aortenklappen, selten bikuspid angelegt. Bei Katzen auch innige Verbindung des freien Klappenrands mit der Aortenwand.

Infolge der erhöhten Druckbelastung entwickelt sich eine konzentrische Linkshypertrophie zur Aufrechterhaltung des Herzzeitvolumens. Steigerung des Ruheherzzeitvolumens unter Belastung bei schwerer AS meist nicht adäquat möglich. Myokardialer Sauerstoffmangel infolge Druckbelastung und verminderter Koronardurchblutung kann zu malignen Arrhythmien führen. Eine Linksherzinsuffizienz entwickelt sich nur im chronischen Verlauf nach Dilatation des Ventrikels. Eine sekundäre Mitralklappeninsuffizienz stellt eine ernste Komplikation dar.

Plötzlicher Herztod bei bislang symptomlosen Tieren, oder langsam zunehmende Symptome einer Stauungsinsuffizienz, Dyspnoe, Inappetenz, Gewichtsverlust, Leistungsschwäche, Synkopen.

Häufigste angeborene Herzmissbildung des Hundes in Deutschland, überwiegend als subvalvuläre Form (Subaortenstenose, SAS). Bei Katzen seltener, hier valvuläre mit subvalvulären Formen kombiniert oder als dynamische AS bei hypertrophen Kardiomyopathien (s. Kap. 10.3). Boxer, Golden Retriever, Berhardiner, DSH, Neufundländer, Bullterrier, Deutsch Kurzhaar Vorstehhund, Dogge, Rottweiler. Siamkatzen, BSH. Zuchtrelevanz durch Nachweis eines autosomal dominanten Erbgangs (z.B. Boxer) gegeben. Screeningprogramme für einige Rassen in Deutschland üblich.

Symptomlosigkeit möglich (cave: lässt nicht auf einen niedrigen Grad der Stenose schließen!). Mäßiger Ernährungszustand trotz normaler Futteraufnahme. Seltener kongestiv bedingte Symptome.

Crescendo-Decrescendo-Geräusch über 4. ICR links; über A. carotis communis neben dem Manubrium sterni links. Abnahme des Herzzeitvolumens bei kritischer Aortenstenose kann zur Abnahme des Geräuschgrads führen. Arryhthmien möglich. Bei Katzen Ejektionsgeräusch links oder rechts 3./4. ICR parasternal.

Unauffällig. Highvoltage QRS. ST-Strecken-Veränderungen, Knüpfungen des QRS-Komplexes, Linksschenkelblock. Reizbildungs- (Abb. 9.5a) und Erregungsleitungsstörungen. Maligne Arryhthmien (Abb. 9.5b). Bei sekundärer Linksherzinsuffizienz auch P mitrale und Vorhofflimmern möglich. Bei Katzen linksanteriorer Hemiblock.

In der Regel keine sensitiven Veränderungen der Herzsilhouette. Weitung des Aortenbogenschattens bei starker poststenotischer Dilatation (Abb. 9.5c). Linksventrikuläre Vergrößerung oder Verlust der typischen Herzsilhouette bei starker Hypertrophie. Linksatriale Vergrößerung und Lungenvenenstauung nur bei sekundärer Linksherzinsuffizienz.

Wichtigstes Diagnostikum zur Einschätzung des Schweregrads der Stenose. Transthorakale Anschallung sowie subkostale Anschallung gelten als *Golden Standard*. Farbdoppler verdeutlicht turbulenten Fluss im Stenosegebiet und ist damit eine Hilfe bei der Positionierung des CW-Dopplers. Aufgrund der zu erwartenden höheren Fließgeschwindigkeiten hat PW-Doppleruntersuchung bei Gefäßklappenstenosen wenig Sinn. Anschallung der Aorta erfolgt im apikalen Fünf-Kammerblick von links oder subkostal. Fließgeschwinigkeit wird in der parabelförmigen Flusskurve an ihrem maximalen systolischen Punkt ermittelt und Druckgradient über vereinfachte Bernoulli-Gleichung ($P = 4 \times v^2$) ermittelt (s. Kap. 6).

2DE. Schweregradabhängig normales bis stark konzentrisch oder exzentrisch hypertrophiertes Myokardium (Abb. 9.5d). Hyperechogene fleckige bis streifige Infiltration des Myokardiums (Abb. 9.5e). Papillarmuskelhypertrophie. Muskulärer Wulst am proximalen Septum (Abb. 9.5f, g). Echogene bandförmige Struktur subvalvulär (Abb. 9.5h). Echogener / fibröser Sporn subvalvulär. Die meist deutlich immobilen Klappen sind durch vermehrte Echogenität und reduzierte Separation auffällig (Abb. 9.5i, j). Bei höhergradigen Stenosen sekundär poststenotische Dilatation der Aorta ascendens (Abb. 9.5i). Beurteilung der Ventrikel- und Vorhofgröße.

TM-Mode. Verdickte, echodichte Klappen mit eingeschränkter Separation. Vorzeitiger Schluss oder Flatterbewegungen der Aortenklappen (Abb. 9.5k) und SAM-Phänomen bei Subaortenstenose. Normale bis gesteigerte systolische Verkürzungsfraktion. Quantifizierungen der Wanddicken des linken Ventrikels (Abb. 9.5l). Vergrößerter poststenotischer Gefäßdurchmesser.

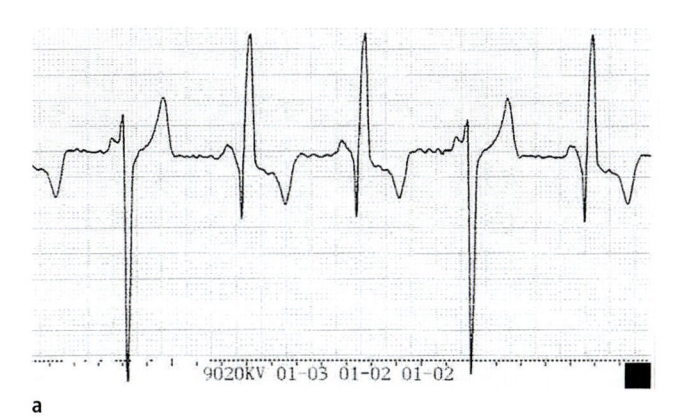

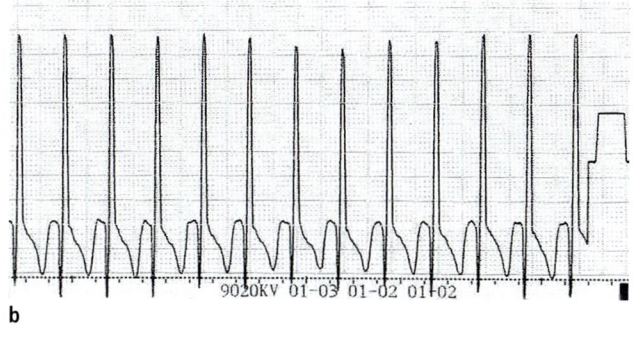

Aortenstenose (AS) **145**

Abb. 9.5a, b:
Boxer (m, 18 Mo) mit AS und sekundärer ausgeprägter Linkshypertrophie des Myokardiums. EKG. Ableitung Einthoven II (Papiervorschub 50 mm/s, Eichung 1 cm = 1 mV). (**a**) Ventrikuläre Extrasystolen. (**b**) Kurze Zeit später dokumentierte paroxysmale Tachykardie.

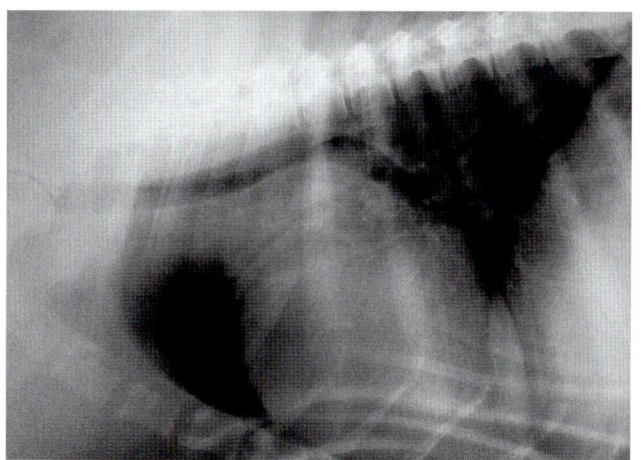

Abb. 9.5c:
Golden Retriever (m, 3 J) mit hochgradiger AS. Röntgen Thorax, latero-lateraler Strahlengang, rechts anliegend. Poststenotische Weitung der Aorta mit deutlicher Elevation der Trachea nach dorsal, selten zu dokumentierender Röntgenbefund bei AS-Patienten.

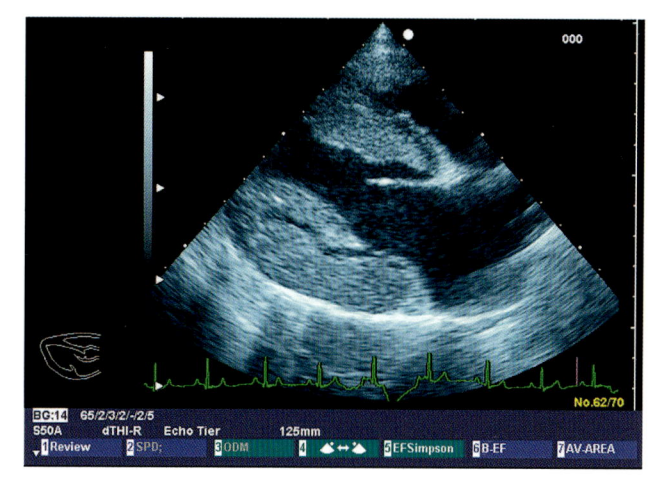

Abb. 9.5d:
Boxer (m, 8 Mo) mit AS. 2D-Echokardiogramm, rechts parasternaler Längsachsenblick. Ventrikelmyokardium und Papillarmuskel hypertrophiert.

PW/CW-Doppler. Nicht-invasive Schweregradbestimmung der Stenose. **PW:** Aliasing durch erhöhte Fließgeschwindigkeit, die das Messspektrum des gepulsten Dopplers meist überschreitet. **CW:** Erhöhte Fließgeschwindigkeit, Erweiterung des parabelförmigen Signals oberhalb eines Referenzwerts (Abb 9.5m, n).
CFD. Turbulenter Blutfluss im Ausflusstrakt. Mehrfachaliasing im postvalvulären Gefäßbereich (Abb. 9.5o).

Einteilung in Schweregrade
Anatomisch: Ausprägung der echographisch sichtbaren Stenose (subjektiv).
Rheologisch: Fließgeschwindigkeit (beeinflusst durch Klappenöffnungsfläche und Herzzeitvolumen) und daraus resultierender Druckgradient (Tab. 9.1).

Sehr variabel und schwer einschätzbar. Asymptomatische Patienten sterben spontanen Herztod unter körperlicher Belastung oder starkem emotionalen Stress. Mit Auftreten von Symptomen muß mit jedem Lebensalter gerechnet werden. Erste Symptome wie Synkopen und Belastungsschwächen verschlechtern Prognose bezüglich Lebenserwartung. Indikatoren für zu erwartende Symptomatik sind: Spitzenfließgeschwindigkeiten > 3 m/s, verminderte Auswurffraktionen, vereinzeltes Auftreten von Arrhythmien im Ruhe-EKG sowie rascher Anstieg der Spitzenfließgeschwindigkeit innerhalb weniger Monate.

Rp! Kontrolluntersuchungen auch des asymptomatischen Patienten. Gradabhängiges echokardiographisches Screening mindestens einmal jährlich. Aufklärung über mögliche auftretende Symptome. β-Blockade zur Verlängerung der Diastole, Senkung des myokardialen Sauerstoff-Verbrauchs, Reduktion der Fließgeschwindigkeiten / Druckgradienten und der Herzfrequenz.
Endokarditis-/Valvulitisprophylaxe. Bei Bedarf antiarrhythmische Therapie.
Cave: Medikamente mit ausgeprägter arteriodilatatorischer Wirkung (darunter auch ACEI und Inodilatatoren) sind kontraindiziert! Hypotension und Verminderung der Koronardurchblutung sowie des Auswurfvolumens. Bei sekundärer kongestiver Linksherzinsuffizienz auch Diuretika und positive Inotropika angezeigt. Natriumbilanzierte Kost.
Operative Resektionen der Stenose sind beschrieben, haben allerdings keine Verbesserung der Überlebenszeiten erbracht. Hohes Re- und Reststenoserisiko. Ballondilatation nur für bestimmte Fälle der Ringstenose möglich.
Komplikationen der AS: Sekundäre Mitralkappeninsuffizienz durch Venturi-Effekt, Aorteninsuffizienz (s. Kap. 9.6), Vorhofflimmern, bakterielle Endokarditis (s. Kap. 10.1.2).

Tabelle 9.1: Beispiel einer Einteilung des Schweregrades der Aortenstenose für Boxer nach Bussadori et al. (2000)

Grad der AS	Druckgradient	Entsprechende Fließgeschwindigkeit
Leicht/gering	20–49 mmHg	2,25–3,5 m/s
Mittelgradig	50–80 mmHg	3,5–4,5 m/s
Hochgradig	> 80 mmHg	> 4,5 m/s

Literatur

BUSSADORI et al. (2000): Guidelines for the echocardiographic studies of suspected subaortic and pulmonic stenosis. Journal of Veterinary Cardiology, Vol 2, No 2.

Aortenstenose (AS) **147**

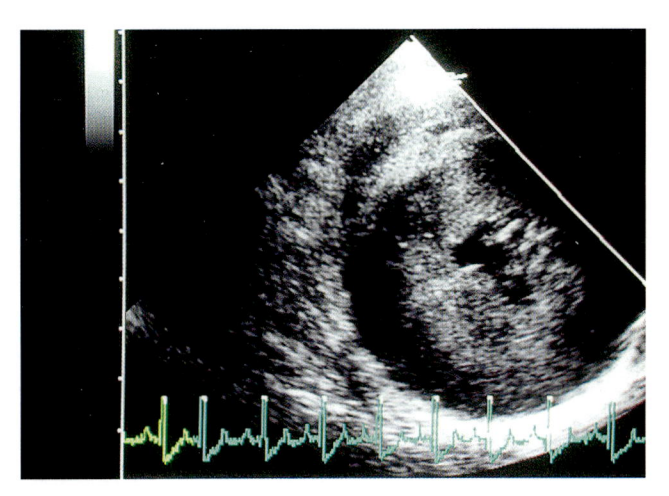

Abb. 9.5e:
Boxer (m, 15 Mo) mit AS und Pulmonalstenose. 2D-Echokardiogramm, rechts parasternaler Kurzachsenblick. Ventrikelmyokardium und Papillarmuskel hypertrophiert und infiltriert

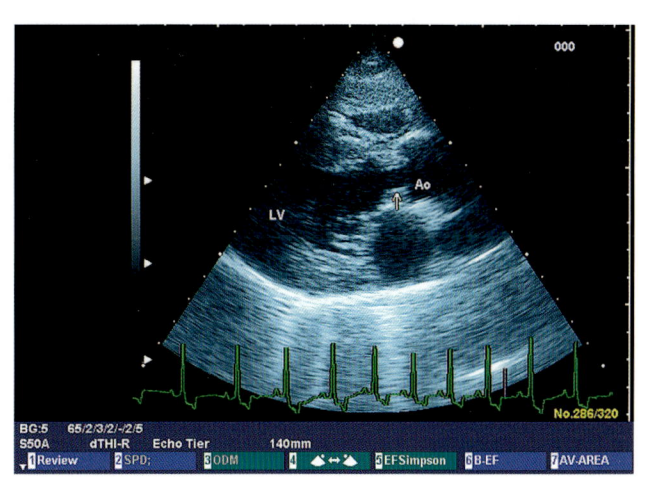

Abb. 9.5f:
Bullterrier (m, 4 J). Subvalvuläre AS (SAS). 2D-Echokardiogramm, rechts parasternaler Längsachsenblick. Kissenartige Umfangsvermehrung (Pfeil) unmittelbar unterhalb der Aortenklappen.

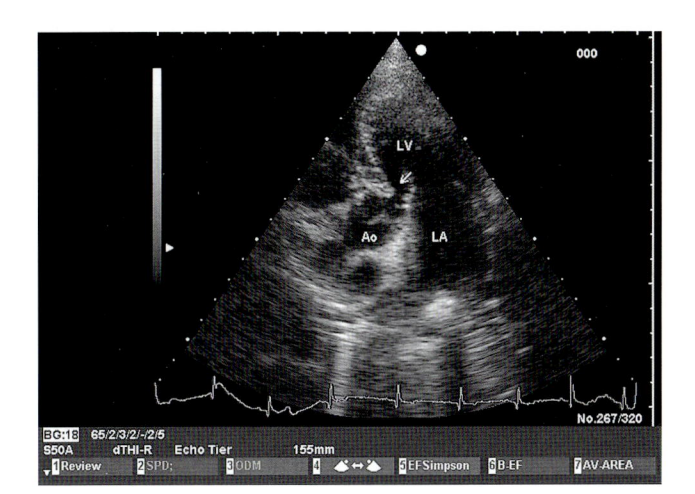

Abb. 9.5g:
Boxer (w, 5 J) mit hochgradiger SAS, seit 4 Jahren unter Therapie. 2D-Echokardiogramm, linksseitiger apikaler 5-Kammerblick. Muskulärer Wulst des proximalen Septums verkleinert den linksventrikulären Ausflusstrakt.

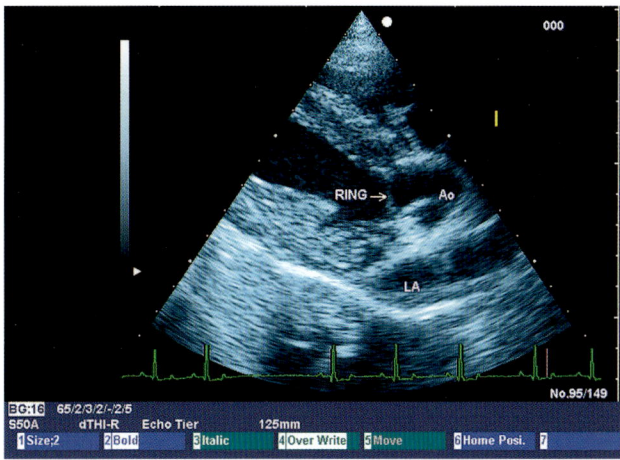

Abb. 9.5h:
Boxer (m, 3 J) mit multiplen Vitien: AS, Aorteninsuffizienz und Trikuspidaldysplasie. 2D-Echokardiogramm, rechts parasternaler Längsachsenblick. Fibröses Band / Ring unterhalb der verdickten Aortenklappen. Sinusblock im Monitor-EKG.

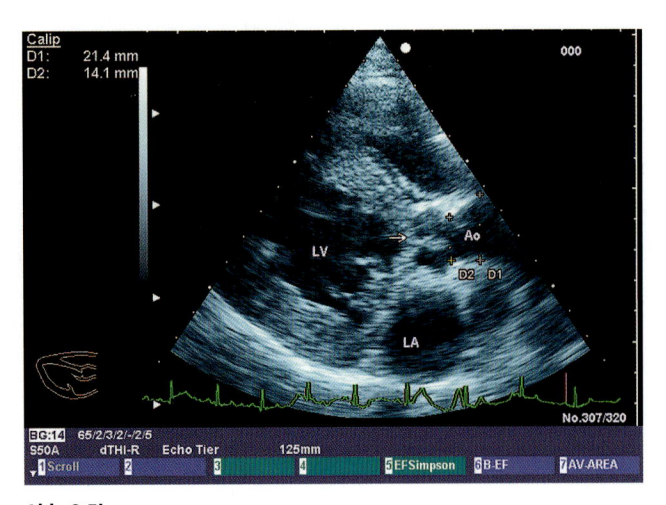

Abb. 9.5i:
Boxer (m, 8 Mo) mit valvulärer AS. 2D-Echokardiogramm, rechts parasternaler Längsachsenblick. Verdickte Semilunarklappen (Pfeil) und poststenotische birnenförmige Erweiterung der Aorta ascendens (D1).

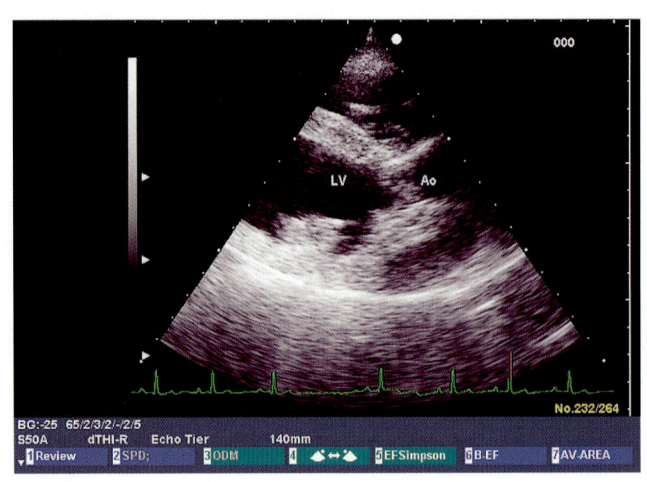

Abb. 9.5j:
Boxer (w, 2 J) mit valvulärer AS. 2D-Echokardiogramm, rechts parasternaler Längsachsenblick. Linksventrikulärer Ausflusstrakt und verdickte Semilunarklappen mit inhomogener Oberfläche.

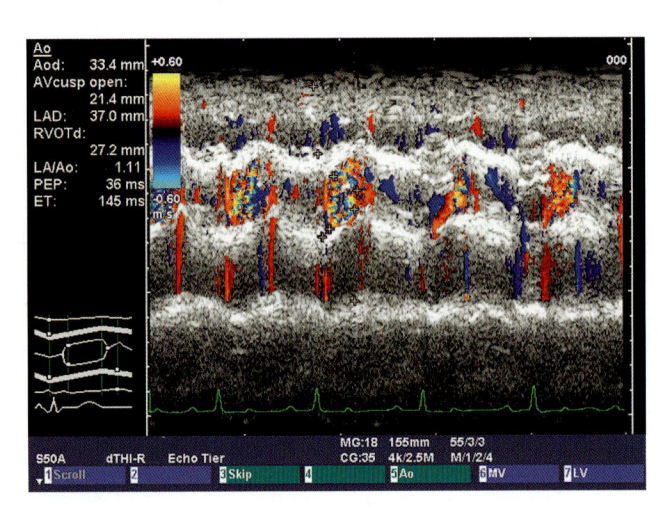

Abb. 9.5k:
Deutscher Schäferhund (w, 4 J) mit AS. TM-Mode der Aortenklappen und des linken Atriums. Turbulenter Fluss im linken Atrium und verkürzte Prä-Ejektionszeit (PEP).

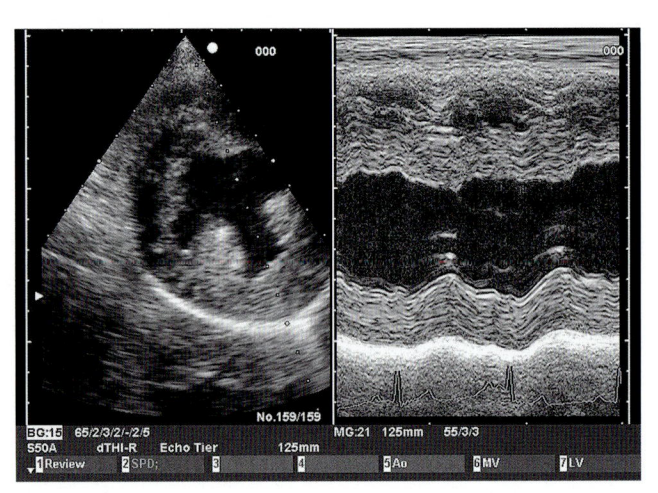

Abb. 9.5l:
Boxer (m, 8 Mo) mit AS. TM-Mode des linken Ventrikels unterhalb der Mitralklappenebene, zwischen den Papillarmuskeln. Hypertrophiertes Kammermyokard.

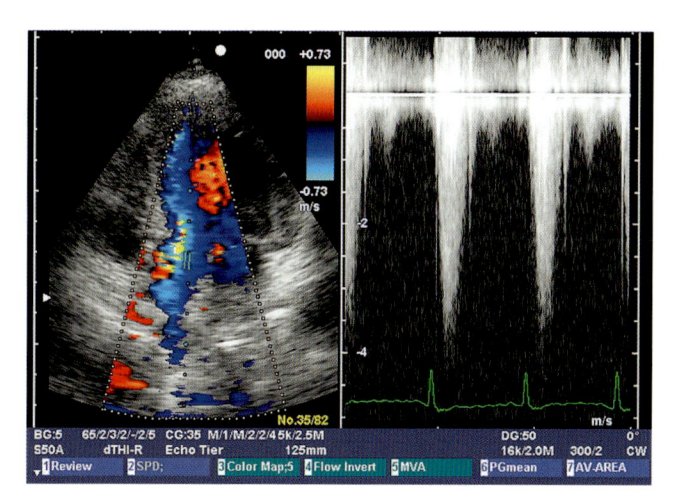

Abb. 9.5m:
Rottweiler (m, 3 J) mit SAS. CFD und CW-Doppler. Turbulenzen im linksventrikulären Ausflusstrakt. Hochgradige Erhöhung der systolischen Fließgeschwindigkeit bis zu 4 m/s.

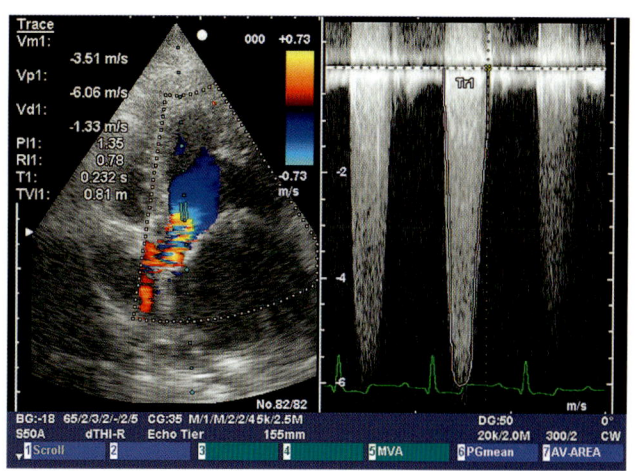

Abb. 9.5n:
Boxer (m, 7 Mo) mit valvulärer AS. CFD und CW-Doppler. Turbulenzen in Höhe der Semilunarklappen und des Aortenbulbus. Systolische Geschwindigkeit des Blutes V_{max} = 6,06 m/s.

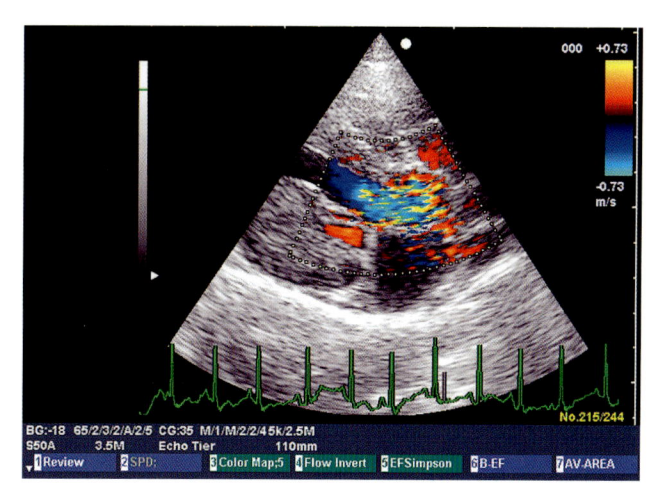

Abb. 9.5o:
Golden Retriever (w, 10 Mo) mit SAS. 2D-Echokardiogramm im Längsachsenblick mit CFD. Massive Turbulenzen im linksventrikulären Ausflusstrakt. Hypertrophie der linken Hinterwand.

9.6 Aortenklappeninsuffizienz (AI)

Ralf Tobias

Herabgesetzte Schlussfähigkeit der Aortenklappen, bedingt durch angeborene Missbildung oder entzündlich verursachte Vegetationen auf den Semilunarklappen. Aortenklappeninsuffizienzen kommen meist kombiniert mit einer valvulären Aortenstenose (s. Kap. 9.5) vor, sind aber auch als angeborene singuläre Vitien, z.B. infolge einer Aortendilatation, anzutreffen. Eine Rarität sind bikuspide oder überzählige Aortenklappensegel.
Während der Diastole kommt es zu einer Regurgitation in den linken Ventrikel. Daraus resultiert je nach Ausmaß und Dauer des Regurgitationssjets während der Herzaktion eine linksventrikuläre Volumenüberlastung mit mehr oder weniger deutlicher Kammervergrößerung. Aortenklappeninsuffizienzen erhöhen den Anspruch an die Myokardarbeit und können nach längerfristiger Persistenz zu extremer Herzdilatation führen.

Schweregradabhängig. Häufig langjährig symptomlos. Belastungs-/Ruhedyspnoe, Leistungsrückgang, Narkoseprobleme bei fortgeschrittenen Stadien.

Boxer, Golden Retriever, Collie, überwiegend größere Hunderassen betroffen. Bei Katzen eher Ausnahmebefund.

Meist mangelnde klinische Hinweise. Zufallsdiagnose im Rahmen der Sonographie zur Abklärung der Aortenstenose (s. Kap. 9.5). In fortgeschrittenen Stadien Anzeichen der kongestiven Linksherzinsuffizienz.

Diastolisches Decrescendo-Geräusch unmittelbar nach 2. Herzton, bei leichter bis mittlerer AI und/oder Tachykardie oft auskultatorisch nicht wahrnehmbar. Häufig auch in Kombination mit systolischem Crescendo-Decrescendo-Geräusch bei gleichzeitiger Aortenstenose.

Unauffällig. Siehe Aortenstenose (s. Kap. 9.5, Abb 9.6a).

In der Regel keine typischen Veränderungen der Herzsilhouette. Weitung des Aortenbogenschattens bei Aortendilatation. Kardiomegalie und Verlust der typischen Herzsilhouette bei starker Dilatation (Abb 9.6b).

Mittel der Wahl zur Diagnose und Schweregradbestimmung.
2DE. Schweregradabhängige Dilatation der Ventrikel. Makroskopisch erkennbare Veränderungen der Taschenklappen, z.B. Vegetationen, Prolaps eines oder mehrerer Segel. Selten Ektasie des Aortenbulbus und der Aorta ascendens.

TM-Mode. Dilatierter Aortenbulbus, Veränderung der Aortenklappensegel. Diastolische Dyskinesien des anterioren Mitralklappensegels. Bei höherem Schweregrad Vergrößerung des linken Ventrikels (Abb 9.6c) und myokardiale Depression. Verminderte systolische Verkürzungsfraktion. Vergrößerter EPSS-Abstand.
Doppler. Semiquantifizierung der AI nach Jetbreite und Ausdehnung im linken Ventrikel im CFD (Abb 9.6d, e)
Mapping der Aortenklappenöffnungsfläche mit PW-Doppler und Semiquantifizierung des Insuffizienzflusses im CW-Doppler nach Signalstärke, zeitlicher und räumlicher Ausdehnung sowie Jetgeschwindigkeit (Abb. 9.6e, f).
Geringe AI: Deutlich schwächeres Insuffizienzsignal als systolisches Aortensignal. Gerade erkennbares, schwaches Insuffizienzsignal. **Mittlere AI:** Mäßig intensives, gut erkennbares Insuffizienzsignal. Intensität schwächer als systolisches Ausstromsignal. **Schwere AI:** Deutliches Insuffizienzsignal, gleichwertig zu Ausstromsignal. Die linksventrikuläre Hinterwand berührend (Abb. 9.6g).

Abhängig vom Schweregrad. Bei geringen Insuffizienzen günstig. Bei mittleren und schweren AI fraglich bis ungünstig aufgrund resultierender Linksherzinsuffizienz. Erhöhtes Narkoserisiko.

Rp! Vorlast-/Nachlastsenkung. Ggf. positive Inotropie. Ggf. Diuretika. Endokarditisprophylaxe.

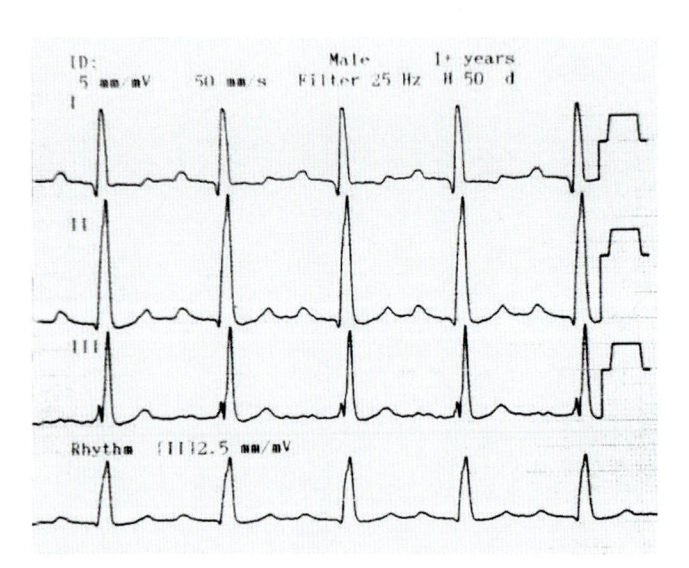

Abb 9.6a:
Griffon (m, 4 J) mit AI und sekundärer linksventrikulärer Vergrößerung. EKG (Papiervorschub 50 mm/s, Eichung 5 mm = 1 mV). Highvoltage-R-Zacke.

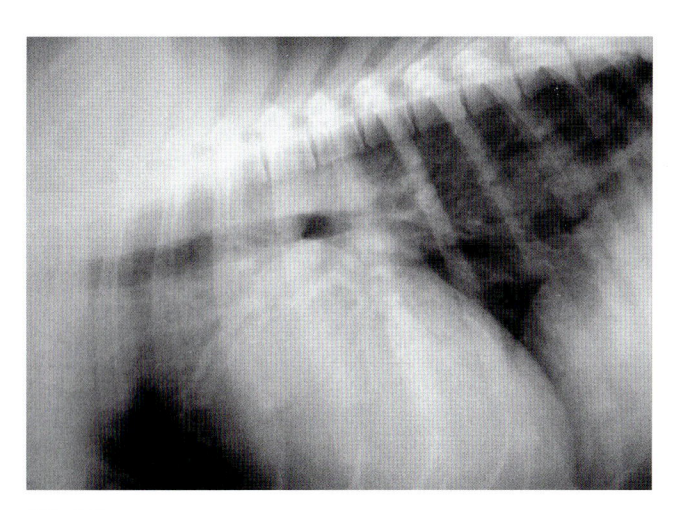

Aortenklappeninsuffienz (AI) **151**

Abb. 9.6b:
Bordeaux Dogge (w, 9 Mo) mit Aortenklappendysplasie und hochgradiger Insuffizienz. Röntgen Thorax, latero-lateraler Strahlengang. Kardiomegalie, interstitielle Verschattung im mittleren Lungenfeld, vermehrte Füllung der Spitzenlappengefäße.

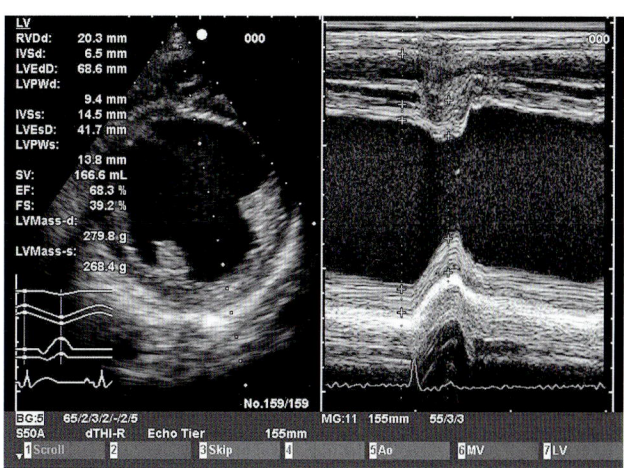

Abb. 9.6c:
Griffon (m, 4 J) mit AI und sekundärer linksventrikulärer Vergrößerung. 2D-Echokardiogramm, rechts parasternaler Kurzachsenblick und TM-Mode unterhalb der Mitralklappenebene. Volumenüberladener linker Ventrikel.

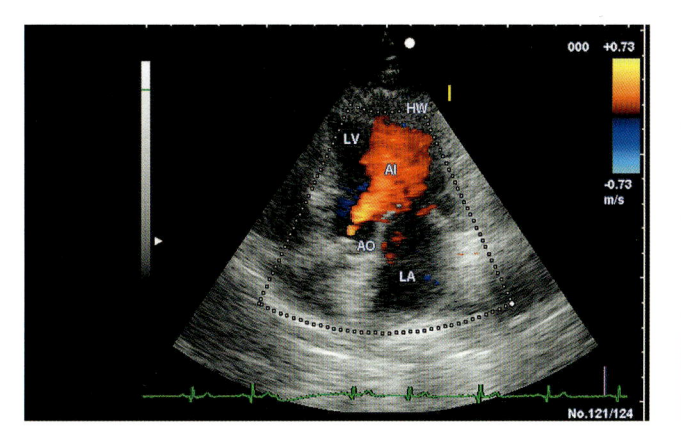

Abb. 9.6d:
Riesenschnauzer (w, 3 J) mit AI. 2D-Echokardiogramm mit Farbdoppler. Links apikaler 5-Kammerblick. Diastolischer Reflux aus Aorta in linken Ventrikel, bis zur Hinterwand reichend.

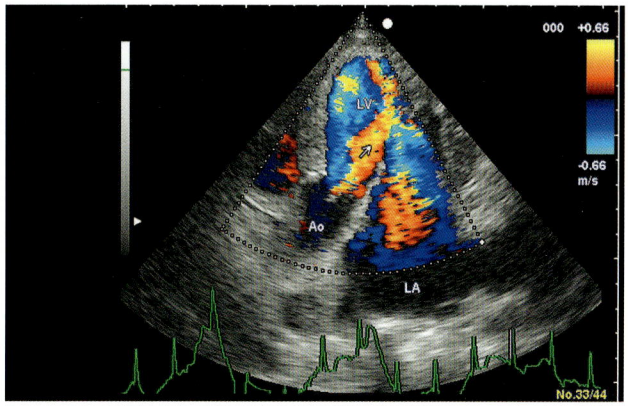

Abb 9.6e:
Galgo Espanol (w, 2 J) mit AI. 2D-Echokardiogramm mit Farbdoppler. Links apikaler 5-Kammerblick. Diastolischer Reflux aus Aorta in linken Ventrikel, entlang der Hinterwand bis zur Herzspitze ziehend.

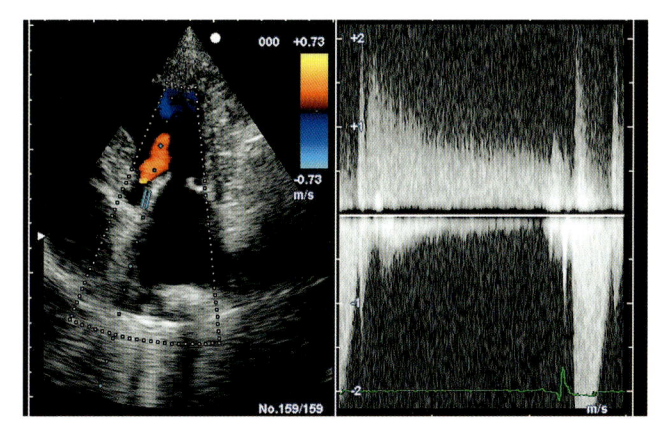

Abb 9.6f:
Golden Retriever (w, 7 J). Mittelgradige Aortenstenose und geringgradige AI. 2D-Echokardiogramm mit CW-Doppler. Links apikaler 4-Kammerblick. Geringe holodiastolische Regurgitation aus Aortenklappe in linksventrikulären Ausflusstrakt mit einer Geschwindigkeit von < 2 m/s.

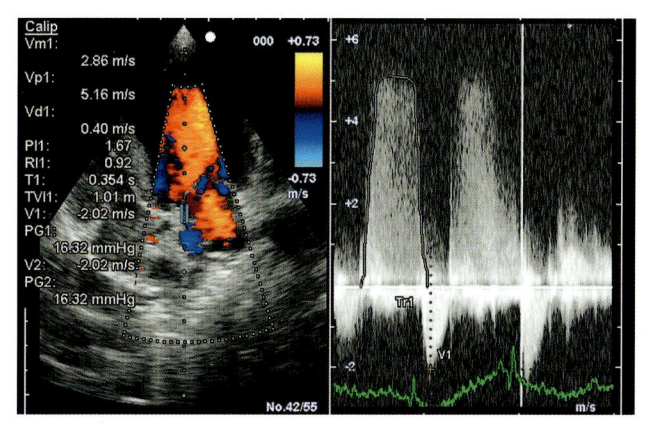

Abb. 9.6g:
Boxer (w, 2 J.). Übergangsbefund Aortenstenose und hochgradige AI. 2D-Echokardiogramm mit Farbdoppler. Links apikaler 5-Kammerblick. Hochgradige holodiastolische Regurgitation aus der Aortenklappe mit 5,16 m/s Fließgeschwindigkeit in linken Ventrikel. Systolischer Fluss in Aorta gering erhöht 2,01 m/s.

9.7 Pulmonalstenose (PS)

Matthias Schneider

Valvuläre Stenose (Dysplasie und/oder Fusion) mit infundibulärer Einengung durch die sekundäre Hypertrophie als häufigste Form. Primäre supravalvuläre oder rein subvalvuläre Stenosen sind selten. Bei Bulldoggen und Boxern (selten auch anderen Rassen) mitunter evtl. durch eine singulär entspringende Coronararterie ausgelöst. Die PS ist Teil der Fallot'schen Tetralogie (s. Kap. 9.8) und kommt mit Subaortenstenosen (SAS, s. Kap. 9.5) und Trikuspidal-Dysplasien (TD, s. Kap. 9.10.2) in Kombination vor. Die Stenose führt zu einer Minderperfusion der Lunge. Durch die Wirbelbildung erweitert sich der Pulmonalarterienstamm, die Druckbelastung des rechten Ventrikels induziert eine konzentrische Hypertrophie. Sekundär entwickeln sich oftmals eine dynamische Stenose der rechtsventrikulären Ausflussbahn, eine Pulmonalklappen- oder Trikuspidalklappeninsuffizienz sowie ein persistierendes Foramen ovale.

Es ist die zweithäufigste angeborene Herzerkrankung beim Hund in Deutschland, bei der Katze ist sie seltener zu finden. Beim Beagle und Keeshound ist eine erbliche Komponente belegt.

Abhängig von Schwere der Erkrankung und Alter des Patienten symptomlos bis Rechtsherzperfusionsinsuffizienz (Belastungsintoleranz, Dyspnoe, Synkopen). Rückwärtsinsuffizienz des rechten Herzens tritt i.d.R. erst auf, wenn eine schwere Trikuspidalklappeninsuffizienz besteht.

Genetische Disposition bei Beagle und Keeshound. Häufig betroffen in Deutschland: West Highland White Terrier und Boxer. In anderen Ländern andere Häufungen beschrieben.

Klinische Untersuchung unauffällig. Zyanose lässt zusätzlichen Shunt vermuten (Ventrikelseptumdefekt, s. Kap. 9.2, Atrialer Septumdefekt, s. Kap. 9.1). Bei Rechtsherzrückwärtsinsuffizienz evtl. gestaute Jugularvenen und Aszites. Pulsqualität meist unauffällig, in sehr schweren Fällen abgeschwächt.

Systolisches Crescendo-Decrescendo-Geräusch mit Punctum maximum im 3. ICR links, mitunter nach kaudal und nach rechts ausstrahlend. Evtl. zusätzlich systolische Trikuspidalklappeninsuffizienz (rechts, 4. ICR) oder diastolische PI (links, 3. ICR) hörbar.

Mittlere bis schwere Fälle zeigen deutliche Rechtsherzvergrößerung (tiefe S-Zacken in Ableitungen I, II, III und aVF; Rechtsachsenverlagerung) (Abb. 9.7a).

Vergrößerung des rechten Ventrikels bei mittleren und schweren Stenosen. Ausweitung der Pulmonalarterie (PA) in der dorso-ventralen Aufnahme (Abb. 9.7b, c). In extremen Fällen Lungenarterien und Lungenvenen schmal und fein gezeichnet. Verbreiterung der Vena cava kündigt Kongestion an.

Transthorakale Anschallung von rechts und links parasternal, evtl. transösophageal zur Klappendarstellung.
2DE/TM-Mode. Schweregradabhängige konzentrische Hypertrophie des rechten Ventrikels mit echoreichen Arealen, v.a. subendokardial und in Papillarmuskeln (Abb. 9.7d). Rechtes Atrium dilatiert. Mitunter verdickte Trikuspidalklappen, insbesondere septales Segel durch begleitende Trikuspidaldysplasie oder sekundäre Trikuspidalinsuffizienz. Linker Ventrikel normla bis schmal. Septum abgeflacht. Pulmonalklappen unterschiedlich verdickt, vermindert beweglich. Poststenotische Dilatation der Pulmonalarterie. Oft infundibuläre muskuläre Einengung.

Hypertrophie der rechtsventrikulären Wand und des interventrikulären Septums (Abb. 9.7e), evtl. schmaler linker Ventrikel. Flache Septumbewegung. Septum im Querschnitt diastolisch und in sehr schweren Fällen auch systolisch abgeflacht (Abb. 9.7f). Die unterschiedlich verdickten und vermindert beweglichen Pulmonalklappen sowie die poststenotische Dilatation der Pulmonalarterie können meist schon von rechts parasternal (Abb. 9.7g) eingesehen werden, hier zeigt sich oftmals auch eine infundibuläre muskuläre Einengung. Die exakte Klappenbeurteilung gelingt jedoch oftmals von links parastenal noch besser (Abb. 9.7h).

Doppler. Pulmonalklappe: Im CFD auf Klappenebene (Abb. 9.7i) oder bei infundibulärer Komponente auch bereits subvalvulär beginnende Turbulenz, die die Pulmonalarterie ausfüllt. Meist gering- bis mittelgradige PI. Maximalgeschwindigkeit der Stenose mittels CW-Doppler meist von links bei extremen Fällen aber auch von rechts parasternal aufzuzeichnen (Abb. 9.7j). Schweregradbeurteilung anhand der maximalen Flussgeschwindigkeit: leicht = 1,5–3,5 m/sec; mittel = 3,6–4,9 m/sec; schwer = $\geq$ 5,0 m/sec. **Aortenklappe:** Meist unverändert, mitunter leichte Flussbeschleunigung durch Septumvorwölbung. **Mitralklappe:** unauffällig **Trikuspidalklappe:** Verschiedene Grade der TI und umgedrehtes E/A-Verhältnis beim Einstrom als Zeichen einer gestörten diastolischen Funktion des hypertrophen rechten Ventrikels.

Kontrastechokardiographie. Bei persistierendem Foramen ovale oder Atrialem Septumdefekt (s. Kap. 9.1) Übertritt von Kontrast aus rechtem Atrium in linkes Atrium. Bei Ventrikelseptumdefekt (s. Kap. 9.2) Kontrastübertritt in linken Ventrikel.

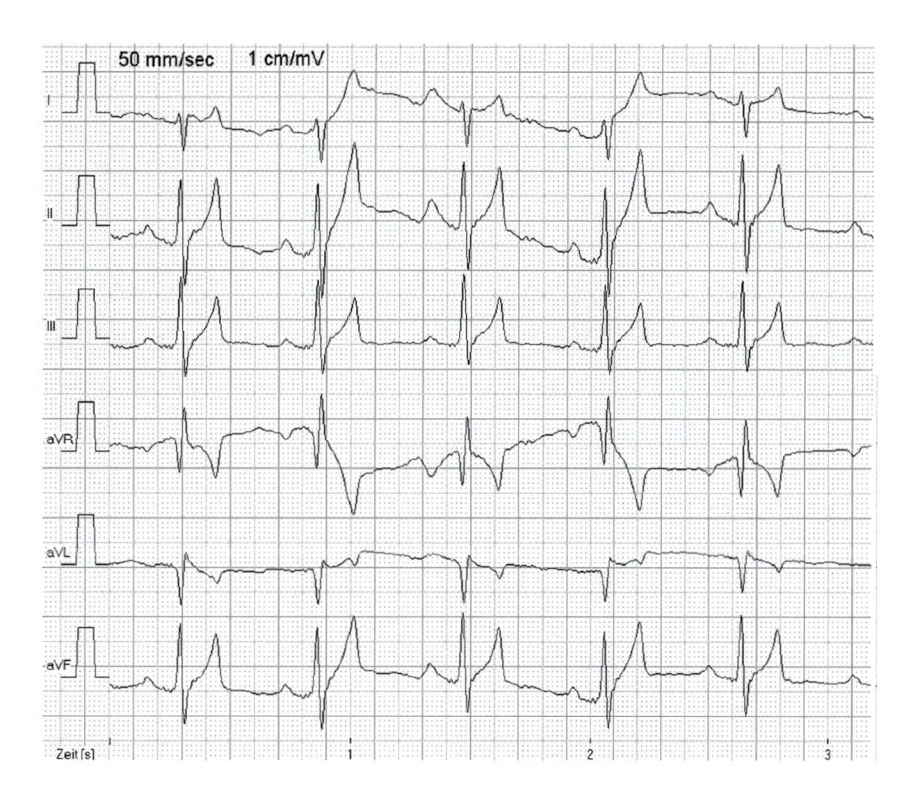

Abb. 9.7a:
Entlebucher Sennenhund (w, 2 J) mit schwerer Pulmonalstenose. EKG. Deutliche S-Zacken in I, II, III und aVF-Ableitung. Mittlere elektrische Herzachse liegt bei etwa 130° und bestätigt die Rechtsachsenabweichung.

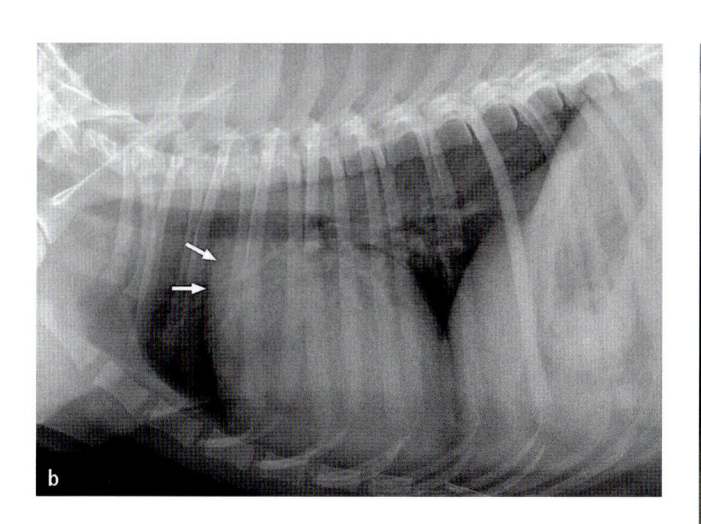

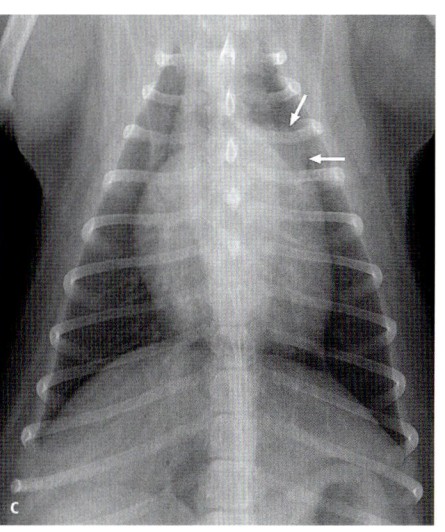

Abb. 9.7b, c:
Entlebucher Sennenhund (w, 2 J) mit schwerer Pulmonalstenose. Röntgen Thorax. (**b**) Rechts anliegende, latero-laterale Aufnahme. Deutliche Rechtsherzvergrößerung (breiter Sternumkontakt bei abgehobener Herzspitze), verminderte Lungendurchblutung (schmale Arterien und Venen). (**c**) Dorso-ventrale Aufnahme. Rechtherzvergrößerung nur dezent ausgeprägt, aber massive Ausweitung des Pulmonalisstamms zu erkennen (Pfeile), die auch in der seitlichen Aufnahme zu sehen ist (Pfeile).

Katheteruntersuchung. Kontrastinjektion in den rechten Ventrikel: systolisches Doming der Klappen, evtl. dynamische Ausflussbahnobstruktion, Pulmonalarterienstamm-Dilatation (Abb. 9.7k). Selektive Koronararteriendarstellung bei Bulldoggen und Boxern oder bei echokardiographischem Verdacht sinnvoll. Der invasiv gemessene systolische Druckgradient zwischen rechtem Ventrikel und Pulmonalarterie (Abb. 9.7l) ist durch Narkose meist um 40–50 % niedriger als der beim wachen Patienten mittels Bernoulli-Gleichung aus den Flussgeschwindigkeiten errechnete Gradient. Erhöhter enddiastolischer Druck im rechten Ventrikel. Bei der Vorhofdruckregistrierung oft prominente Vorhofkontraktionswelle.

Abhängig von Schwere der Erkrankung gut bis mäßig, progredienter Verlauf zu Synkopen und plötzlichem Tod oder Aszites.

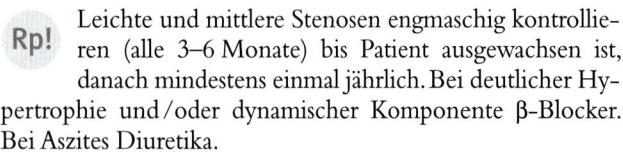

Rp! Leichte und mittlere Stenosen engmaschig kontrollieren (alle 3–6 Monate) bis Patient ausgewachsen ist, danach mindestens einmal jährlich. Bei deutlicher Hypertrophie und/oder dynamischer Komponente β-Blocker. Bei Aszites Diuretika.
Bei schweren valvulären Stenosen Rat zur Ballondilatation (über 95 % Überlebenshäufigkeit und im Mittel 50 % Druckreduktion; Abb. 9.7k, l, m, n, o). Danach langfristige β-Blockade, um die infundibuläre Stenose zu mindern. Therapieerfolg bei hochgradiger Trikuspidalinsuffizienz durch deutliche Trikuspidalklappenverdickung fraglich.
Operatives Vorgehen für rein subvalvuläre Formen am schlagenden Herzen (Flap-Technik oder Concuit) oder am offenen Herzen (s. Kap. 11).

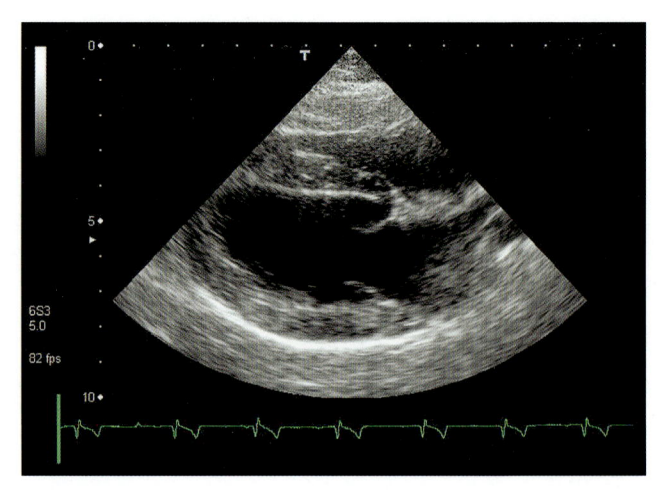

Abb. 9.7d:
Entlebucher Sennenhund (w, 2 J) mit schwerer Pulmonalstenose. 2D-Echokardiogramm, rechts parasternale Längsachse, 4-Kammerblick. Linker Ventrikel und linker Vorhof sind klein. Rechter Ventrikel normal weit, rechtsventrikuläre Wand deutlich verdickt. Rechter Vorhof mittelgradig dilatiert.

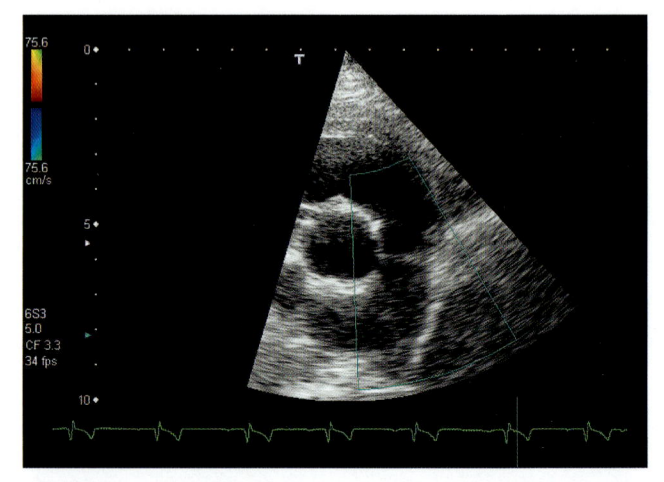

Abb. 9.7g:
Entlebucher Sennenhund (w, 2 J) mit schwerer Pulmonalstenose. 2D-Echokardiogramm, rechts parasternale Kurzachse auf Ebene der Pulmonalklappen. Pulmonalklappen leicht verdickt. Rechte Ausflussbahn zeigt keine Einengung. Pulmonalarterienstamm deutlich dilatiert.

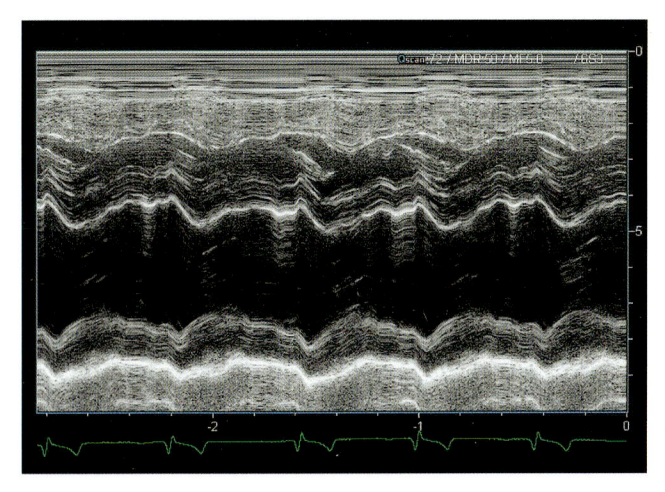

Abb. 9.7e:
Entlebucher Sennenhund (w, 2 J) mit schwerer Pulmonalstenose. TM-Mode auf Ventrikelebene aus rechts parasternaler Längsachse. TM-Mode bestätigt massive Verdickung der rechten Ventrikelwand.

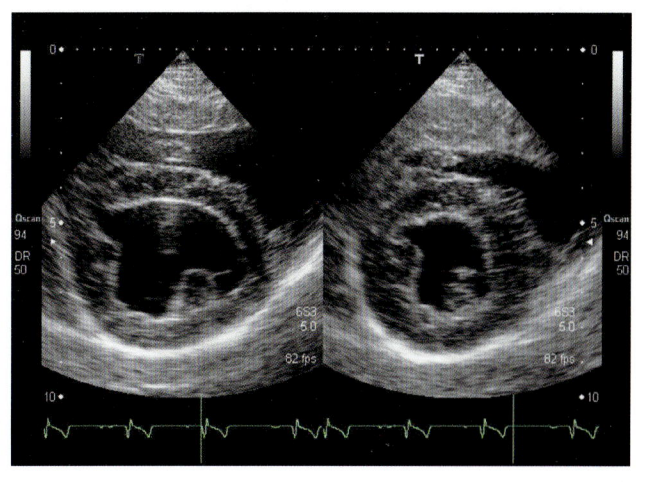

Abb. 9.7f:
Entlebucher Sennenhund (w, 2 J) mit schwerer Pulmonalstenose. 2D-Echokardiogramm, rechts parasternale Kurzachse auf Ventrikelebene. In Diastole (links) Septum leicht abgeflacht, in Systole (rechts) normale Form des Septums. Deutliche rechtsventrikuläre Hypertrophie.

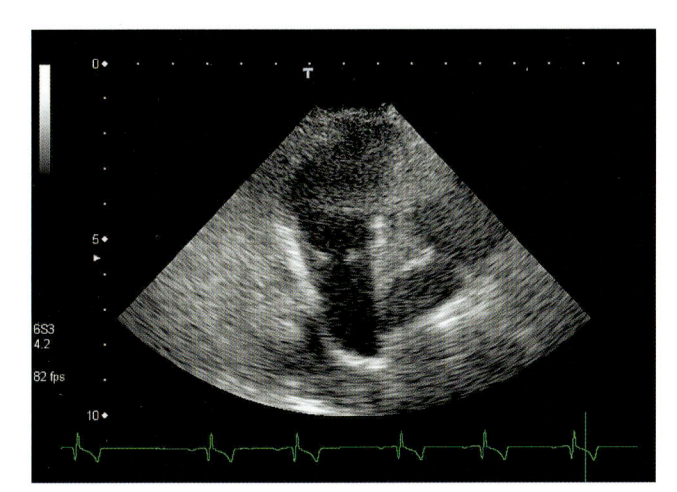

Abb. 9.7h:
Entlebucher Sennenhund (w, 2 J) mit schwerer Pulmonalstenose. 2D-Echokardiogramm, links parasternale kraniale Kurzachse auf Ebene der Pulmonalklappen, systolisches Bild. Unzureichende Öffnung und kuppelartige Form (Doming) der Pulmonalklappen.

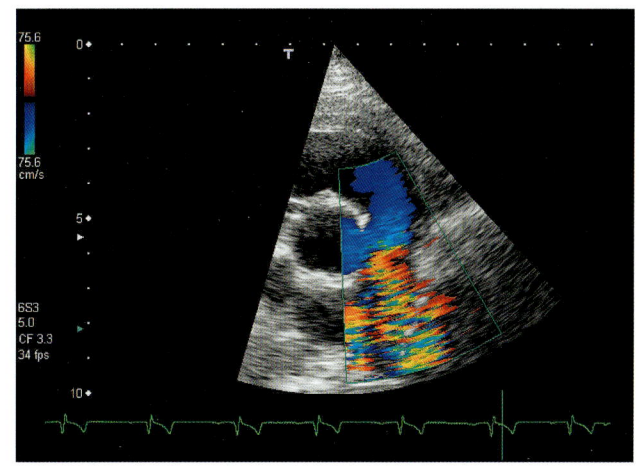

Abb. 9.7i:
Entlebucher Sennenhund (w, 2 J) mit schwerer Pulmonalstenose. Farbdopplerdarstellung des Pulmonalisflusses aus rechts parasternaler Kurzachse. Laminarer Blutfluss im rechten Ausflusstrakt, Turbulenz auf Klappenebene füllt gesamten Pulmonalarterienstamm aus.

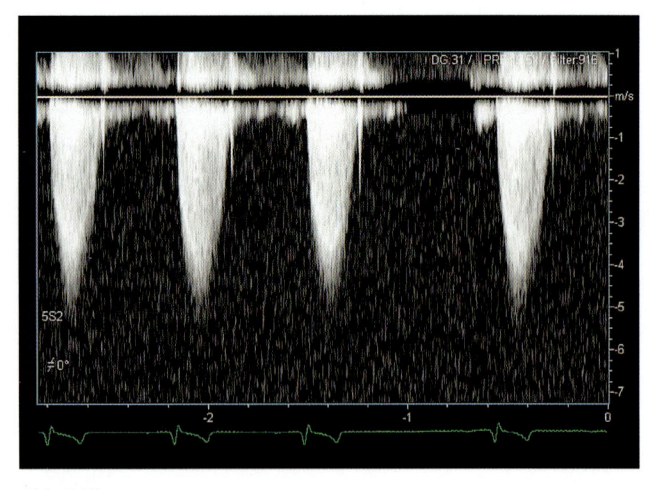

Abb. 9.7j:
Entlebucher Sennenhund (w, 2 J) mit schwerer Pulmonalstenose. CW-Dopplerdarstellung des Pulmonalisflusses aus rechts parasternaler Kurzachse. Das CW-Dopplersignal zeigt eine Maximalgeschwindigkeit von ca. 5,0 m/s, dies entspricht einem Druckgradienten von etwa 100 mmHg.

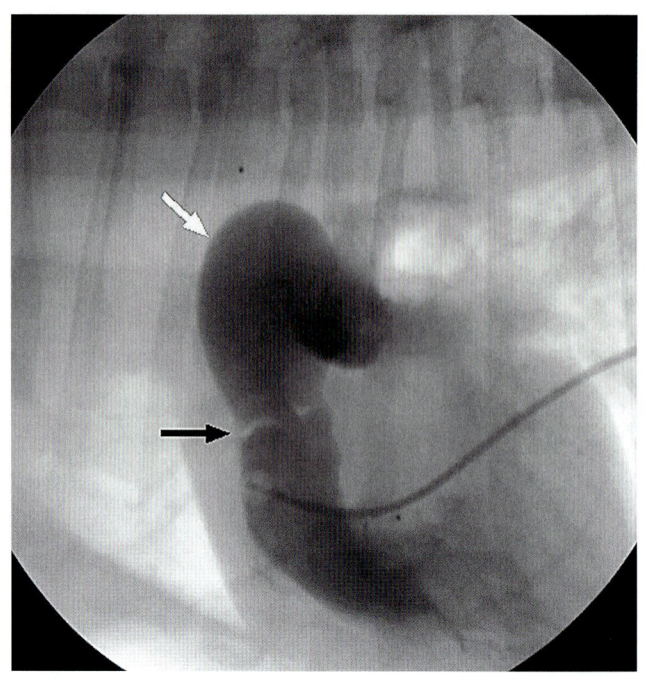

Abb. 9.7k:
Entlebucher Sennenhund (w, 2 J) mit schwerer Pulmonalstenose. Angiokardiogramm des rechten Ventrikels und der Pulmonalarterie. Über einen Angiographiekatheter wurde Kontrastmittel in den rechten Ausflusstrakt injiziert. Pulmonalklappen (schwarzer Pfeil) geringgradig verdickt, öffnen sich in der Systole nicht vollständig. Deutliche poststenotische Dilatation der Pulmonalarterie (weißer Pfeil).

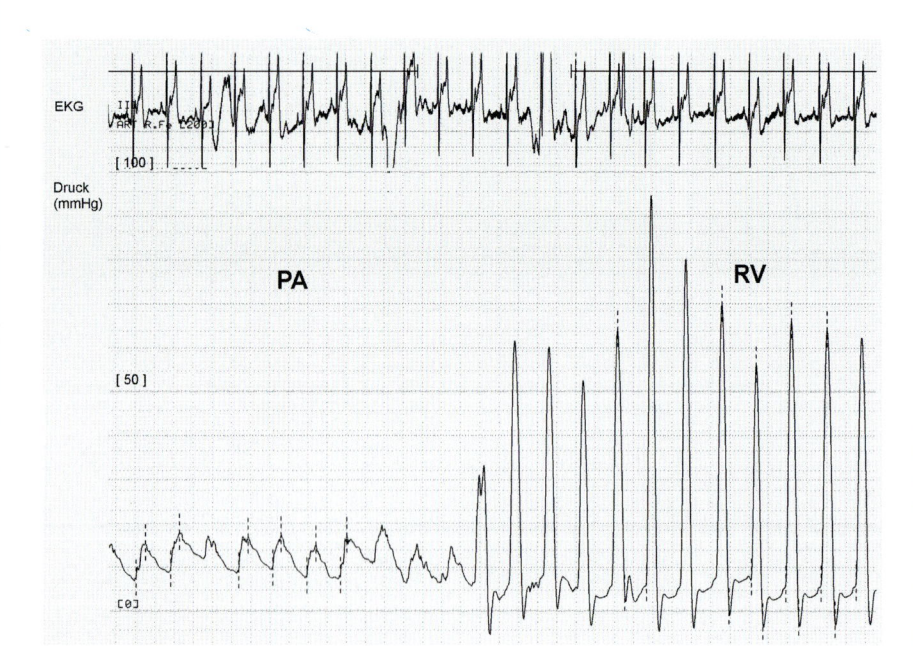

Abb. 9.7l:
Entlebucher Sennenhund (w, 2 J) mit schwerer Pulmonalstenose. Druckrückzugskurve von der Pulmonalarterie in den rechten Ventrikel vor der Ballondilatation. Deutlicher systolischer Gradient zwischen dem Druck in der Pulmonalarterie (PA) und dem rechten Ventrikel (RV) von etwa 50 mmHg, dieser ist durch die Narkose nur etwa halb so hoch wie der Doppler-Gradient (100 mmHg, siehe Abb. 9.7j).

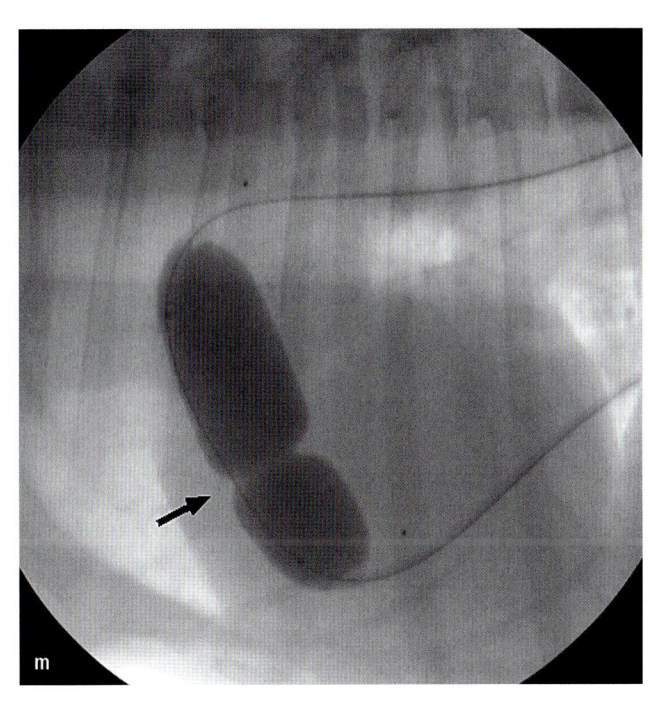

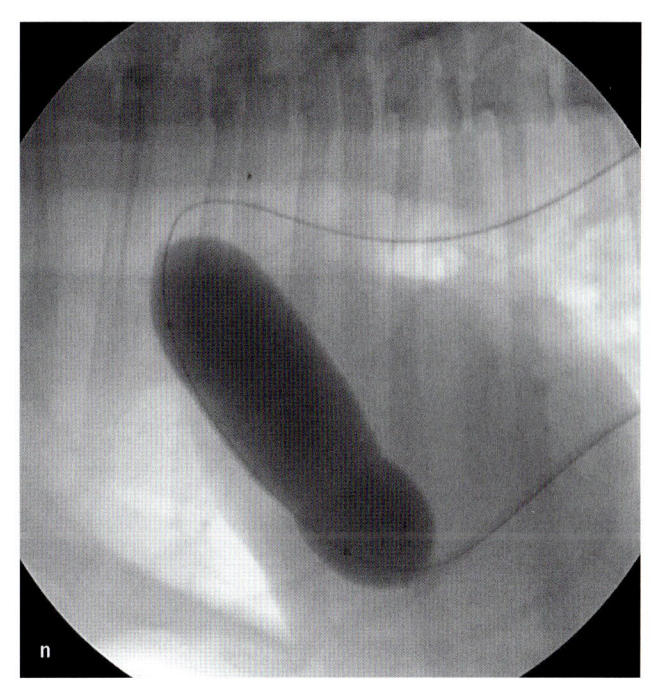

Abb. 9.7m, n:
Entlebucher Sennenhund (w, 2 J) mit schwerer Pulmonalstenose. Ballondilatation der Pulmonalstenose, mittlere und maximale Ballonfüllung. Der Dilatationskatheter wurde mit Hilfe eines Führungsdrahts von der Vena femoralis ausgehend bis in die Pulmonalarterie gelegt. (m) Kerbe im teilweise gefüllten Ballon (schwarzer Pfeil) kennzeichnet Position der stenotischen Klappen. (n) Bei maximaler Füllung des Ballons mit einem Druck von etwa 3 bar ist die Kerbe verschwunden, es bleibt eine kleine Einbuchtung auf Höhe des Klappenrings.

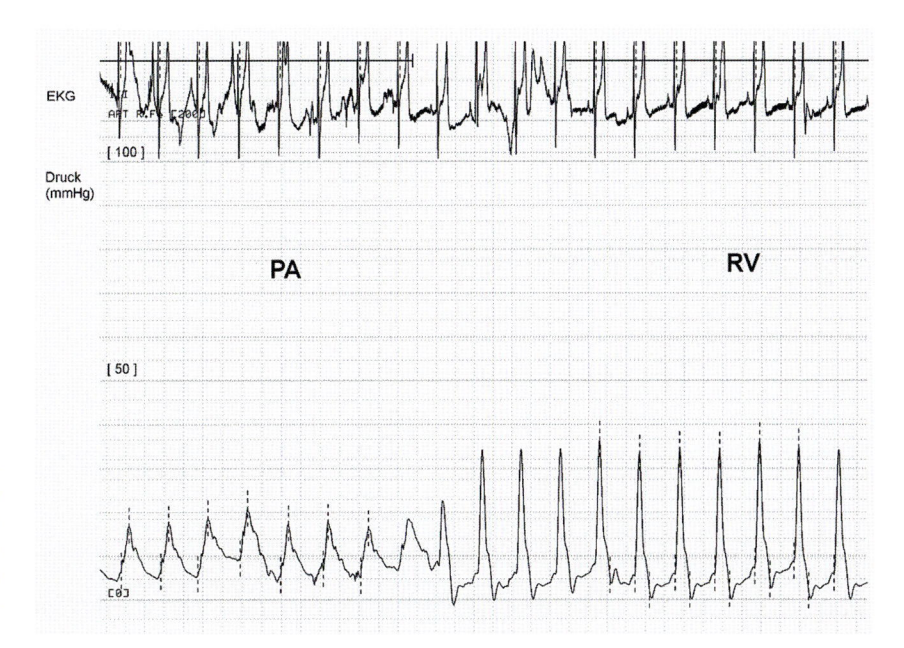

Abb. 9.7o:
Entlebucher Sennenhund (w, 2 J) mit schwerer Pulmonalstenose. Druckrückzugskurve von der Pulmonalarterie in den rechten Ventrikel nach der Ballondilatation. 10 min nach Dilatation deutlicher Abfall des systolischen Druckgradienten zwischen Pulmonalarterie (PA) und rechtem Ventrikel (RV) auf etwa 20 mmHg. Dieser Abfall von >50 % gilt als guter Dilatationserfolg.

9.8 Pulmonalklappeninsuffizienz (PI)

Matthias Schneider

Unvollständiger diastolischer Schluss der Pulmonalklappen durch:
- primär veränderte Klappenmorphologie (z.B. Verformung oder bikuspide Klappe)
- sekundäre Veränderungen (z.B. bei Pulmonalstenose, s. Kap. 9.7.1) oder
- Weitung des Pulmonalarterienstamms (z.B. bei Persistierendem Ductus arteriosus, PDA, s. Kap. 9.8)
- Druckerhöhung in der Pulmonalarterie (z.B. reversem PDA, s. Kap. 9.8.2).

Hämodynamische Folgen: Volumenbelastung des rechten Ventrikels und exzentrische Hypertrophie nur bei schweren Insuffizienzen. Reine PI sehr selten diagnostiziert, evtl. auch deshalb, weil sie nur ein leises Herzgeräusch verursacht. Häufiger diagnostiziert wird die PI in Kombination mit Pulmonalstenose (s. Kap. 9.7.1), Persistierendem Ductus arteriosus (s. Kap. 9.10) und pulmonalem Hochdruck (z.B. bei reversem PDA).

Symptome der Grunderkrankung dominieren, bei sehr schweren PI entwickelt sich kongestive Rechtsherzinsuffizienz.

Keine besondere Disposition.

In sehr schweren Fällen Jugularvenenstauung und Aszites.

Diastolisches Decrescendo-Geräusch mit Punctum maximum im 3. ICR links. Auskultatorisch oftmals nicht diagnostizierbar, weil bei normalem Pulmonalarteriendruck nur sehr leises Geräusch vorliegt, welches bei Kombination mit PDA von dessen Geräusch überlagert wird. Nur bei sehr schweren Insuffizienzen oder bei deutlich erhöhtem Pulmonalisdruck (z.B. rPDA) gut wahrnehmbar. Bei Kombination mit PS tritt mitunter ein »Hin-und-her-Geräusch« auf und macht eine differentialdiagnostische Abgrenzung zum kontinuierlichen PDA-Geräusch erforderlich.

Keine spezifischen Abweichungen.

Keine spezifischen Abweichungen.

Transthorakale Anschallung von rechts und links parasternal.
2DE/TM-Mode. Rechter Ventrikel exzentrisch hypertroph, rechtes Atrium leicht dilatiert.
Doppler. Pulmonalklappe: Diastolischer Rückstrom in den Ventrikel: i.d.R. laminar und maximal 2,2 m/s; demgegenüber bei pulmonaler Hypertension schneller und oftmals turbulent. Je breiter und länger der Farbjet und je schneller der Abfall der diastolischen Regurgitationsgeschwindigkeit, umso schwerer ist die Insuffizienz einzustufen (Abb. 9.8a, b). Letzteres ist allerdings auch von anderen Faktoren wie z.B. der Dehnbarkeit des rechten Ventrikels beeinflusst. Die restlichen Klappen sind unverändert.

Meist keine prognostische Beeinflussung, ausgenommen sehr schwere Defekte.

Bei Rechtsherzkongestion Diuretika und ACE-Hemmer.

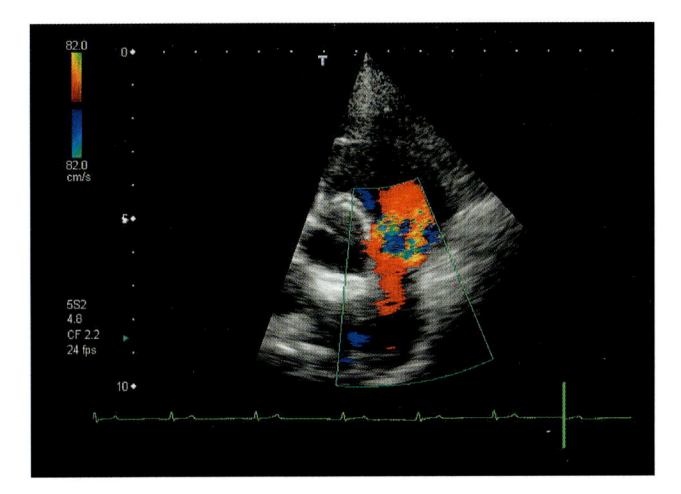

Abb. 9.8a:
Entlebucher Sennenhund (w, 2 J) mit leichter Pulmonalstenose und mittelgradiger Pulmonalinsuffizienz nach Ballondilatation. Farbdopplerdarstellung des Pulmonalisflusses aus rechts parasternaler Kurzachse. Im diastolischen Bild zwei kleine Insuffizienzjets an Pulmonalklappen.

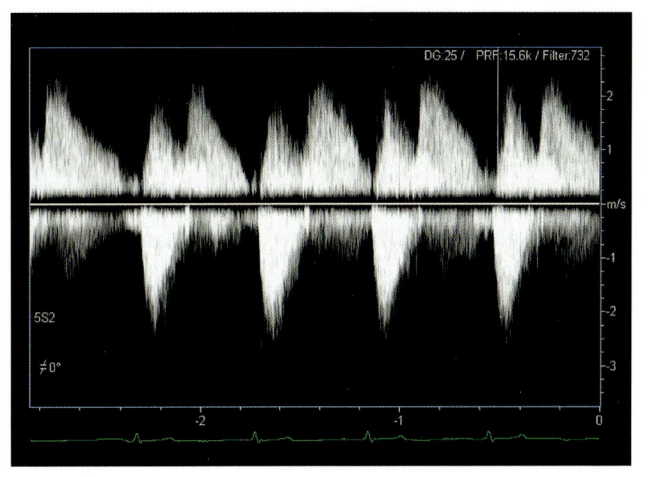

Abb. 9.8b:
Entlebucher Sennenhund (w, 2 J) mit leichter Pulmonalstenose und mittelgradiger Pulmonalinsuffizienz nach Ballondilatation. CW-Dopplerdarstellung des Pulmonalisflusses aus rechts parasternaler Kurzachse. In Systole beschleunigter Blutausstrom von ca. 2,5 m/s (= 25 mmHg) durch leichtgradige Stenose. In Diastole Rückstrom in den rechten Ventrikel (Pulmonalinsuffizienz) mit raschem Abfall der Rückstromgeschwindigkeit; dies ist ein Hinweis auf eine schwere Insuffizienz, wird hier aber durch die verminderte Dehnbarkeit des hypertrophen rechten Ventrikels bedingt.

9.9 Fallot'sche Tetralogie (FT)

Ralf Tobias

Sehr seltene Missbildung mit Kombination einer infundibulären und/oder valvulären Pulmonalstenose mit einem großen Ventrikelseptumdefekt (VSD, s. Kap. 9.2) und überreitender Aorta (Dextroposition) sowie deutlicher sekundärer Rechtshypertrophie. Die Rechtshypertrophie kann die Infundibulumstenose verstärken. Durch die ausgeprägte Verengung des Ausflusstrakts ist ein Rechts-Links-Shunt (R-L-Shunt) des VSD charakteristisch. Dieser führt durch die Zufuhr venösen Bluts in den systemischen Kreislauf zu einer Zyanose. Bei der azyanotischen Form (»Pink Fallot«) ist die Infundibulumstenose nur schwach ausgeprägt, folglich liegt ein VSD mit Links-Rechts-Shunt vor. In Verbindung mit einer FT kann in einigen Fällen eine Polyzythämie festgestellt werden, korrelierend mit erhöhten Erythropoetinspiegeln.

Reduzierte körperliche Entwicklung, Zyanose, Tachy- und Dyspnoen, verminderte Belastbarkeit, Unruhezustände, Synkopen, plötzlicher Herztod.

Aufgrund der Seltenheit der Erkrankung ist es schwierig von Dispositionen zu sprechen, dennoch sind Terrier, Engl. Bulldogge und DSH betroffen. In den USA wurde beim Keeshound Vererbung einer konotrunkalen Septumanomalie als polygenes Schwellenmerkmal nachgewiesen (Patterson et al. 1974).

Zyanose bei klassischer Form, Tachy- und Dyspnoen, Synkopen, Zeichen der Links- und/oder Rechtsherzinsuffizienz abhängig von der Shuntrichtung.

Crescendo-Decrescendo-Geräusch meist hohen Grades über Pulmonalklappe, weiter kaudal auch bandförmige Anteile, oft auch auf rechtem Hemithorax zu hören, besonders bei »Pink-Fallot« (Auskultation erlaubt hier aber keine zuverlässige Differentialdiagnose!)

Meist vektorielle Rechtsabweichung (Abb. 9.9a). Arrhythmien können auftreten, sind aber selten.

Abhängig vom Schweregrad der Rechtshypertrophie mehr oder weniger stark ausgeprägte Rechtsherzvergrößerung, rundliche Herzspitze. Verbreitertes Pulmonalarteriensegment bei poststenotischer Dilatation, andernfalls unauffällig. Hypovaskularisation der Lunge bei schwerer Pulmonalstenose (Abb. 9.9b)

2DE/TM-Mode. Großlumige anechogene Zone (Septumdefekt) zwischen überreitender Aorta und interventrikulärem Septum (Abb 9.9c, d). Vergrößerter, hypertropher rechter Ventrikel (Abb. 9.9e). Verengung des rechtsventrikulären Ausflusstrakts, valvuläre/infundibuläre Pulmonalstenose (Abb. 9.9f).
Doppler. Darstellung des transseptalen Jets mit CFD und konventionellem Doppler (Abb. 9.9g, h). Bestimmung des Schweregrads der Pulmonalstenose (s. Kap. 9.7).

Hypoxämie. In einigen Fällen Polyzythämie, korrelierend mit erhöhten Erythropoetinspiegeln.

Ungünstig.

β-Blockade, Aderlass bei Polyzythämie, OP oder interventionelle Maßnahmen beim Menschen üblich. Auch beim Hund zeigt die Ballondilatation der PS gute Ergebnisse.

Literatur

PATTERSON, D.F., PYLE, R.L., VAN MIEROP, L., MELBIN, J., OLSON, M. (1974): Hereditary defects of the conotruncal Septum in Keeshound dogs. Am. J. Cardiol. 47.631.

Fallot'sche Tetralogie (FT) **161**

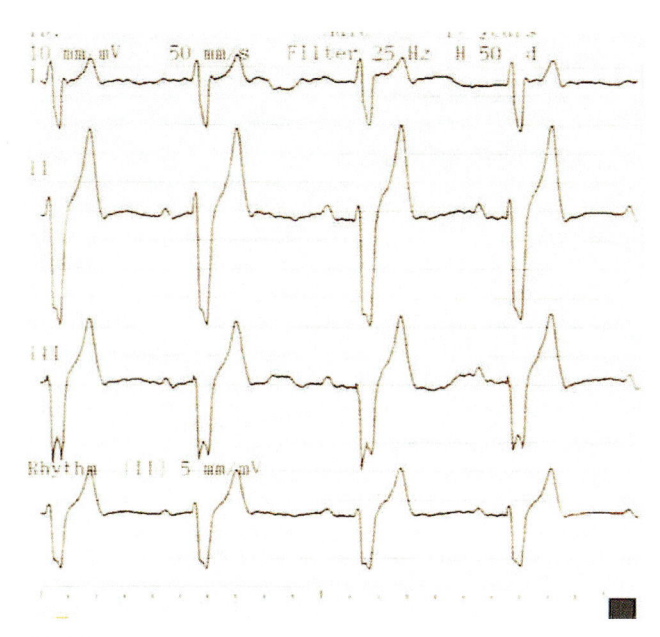

Abb. 9.9a:
Rottweiler (m, 8 Mo) mit FT. EKG. Einthoven-Ableitungen I–III (Papiervorschub 50 mm/s, Eichung 1 cm = 1 mV). Rechtsschenkelblock.

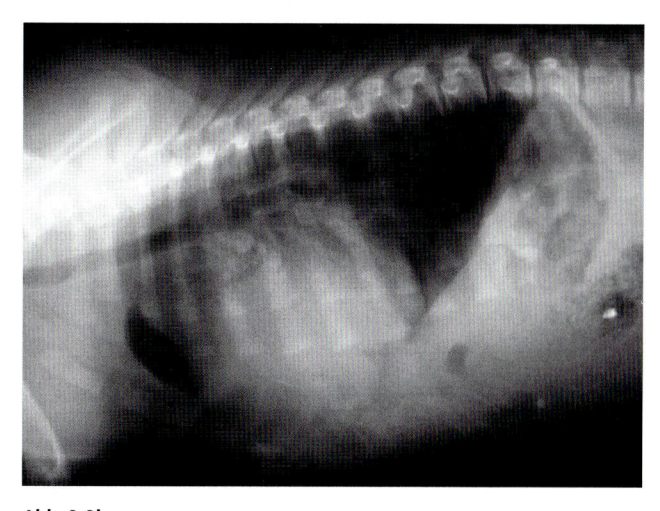

Abb. 9.9b:
Hovawart (w, 4 Mo) mit FT und Peritoneoperikardialer Diaphragmahernie. Röntgen. Leberanteile im Herzbeutel, Stauung herzbasisnaher Gefäße und Hypovolämie im kaudalen Lungenlappen.

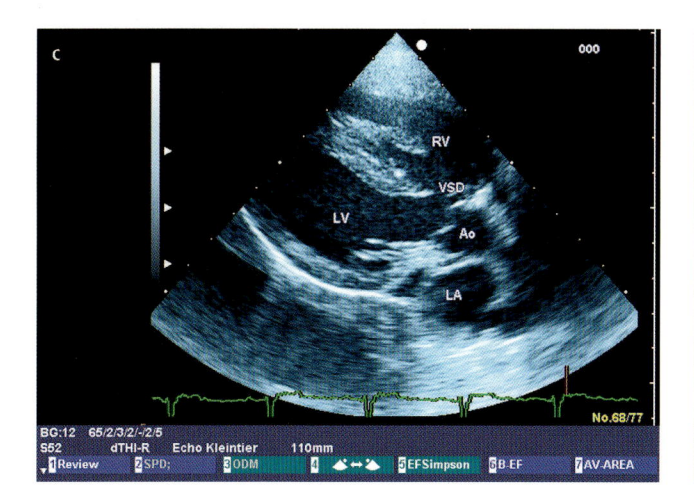

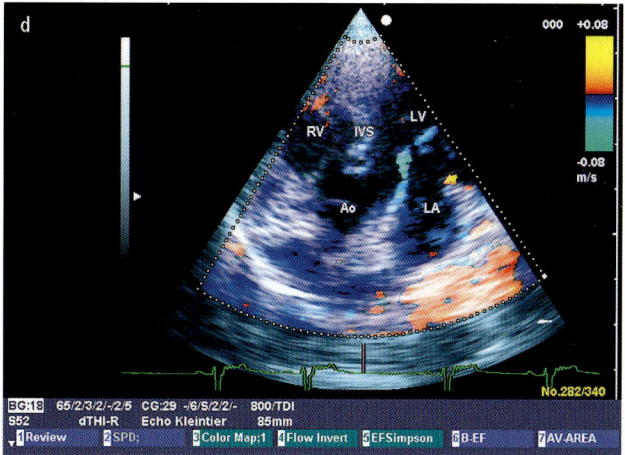

Abb. 9.9c, d:
Deutscher Jagdterrier (w, 12 Mo) mit FT. (**c**) 2D-Echokardiogramm, rechts parasternale Längsachse. Anechogene Zone zwischen proximalem Septum und Aorta (VSD), Rechtshypertrophie. (**d**) 2D-Echokardiogramm im TDI-Mode, links apikaler 4-Kammerblick. Überreitende Aorta.

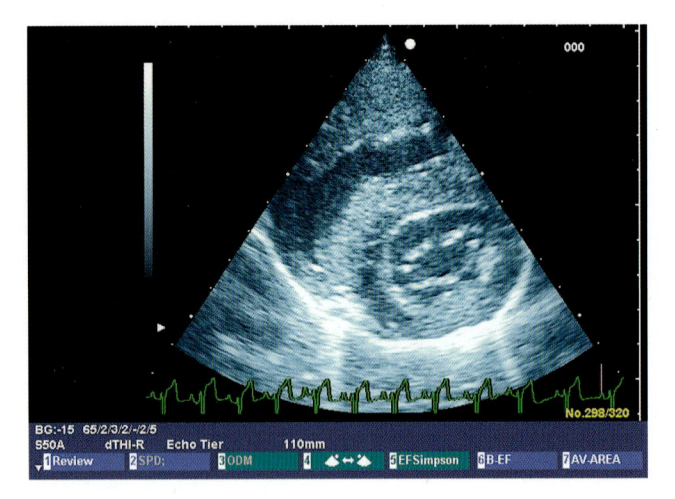

Abb. 9.9e:
Rottweiler (m, 8 Mo) mit FT. 2D-Echokardiogramm, rechts parasternaler Kurzachsenblick. Rechtshypertrophie, sich öffnende Mitralklappe (»Fischmaul«-Konfiguration).

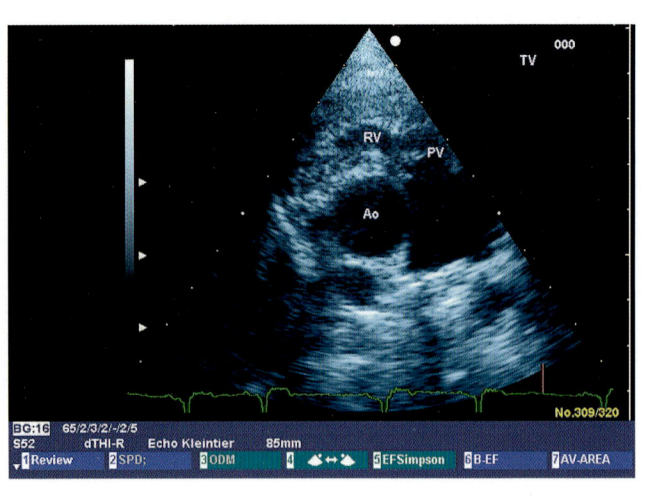

Abb. 9.9f:
Deutscher Jagdterrier (w, 12 Mo) mit FT. 2D-Echokardiogramm, Kurzachsenblick von links. Stenose der Pulmonalklappen (PV). Rechtshypertrophie.

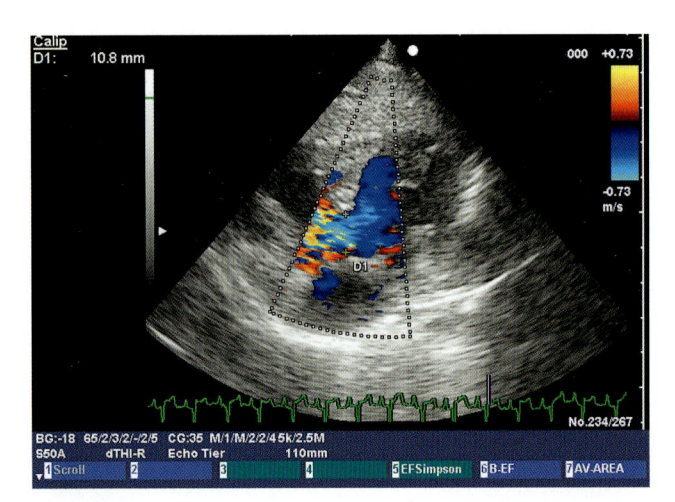

Abb. 9.9g:
Hovawart (w, 4 Mo) mit FT und Peritoneoperikardialer Diaphragmahernie. Farbkodierter Doppler im links apikalen 4-Kammerblick. Ventrikelseptumdefekt, Rechts-Links-Shunt.

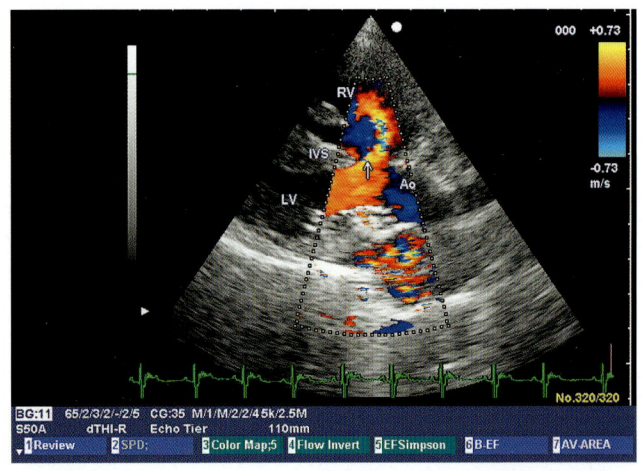

Abb. 9.9h:
Deutscher Jagdterrier (w, 12 Mo) mit FT. Farbkodierter Doppler im rechts parasternalen Längsachsenblick. Ventrikelseptumdefekt als Links-Rechts-Shunt, aufgrund geringer Stenose im rechtsventrikulären Ausflusstrakt.

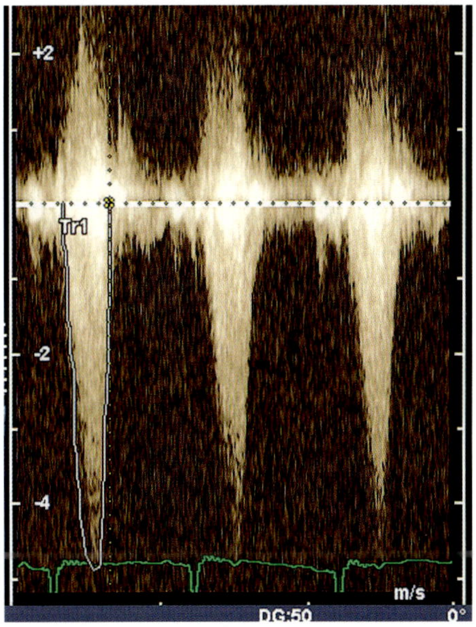

Abb. 9.9i:
Rottweiler (m, 8 Mo) mit FT. CW-Doppler über A. pulmonalis. Stenosebedingte Erhöhung der Fließgeschwindigkeit auf 4,9 m/s.

9.10 Persistierender Ductus arteriosus (PDA)

9.10.1 PDA mit Links-Rechts-Shunt

Matthias Schneider

Postnatales Fortbestehen der embryonalen Verbindung zwischen Pulmonalarterienstamm und Aorta descendens, als Folge einer verminderten Muskulatur in der Wand des Ductus arteriosus Botalli (Abb. 9.10.1a). Durch den postnatal höheren Aortendruck kommt es zum Links-Rechts-Shunt (L-R-Shunt) von der Aorta in die Pulmonalarterie. Bei physiologischem Pulmonalarterienwiderstand strömt das Shuntblut durch die Lunge ins linke Herz und führt dort zu einer Volumenbelastung mit anschließender Lungenkongestion. Der linke Ventrikel entwickelt eine exzentrische Hypertrophie (weiter Ventrikel bei normalen Wandstärken), der linke Vorhof ist erweitert. In schweren Fällen entsteht durch die Erweiterung des linken Ventrikels eine sekundäre Mitralklappeninsuffizienz, welche die Vorhoferweiterung und die Lungenkongestion verstärkt.
Als Differentialdiagnose kommen seltene andere L-R-Shunts auf Gefäßebene in Frage, wie das aortopulmonale Fenster und aortopulmonale Kollateralen. Letztere sind mitunter in der Echokardiographie nicht hundertprozentig von einem PDA abzugrenzen, sodass hier eine Angiographie erforderlich wird.

Oftmals längere Zeit asymptomatisch, dann Anzeichen einer Linksherzinsuffizienz (Belastungsschwäche, Kurzatmigkeit, Husten).

PDA beim Hund in Deutschland an dritter Stelle unter allen angeborenen Herzerkrankungen und an erster Stelle unter den Shunt-Verbindungen. Bei der Katze sehr selten. Ein polygenetischer Erbgang nach dem so genannten Schwellenmodell wurde beim Pudel bewiesen.
Gehäuftes Auftreten beim Deutschen Schäferhund in verschiedenen Ländern beschrieben. In Deutschland in den letzten Jahren der Polski Owczarek Nizinny (PON) vermehrt betroffen, sodass eine Zuchtuntersuchung eingeführt wurde. Weibliche Tiere zwei- bis dreimal häufiger betroffen als männliche.

Je nach Größe des Ductus und Alter des Patienten keine klinischen Befunde außer dem Herzgeräusch. Bei mittleren und großen PDA meist hyperkinetischer und frequenter Puls. Mitunter Pulsdefizit bei tachykarden Arrhythmien. Verschiedene Grade einer gemischten Dyspnoe. Im Endstadium Abmagerung und selten Aszites in Kombination mit Vorhofflimmern möglich.

Auffälligstes klinisches Anzeichen: kontinuierliches Herzgeräusch mit an- und abschwellendem Charakter (Maschinengeräusch), am lautesten über der linken Herzbasis. Diastolische Komponente des Geräusches manchmal eng auf die Herzbasis begrenzt, sodass an linker Herzspitze nur systolische Komponente wahrgenommen werden kann. Diese mitunter vom Geräusch der sekundären Mitralinsuffizienz überlagert. Meist präkardiales Schwirren vorhanden.
Bei der Katze in einem Drittel der Fälle nur systolisches Herzgeräusch und selten präkardiales Schwirren wahrnehmbar. Im Rahmen von Zuchtuntersuchungen beim Hund sind Einzelfälle von extrem kleinen, nicht hörbaren (*silent*) Ductus aufgetreten.

Bei Mehrzahl der Patienten Sinustachykardie, ab und zu auch Vorhofflimmern oder ventrikuläre Extrasystolen (Abb. 9.10.1b). Häufigste EKG-Veränderungen sind Anzeichen einer Vergrößerung des linken Vorhofes (breite P-Welle) und des linken Ventrikels (erhöhte Amplituden der R-Zacken in Ableitung II, III, aVF und in den linken Brustwandableitungen, Abb. 9.10.1c).

Veränderungen im Röntgenbild reichen von unauffällig über linksseitige Kardiomegalie bis hin zu schwerem kongestiven Linksherzversagen.
Typische Vergrößerungen des linken Vorhofs und des linken Ventrikels, die in latero-lateraler Aufnahme rechtsventrikuläre Vergrößerung vortäuschen können (hoher und sehr breiter Herzschatten, Abb. 9.10.1d). In dorso-ventraler Aufnahme zeigen etwa 50 % der Patienten Dilatation des Aortenbogens (bei 12 bis 1 Uhr), des Pulmonalarterienstamms (bei 2 Uhr) und des linkes Herzohrs (bei 3 Uhr). Bei fast allen Patienten unterschiedlich ausgeprägte Ausweitung der Aorta descendens im Bereich des Ductusabgangs (Abb. 9.10.1e, f). Pulmonalarterien und Pulmonalvenen durch Hyperperfusion über den Shunt dilatiert, im fortgeschrittenen Stadium Lungenvenen stärker verbreitert als Lungenarterien, erkennbares Lungenödem.

Persistierender Ductus arterious (PDA) **165**

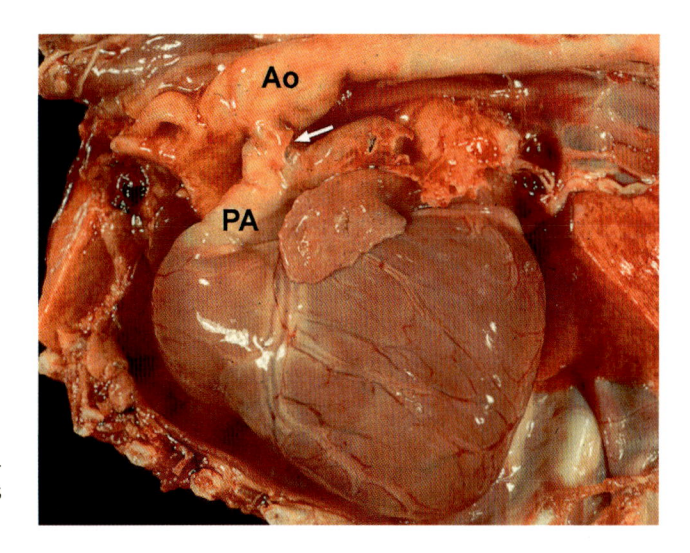

Abb. 9.10.1a:
DSH (w, 2 J) mit PDA. Sektionspräparat (Institut für Veterinärpathologie der Justus-Liebig-Universität Gießen). Großer Ductus (Pfeil) verbindet Aorta descendens mit Pulmonalarterienstamm (PA).

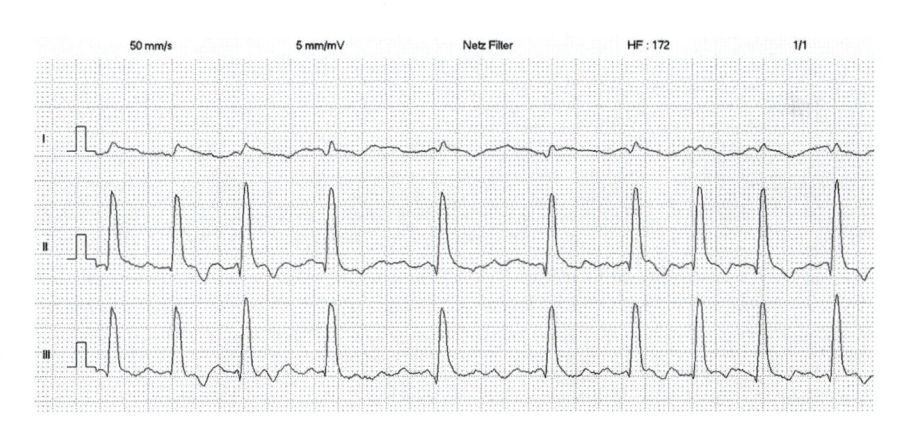

Abb. 9.10.1b:
DSH (w, 7,5 J) mit PDA. EKG. Herzaktion ist arrhythmisch und tachykard, P-Wellen fehlen; zusammen ergibt dies den Befund Vorhofflimmern. R-Zacken grenzwertig hoch (3,0 mV), QRS-Komplexe verbreitert (0,08 s).

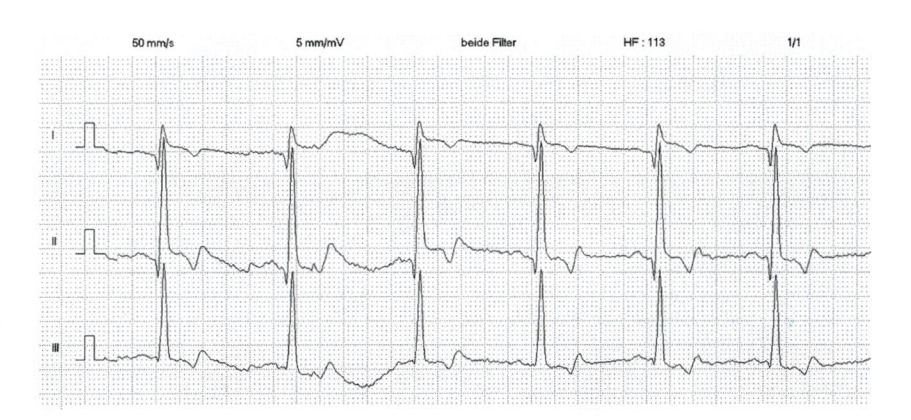

Abb. 9.10.1c:
Labrador Retriever (w, 3,5 J) mit PDA. EKG. Leicht erhöhte Herzfrequenz. Verbreiterte P-Welle (0,06 s). Erhöhte R-Zacke (4,7 mV) und verbreiterter QRS-Komplex (0,08 s).

Transthorakale Anschallung evtl. transösophageale Anschallung während der Katheterintervention.

2DE / TM-Mode: Das Ausmaß der echokardiographischen Veränderungen ist abhängig von der Größe des Shunts und von der Erkrankungsdauer sowie von sekundären Veränderungen.
Meist Erweiterung des linken Ventrikels mit normalen Wandstärken (exzentrische Hypertrophie). Vergrößerung des linken Vorhofs etwas weniger (Abb. 9.10.1g) oder etwa gleich stark ausgeprägt (Abb. 9.10.1h). Bei starker Ventrikelerweiterung oft schwere sekundäre Mitralklappeninsuffizienz, die zur massiven linksatrialen Dilatation führt (Abb. 9.10.1i). Besteht die Mitralinsuffizienz längere Zeit, verdicken sich die Mitralklappenränder und machen die Unterscheidung von einer Mitralklappendysplasie schwierig (s. Kap. 9.10). Durchmesser des linken Ventrikels sowohl diastolisch als auch systolisch zu weit, dadurch *fractional shortening* meist normal oder (bei Überlastungs-Kardiomyopathie) leicht niedrig (Abb. 9.10.1j). Bei gleichzeitiger Mitralklappeninsuffizienz zeigt sich eine Septumhyperkinesie mit hoch normalen bis hohen Werten des *fractional shortening* (Abb. 9.10.1k). Durch die Wirbelbildung erweiterter Pulmonalarterienstamm, Ductus mündet aus der Tiefe in der Nähe der Bifurkation (Abb. 9.10.1l). Darstellen und Vermessen des Ductus von rechts, besser jedoch von links parasternal, kranial zwischen Pulmonalarterie und Aorta (Abb. 9.10.1m). Meist aortale Ampulle und pulmonale Engstelle zu sehen.

Doppler. Farbdoppler zeigt laminare Strömung in Ductusampulle und turbulente Strömung im Pulmonalartereinstamm, die meist bis zu den Pulmonalklappen reicht (Abb. 9.10.1n).
CW: Flussmaximum von etwa 5 m/s in später Systole (T-Welle) und messbarer Abfall der Geschwindigkeit während der Diastole (> 4,0 m/s, Abb. 9.10.1o). Ein parallele Anschallung vorausgesetzt, sprechen langsamere Flussgeschwindigkeiten für einen beginnenden pulmonalen Hochdruck.
Pulmonalklappe: Durch Ductusstrom selten saubere Anschallung des Pulmonalarterienflusses möglich. Oftmals leichte bis mittlere Pulmonalinsuffizienz. **Aortenklappe:** Durch das Shuntvolumen verstärkte linksventrikuläre Füllung und beschleunigte laminare Aortenströmung (bis zu 3,5 m/s), zudem häufig leichte Aorteninsuffizienz. **Mitralklappe:** Auch Mitraleinstrom beschleunigt, außerdem sekundäre Mitralinsuffizienz nachzuweisen. **Trikuspidalklappe:** Trikuspidalstrom i.d.R. unverändert.

Katheteruntersuchung. Druckveränderungen abhängig von Größe des Ductus und Dauer der Erkrankung. Niedriger diastolischer arterieller Druck bei normalem oder erhöhtem systolischen Druck, erhöhter linksventrikulärer enddiastolischer und Pulmonalkapillaren-Okklusionsdruck sowie erhöhter Pulmonalarteriendruck. Anstieg des Sauerstoffgehaltes im Pulmonalarterienstamm im Vergleich zum rechten Atrium / rechten Ventrikel mittels Oximetrie nachzuweisen und über Fick'sche Methode Shunt-Quotient zu berechnen. Kontrastinjektion sollte in den Anfangsteil der Aorta descendens erfolgen, da bei Injektion in Aorta ascendens Überlagerung der Aorta mit der PDA-Mündung in die Pulmonalarterie entsteht. PDA zeigt meist lange, manchmal auch kurze, Ductusampulle und pulmonal gelegene Engstelle (Typ E bzw. Typ A nach Krichenko). Andere Formen wie der PDA mit aortaler Enge (Typ B), ohne Engstelle (Typ C) oder mit mehreren Engstellen (Typ D) sind selten. Zur Ausmessung des Ductus ist es wichtig, ein frühes Bild der Angiographieserie auszuwerten, da sonst keine Engstelle darstellbar ist (Abb. 9.10.1p, q). Meistens werden dilatierte Pulmonalarterie und deren Äste sowie nach Lungenpassage auch das linke Herz dargestellt.

Abhängig von Größe des Defekts ohne Ductusverschluss schlecht, in älterer Studie verstarben 60 % der Patienten innerhalb eines Jahres nach Diagnosestellung. Sehr kleine Defekte können längere Zeit unentdeckt bleiben und dann bei älteren Patienten zu Problemen führen. Nach Ductusverschluss gute Prognose.

Bei vorhandener Lungenkongestion Behandlung mit Diuretika und ACE-Hemmern. Einsatz positiv inotroper Medikamente bei fortgeschrittenen Fällen sinnvoll. Um Langzeitprognose zu verbessern, muss Ductus verschlossen werden. Chirurgische Ligatur durch einen erfahrenen Chirurgen hat hohe Erfolgsrate (ca. 95 %), allerdings bei Patienten mit kongestiver Herzinsuffizienz deutlich schlechter (ca. 60 %). Häufigste Komplikation ist die intraoperative Blutung. Trotz Ligatur bei 20–45 % der Hunde im Farbdoppler schwacher Rest-Shunt nachzuweisen.
Als Alternative in den letzen Jahren Katheter-gestützter PDA-Verschluss mittels Drahtspiralen oder anderen Implantaten verbreitet (Abb. 9.10.1r, s). Erfolgsraten abhängig von Ductusgröße, kleine (≤ 2,5 mm) und mittelgroße (2,6–4,0 mm) Ductus in nahezu 100 % der Fälle mit kommerziellen Drahtspiralen (0,038 inches) zu behandeln. Beim großen PDA andere Systeme notwendig (z. B. Amplatzer Duct occluder), oder stabilere Drahtspiralen, wie sie derzeit in Entwicklung sind.

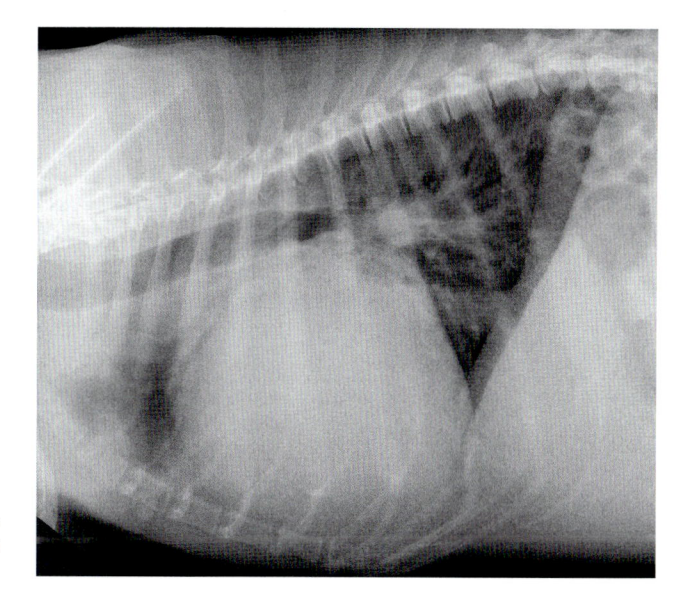

Abb. 9.10.1d:
DSH (w, 7,5 J) mit PDA. Röntgen. latero-lateraler Strahlengang (rechts anliegend). Herzkontur in Höhe wie Breite massiv vergrößert, Herzspitze liegt dem Sternum an. Linker Vorhof deutlich vergrößert. Perihiläres alveoläres Lungenödem.

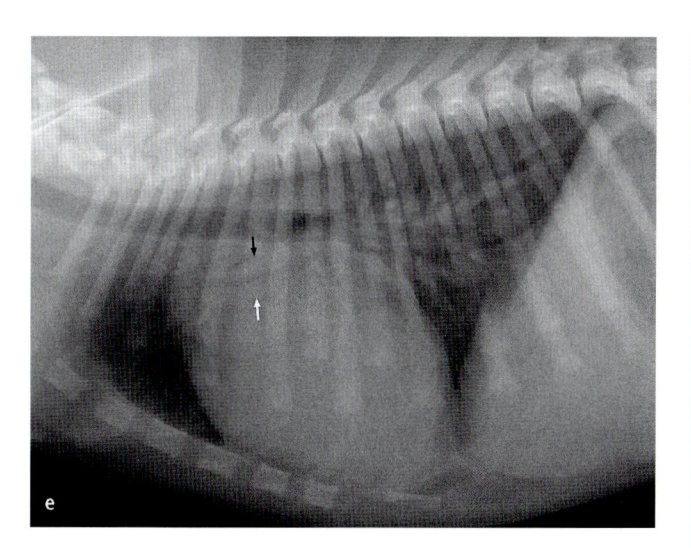

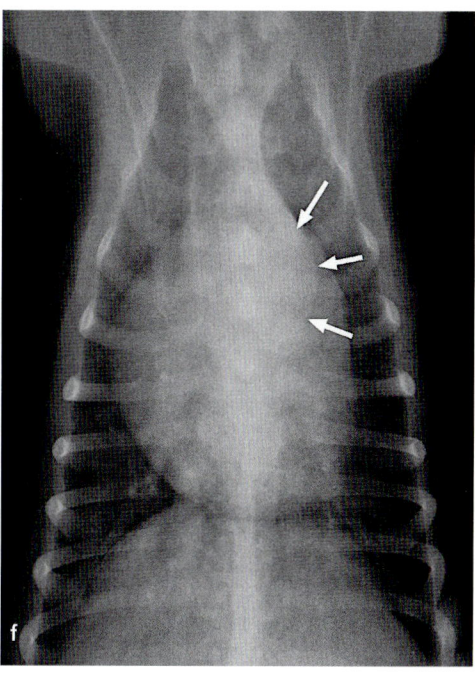

Abb. 9.10.1e, f:
Australian Shepherd (m, 4 Mo) mit PDA. Röntgen (**e**) Latero-lateraler Strahlengang (rechts anliegend). Deutliche Vergrößerung des linken Ventrikels (hoher, breiter Herzschatten) und des linken Vorhofs. Lungenarterie (schwarzer Pfeil) und Lungenvenen (weißer Pfeil) gleichmäßig verbreitert, perihiläre Stauung. (**b**) Dorso-ventrale Aufnahme. Globale Kardiomegalie. Aorta descendens am Abgang des Ductus deutlich ausgeweitet (weiße Pfeile).

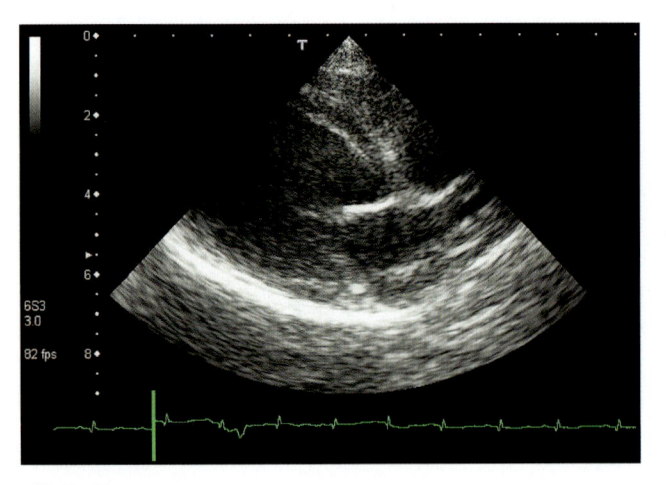

Abb. 9.10.1g:
Australian Shepherd (m, 4 Mo) mit PDA. 2D-Echokardiogramm, rechts parasternale Längsachse, 4-Kammerblick. Weiter linker Ventrikel mit normalen Wandstärken. Linker Vorhof unauffällig.

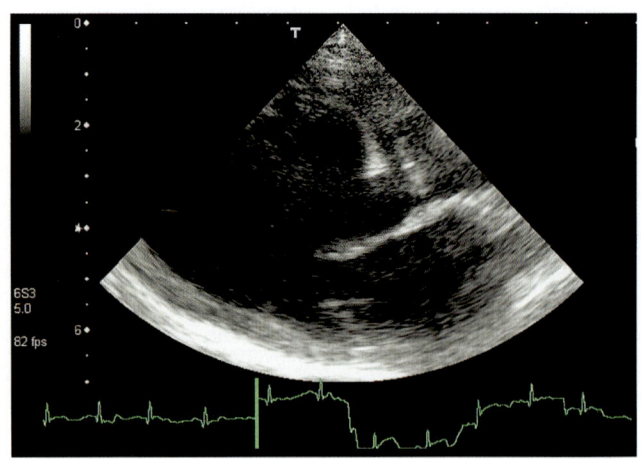

Abb. 9.10.1h:
Groenendale (w, 8 Wo) mit PDA. 2D-Echokardiogramm, rechts parasternale Längsachse, 4-Kammerblick. Linker Ventrikel und linker Vorhof gleichmäßig erweitert.

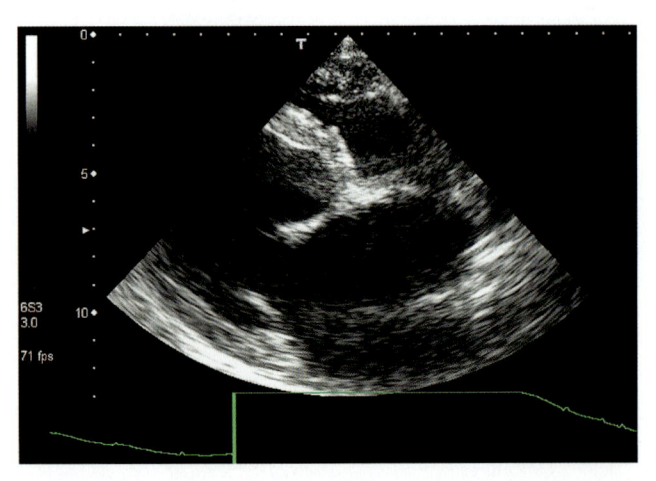

Abb. 9.10.1i:
DSH (w, 7,5 J) mit PDA und schwerer Mitralklappeninsuffizienz. 2D-Echokardiogramm, rechts parasternale Längsachse, 4-Kammerblick. Linker Vorhof deutlich stärker erweitert als linker Ventrikel.

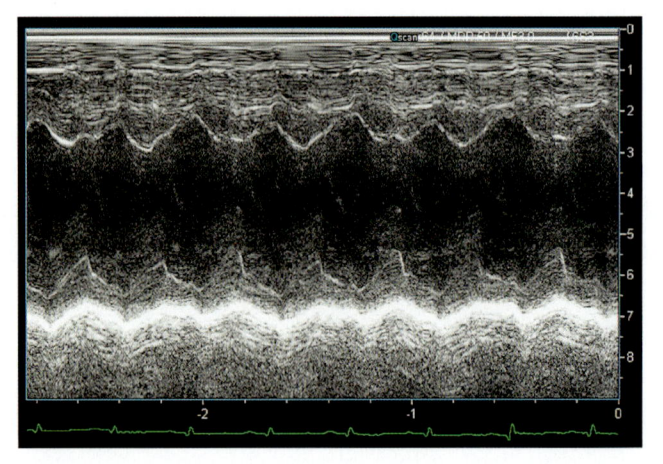

Abb. 9.10.1j:
Australian Shepherd (m, 4 Mo) mit PDA. TM-Mode auf Ventrikelebene aus rechts parasternaler Längsachse. Linke Ventrikel diastolisch ca. 40 % und systolisch ca. 50 % über dem Median der Population. *Fractional shortening* mit 32 % im niederen Normalbereich.

Persistierender Ductus arteriosus (PDA) **169**

Abb. 9.10.1k:
Groenendale (w, 8 Wo) mit PDA. TM-Mode auf Ventrikelebene aus rechts parasternaler Längsachse. Linker Ventrikel diastolisch ca. 90 % und systolisch ca. 80 % über dem Median der Population. *Fractional shortening* mit 39 % im oberen Normalbereich.

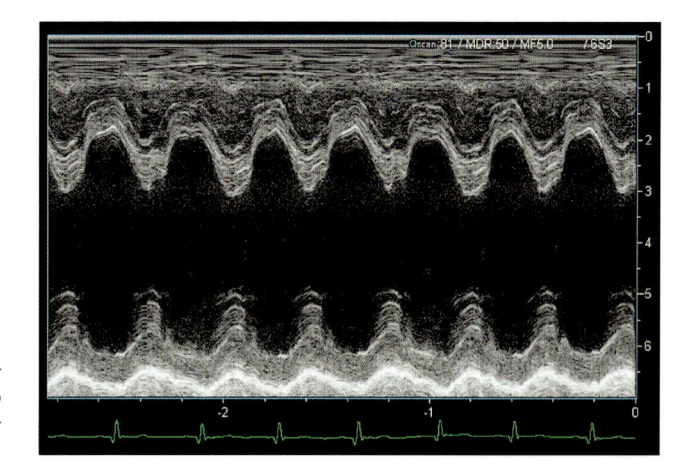

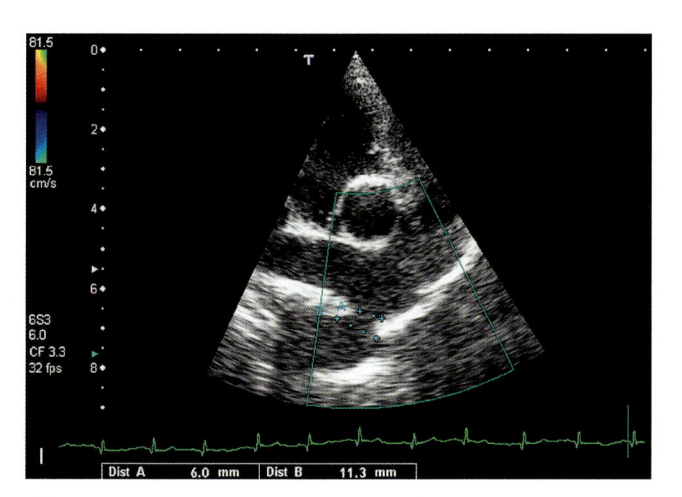

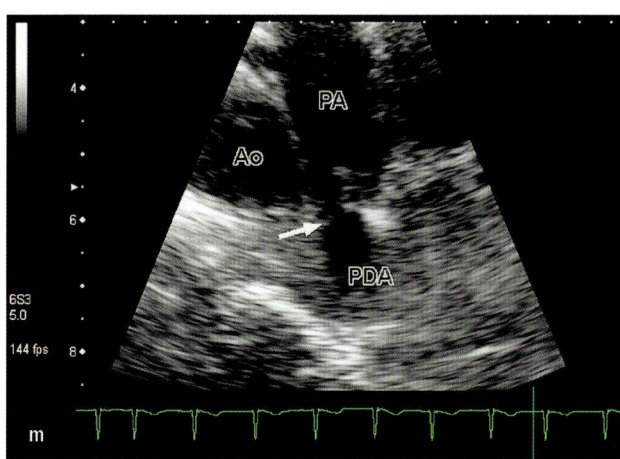

Abb. 9.10.1l, m:
Groenendale (w, 8 Wo) mit PDA. Vermessung des Ductus im 2D-Echokardiogramm. (**l**) Rechts parasternale Querachse auf Höhe der Stammgefäße. Pulmonalarterienstamm deutlich weiter als Aorta, rechter Pulmonalarterienast ebenfalls dilatiert. PDA mündet (aus der Tiefe kommend) in den Pulmonalisstamm. Er besitzt eine weite Ampulle (Messpunkt A) und eine Engstelle am Übergang zur Pulmonalarterie (Messpunkt B). (**m**) Links parasternale kraniale Kurzachse. Wandung zwischen Aorta (Ao) und Pulmonalarterie (PA) aufgrund der parallelen Anschallung nicht darstellbar. PDA besitzt eine Ampulle und eine Engstelle am Übergang zur Pulmonalarterie (Pfeil)

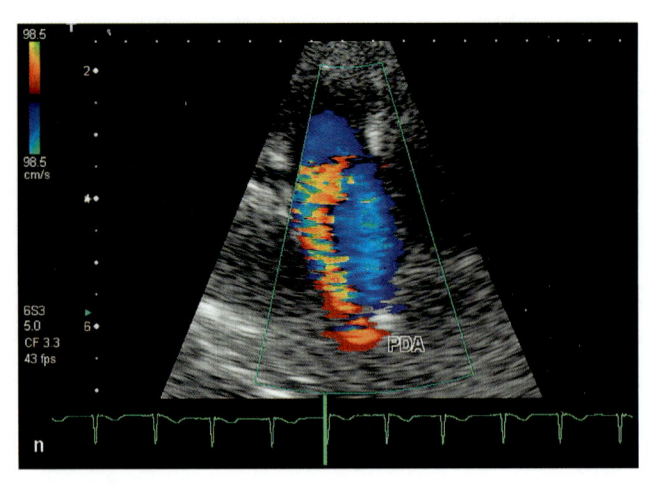

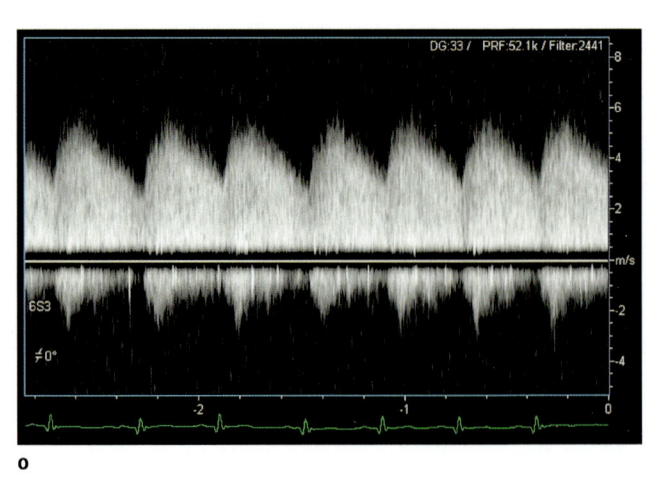

Abb. 9.10.1n, o:
Groenendale (w, 8 Wo) mit PDA. (**n**) Farbdoppler-Darstellung des PDA-Flusses aus links parasternaler kranialer Kurzachse. In Ductusampulle homogen roter (laminarer) Strom. Bei Übertritt in Pulmonalarterie entsteht turbulenter Jet, der bis zur Pulmonalklappe reicht und dort dreht. (**o**) CW-Doppler-Darstellung des PDA-Flusses aus links parasternaler kranialer Kurzachse. Kontinuierlicher Strom in Richtung auf den Schallkopf. Flussgeschwindigkeit erreicht Höhepunkt von ca. 5,5 m/s in maximaler Systole (etwa Ende der T-Welle) und fällt über Diastole bis auf ca. 3,5 m/s ab. Relativ starker Geschwindigkeitsabfall resultiert aus massiver Volumenüberlastung der Lunge und damit verbundenem diastolischen Hochdruck

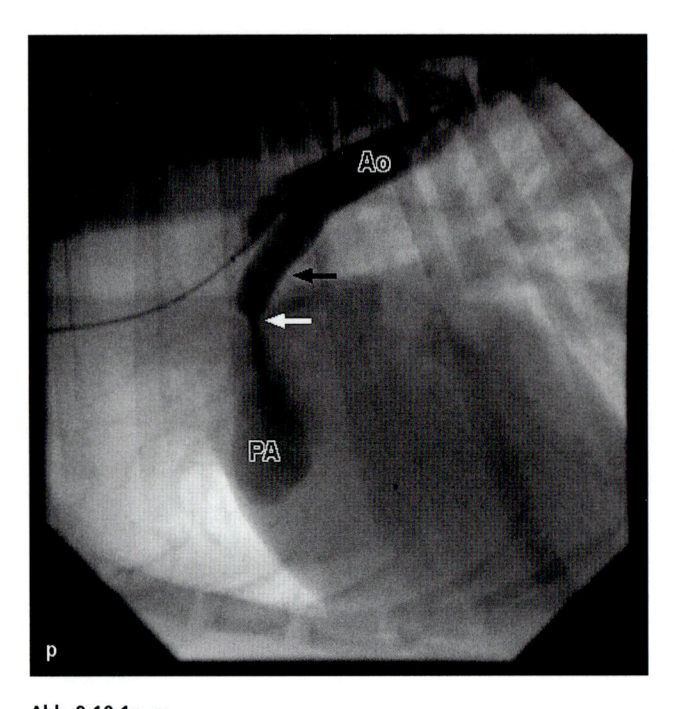

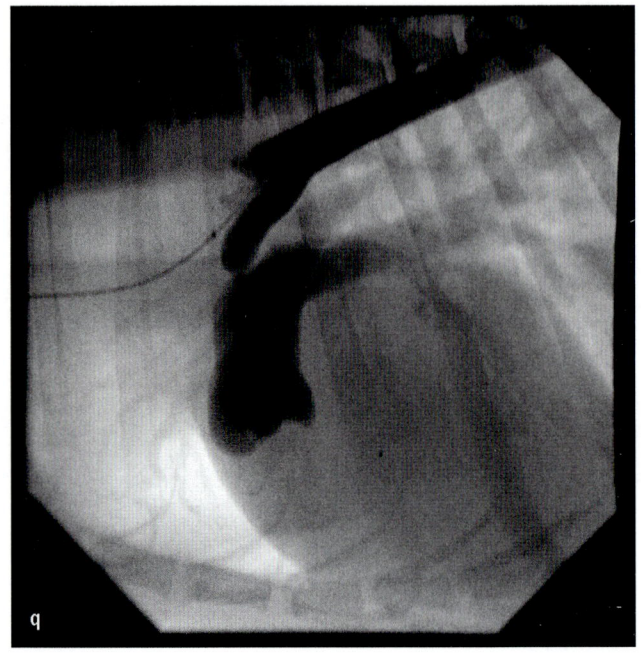

Abb. 9.10.1p, q:
Mischling (m, 2 J) mit PDA. Angiokardiogramm der Aorta descendens vor Coil-Embolisation, latero-laterale Projektion. Kontrastmittel wurde über Angiographiekatheter in Anfangsteil der Aorta descendens injiziert. (**p**) In früher Phase sind lange PDA-Ampulle (schwarzer Pfeil) und pulmonal gelegene Engstelle (weißer Pfeil) erkennbar (Typ E). Ductusstrom durchquert Pulmonalarterie (PA) bis zur Pulmonalklappe. (**q**) Späteres Bild. Pulmonalarterie deutlich dilatiert, Ductus-Engstelle nicht mehr so deutlich abzugrenzen.

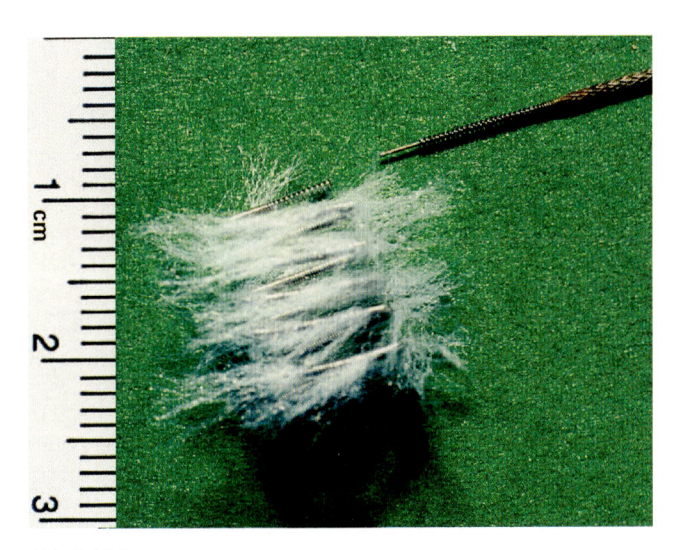

Persistierender Ductus arteriosus (PDA)

Abb. 9.10.1r:
Drahtspirale (Coil) aus Edelstahl zum PDA-Verschluss. Kunststofffasern dienen Aktivierung der Blutgerinnung zum raschen Verschluss. Dieser Coil kann an einen Führdraht konnektiert werden, dadurch Replatzierung möglich, falls erste Position nicht optimal. Bei korrektem Sitz wird Coil durch Drehen des Führdrahtes abgelöst.

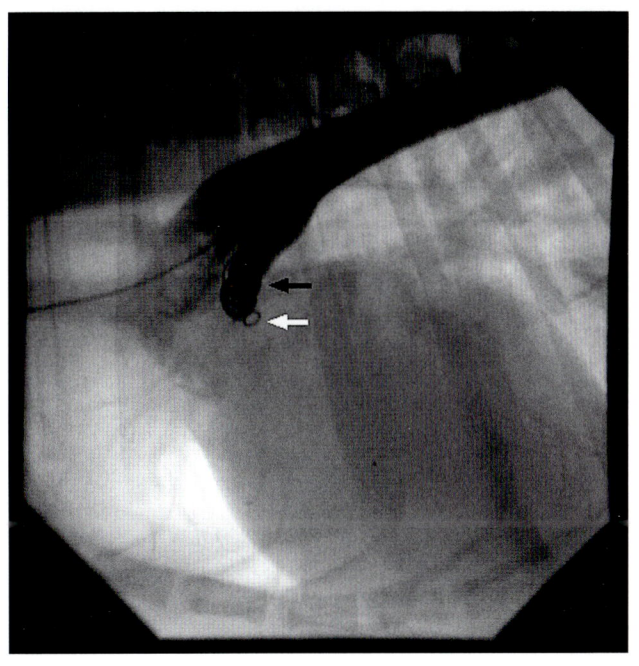

Abb. 9.10.1s:
Mischling (m, 2 J) mit PDA. Angiokardiogramm der Aorta descendens nach Coil-Embolisation, latero-laterale Projektion. Kontrastmittel wurde in gleicher Menge und Geschwindigkeit injiziert wie in Abb. 9.9p und q. Aorta descendens und Anfangsteil der Ductus-Ampulle färben sich an. Kein Übertreten von Kontrastmittel in Pulmonalarterie, d. h. der Ductus ist komplett verschlossen. Eine Windung des Coils wurde in Pulmonalarterie platziert, um Verrutschen zu verhindern.

9.10.2 PDA mit Rechts-Links-Shunt (rPDA)

Matthias Schneider

Ein postnatal offener Ductus arteriosus mit gleichzeitigem pulmonalem Hochdruck führt zum Rechts-Links-Shunt (R-L-Shunt) in die Aorta descendens, einem so genannten reversen PDA (rPDA). Durch die verminderte Oxygenierung des Blutes kommt es in der Niere zur vermehrten Erythropoetinbildung und damit zu einer Hämatokriterhöhung. Die daraus resultierende Viskositätszunahme des Blutes verstärkt einerseits die Gewebehypoxie (insbesondere in der Hintergliedmaße) und kann andererseits zu arteriellen Thrombosen führen. Als Ursachen für die pulmonale Hypertension werden diskutiert:
- Persistieren des hohen pränatalen Pulmonalarterienwiderstands
- idiopathische pulmonale Hypertension durch Lungenveränderungen
- Shuntumkehr nach großem Links-Rechts-Shunt (= Eisenmenger-Reaktion)

Der rPDA zählt zu den seltenen Herzanomalien, ist jedoch die zweithäufigste zyanotische Herzerkrankung beim Hund.

Je nach Volumen des R-L-Shunts: Kurzatmigkeit, Schwäche der Nachhand, Kollaps, Anfälle.

Etwa 5 % aller Patienten mit persitierendem Ductuslumen entwickeln R-L-Shunt, daher dieselben Rassen gehäuft betroffen wie beim PDA mit Links-Rechts-Shunt (s. Kap. 9.9.1); keine spezielle Rassedisposition für rPDA.

Zyanose der kaudalen Körperhälfte und Hyperämie oder Zyanose der Kopfschleimhäute. Bei Aufregung Dyspnoe.

Meist kein Herzgeräusch hörbar, zweiter Herzton kann laut oder gespalten sein. Mitunter systolisches Herzgeräusch über der Trikuspidalklappe aufgrund einer sekundären Trikuspidalklappeninsuffizienz.

Erhöhter Hämatokrit, Blutgasanalyse zeigt arterielle Hypoxie. Erhöhter Erythropoetinspiegel.

Anzeichen einer rechtsventrikulären Vergrößerung (S-Zacken in den Ableitungen I, II, III und aVF) mit Rechtsachsenverlagerung (Abb. 9.10.2a) Auch Anzeichen einer rechten Vorhofvergrößerung (P-Welle > 0,4 mV) können vorhanden sein.

In latero-lateraler und dorso-ventraler Aufnahme rechtsventrikuläre Vergrößerung (Abb. 9.10.2b, c). Dilatation des Pulmonalarterienstammes am deutlichsten in der dorso-ventralen Aufnahme. Pulmonalgefäße sehr variabel von insgesamt schmal bis deutlich verbreitert. Lunge mitunter inhomogen interstitiell gezeichnet.

Transthorakale Anschallung und abdominelle Anschallung für Kontrastdarstellung der Aorta.

2DE / TM-Mode: Linker Ventrikel und linker Vorhof meist schmal, rechter Ventrikel konzentrisch oder exzentrisch hypertroph, rechter Vorhof oft dilatiert (Abb. 9.10.2d). Septum meistens in Systole und Diastole abgeflacht (Abb. 9.10.2e). Pulmonalarterienstamm deutlich ausgeweitet, Ductus selbst nur sehr schwer darzustellen, insbesondere Abgrenzung von der linken Pulmonalarterie oftmals nicht leicht (Abb. 9.10.2f).
Doppler: Ductusstrom schwer darstellbar. Gelingt es, zeigt sich meist systolischer laminarer Fluss von Pulmonalarterie durch Ductus, in früher Diastole i.d.R. kurzer entgegengesetzter Strom (Abb. 9.10.2g, h, i). **Pulmonalklappe:** Oft Pulmonalinsuffizienz mit hoher Geschwindigkeit (ca. 4 m/s). **Aortenklappe:** Unauffällig. **Mitralklappe:** Unauffällig.
Trikuspidalklappe: Oft Trikuspidalklappeninsuffizienz mit hoher Geschwindigkeit (ca. 5–6 m/s).
Kontrastechokardiographie: Bei venöser Ultraschallkontrastinjektion wird zunächst im links apikalen 4-Kammerblick ein intrakardialer R-L-Shunt ausgeschlossen (Abb. 9.10.2j, k). Zweite Kontrastinjektion bei Anschallung der Aorta abdominalis dorsal der Blase beweist extrakardialen R-L-Shunt (Abb. 9.10.2l, m).
Katheteruntersuchung: In rechtem Ventrikel und Pulmonalarterie ähnliche Druckwerte wie auf linker Herzseite. Sauerstoffsättigung in Aorta descendens deutlich niedriger als in linkem Ventrikel und Aorta ascendens. Kontrastinjektion in rechten Ventrikel oder Pulmonalarterienstamm zeigt R-L-Shunt durch meist tubulären Ductus (Abb. 9.10.2n). Prinzipiell gelingt Darstellung auch bei periphervenöser Injektion, allerdings sollte dabei eine Vene der hinteren Körperhälfte verwendet werden, um Überlagerungen der Vena cava cranialis mit Ductus zu vermeiden (Abb. 9.10.2o).

Schlecht.

Verschluss des Ductus mit reinem R-L-Shunt ist kontraindindiziert. Therapieziel ist Minderung der Hyperviskosität (Hkt um 65 %) durch regelmäßigen Aderlass oder Unterdrückung des Knochenmarks (Hydroxurea). Antithrombotische Therapie (z.B. Acetylsalicylsäure) empfohlen. In Humanmedizin Einsatz potenter Vasodilatatoren (Prostacyclin-Inhalation und Sildenafil), dieses wird zurzeit in Tiermedizin untersucht. In Einzelfällen kann bei bidirektionellen Shunts nach vorheriger Testung des Reaktionsverhaltens der Lungengefäße Verschluss durchgeführt werden.

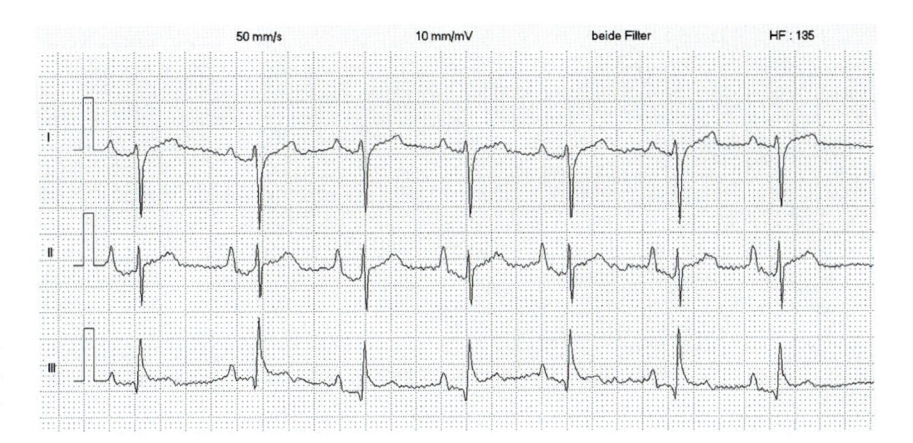

Abb. 9.10.2a:
Jack Russel Terrier (w, 2 J) mit rPDA. EKG. Leicht beschleunigter Sinusrhythmus (135 Schläge/min). Tiefe S-Zacken in Ableitung I und II. P-Wellen sind grenzwertig hoch (0,4 mV) und schmal.

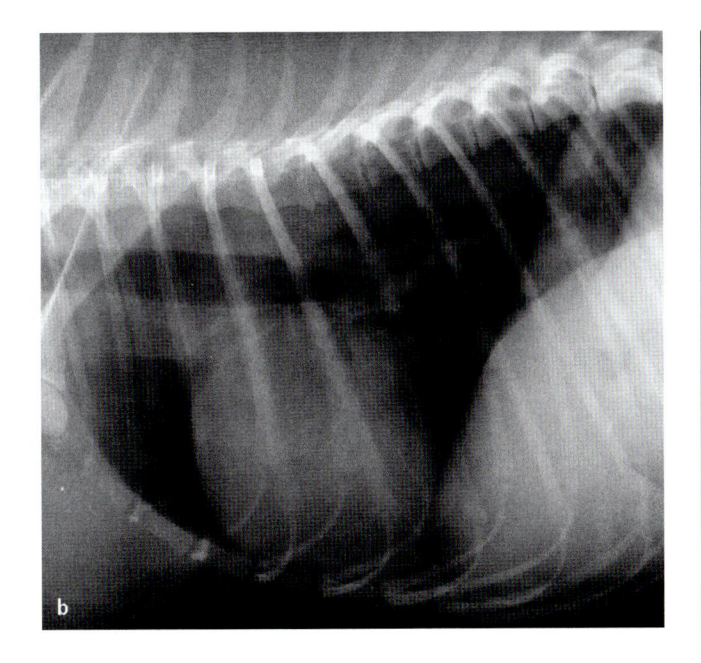

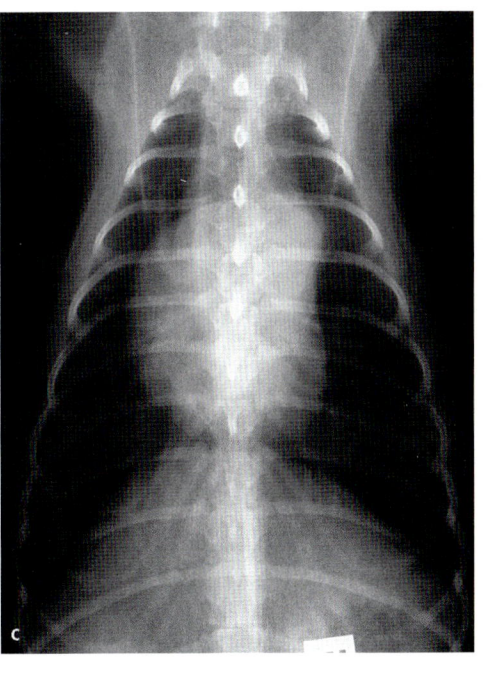

Abb. 9.10.2b, c:
Pudel (m, 2,5 J) mit rPDA. Röntgen. (**b**) Im latero-lateralen Bild breiter Herzschatten mit abgehobener Herzspitze, Lungengefäße schmal gezeichnet.
(**c**) Im dorso-ventralen Strahlengang deutliche Rechtsherzvergrößerung und Dilatation des Pulmonalarterienstamms.

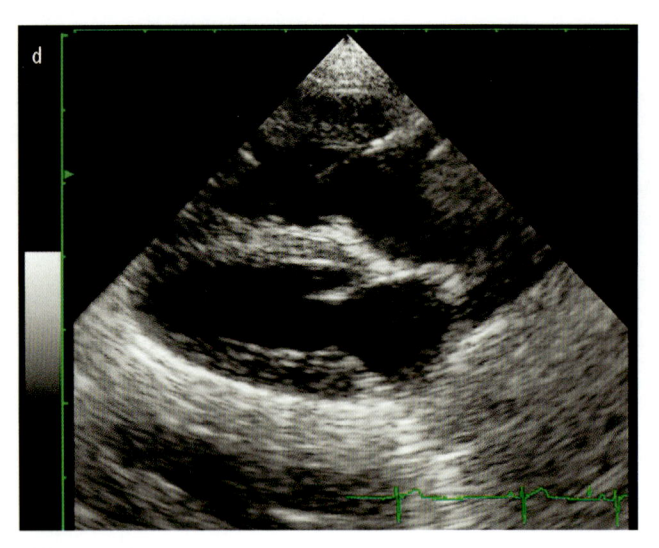

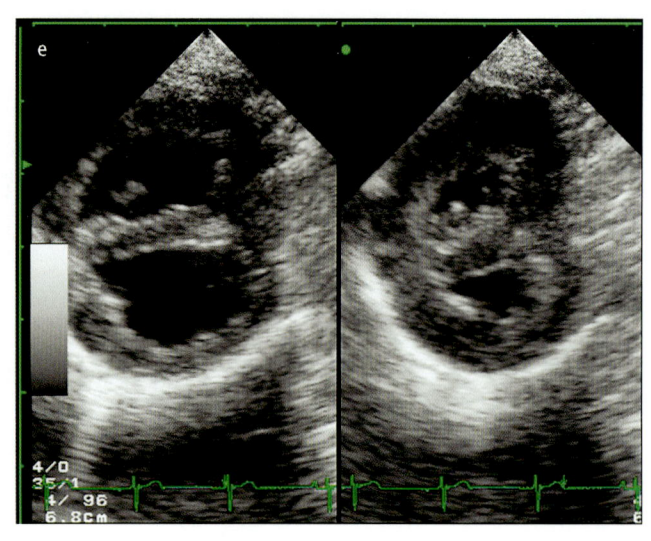

Abb. 9.10.2d, e:
Bichon Frisé (w, 7 Mo) mit rPDA. 2D-Echokardiogramm. (**d**) Rechts parasternale Längsachse, 4-Kammerblick. Linker Ventrikel und linker Vorhof schmal, rechter Ventrikel deutlich exzentrisch hypertroph, rechter Vorhof deutlich dilatiert. (**e**) Rechts parasternale Kurzachse auf Ventrikelebene. Sowohl im diastolischen Bild (links), als auch im systolischen Bild (rechts) abgeflachtes Kammerseptum. Rechter Ventrikel deutlich hypertroph.

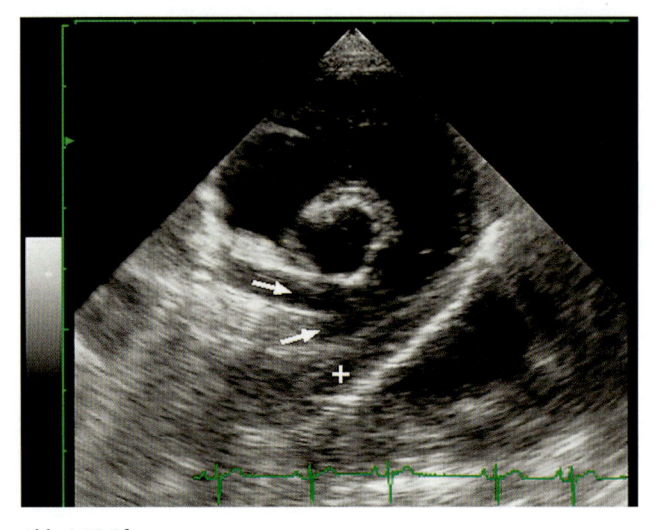

Abb. 9.10.2f:
Bichon Frisé (w, 7 Mo) mit rPDA. 2D-Echokardiogramm, rechts parasternale Kurzachse auf Ebene der Stammgefäße. Pulmonalarterienstamm im Vergleich zur Aorta deutlich erweitert. Bifurkation in rechte und linke Pulmonalarterie (Pfeile) dargestellt. Ductus (+) bei diesem Patienten gut von linker Pulmonalarterie abzugrenzen.

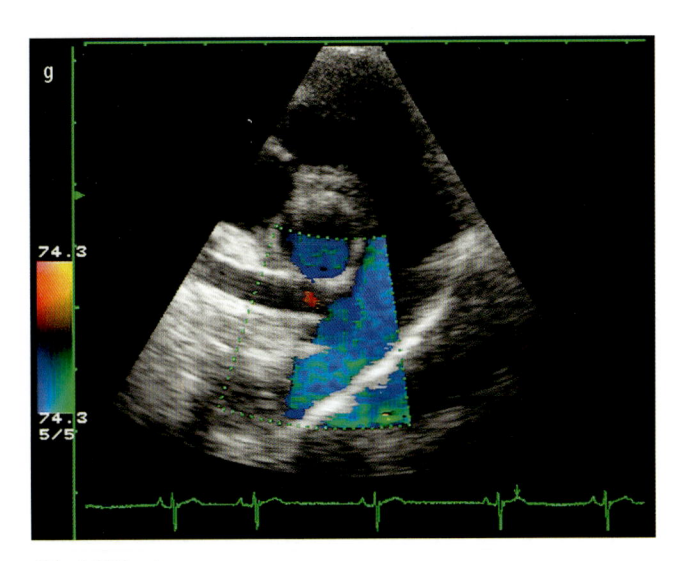

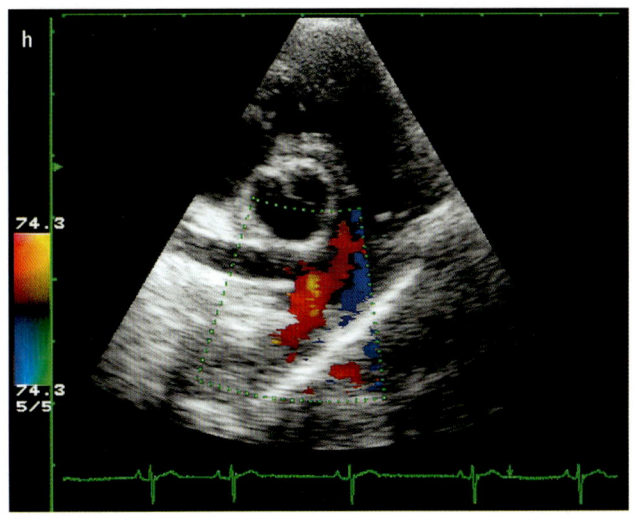

Abb. 9.10.2g, h:
Bichon Frisé (w, 7 Mo) mit rPDA. Farbdoppler-Darstellung des Ductus-Flusses aus rechts parasternaler Kurzachse. (**g**) In Systole laminarer Strom von der Pulmonalarterie durch den Ductus. (**h**) In früher Diastole langsamer Rückstrom aus dem Ductus in die Pulmonalarterie.

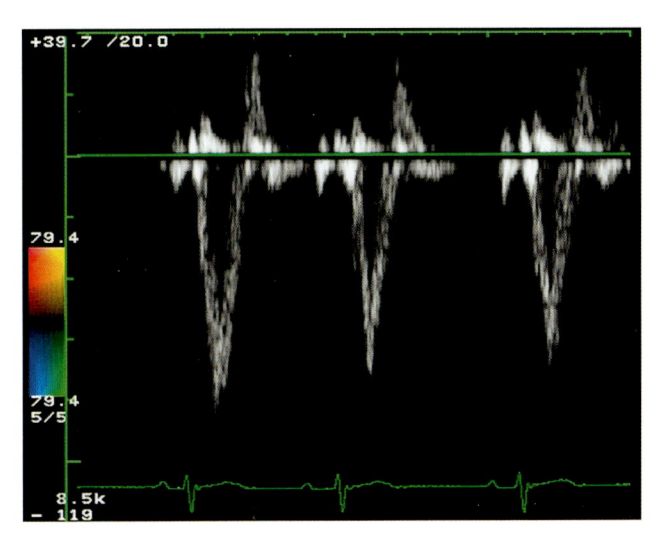

Abb. 9.10.2i:
Bichon Frisé (w, 7 Mo) mit rPDA. PW-Doppler-Darstellung des Flusses an Ductusmündung aus rechts parasternaler Kurzachse. In Systole Fluss aus der Pulmonalarterie in den Ductus erkennbar, unmittelbar nach T-Welle des EKGs kurzfristiger Strom in entgegengesetzter Richtung.

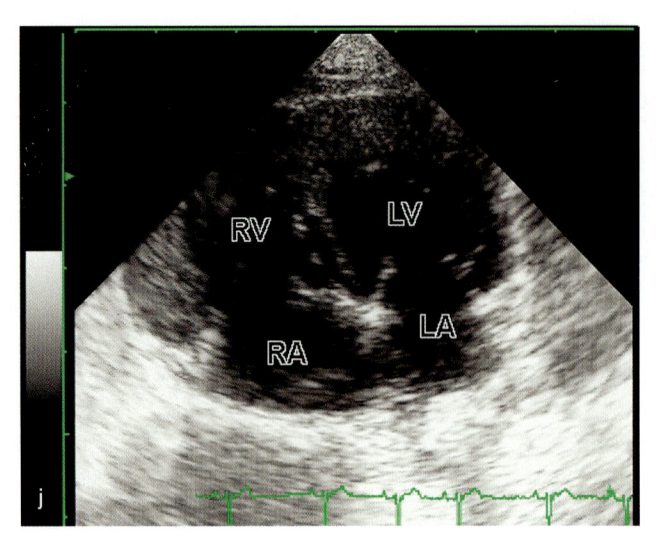

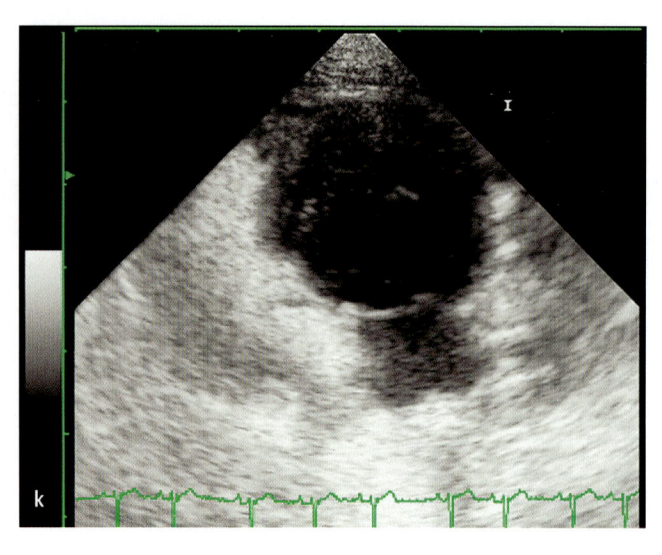

Abb. 9.10.2j, k:
Bichon Frisé (w, 7 Mo) mit rPDA. Kontrastechokardiographie. **(j)** Darstellung eines 4-Kammerblicks von links parasternal. **(k)** Nach Injektion des Kontrastmittels (0,1 ml/kg Oxypolygelatine-Lösung) in Vena saphena lateralis deutliche Kontrastfärbung des rechten Vorhofs und des rechten Ventrikels. Leichte Anfärbung des linken Vorhofs ist durch Überlagerung mit Vena cava caudalis bedingt. Linker Ventrikel bleibt frei von Kontrastmittel, somit ist ein intrakardialer Rechts-Links-Shunt ausgeschlossen.

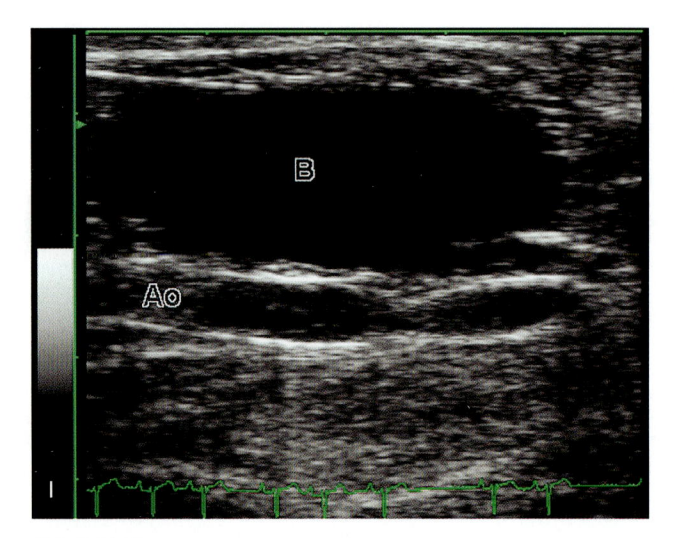

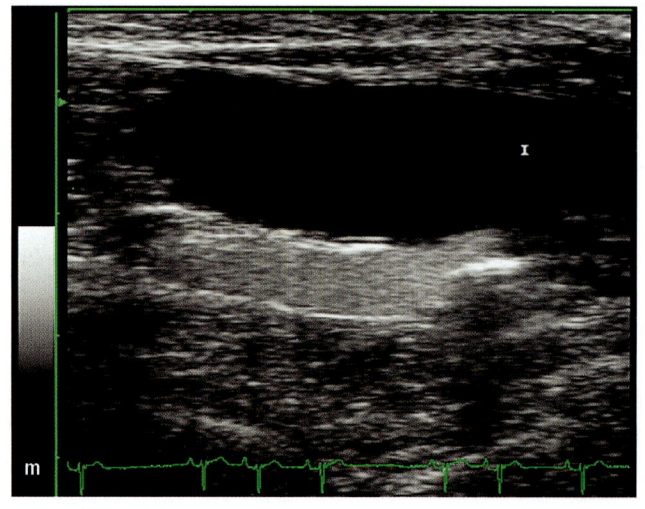

Abb. 9.10.2l, m:
Bichon Frisé (w, 7 Mo) mit r-PDA. Kontrastsonographie der Aorta abdominalis. **(l)** Aorta abdominalis (Ao) wird unterhalb der Blase (B) dargestellt. **(m)** Nach Kontrastinjektion (0,1 ml/kg Oxypolygelatine-Lösung) in Vena saphena lateralis färbt sich Aorta deutlich an. Zusammen mit dem Ausschluss eines intrakardialen Shunts (Abb. 9.9.2j, k) ist dies der Beweis für einen extrakardialen R-L-Shunt.

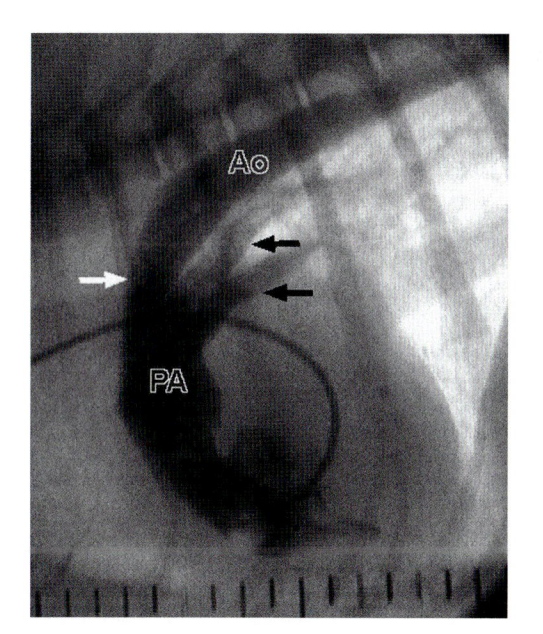

Abb. 9.10.2n:
Bichon Frisé (w, 7 Mo) mit rPDA. Angiokardiogramm des rechten Ventrikels und Pulmonalarterienstamms, latero-laterale Projektion. Unmittelbar nach Injektion des Kontrastmittels in rechten Ventrikel färben sich dilatierter Pulmonalarterienstamm (PA), tubulärer Ductus (weißer Pfeil) und Aorta descendens (Ao). Nur wenig Kontrastmittel fließt in linken bzw. rechten Pulmonalarterienast (schwarze Pfeile).

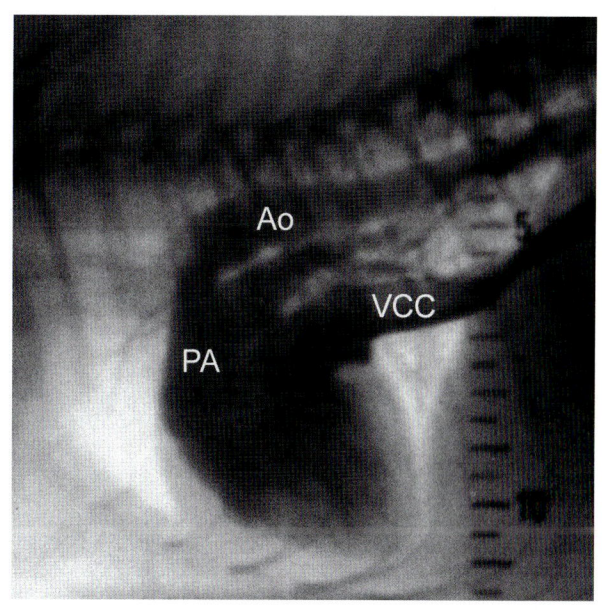

Abb. 9.10.2o:
Pudel (m, 15 Mo). Unselektive Angiokardiographie, latero-laterale Projektion. Das Kontrastmittel wurde in die Vena saphena injiziert. Es fließt durch die V. cava caudalis (VCC), das rechte Herz und die Pulmonalarterie (PA) durch den rPDA in die Aorta (Ao).

9.11 AV-Klappendysplasie

9.11.1 AV-Klappendysplasie mit Insuffizienz

Marianne Skrodzki, Ralf Tobias und Matthias Schneider

Angeborene Valvulopathien der AV-Klappen sind seltene Herzfehler. Eine kongenitale Ätiologie durch unvollständige Entwicklung der AV-Endokardkissen im fetalen Leben ist anzunehmen. Isoliertes oder kombiniertes Vorkommen von Mitral- und Trikuspidalklappenveränderungen: Verkürzung, Verlängerung, Verdickung, Segelgewebe unvollständig ausgebildet mit Fenestrationen, mit und ohne Anulus-fibrosus-Dehnung. Papillarmuskelatrophie und -dislokation sowie Anomalien der Chordae tendineae.

Bei der Trikuspidalklappendysplasie entwickelt sich eine massive Volumenbelastung des rechten Vorhofs und des rechten Ventrikels. Die Dilatation des Trikuspidalklappenrings verstärkt die Insuffizienz und führt letztlich zum Rechtsherzversagen mit Stauung der V. cava caudalis (Abb. 9.11a, 9.11.1h, 9.11.1i, 9.11.1m) mit Aszites. Auch in Kombination mit Subaortenstenose (s. Kap. 9.5) und persistierendem Ductus arteriosus (s. Kap. 9.9) vorkommend.

Bei geringen Malformationen können Patienten lebenslang klinisch unauffällig bleiben. Bei schwereren Dysplasien Lethargie, Anorexie mit Gewichtsverlust, Dyspnoe und/oder Husten sowie Aszites (Abb. 9.11.1b).

Männliche Tiere großer Hunderassen: Doggen, Bordeaux Doggen, Labrador Retriever, Golden Retriever, Viszla, vereinzelt auch kleinere Rassen wie Whippet, Shi Tzu und Terrier. Siamkatzen, EKH.

Entspricht 10.1. Bei sehr großen Defekten geringe Geräuschlautstärke.

Zufallsbefund bis hin zu schweren Symptomen der Links- und/oder Rechtsherzbelastung. Häufig Jugularvenenpulsation, Lebervergrößerung und Aszites sichtbar. Kann schon bei jungen Tieren auftreten.

Entspricht 10.1 (Abb. 9.11.1c).

Kardiomegalie, Stauungserscheinungen der Lunge. Bei Trikuspidaldysplasie stehen Hepatomegalie, Pleuraergüsse und poschenförmige Erweiterung der Vena cava caudalis im Vordergrund (Abb. 9.11.1d, e, f, g)

2DE/TM-Mode. Diastolische Erweiterung des Ventrikellumens bei meist normalen Wandstärken (exzentrische Hypertrophie). Vorhof stärker dilatiert als Ventrikel. Am Klappenapparat verschiedene Veränderungen möglich: kurze, verdickte Klappen, normale Klappen mit einem Loch (*cleft*), abnorm kurze oder lange Sehnen, veränderte Papillarmuskel oder falsche Anheftung der Klappen an den Papillarmuskeln (Abb. 9.11.1j, k, l, n, o). Ventrikelseptum i.d.R. hyperkinetisch, linke Kammerwand anfänglich normo-hyperkinetisch, später oftmals im Rahmen des Myokardversagens hypokinetisch. **Mitralklappendysplasie:** rechtes Herz meist unauffällig, ausgenommen es besteht gleichzeitig eine Trikuspidalklappendysplasie oder eine pulmonale Hypertension in Folge des Linksherzversagens, (mitunter bei großen Hunden, häufiger bei Katzen). **Trikuspidalklappendysplasie:** diastolische Erweiterung des rechten Ventrikellumens bei meist normalen Wandstärken (exzentrische Hypertrophie). Rechter Vorhof hochgradig dilatiert. Linker Vorhof und linker Ventrikel oftmals schmal. Trikuspidalklappen i.d.R. verdickt, septales Segel ist oft kurz und separiert sich in der Systole kaum vom Septum, wandständiges Segel erscheint oftmals verlängert, zusätzlich Veränderungen an den Papillarmuskeln. Selten Trikuspidalklappenansatz in Richtung Ventrikel verlagert (Ebstein-Anomalie). Ventrikelseptum zeigt paradoxe Bewegung. **Differentialdiagnose:** Veränderung der Mitralklappenränder nach ursprünglich sekundärer Mitralinsuffizienz durch Volumenüberlastung (persistierender Ductus arteriosus, s. Kap. 9.9, oder Ventrikelseptumdefekt, s. Kap. 9.2, selten Dilatative Kardiomyopathie, s. Kap. 10.2)

Doppler. Wie unter 10.1 (Abb. 9.11.1p, q, r), **Trikuspidalklappe:** Massive turbulente Regurgitation in den rechten Vorhof mit langsamem Fluss (< 3,0 m/s). Bei der Katze wird z.T. von einem laminaren Rückstrom aufgrund der Größe des Defekts berichtet. Infolge des Pendelstroms beschleunigter Trikuspidaleinstrom.

Schweregradabhängig günstig bis infaust.

Entspricht 10.1. Chirurgische Rekonstruktion oder Klappenersatz sind aufgrund der Anatomie des rechten Herzens und der Thromboseneigung wenig erfolgversprechend.

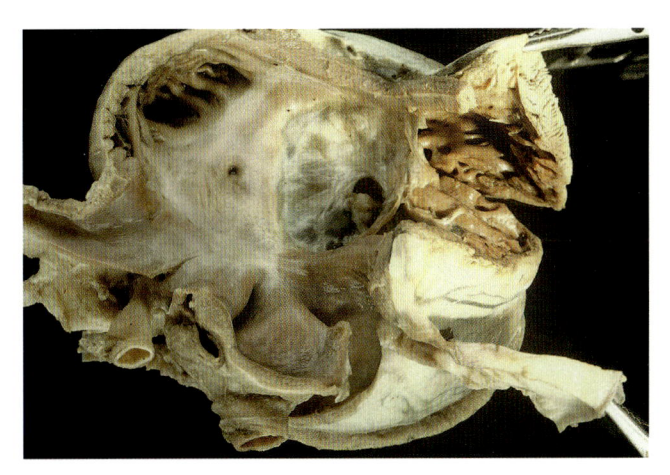

Abb. 9.11.1a:
Deutscher Schäferhund (m, 13 Wo). Trikuspidalklappendysplasie. Sektionspräparat (mit freundlicher Genehmigung des Instituts für Pathologie der Tierärztlichen Hochschule Hannover). Blick durch den hochgradig dilatierten rechten Vorhof auf die dysplastische Trikuspidalklappe mit deutlichem Vitium sowie auf den rechten Ventrikel.

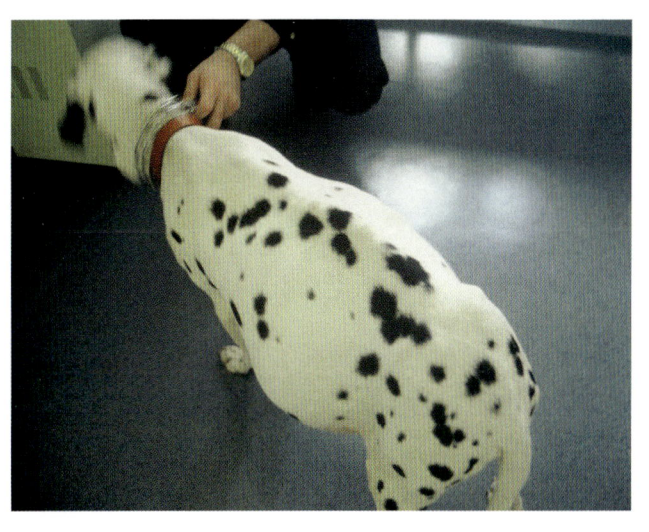

Abb. 9.11.1b:
Dalmatiner (m, 4 J) mit hgr. Mitral- und Trikuspidalklappendysplasie. Dyspnoe und Aszites.

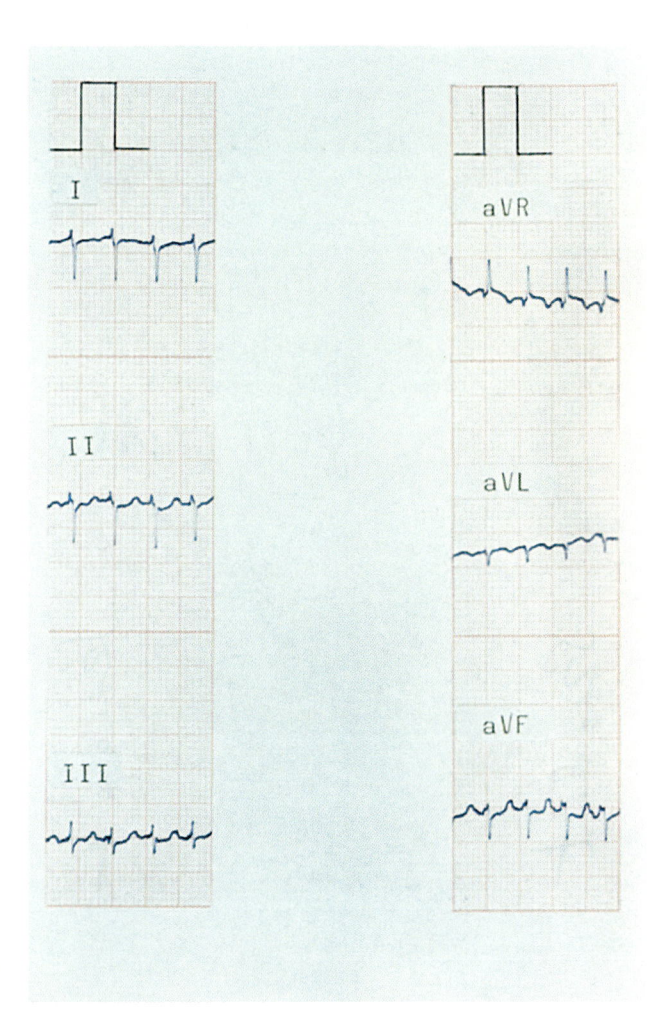

Abb. 9.11.1c:
Siamkatze (m, 8 Mo) mit hgr. Trikuspidalklappendysplasie. EKG. Anzeichen einer Rechtsherzbelastung mit überwiegend negativen Kammerkomplexen in Abl. I, II und aVF aufgrund tiefer S-Zacken. Positive Kammerkomplexe in aVR; der Frontalvektor ist nach rechts und kranial orientiert. Papiervorschub 25 mm/s, Eichung 1 cm = 1 mV).

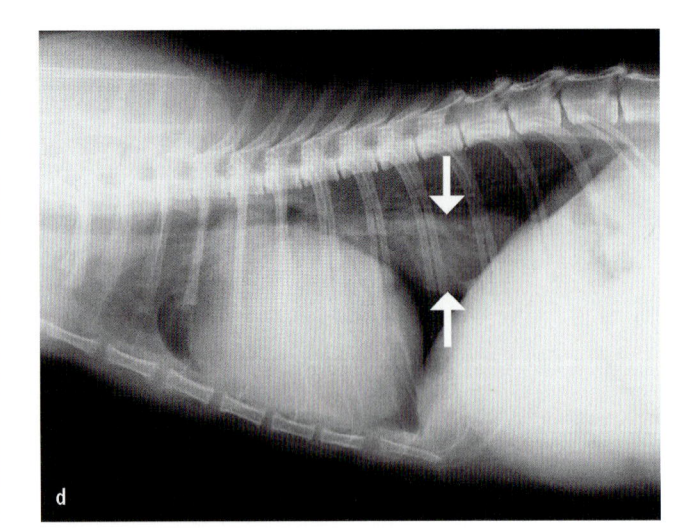

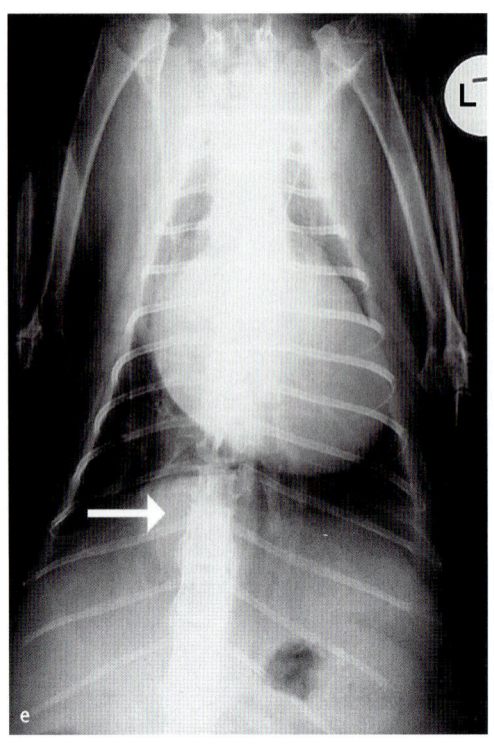

Abb. 9.11.1d, e:
Siamkatze (m, 8 Mo) mit hgr. Trikuspidalklappendysplasie. Röntgen Thorax. (**d**) Latero-lateraler Strahlengang. Generalisierte Kardiomegalie mit extrem »poschenförmig« erweiterter V. cava caudalis (Pfeile). (**e**) Dorso-ventraler Strahlengang. Biatriale und ventrikuläre Vergrößerung.

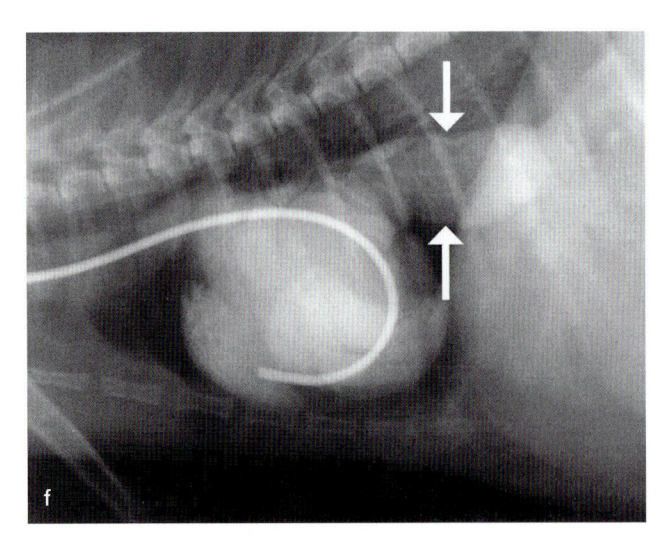

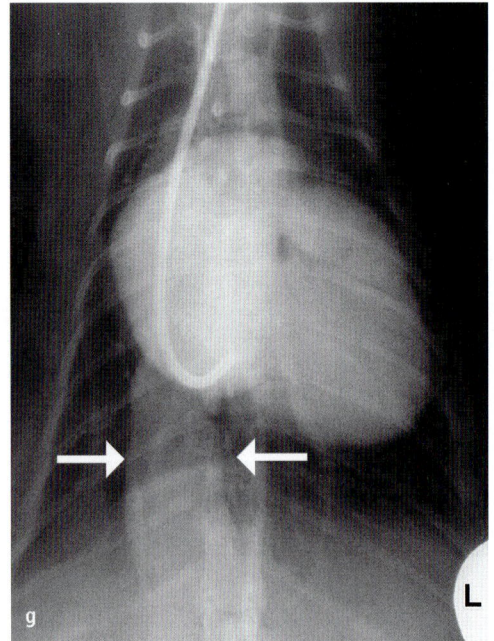

Abb. 9.11.1f, g:
Siamkatze (m, 8 Mo) mit hgr. Trikuspidalklappendysplasie. Selektive Angiokardiographie bei rechtsventrikulärer Injektion. (**f**) Latero-lateraler Strahlengang, (**g**) Dorso-ventraler Strahlengang. Ausgeprägte »poschenförmig« erweiterte V. cava caudalis (Pfeile). Durch verzögerten Kontrastmitteltransport gleichzeitige Darstellung beider Ventrikel. Aorta stellt sich während der gesamten Untersuchungszeit von 30 s nicht deutlich dar.

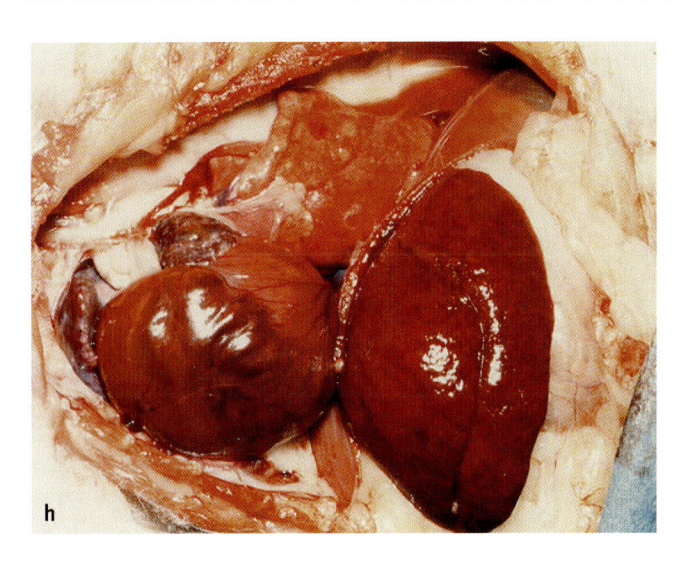

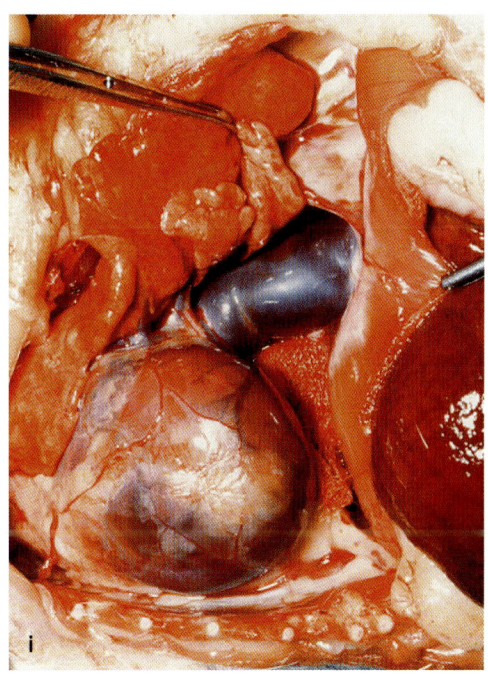

AV-Klappendysplasie **181**

Abb. 9.11.1h, i:
Siamkatze (m, 8 Mo) mit hgr. Trikuspidalklappendysplasie. Der Obduktionssitus (Kardiomegalie, Stauung der »poschenförmigen« V. cava caudalis und Hepatomegalie) bestätigt die klinischen Befunde aus Abb. 9.10c–e.

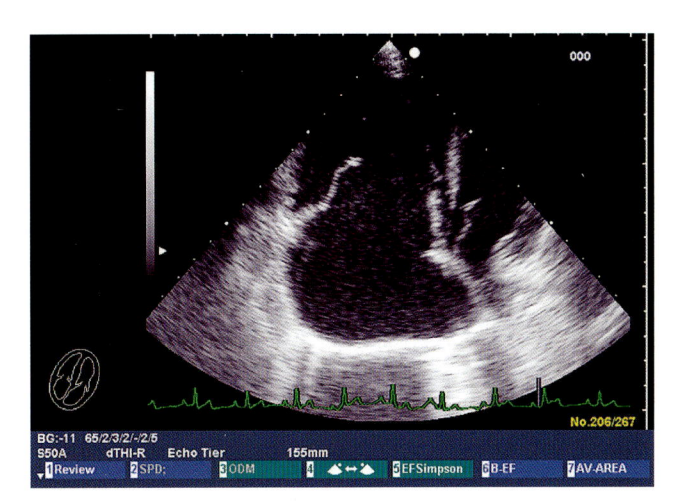

Abb. 9.11.1j:
Labrador Retriever (m, 5 Mo) mit Trikuspidalkappendysplasie. 2D-Echokardiogramm, links apikaler 4-Kammerblick. Elongierte, dyskinetische Trikuspidalklappensegel. Hochgradige rechtsatriale und -ventrikuläre Dilatation.

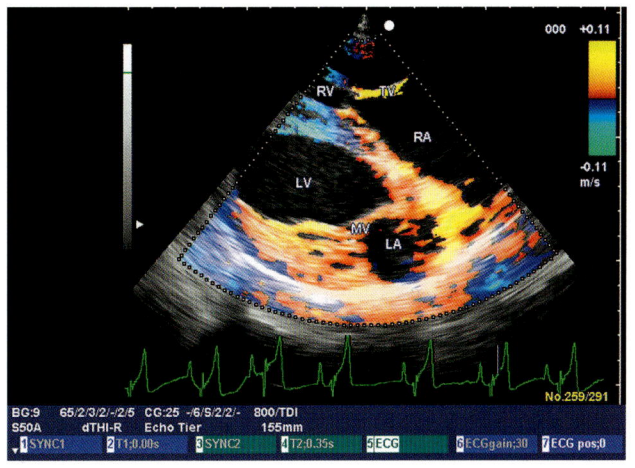

Abb. 9.11.1k:
Labrador Retriever (w, 7 Mo) mit Trikuspidalklappendysplasie. 2D-Echokardiogramm im TDI-Mode, rechts parasternaler Längsachsenblick. Dysplastische Trikuspidalklappensegel und rechtsatriale Dilatation.

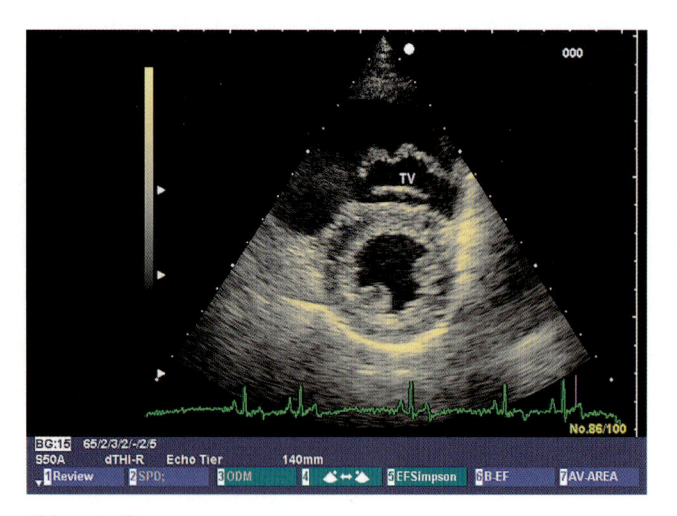

Abb. 9.11.1l:
Labrador Retriever (w, 7 Mo) mit Trikuspidalklappendysplasie. 2D-Echokardiogramm, rechts parasternaler Kurzachsenblick. Sich diastolisch öffnende, verdickte Trikuspidalklappensegel.

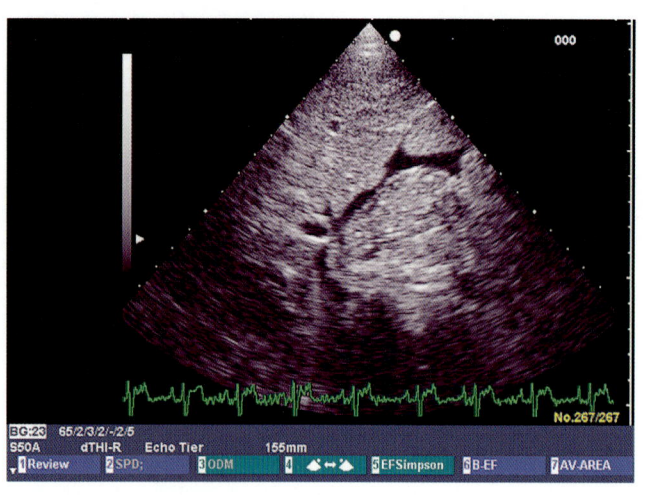

Abb. 9.11.1m:
Boxer (m, 11 Mo) mit Trikuspidalklappendysplasie. Abdominale 2D-Sonographie. Durch Rechtsherzinsuffizienz bedingter Aszites.

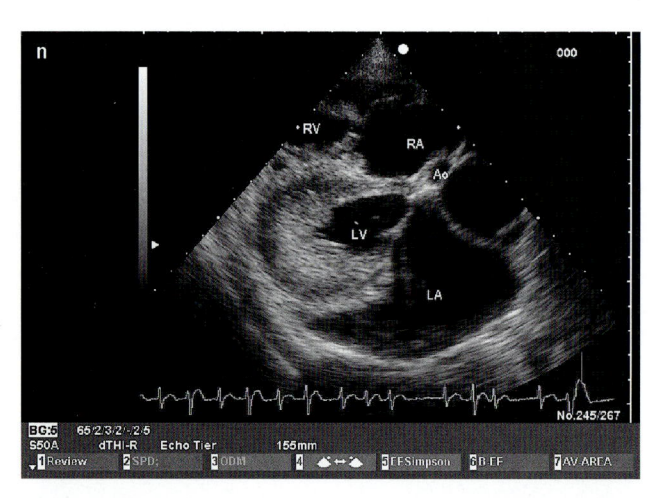

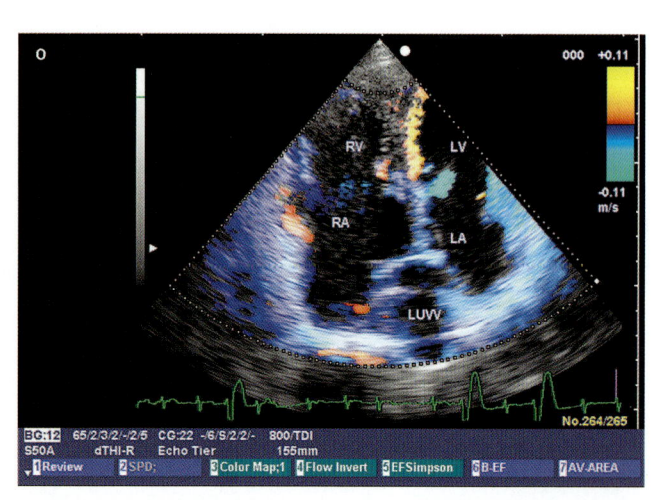

Abb. 9.11.1n, o:
Weimaraner (w, 15 Mo). Mitral- und Trikuspidalklappendysplasie. 2D-Echokardiogramm. (**n**) Rechts parasternale Längsachse. Verkürzte und verdickte Trikuspidalklappensegel, elongierte Mitralsegel. Linkes Atrium, linkes Herzohr und Lungenvenen dilatiert. Rechtsatriale Dilatation. (**o**) TDI-Mode. Links apikaler 4-Kammerblick. Verkürzte und verdickte Trikuspidalklappensegel. Rechtsatriale Dilatation. Ventrikelextrasystolen im mitlaufenden EKG.

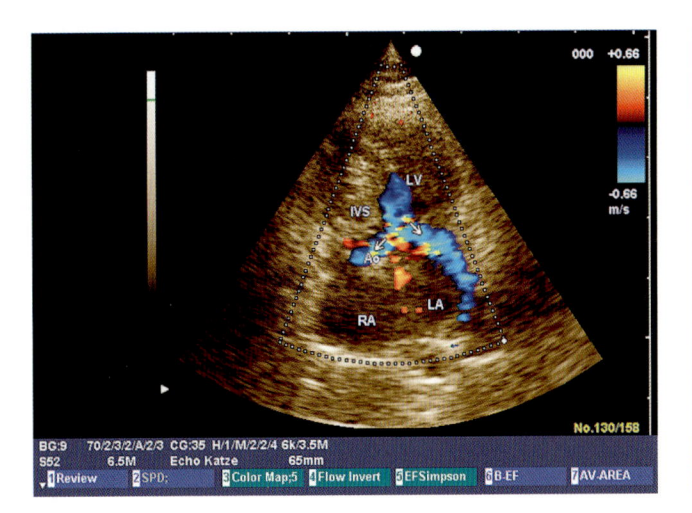

Abb. 9.11.1p:
BKH-Katze (w, 1J) mit Mitralklappendysplasie. Farbdoppler-Darstellung, links apikaler 4-Kammerblick. Mitrales systolisches Regurgitationssignal entlang der parietalen Vorhofwand bis zum Vorhofdach ziehend.

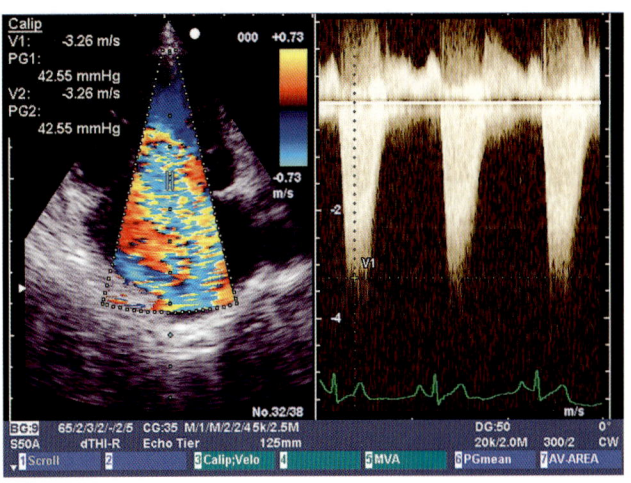

Abb. 9.11.1q:
Labrador (m, 7 Mo) mit Trikuspidalklappendysplasie. Farbdoppler-Darstellung (linke Bildhälfte) mit massivem turbulenten Refluxsignal in den rechten Vorhof. CW-Doppler (rechte Bildhälfte): holosystolisches Regurgitationssignal in gleicher Intensität wie E-/A-Welle.

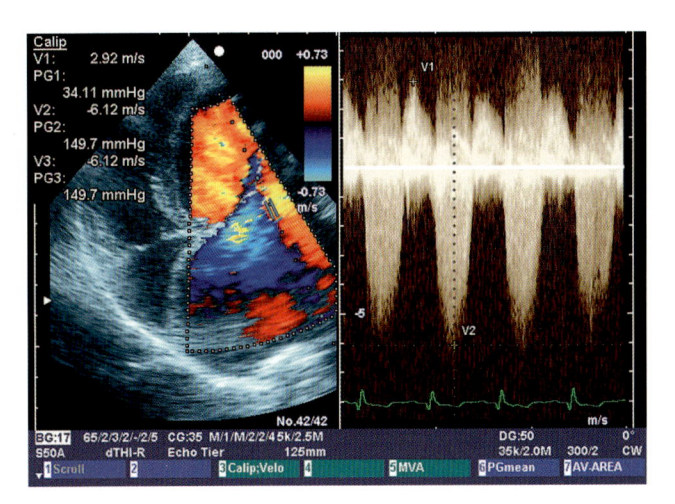

Abb. 9.11.1r:
Greyhound (m, 5 Mo) mit Mitralklappendysplasie. Farbdoppler-Darstellung (linke Bildhälfte) mit Refluxsignal (blau) in den linken Vorhof. CW-Doppler (rechte Bildhälfte): holosystolisches Regurgitationssignal in gleicher Intensität wie das Einstromprofil.

9.11.2 AV-Klappendysplasie mit Stenose

Matthias Schneider

Mitralklappendysplasie mit Stenose

Gestörte Öffnung der Mitralklappe mit daraus folgender Druckbelastung des linken Vorhofs und Lungenkongestion. Die Mitraldyplasie mit Stenose zählt bei Hund und Katze zu den sehr seltenen Herzanomalien. Sie kommt in Kombination mit der Mitralinsuffizienz (s. Kap. 9.10.1) und anderen angeborenen Erkrankungen, besonders der Subaortenstenose (s. Kap. 9.5) vor.

Belastungsinduzierte Dyspnoe, mitunter auch Synkopen.

Bullterrier.

Meist unauffällig, in schweren Fällen Dyspnoe.

Leises diastolisches Herzgeräusch am linken Apex: nur bei ca. einem Drittel der Hunde vorkommend, bei der Katze nicht wahrnehmbar.

Supraventrikuläre Extrasystolen, supraventrikuläre Tachykardie oder Vorhofflimmern beim Hund. Anzeichen einer linksatrialen Vergrößerung.

Isolierte Vergrößerung des linken Vorhofs und Lungenkongestion (Abb. 9.11.2a).

Transthorakale Anschallung.
2DE / TM-Mode. Mehr oder weniger deutliche Dilatation des linken Vorhofs bei normalem oder reduziertem linken Kammerlumen (Abb. 9.11.2b). Reduzierte diastolische Öffnungsbewegung der meist verdickten Mitralklappen. Reduzierte EF-Slope im M-Mode der Mitralklappe (Abb. 9.11.2c).

Doppler. Mitralklappe: Im Farbdoppler turbulenter diastolischer Einstrom. Beschleunigter Mitraleinstrom (E-Welle > 1,0 m/s) mit verzögertem Abfall der Einstromgeschwindigkeit (Druckabfallshalbwertzeit > 50 ms) (Abb. 9.11.2d–f). **Trikuspidalklappe:** Unauffällig.
Katheteruntersuchung. Erhöhter pulmonalkapillärer Okklusiondruck, linksatrialer Druck mit langer Druckabfallshalbwertzeit. Bei Injektion von Kontrastmittel in Pulmonalarterie füllt sich nach Lungenpassage der dilatierte linke Vorhof, reduzierte Mitralklappenbewegung wird sichtbar.

Vorsichtig bis schlecht.

Symptomatische Therapie mit Schleifendiuretika zur Reduktion der Lungenkongestion. Keine exzessive Vorlastsenkung, da ansonsten Herzleistung sinkt. Offene chirurgische Korrektur durch Kommissurotomie oder Klappenersatz nur unter Anwendung der Herzlungenmaschine möglich. Dilatation der Stenose wird in der Humanmedizin chirurgisch oder interventionell (Ballondilatation nach Zugang durch das Vorhofseptum) durchgeführt, ist in der Tiermedizin allerdings bisher selten beschrieben.

Trikuspidalklappendysplasie mit Stenose

Bei Hund treten vereinzelt Fälle von Trikuspidalklappenstenosen auf. Die Erkrankungsmerkmale sind ähnlich wie bei der Mitralklappenstenose. Es kommt zu einer Überlastung des rechten Vorhofs und in schweren Fällen zu einem kongestiven Rechtsherzversagen. Ein diastolisches Herzgeräusch findet sich selten. Die EKG-Veränderungen sind unspezifisch, die typischen Röntgen- und Ultraschall-Abnormitäten sind in den Abbildungen 9.11.2g–l wiedergegeben. In schweren Fällen kann die Ballondilatation Erfolg bringen, es besteht jedoch ein erhebliches Risiko, die Insuffizienz der Klappe zu verstärken.

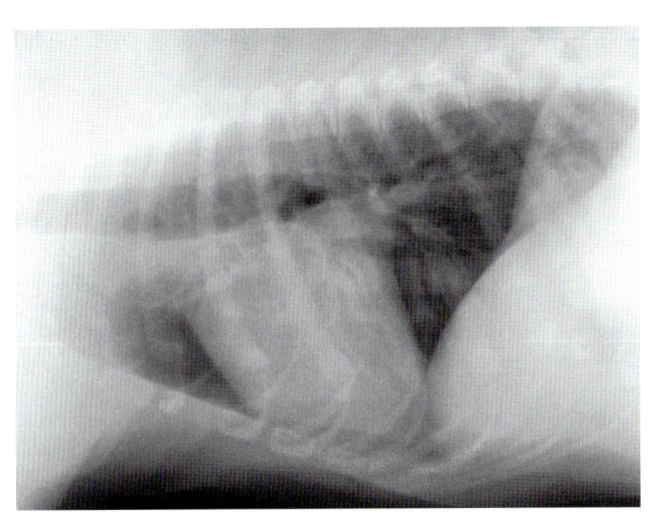

Abb. 9.11.2a
Neufundländer (w, 7 Mo) mit Mitralklappenstenose. Röntgen Thorax, latero-lateraler Strahlengang. Röntgenuntersuchung bei einer Kontrolluntersuchung. Deutliche Vergrößerung des linken Vorhofes mit leichter Verbreiterung der Lungenvenen und beginnender Stauung im Hilusbereich.

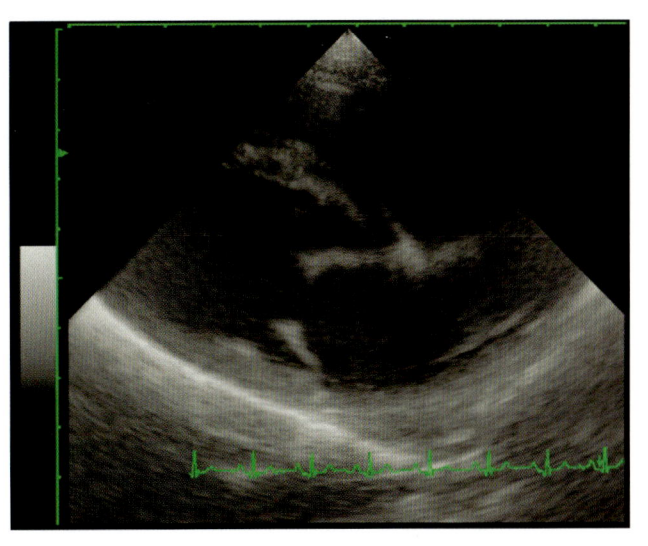

Abb. 9.11.2b:
Neufundländer (w, 7 Mo) mit Mitralklappenstenose. Rechts parasternaler 4-Kammerblick. Leichte Verdickung der Mitralklappen und leichte Dilataion des linken Vorhofes. Linker Ventrikel erscheint normal.

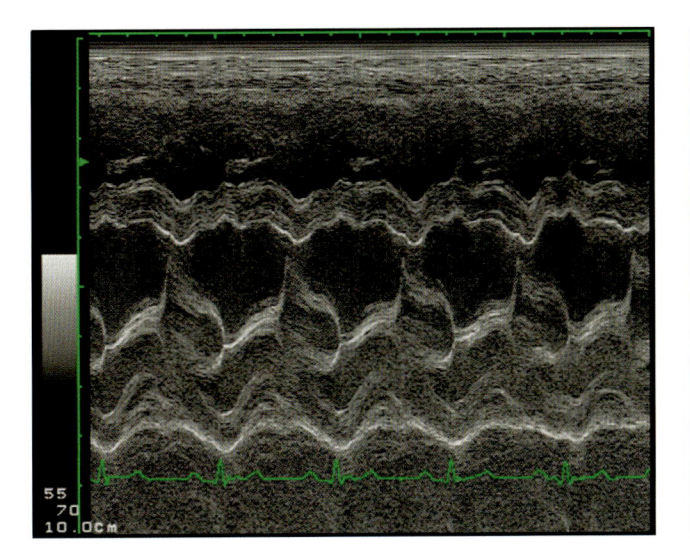

Abb. 9.11.2c:
Neufundländer (w, 7 Mo) mit Mitralklappenstenose. Rechts parasternaler TM-Mode auf Mitralklappenebene. Verdickte Mitralklappe. Abwärtsbewegung der Mitralklappe (EF-Slope) reduziert, dadurch keine isolierte A-Welle mehr sichtbar.

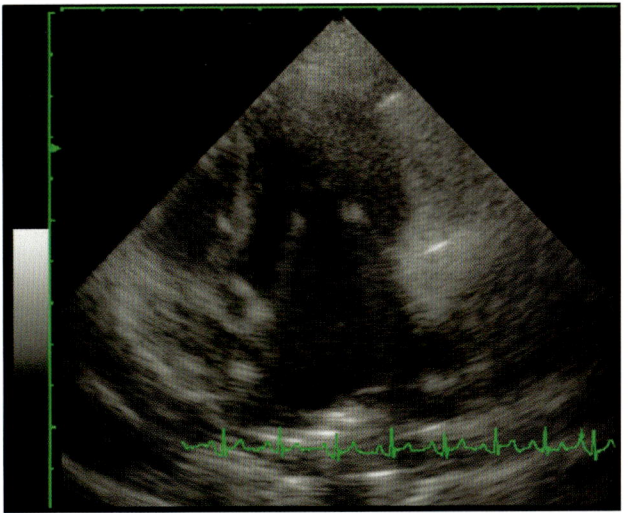

Abb. 9.11.2d:
Neufundländer (w, 7 Mo) mit Mitralklappenstenose. Links parasternaler 4-Kammerblick. In der späten Diastole separieren sich die leicht verdickten Mitralklappen nicht vollständig.

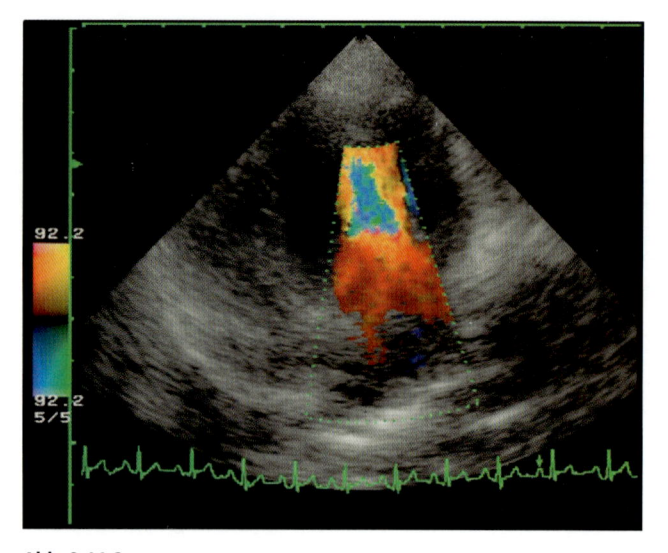

Abb. 9.11.2e:
Neufundländer (w, 7 Mo) mit Mitralklappenstenose. Farb-Doppler, links parasternaler 4-Kammerblick. Darstellung des Mitraleinstromes, auf Höhe der Mitralklappen deutliche Flussbeschleunigung mit Aliasing-Phänomen.

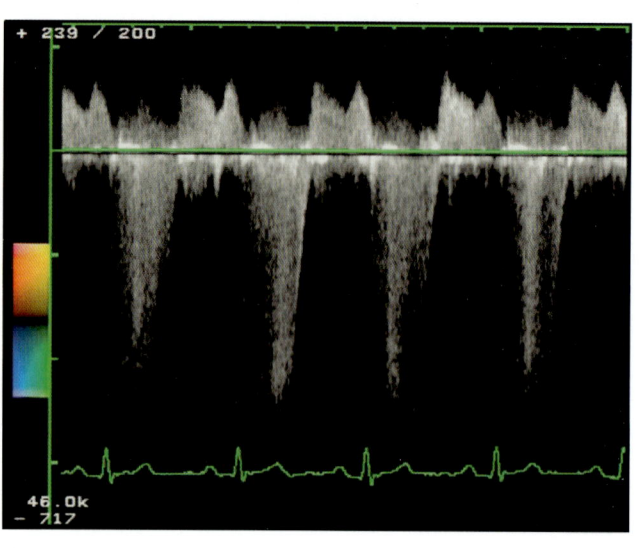

Abb. 9.11.2f:
Neufundländer (w, 7 Mo) mit Mitralklappenstenose. CW-Doppler, links parasternaler 4-Kammerblick Mitralklappeneinstrom auf etwa 1,3 m/s beschleunigt, Abfall der E-Welle verzögert. Zusätzlich besteht schwere Mitralklappeninsuffizienz.

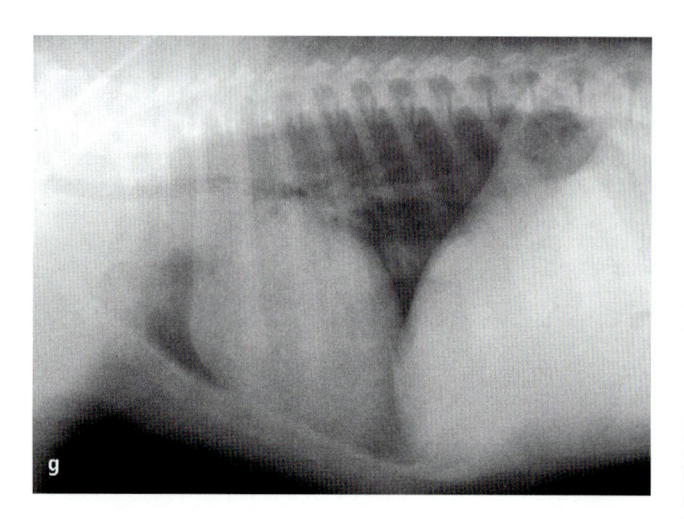

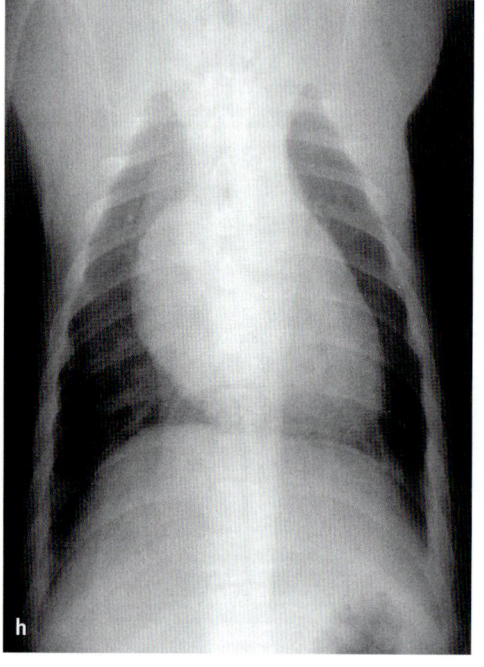

Abb. 9.11.2g, h:
Boxer (m, 6 Mo) mit Trikuspidalklappenstenose. Röntgen Thorax. (**g**) Latero-lateraler Strahlengang. Herz verbreitert und kraniale Herzkontur verstärkt gewölbt. Vena cava caudalis dicht und breit abgebildet. (**h**) Dorso-ventraler Strahlengang: prominenter rechter Vorhof (8–12 Uhr).

AV-Klappendysplasie **187**

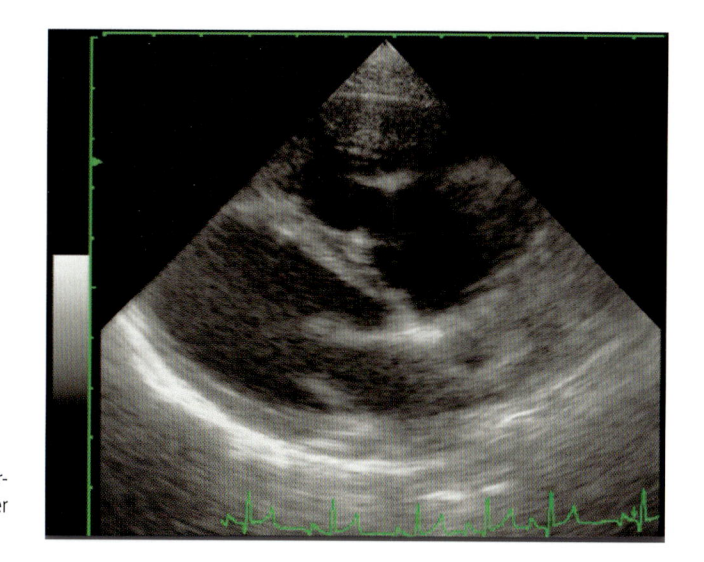

Abb. 9.11.2i:
Boxer (m, 6 Mo) mit Trikuspidalklappenstenose. Rechts parasternaler 4-Kammerblick. Trikuspidalklappen deutlich verdickt, Mitralklappen leicht verdickt. Rechter Vorhof deutlich dilatiert.

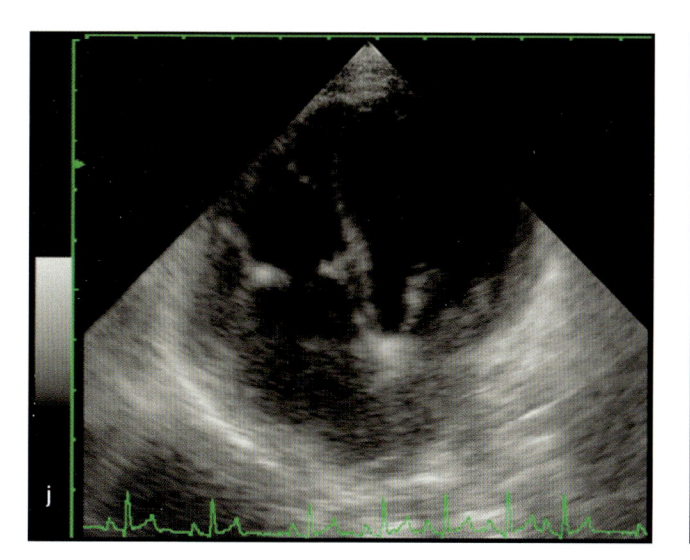

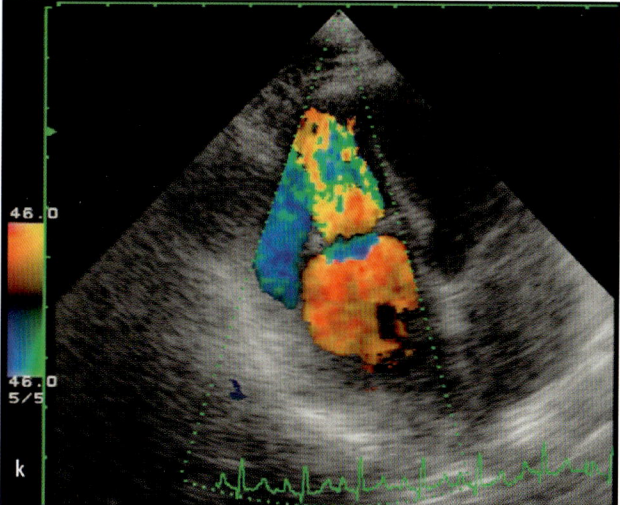

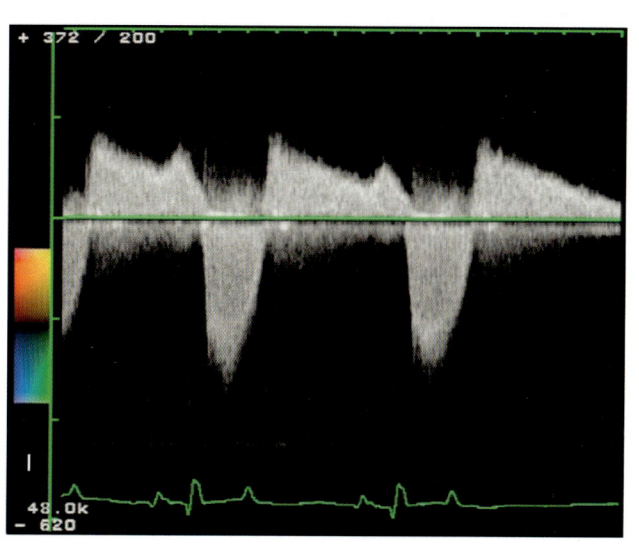

Abb. 9.11.2j–l:
Boxer (m, 6 Mo) mit Trikuspidalkappenstenose. (**j**) 2D-Echokardiogramm, links parasternaler 4-Kammerblick. In später Diastole separieren sich deutlich verdickte Trikuspidalklappen unzureichend. (**k**) Farbkodierter Doppler, links parasternaler 4-Kammerblick, Trikuspidaleinstrom. Auf Höhe der Trikuspidalklappen deutliche Flussbeschleunigung, dadurch im rechten Ventrikel Turbulenzen. (**l**) CW-Doppler, links parasternaler 4-Kammerblick. Trikuspidaleinstrom auf etwa 1,8 m/s beschleunigt, Abfall der E-Welle verzögert. Zusätzlich besteht schwere Klappeninsuffizienz.

9.12 Peritoneoperikardiale Hernie (PPH)

Marianne Skrodzki

Hemmungsmissbildung mit unphysiologischer Verbindung zwischen Perikard und Abdomen, verursacht durch einen ventralen Diaphragmadefekt und die fehlende Fusion der pleuroperikardialen Membran. Obwohl die Ätiologie der Peritoneoperikardialen Hernie bisher nicht eindeutig geklärt ist, wird sie bei Katzen auf eine Störung während der Gestation zurückgeführt. Als Folge können Leber, Gallenblase und Dünndarmanteile, seltener Milz und Magen bzw. Mesenterium aus dem Bauchraum in das Perikard verlagert werden (Abb. 9.12a, b). Die hämodynamischen Folgen variieren in Abhängigkeit vom Ausmaß der Organverlagerung und der daraus resultierenden diastolischen Füllungsbehinderung der Ventrikel.

Bei geringem Organvorfall Zufallsbefund, manchmal erst im fortgeschrittenen Lebensalter. Bei stärkerem Organvorfall: Saugverhalten bei Neugeborenen reduziert. Bei Welpen unter drei Monaten stehen retardiertes Körperwachstum mit fehlendem Spieltrieb bzw. schnelle Ermüdung und Dyspnoe im Vordergrund. Unter Umständen werden Dyspnoe und/oder Anorexie, seltener Vomitus, Diarrhoe, Lethargie sowie Zyanose oder Aszites auch erst bei älteren Tieren bemerkt.

Perserkatzen. (Abb. 9.12c). Bei Hunden weder Rasse- noch Geschlechtsdisposition bekannt.

Schweregrad, Zeitpunkt des Auftretens sowie Art der Symptome sehr variabel und bestimmt vom Ausmaß der Verlagerung sowie den verlagerten Organen und der diastolischen Füllungsbehinderung des Herzens. Neben perakutem Verlauf mit Todesfolge auch jahrelange Symptomarmut bzw. Symptomlosigkeit möglich. Gastrointestinale, respiratorische, kardiovaskuläre und/oder hepatogene Symptome unterschiedlicher Ausprägung treten auf.

Unauffällig oder pathologische Atemgeräusche und/oder gedämpfte bzw. fehlende Herztöne auf einer oder beiden Thoraxseiten. Bei gleichzeitiger Herzinsuffizienz systolische Herzgeräusche möglich.

Meist unauffällig. Niedervoltage bei ausgeprägtem Organvorfall (Hund), Anzeichen einer Linksherzbelastung und/oder Arrhythmien infolge Herzinsuffizienz möglich. Aufgrund perikardialer Hypertension bzw. konstriktiver Wirkung intraperikardialer Organe können auch Hinweise auf eine Rechtsherzbelastung bzw. Achsenabweichungen des Frontalvektors nach rechts registriert werden.

Im seitlichen Strahlengang das »dorsale peritoneoperikardiale mesotheliale Remnant« (DPMR) als Repräsentant der dorsalen Begrenzung der Hernie mit mehr oder weniger vergrößerter und ovoider Herzsilhouette (Abb. 9.12f). Genauere Lokalisation der Lage von intraperikardialen Abdominalorganen im dorso-ventralen oder ventrodorsalen Strahlengang (Abb. 9.12g). Typisch sind auch die dorsale Verlagerung der Trachea, der diskontinuierliche Verlauf des Zwerchfellschattens und die inhomogene kardiale Schattendichte.

Bei Vorfall von Darmabschnitten bzw. Magen gashaltige Aufhellungen im Bereich des Herzschattens (Abb. 9.12d, e). In fraglichen Fällen können zusätzlich Positivkontrast-Peritoneographie oder Kontrastmitteluntersuchungen nach peroraler Bariumsulfatgabe eine diagnostische Hilfe sein.

Untersuchungsmethode der Wahl. Charakteristisches Echomuster ermöglicht Identifizierung besonders von Milz, Leber und Gallenblase sowie die Beurteilung des Ausmaßes des Organvorfalls (Abb. 9.12h). Zur Erfassung möglicher Herz-Kreislauf-Veränderungen notwendig.

Überwiegend unauffällig, bei Leberschädigung u. U. deutliche Erhöhung aller Leberenzyme.

Bei sehr geringem Organvorfall u. U. nur symptomatisch. Sonst chirurgische Korrektur mit Rückverlagerung der Organe aus dem Perikard ins Abdomen und anschließendem Verschluss der Zwerchfellslücke.

Gut bis infaust, abhängig vom Ausmaß der Herniation, vom Alter des Patienten und dem Schweregrad der Herz-Kreislauf-Veränderungen. Sonographische und röntgenologische Kontrolluntersuchungen (Abb. 9.12i, j) wenige Tagen bzw. Wochen postoperativ unbedingt notwendig.

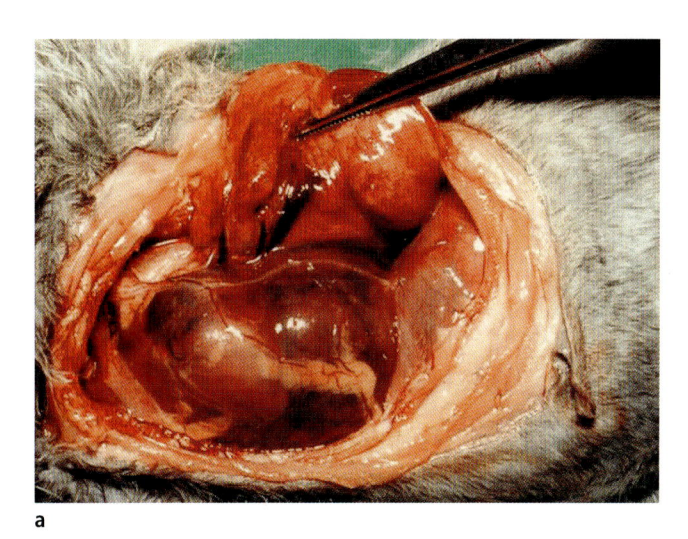

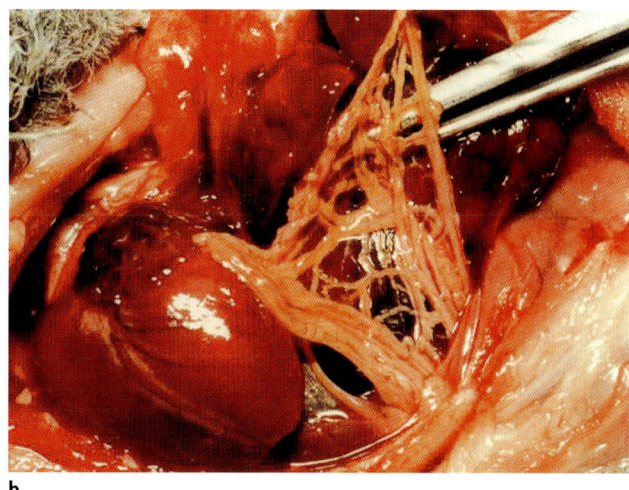

Abb. 9.12a, b:
Perserkatze (w, 6 Wo) mit PPH. Pathologisch-anatomisches Bild. (**a**) Blick in den linksseitig eröffneten Thorax mit nach dorsal abgehobener Lunge. Extrem vergrößerter Herzbeutel nimmt größten Teil der linken Brustkorbhälfte ein und ist mit Diaphragma verwachsen. (**b**) Perikard eröffnet und nach dorsal geklappt. Vorgefallenes Netz überdeckt teilweise die ebenfalls vorgefallenen Leberanteile und Duodenalschlingen. Kranial relativ großes Herz erkennbar.

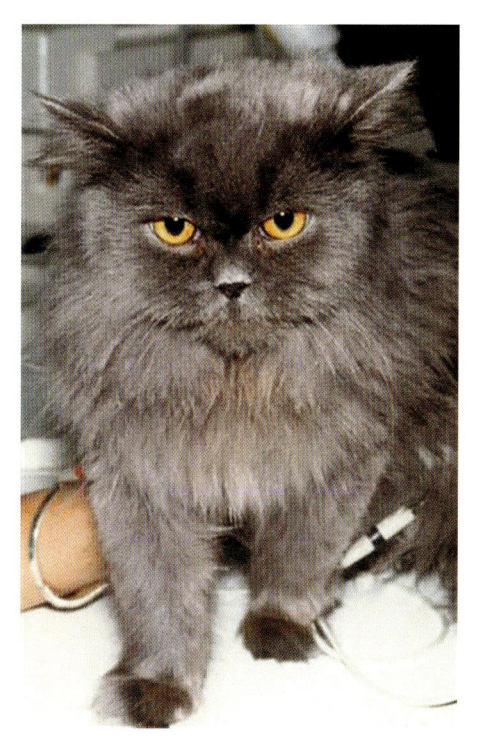

Abb. 9.12c:
Perserkatze (mk, 1 J) mit PPH. Das Tier ist in seiner körperlichen Entwicklung retardiert und musste bisher mit breiiger Nahrung zwangsgefüttert werden.

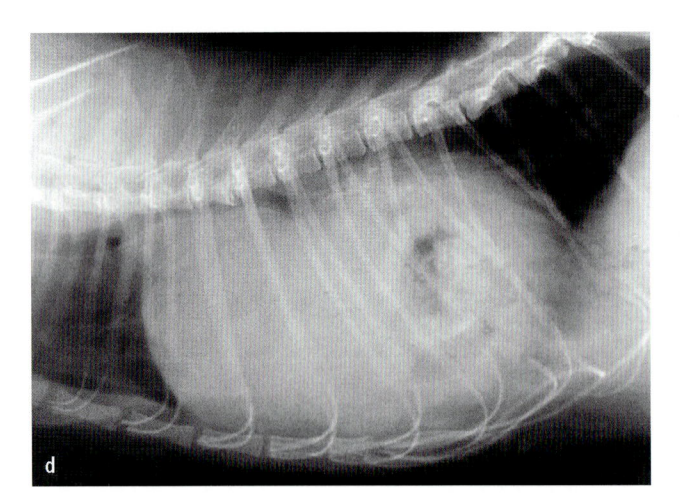

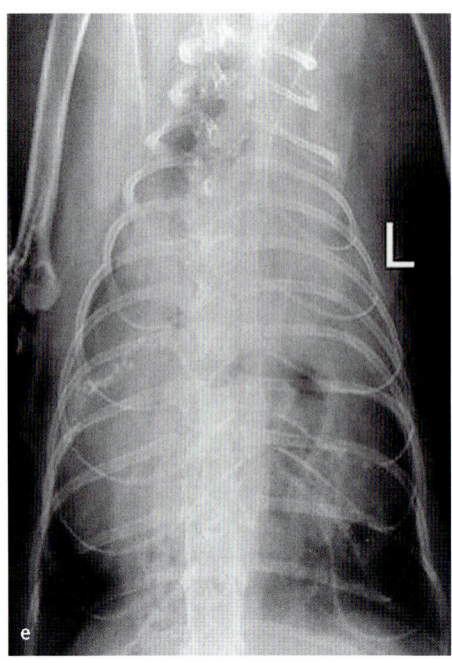

Abb. 9.12d, e:
Perserkatze (wk, 6 J) mit PPH. Thoraxaufnahme (**d**) in latero-lateraler und (**e**) in dorso-ventraler Projektion mit stark vergrößerter, inhomogener Herzsilhouette und konturierten gas- bzw. lufthaltigen Aufhellungen.

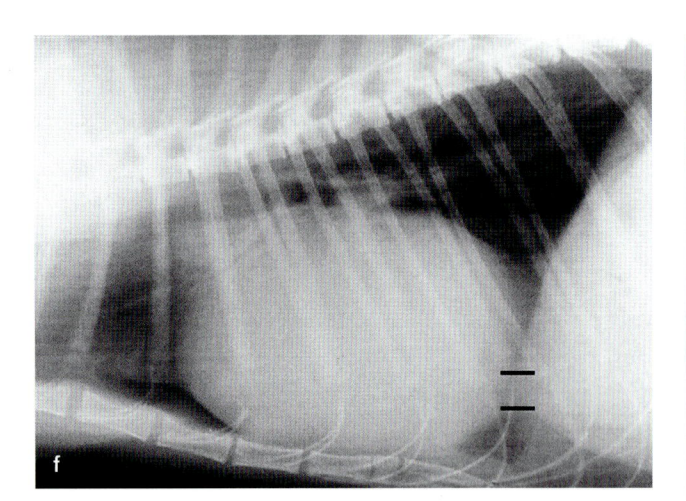

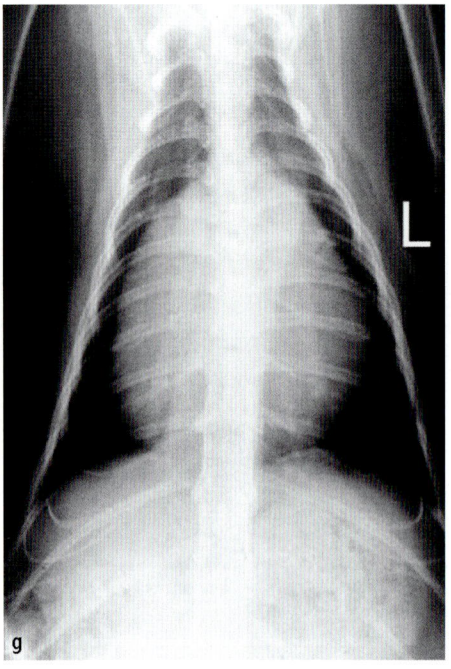

Abb. 9.12f, g:
Perserkatze (mk, 1 J) mit PPH. Präoperative Thoraxaufnahme (**f**) Latero-lateraler Strahlengang mit vergrößerter ovoider Herzsilhouette. Als »DPMR« bezeichnetes mesotheliales Gewebe (=) verläuft als Verbindung zwischen Abdomen und Perikard duch den Defekt im Diaphragma. (**g**) Ventro-dorsaler Strahlengang mit beidseitiger Vergrößerung der homogenen Herzsilhouette.

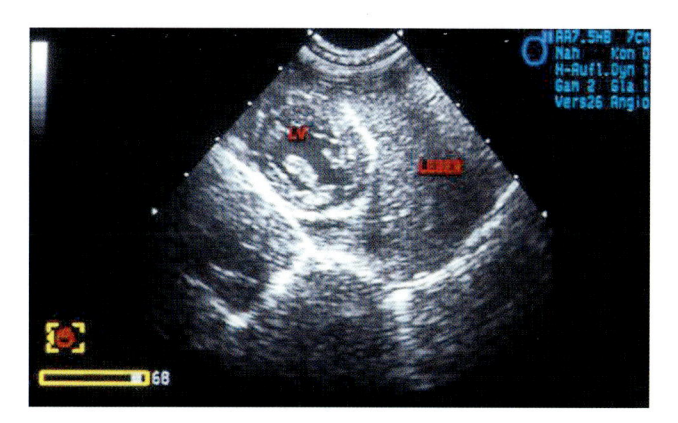

Abb. 9.12h:
Perserkatze (mk, 1 J) mit PPH. Im 2D-Echokardiogramm intraperikardial gelegenes Lebergewebe mit organtypischem Echomuster, dem linken Ventrikel anliegend. Geringer Perikarderguss.

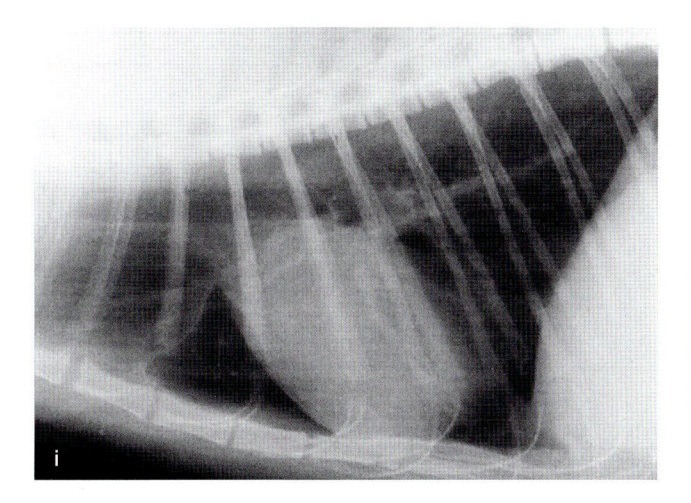

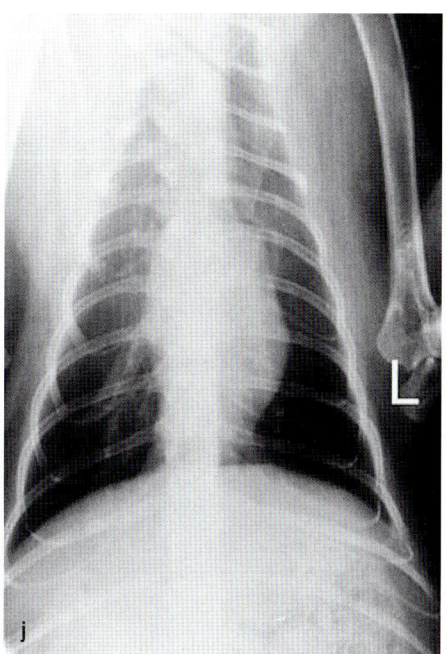

Abb. 9.12i, j:
Perserkatze (mk, 1 J) mit PPH. Thoraxaufnahmen zwei Wochen postoperativ (**i**) in latero-lateraler und (**j**) in dorso-ventraler Projektion mit der in Größe und Form nahezu unauffälligen Herzsilhouette.

9.13 Persitierender rechter Aortenbogen und andere Gefäßringmissbildungen

Matthias Schneider

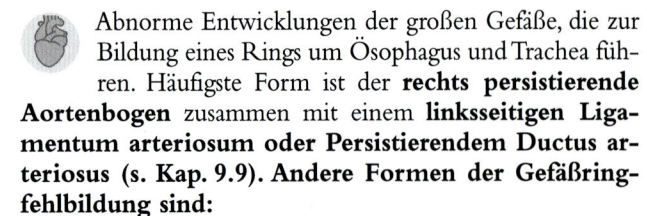

Abnorme Entwicklungen der großen Gefäße, die zur Bildung eines Rings um Ösophagus und Trachea führen. Häufigste Form ist der **rechts persistierende Aortenbogen** zusammen mit einem **linksseitigen Ligamentum arteriosum oder Persistierendem Ductus arteriosus** (s. Kap. 9.9). Andere Formen der Gefäßringfehlbildung sind:
- linksseitiger Aortenbogen mit rechtsseitigem Ligamentum arteriosum
- Dorsalverlagerung der A. subclavia dextra
- doppelt angelegter Aortenbogen

Infolge der Ösophagusobstruktion entwickelt sich eine prästenotische Dilatation und klinisch zeigt sich Regurgitieren. Relativ häufiger Defekt beim Hund, bei der Katze dagegen selten beschrieben.

Patienten zeigen Regurgitieren meist bei Aufnahme des ersten Festfutters. Durch mangelnde Energieaufnahme reduzierte Gewichtsentwicklung. Dyspnoe kann durch gleichzeitige Einengung der Trachea, meist aber durch Aspirationspneumonie erklärt werden.

Für DSH und Irish Setter wird eine Disposition angenommen.

Schlechter Ernährungszustand, evtl. auch Dehydratation. Manchmal dilatierter Ösophagus beim Schluckakt im Halsbereich zu sehen oder zu tasten.

Gefäßringmissbildung selbst löst kein Herzgeräusch aus, bei gleichzeitigem Persistieren des Ductuslumens kann systolisch-diastolisches Geräusch auftreten, oftmals fehlt dieses aber, weil der Ductus unter starker Spannung steht. Rasselnde Lungengeräusche lassen Aspiration vermuten.

In der Regel unauffällig.

Nativaufnahme zeigt mit Luft, Flüssigkeit oder Futterbestandteilen gefüllte Dilatation des Ösophagus vor der Herzbasis. Diese mitunter bei sehr kleinen Welpen durch Überlagerungen mit Gliedmaße und Thymus schwierig zu erkennen (Abb. 9.13a, b). In solchen Fällen macht orale Kontrastgabe Dilatation des intrathorakalen Ösophagus bis zur Herzbasis deutlich sichtbar (Abb. 9.13c). Manchmal auch Halsteil des Ösophagus, selten Teil kaudal des Herzens dilatiert. Bei Persistieren des Ductuslumens Vergrößerung der linken Herzseite. Bei Aspirationspneumonie Lungenveränderungen zu finden. Trachea mitunter zu schmal.
Differentialdiagnose: Idiopathischer Megaösophagus.

Transthorakale Anschallung.
2DE / TM-Mode: Gefäßringmissbildung lässt sich echokardiographisch nicht nachweisen.
Doppler: Mitunter sehr schmaler, laminarer retrograder Fluss in der Pulmonalarterie als Ausdruck eines sehr kleinen persistierenden Ductus arteriosus. Fehlen eines solchen Farbdoppler-Signals widerlegt das Persistieren des Ductuslumens aber nicht.
CT-Angiographie und Katheteruntersuchung: CT-Angiographie Mittel der Wahl zur exakten Darstellung des Gefäßrings. Beim rechts persistierenden Aortenbogen liegt Arteria thoracica rechts der Wirbelsäule und rechts des Ösophagus (Abb. 9.13d, e, f). Auch alle anderen Gefäßringfehlbildungen im CT sehr gut darzustellen. Wenn kein CT verfügbar, Angiographie des Aortenbogens in beiden Ebenen möglich bei unklaren Veränderungen. Durch Sonde im Ösophagus kann relative Lage des Aortenbogens gut beurteilt werden.

Therapie der Wahl: Durchtrennung des »Ligamentum arteriosum« nach vorheriger beidseitiger Ligatur, da das Persistieren eines Ductuslumens durch die Spannung mittels Farbdoppler, CT-Angiographie und intraoperativ mitunter nicht sicher ausgeschlossen werden kann. Im Anschluss Weitung des Ösophagus im Bereich der Striktur mit einem Ballon im Lumen, entfernen eventueller Bindegewebsstränge an der Ösophaguswand. Trotz guter operativer Erfolgsrate ist Langzeitprognose sehr unterschiedlich und abhängig vom Ausmaß der Ösophagusdilatation. Durch Fütterung in erhöhter Position kann die Mehrzahl der Patienten guten klinischen Erfolg verzeichnen.

Ohne Korrektur schlecht.

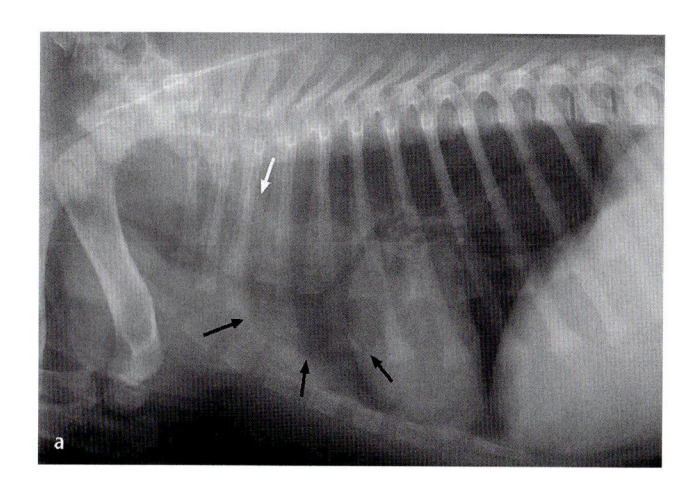

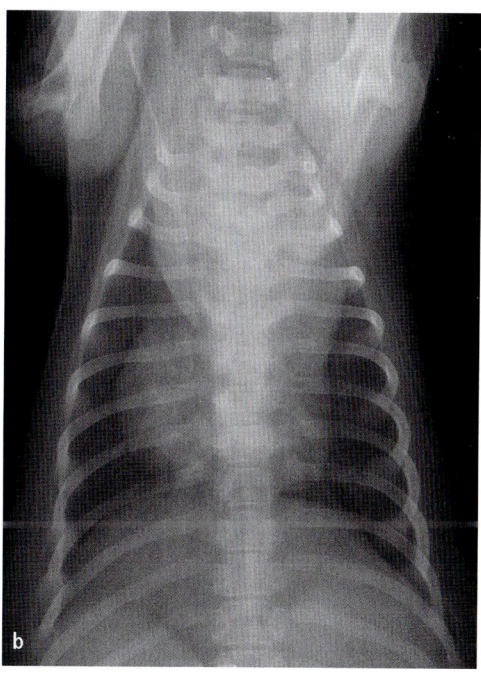

Persitierender rechter Aortenbogen und andere Gefäßringmissbildungen **193**

Abb. 9.13a, b:
Australian Shepherd (w, 5 Wo) mit Ringfehlbildung durch rechts persistierenden Aortenbogen. Röntgen Thorax. (**a**) In latero-lateraler (rechts anliegender) Aufnahme schmales Herz, Luftröhre nach ventral verdrängt, kraniales Mediastinum nicht abgrenzbar. Ösophagus zeigt massive präkardiale Ausweitung (schwarze Pfeile) und ist dort z. T. mit Futterpartikeln gefüllt (weißer Pfeil). Kaudal des Herzens Ösophagus nicht dargestellt. (**b**) In dorsoventraler Aufnahme gesamtes kraniales Mediastinum vom Weichteilschatten des Ösophagus überlagert.

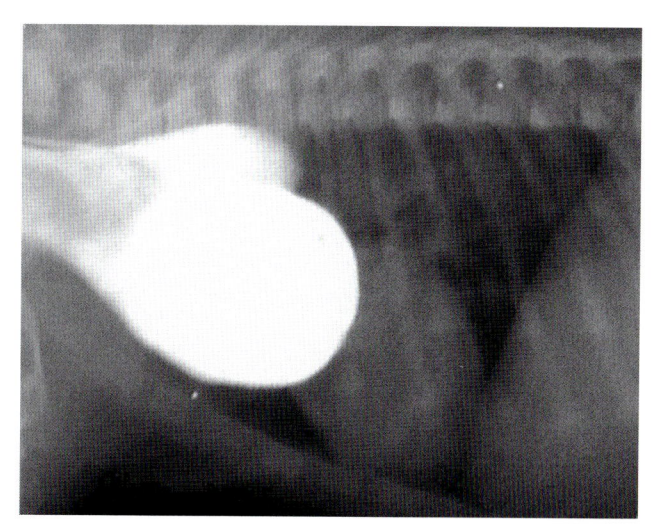

Abb. 9.13c:
Australian Shepherd (w, 5 Wo) mit Ringfehlbildung durch rechts persistierenden Aortenbogen. Durchleuchtungsaufnahme mit Jod-Kontrast-Darstellung des Ösophagus, latero-lateraler Strahlengang. Jod-Kontrastmittel wurde über Sonde in Ösophagus gegeben. Dieser ist bis zur Herzbasis massiv dilatiert. Es geht kein Kontrast in den hinteren Ösophagusanteil über.

Abb. 9.13d, e, f:
Australian Shepherd (w, 5 Wo) mit Ringfehlbildung durch rechts persistierenden Aortenbogen. CT-Angiographie sagittale, dorsale und axiale Ebene. In der sagittalen (**d**) und dorsalen (**e**) Ebene zeigt sich Dilatation des Ösophagus (D) bis zur Aorta (weißer Pfeil): In dorsaler Ebene ist Übergang von der Dilatation (D) zum normalen Teil der Ösophagus (weißer Pfeil) erkennbar. Persistierendes Lumen des Ductus arteriosus ist nicht darstellbar. In der axialen (**f**) und dorsalen Ebene ist Lage der Aorta (weißer Pfeil) rechts des Ösophagus (schwarzer Pfeil) und in der axialen auch rechts der Wirbelsäule sicher zu diagnostizieren.

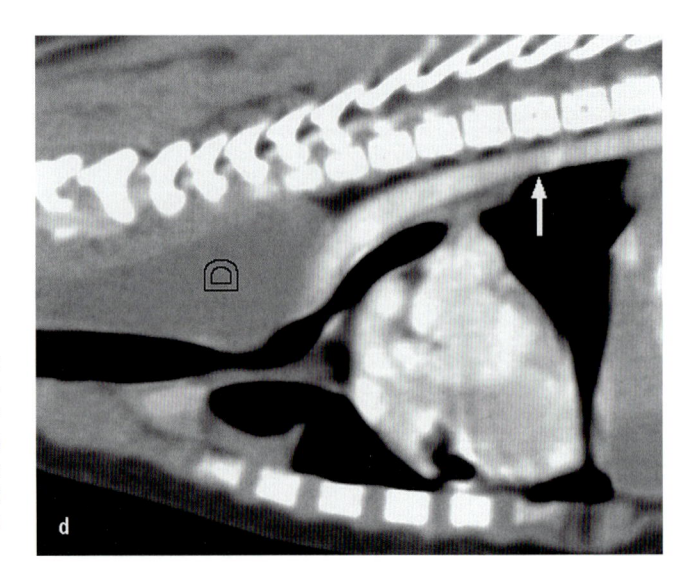

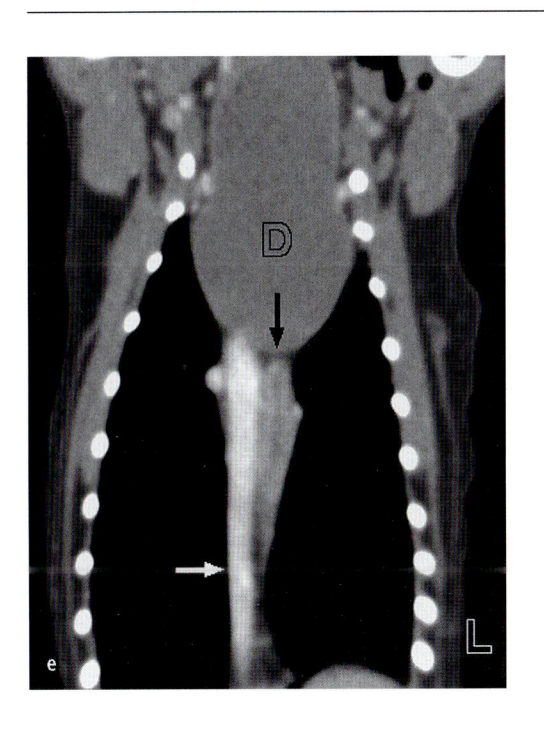

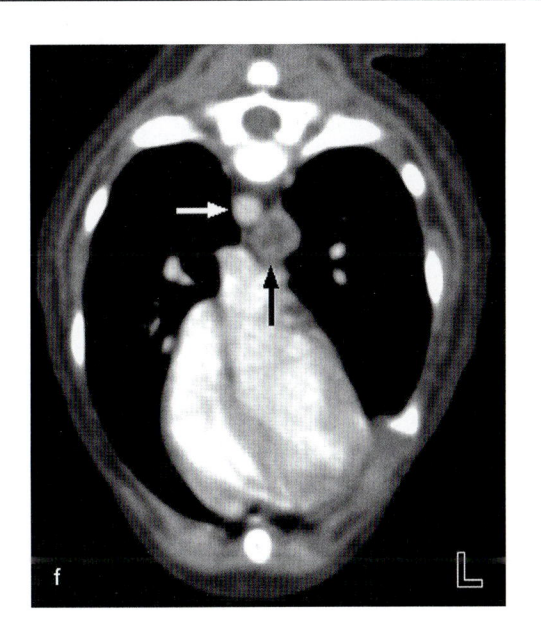

Persitierender rechter Aortenbogen und andere Gefäßringmissbildungen **195**

9.14 Truncus arteriosus communis persistens

Marianne Skrodzki

Der persistierende Truncus arteriosus ist die Folge eines Septationsfehlers während der Embryonalzeit. Aus beiden Kammern, jedoch hauptsächlich aus dem linken oder dem rechten Ventrikel, entspringt nur ein gemeinsames Gefäß mit drei Taschenklappen über einem großen membranösen Ventrikelseptumdefekt. Der Abgang der beiden Pulmonalarterien erfolgt direkt aus dem persistierenden Truncus arteriosus, der als Aorta weiter verläuft (Abb 9.14a).

»Kümmerer«, meist plötzliche Todesfälle innerhalb der ersten Lebenstage oder Wochen, bei längerer Überlebenszeit schwere Dyspnoe und Inappetenz.

Seltene Missbildung ohne Rasse- oder Geschlechtdisposition

Körperliche Entwicklung retardiert. Häufig schlechter Ernährungszustand, oft Atemnot, Zyanose.

Systolisches Herzgeräusch über beiden Thoraxseiten.

Hinweise auf Rechtsherzbelastung mit Negativitätsbewegungen in den Extremitätenableitungen und in den Brustwandableitungen (Ableitung V4, Abb. 9.14b). Auch Anzeichen einer biventrikulären Belastung möglich.

Biventrikuläre Herzbelastung bzw. Rechtsherzvergrößerung (Abb. 9.14c, d) mit deutlicher Gefäßzeichnung beim Links-Rechts-Shunt. Durch semiselektive Angiokardiographie kann Diagnose bestätigt werden (Abb. 9.14e, f, g).

2DE. In parasternaler Längsachsendarstellung und 4-(5-) Kammerblick Nachweis eines singulären großen arteriellen Gefäßes (Truncus) mit Ursprung an der Herzbasis über einem Ventrikelseptumdefekt reitend (Abb. 9.14h). Die Truncusklappe kann tetra-/trikuspid sein. In parasternaler Kurzachsendarstellung lässt sich der Truncus verfolgen. Die A. pulmonalis entspringt ohne erkennbare Klappen der Wand des Truncus (Differentialdiagnose: Fallot'sche Tetralogie).
CFD: Shuntdarstellung des Ventrikelseptumdefektes.

Infaust.

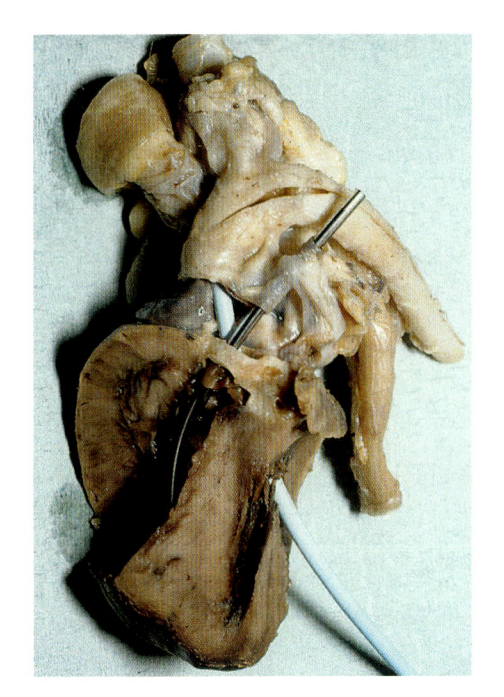

Truncus arteriosus communis persistens **197**

Abb. 9.14a:
BKH-Katze (w, 7 Mo) mit Truncus arteriosus communis persistens. Ein blauer Katheter wurde vom linken Ventrikel aus in den Truncus platziert. Ein zweiter Katheter wurde durch den die Lunge versorgenden Gefäßstumpf vorgeschoben.

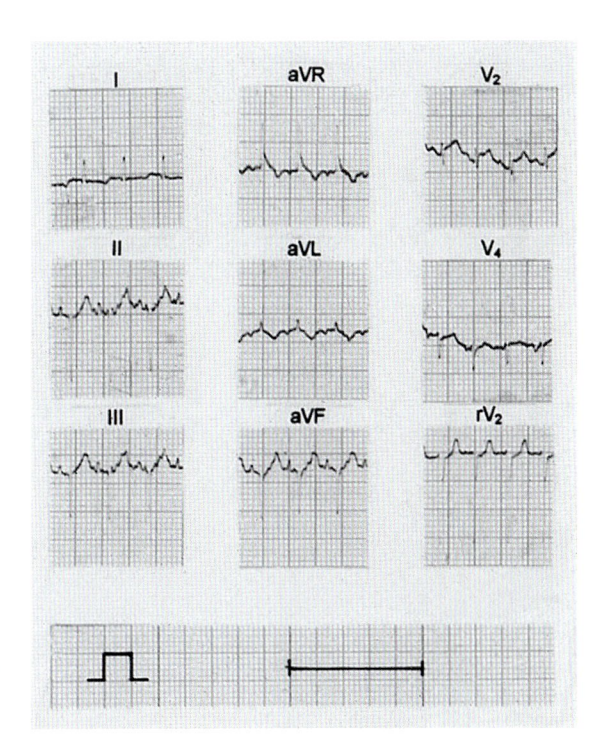

Abb. 9.14b:
BKH-Katze (w, 7 Mo) mit Truncus arteriosus communis persistens. Alle EKG-Ableitungen weisen auf eine rechtsventrikuläre Belastung hin. QS-Komplexe von 0,6 mV in Ableitung I, tiefe S-Zacken in Ableitung II, III, aVF, V_2 und V_4 sowie ausschließlich positive Kammerkomplexe in Ableitung aVR, überhöhte T-Wellen.

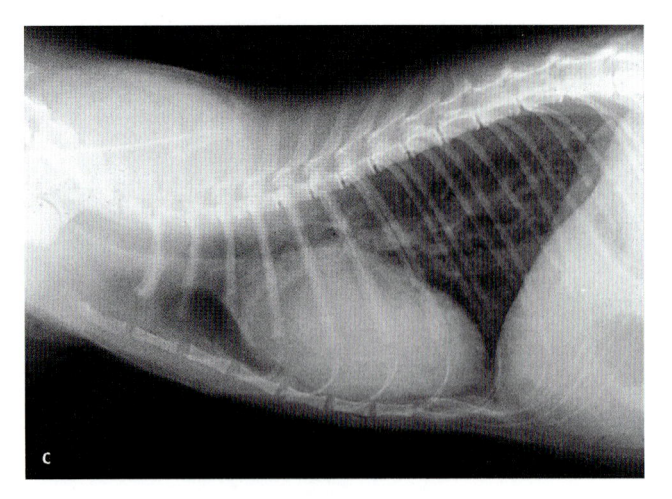

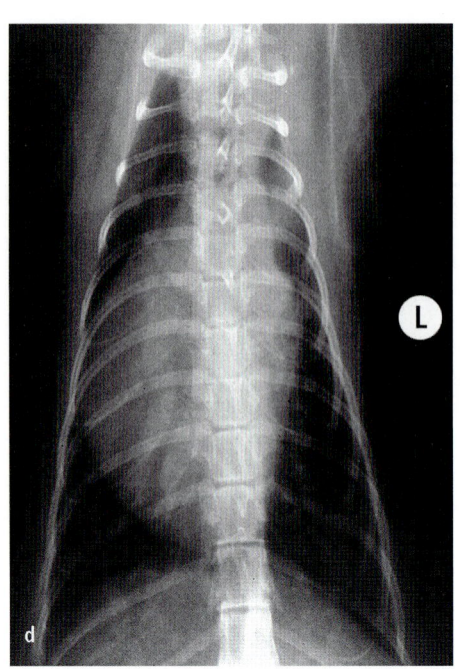

Abb. 9.14c, d:
BKH-Katze (m, 6 Mo) mit Truncus arteriosus communis persistens. Röntgen Thorax. (**c**) Im latero-lateralen Strahlengang Herzsilhouette auf fünf ICR verbreitert, Lungengefäße deutlich gezeichnet und teilweise geschlängelt. (**d**) In ventro-dorsaler Projektion Kardiomegalie mit nahezu an rechter Thoraxwand anliegender rechter Herzsilhouette.

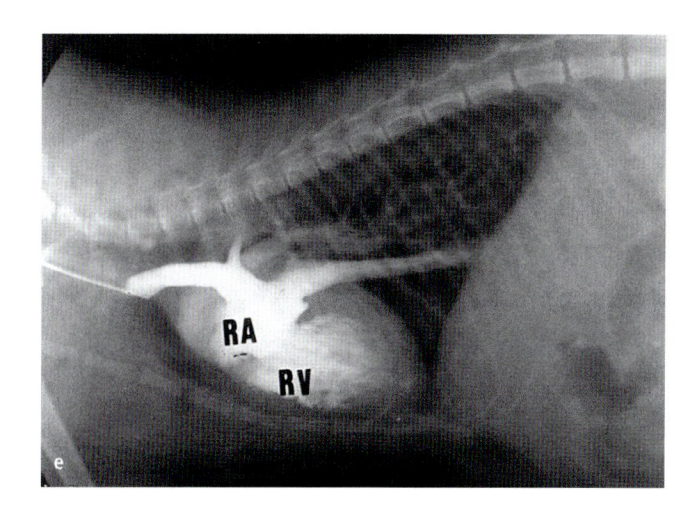

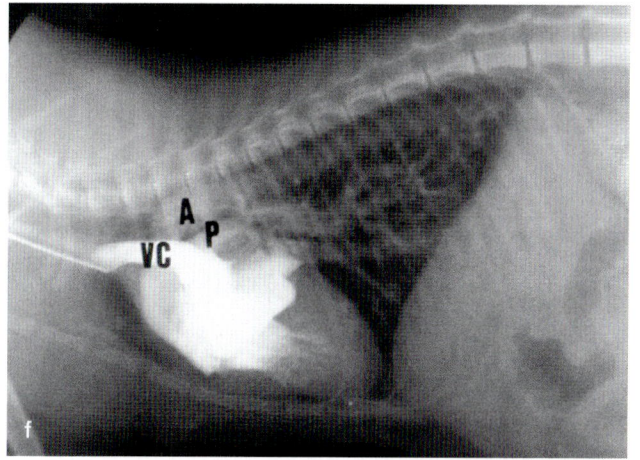

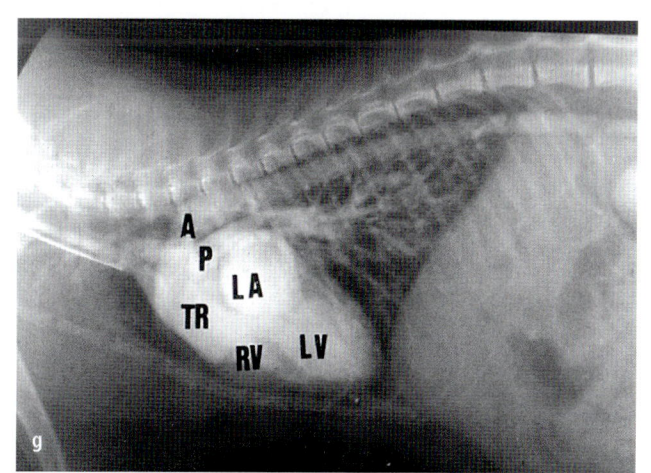

Abb. 9.14e–g:
BKH-Katze (w, 7 Mo) mit Truncus arteriosus communis persistens. Angiographie mit Kontrastmittelinjektion in V. cava cranialis (VC), 4 Bilder/Sek. (**e**) Darstellung des großen rechten Atriums und des weitlumigen rechten Ventrikels, Aorta (A) und Pulmonalarterie (P) beginnen sich mit kontrasthaltigem Blut zu füllen. (**f**) Truncus arteriosus communis (TR) wird vom rechten und linken Ventrikel gefüllt. Aus dem Truncus entspringt kaum entwickelte Pulmonalarterie (P), linkes Atrium und linker Ventrikel sind relativ groß und weit.

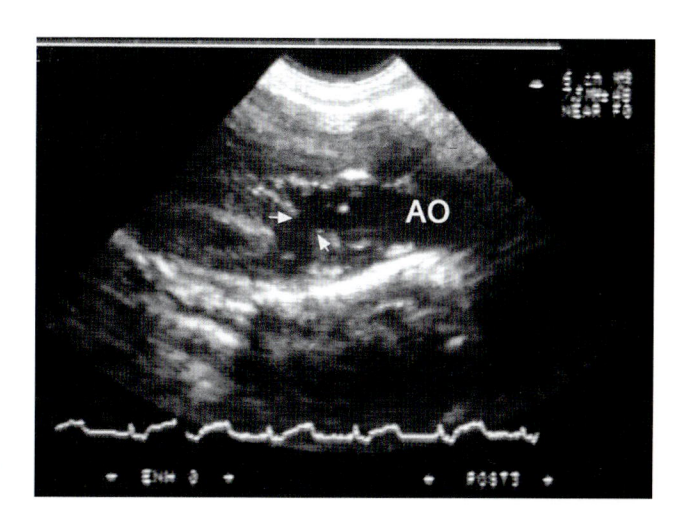

Abb. 9.14h:
BKH-Katze (w, 7 Mo) mit Truncus arteriosus communis persistens. 2D-Echokardiographie in rechts parasternaler Längsachsendarstellung mit der über einem Ventrikelseptumdefekt (Pfeile) reitenden Truncus (TR).

10 Erworbene Herzerkrankungen und Herzerkrankungen mit genetischer Spätexpression

10.1 AV-Klappenerkrankungen

10.1.1 Degenerative AV-Klappenerkrankungen

Ralf Tobias

Der Mitralklappenapparat besteht aus den beiden Segelklappen zwischen linkem Vorhof und Kammer, subvalvulär gehören die Chordae tendineae und die Papillarmuskeln dazu. Die Trikuspidalklappe besteht aus drei Segeln zwischen rechtem Vorhof und rechter Kammer. Degenerative Veränderungen der AV-Klappen sind bei kleineren Hunderassen die häufigste Ursache für eine Herzinsuffizienz, der Befund ist jedoch auch bei großen Rassen festzustellen. **Synonyme** sind u.a. Endokardiose und myxomatöse AV-Klappenerkrankung.

Durch die degenerative Erkrankung des Klappenapparates kommt es zur Schließunfähigkeit und Undichtigkeit der Mitral- und/oder Trikuspidalklappensegel mit Blutregurgitation in die jeweiligen Atrien. **Ursachen** können sein: Prolaps mindestens eines Klappensegels, Verdickung, Verkürzung der Klappensegel ggf. unter Mitbeteiligung der Chordae tendineae sowie der Papillarmuskeln, Chordaeruptur.

Je nach Ausprägung der Regurgitation in die Atrien kommt es früher oder später im Krankheitsverlauf zu Stauungen im kleinen und/oder großen Kreislauf (Abb. 10.1.1a). Das Refluxvolumen ist abhängig von der Größe des AV-Klappenvitiums, vom Druckgradienten zwischen Ventrikel und Atrium sowie vom zeitlichen Beginn der Kammerkontraktion und der Öffnung der Aortenklappen.

Husten und/oder Atemnot in Ruhe oder bei Belastung, in frühen Morgenstunden oder nocturnal mit Unruhe. Kollaps mit und ohne Bewusstseinsverlust. Auffällige Zunahme des Bauchumfangs. Inappetenz. Spontaner Herztod möglich.

Disposition bei kleinen Hunderassen, insbesondere chondrodystrophen Typs: Dackel, Pudel, Cavalier King Charles Spaniel. Außerdem Beagle, Terrier, Whippet. Auch bei großwüchsigen Hunderassen anzutreffen, aber sehr viel seltener. Rüden häufiger betroffen als Hündinnen.

Vergleiche hierzu NYHA-, ISACH- und CHIEF-Stadien der Linksherz-/Rechtsherzinsuffizienz (s. Kap. 2.6). Asymptomatisch, Husten, Dyspnoe, Aszites, selten Gliedmaßenödeme.

Holosystolisches, meist bandförmiges Geräusch. Lokalisation Mitralklappeninsuffizienz: linke Thoraxseite, 5. ICR in Höhe der Knorpel-Knochen-Grenze, Trikuspidalklappeninsuffizienz: rechte Thoraxseite, 4. ICR sternumnah. Je nach Lautstärkegrad können Mitralgeräusche zur anderen Thoraxseite ausstrahlen, was evtl. zur Fehleinschätzung bezüglich der Zahl der erkrankten Klappen führt. Arrhythmien möglich.

Sinusarrhythmie, Sinusrhythmus, P mitrale (Abb. 10.1.1b), P pulmonale, Vorhofextrasystolen (Abb. 10.1.1c), Vorhofflimmern, AV-Blockierungen, Zeichen der linksventrikulären/rechtsventrikulären Vergrößerung.

Abhängig vom Schweregrad der Klappeninsuffizienz: keine signifikanten Veränderungen, atriale Vergrößerung mit und ohne Elevation der Trachea oder Y-Aufteilung der Stammbronchien, Vergrößerung der Herzsilhouette im Ventrikelbereich bei starker Volumenüberlastung (Abb. 10.1.1d). Stauungen unterschiedlichen Grades im Lungenfeld: Verhältnis des Füllungszustands von Spitzenlappenarterie und -vene 1:1, interstitielle Verschattungen bis hin zu allen Formen des stauungsbedingten Lungenödems (Abb. 10.1.1e, f), Liquidothorax, Aszites.

2DE. Normalbefund AV-Klappen: Dicke im niedrigen Millimeter-Bereich, glatt, weniger echogen als das Perikard, aber echogener als das Myokard, Bewegungen können leicht im 2DE und TM-Mode verfolgt werden. Ansatz der Chordae tendineae an Klappensegeln darf nicht mit Endokardiosen verwechselt werden. Mitral- und Trikuspidalklappe werden im rechts parasternalen und links apikalen Blick untersucht.

Mitralklappe: im Kurzachsenblick typische »Fischmaulkonfiguration« in maximaler Diastole, »Hantelform« in Systole (Abb. 6.2.1, 6.2.2). Im Längsachsenblick (*Long Axis View*, LAV) AV-Klappensegel, insbesondere auch subvalvulärer Apparat, besonders gut zu beurteilen. **Trikuspidalklappe:** Güte der Beurteilung abhängig von Nahfeldauflösung des Geräts (s. Kap. 6).

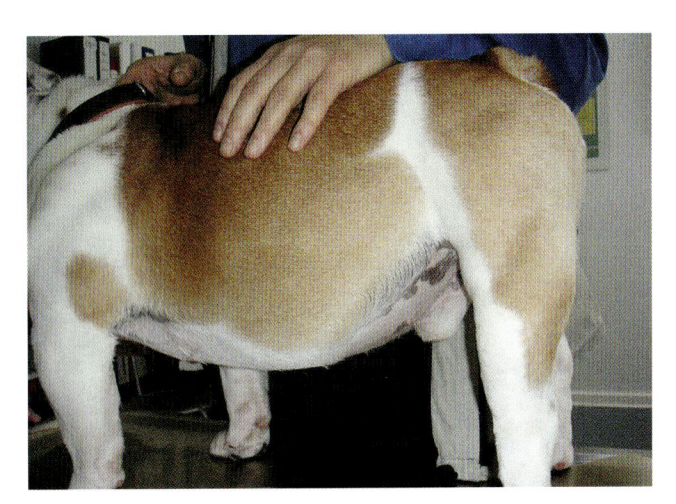

Abb. 10.1.1a:
Bulldogge (m, 9 J) mit Mitral- und Trikuspidalklappendegeneration. Bedingt durch Aszites angeschwollener Leibesumfang mit harter Bauchdeckenspannung.

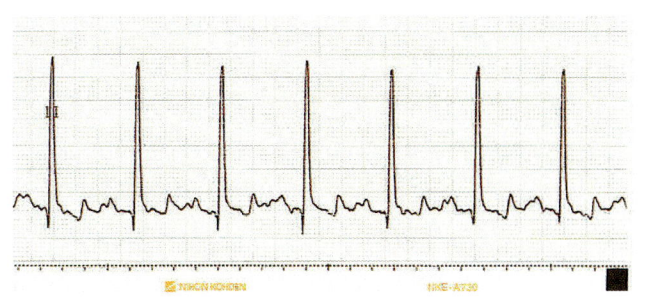

Abb. 10.1.1b:
Galgo Espanol (m, 7 J) mit Mitralklappendegeneration. EKG Einthoven-Ableitung II (Papiervorschub 50 mm/s, Eichung 1 cm = 1 mV). Gekerbtes P mit Verlängerung der P-Dauer (P mitrale).

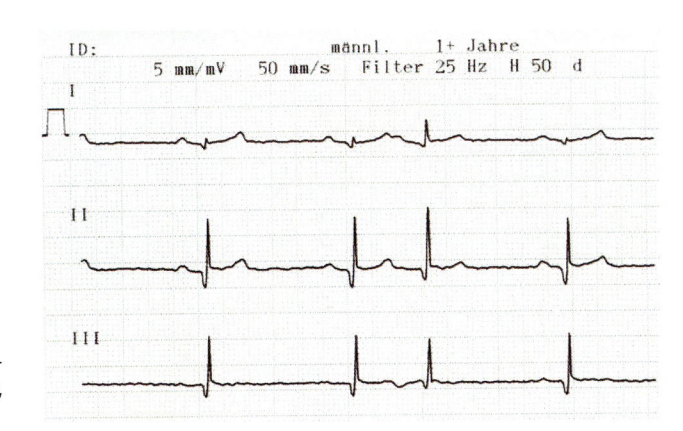

Abb. 10.1.1c:
Pudel (m, 10 J) mit Mitral- und Trikuspidalklappendegeneration und daraus folgender Vorhofvergrößerung. EKG Einthoven-Ableitung II (Papiervorschub 50 mm/s, Eichung 0,5 cm = 1 mV). Vorhofextrasystole.

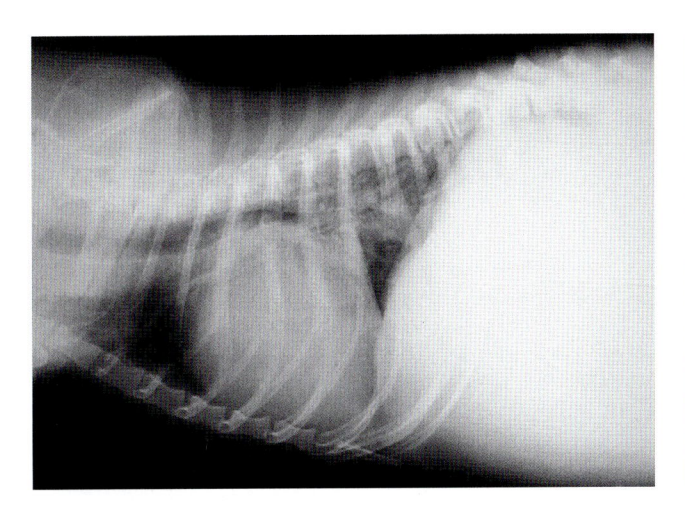

Abb. 10.1.1d:
Rauhaardackel (m, 12 J). Mitral- und Trikuspidalklappeninsuffizienz. Röntgen, latero-lateraler Strahlengang. Kardiomegalie und Lungenkongestion. Durch Aszites bedingte, homogene Verschattung des vorderen Abdomens.

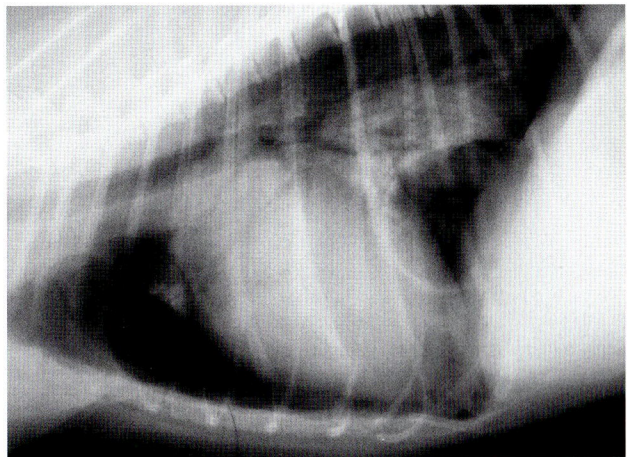

Abb. 10.1.1e:
Pudel (m, 8 J) mit hgr. Dyspnoe und Mitralklappeninsuffizienz. Röntgen Thorax, latero-lateraler Strahlengang, rechtsanliegend. Verursacher der Symptome sind ein Pneumothorax und ein kollabierter Lungenlappen infolge einer Paragonymusinfektion. Kalzifizierte Zyste des Parasiten im kaudalen Lungenlappen.

Endokardiosen: optische Verdichtung der Klappenechos, knotig anmutende Zonen können Klappensegel (meist septales Segel zuerst) »Neandertalerkeulen«-ähnlich aussehen lassen (Abb. 10.1.1g, h, i). Klappen zeigen flatterndes, disharmonisches Schlagverhalten, durch Verkürzung der Segel entsteht ein Vitium. Bei Chordaeruptur ist auffallendes, hektisches Durchschlagen des betroffenen Segels zu beobachten.

Mitralklappenprolaps: (Abb. 10.1.1j) fallschirmartige Vorwölbung eines Segelanteils aufgrund einer bindegewebigen Schwäche des Segels, kann mit und ohne Endokardiosebefund vorliegen. Schwere des Prolaps drückt sich in Millimeter des sytolischen Vorfalls in den linken Vorhof aus, und darin ob mit ihm eine Klappeninsuffizienz verbunden ist oder nicht. Ausmessen der Höhe des Prolaps: im LAV wird das Lot gefällt von einer durch die geschlossene Klappenebene gedachten Linie aus dem Ansatzwinkel des septalen Segels bis zur Ansatzstelle des parietalen Segels an der Hinterwand. Ein hämodynamisch irrelevanter Prolaps sollte einer Verlaufskontrolle unterliegen. Schwere einer AV-Klappeninsuffizienz kann sich über indirekte Indices ausdrücken: z.B. linksatriale Größe oder linksventrikuläre Größe als Zeichen der Volumenüberladung. Myokardium kann normotroph, im Endstadium auch dilatiert sowie normo- bis hyperkinetisch sein. Intraatriale Thromben beim Hund selten, bei Katzen jedoch muss bei atrialer Vergrößerung immer damit gerechnet werden!

TM-Mode. Beurteilung von Klappenbewegungen (Prolapsnachweis) und Klappendicke / -echogenität (Abb. 10.1.1h), aber auch von kardialen Strukturen, die sich infolge der Klappendegeneration verändern. Bei atrialer Dilatation Größenverhältnis linkes Atrium zu Aorta LA:Ao > 1,3 (Abb. 10.1.1k). Normaler oder je nach Grad der Volumenüberlastung vergrößerter Ventrikel, normale bis gesteigerte systolische Verkürzungsfraktion (FS). In der Regel normotrophes bis leicht hypertrophes Myokardium, im Endstadium auch dilatatiert. Übersteile DE-Amplitude (Öffnungsamplitude des septalen Mitralsegels) bei Sehnenfadenruptur (s. Kap. 6).

Doppler. Darstellung und Quantifizierung des Insuffizienzjets in Ausbreitung und Verlauf sowie Geschwindigkeitsmessung in CFD, PW und CW. Mit Farbdoppler und PW-Doppler-Sample-Volume kann Vitium zunächst als Farbkeule dargestellt werden, bei leichten und mittelschweren Insuffizienzen sind Verlauf und Ausbreitung des Jets exakt zu lokalisieren (Abb. 10.1.1l, m), bei sehr schweren Insuffizienzen entzieht sich der Jet in einem den Vorhof füllenden Mosaikfarbchaos (Abb. 10.1.1n, p). CW-Doppler eignet sich zur Quantifizierung. Sehr helle Dopplerkurven entstehen bei Reflux dichter, hoher Blutzellmassen, bei geringen Insuffizienzen liegen schwache Signale vor (Abb. 10.1.1o). **CFD:** Ausdehnung, Verlauf und Semiquantifizierung des Jets nach Breite, Richtung, Fläche und Länge im Verhältnis zur Vorhofgröße (Tab. 10.1). **PW:** Nur kleinere Jets nach Signaldichte und Geschwindigkeit zu quantifizieren. Strömungsumkehr des Pulmonalvenenflusses möglich. **CW:** Signaldichte und Geschwindigkeit bestimmbar. Semiquantifizierung über Vergleich zu mitralem Einstromsignal nach Hatle und Angelson (Tab. 10.2).

PISA-Methode: bedingt durchführbar in Abhängigkeit von Gerätegüte und Schallbarkeit des Patienten. Bestimmen des proximalen (ventrikulären) Jet-Durchmessers (r in cm) nach Verschieben der Aliasinggrenze auf < 0,5 m/s, Ermittlung des Zeit-Geschwindigkeits-Integrals aus dem Insuffizienzsignal und der V_{max} des Insuffizienzjets (Formel s. Kap. 6.3.3).

Insbesondere unter diuretischer Therapie Harnstoff, Kreatinin, Elektrolyte und Hkt beobachten.

Längerfristiger progressiver Verlauf, meist über Jahre vom Herzinsuffizienzstadium NYHA I bis Stadium IV, bzw. ISACH 1–3b, bzw. CHIEF A–D (s. Kap. 2.6).

In asymptomatischen Fällen derzeit nur klinische und echokardiographische Kontrollen, ggf. Valvulitisprophylaxe. Bei symptomatisch auffälligen Patienten abhängig von Art und Grad der klinischen Folgen und Komplikationen: Diätetik, Terminierung der Stauungserscheinungen, Vor- und Nachlastsenkung, RAAS-Blockade, ggf. positive Inotropie (fallabhängig), Antiarrhythmika (befundabhängig), Aldosteronblockade, Bronchiodilatatoren. Basisbehandlung geringer bis mittlerer Herzinsuffizienz (CHIEF C2): ACEI und Furosemid. Fallabhängig Auftitrieren von Inodilator, Herzglykosid, Amlodipin oder weiterem Vasodilatator (Cave Blutdruck!). Bei schweren lebensbedrohlichen Dyspnoen (CHIEF C3): Schleifendiuretika parenteral / i.v., Sauerstoffzufuhr, ggf. auch Anxiolytika (CHIEF D).

Tabelle 10.1: Semiquantitative Beschreibung einer AV-Klappeninsuffizienz mittels Verteilung im Doppler

Schweregrad	Ausmaß der Regurgitation
I	Klappennahe Regurgitation
II	Regurgitation maximal bis ins erste Vorhofdrittel reichend
III	Regurgitation maximal bis ins mittlere Vorhofdrittel reichend
IV	Regurgitation bis zum Vorhofdach reichend, retrograder Fluss in Lungenvenen

Tabelle 10.2: Semiquantifizierung der Mitralklappeninsuffizienz im CW-Doppler nach Hatle und Angelson (1985)

Schweregrad	Ausmaß der Regurgitation
Gering	Schwaches Insuffizienzsignal, gerade erkennbar, deutlich schwächer als mitrales Einstromsignal
Mäßig	Gut erkennbares, aber mäßig starkes Refluxsignal, Intensität im Vergleich zu E- und A-Welle schwächer (Abb. 10.1.1o)
Schwer	Deutlicher, intensiver Regurgitationsjet mit gleicher oder stärkerer Intensität als mitrales Einstromsignal (Abb. 10.1.1p)

AV-Klappenerkrankungen **203**

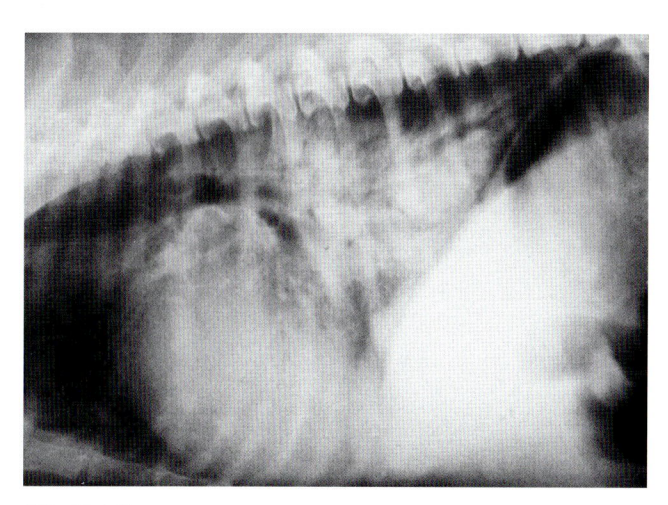

Abb. 10.1.1f:
Beagle (m, 13 J) mit dekompensierter Mitralklappeninsuffizienz. Röntgen, laterolateraler Strahlengang. Kardiomegalie und interstitielles Lungenödem. Durch Aerophagie bedingte Aufgasung im oberen Verdauungstrakt.

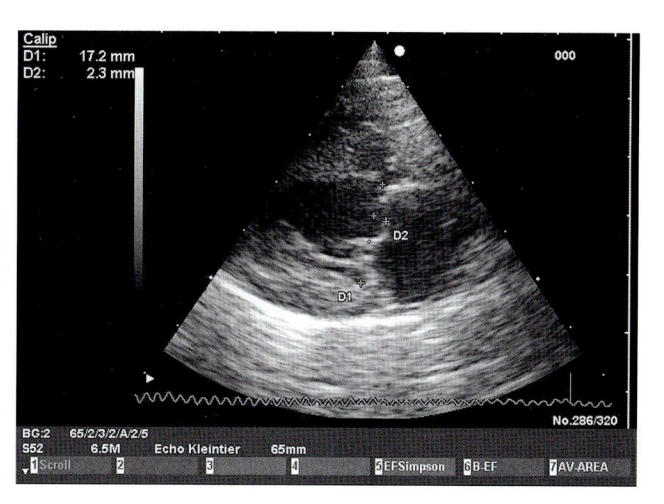

Abb. 10.1.1g:
Bolonka Zwetna (w, 9 Mo) mit Mitralklappenprolaps. 2D-Echokardiogramm, rechts parasternaler Längsachsenblick. Während des Klappenschlusses in der Systole wölbt sich ein Teil des septalen Segels fallschirmartig zum linken Atrium vor.

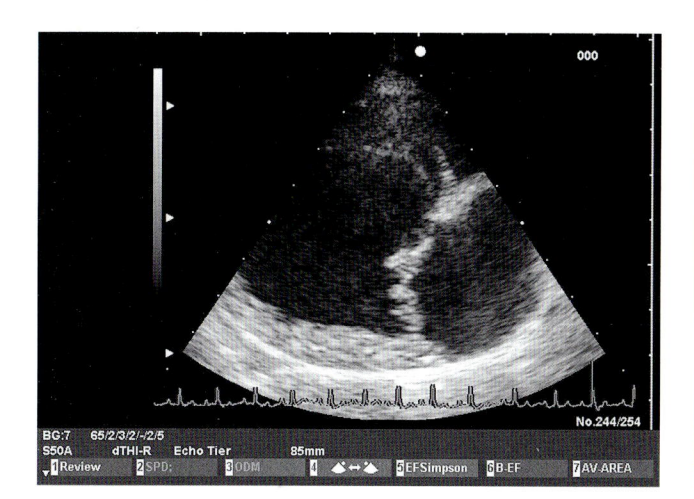

Abb. 10.1.1h:
Mischlingshund (w, 13 J) mit Mitralklappendegeneration. 2D-Echokardiogramm, rechts parasternaler Längsachsenblick. Stark aufgetriebene Mitralklappensegel beim systolischen Schluss. Linker Ventrikel und linkes Atrium volumenüberladen.

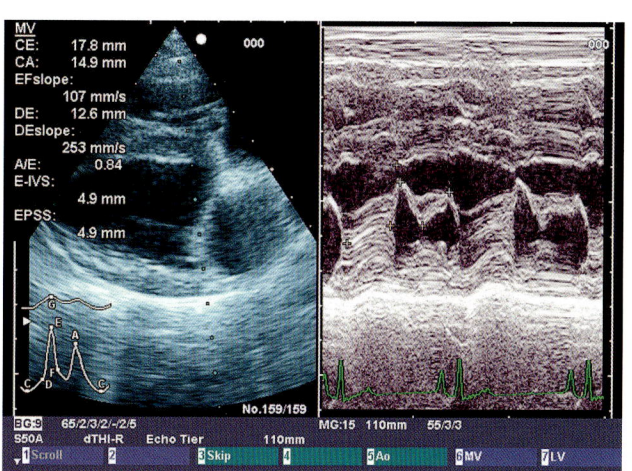

Abb. 10.1.1i:
Rauhaardackel (m, 11 J) mit Mitralklappendegeneration. 2D-Echokardiogramm und TM-Mode durch die Mitralsegel im rechts parasternalen Längsachsenblick. Verdickte Mitralsegel und Chordae tendineae. Normaler Mitralklappenabstand zum Septum (EPSS).

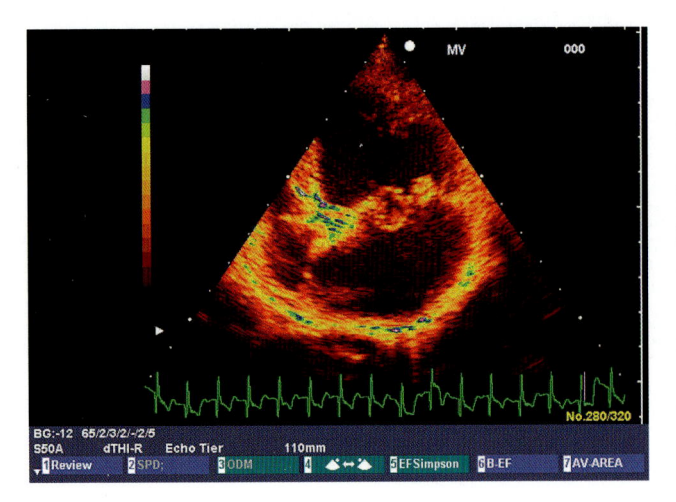

Abb. 10.1.1j:
Rauhaardackel (m, 10 J) mit hgr. Mitralklappendegeneration. 2D-Echokardiogramm, linksseitiger 4-Kammerblick. Stark verdickte und verkürzte Mitralsegel. Stark dilatierter linker Vorhof.

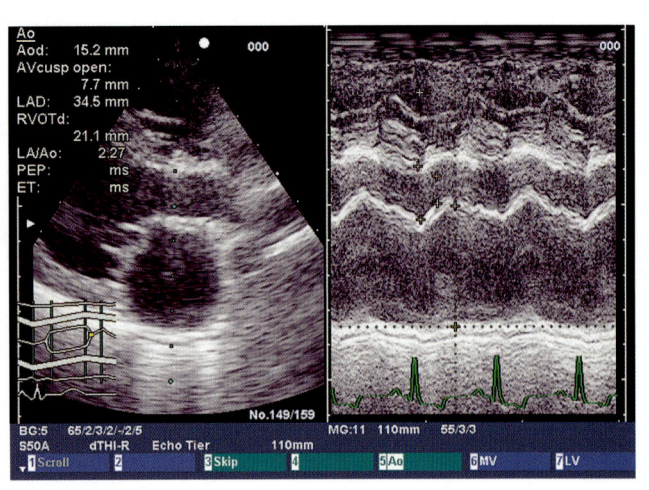

Abb. 10.1.1k:
Cavalier King Charles Spaniel (w, 7 J) mit Mitralklappeninsuffizienz. 2D-Echokardiogramm, rechts parasternale Längsachse, mit TM-Mode. Vermessung des linken Atriums in Relation zum Aortendurchmesser. Dilatiertes linkes Atrium.

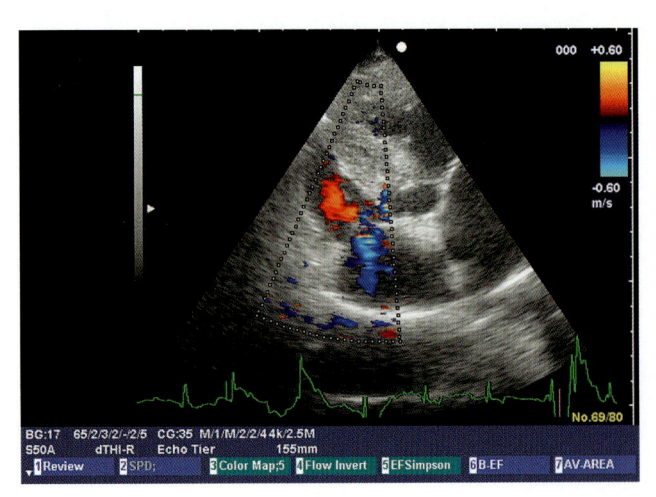

Abb. 10.1.1l:
Deutscher Schäferhund (w, 9 J) mit AV-Klappendegeneration. Farbkodiertes Dopplerechokardiogramm im linksseitigen 2-Kammerblick. Trikuspidalklappeninsuffizienz mit zentralem Refluxsignal im rechten Atrium.

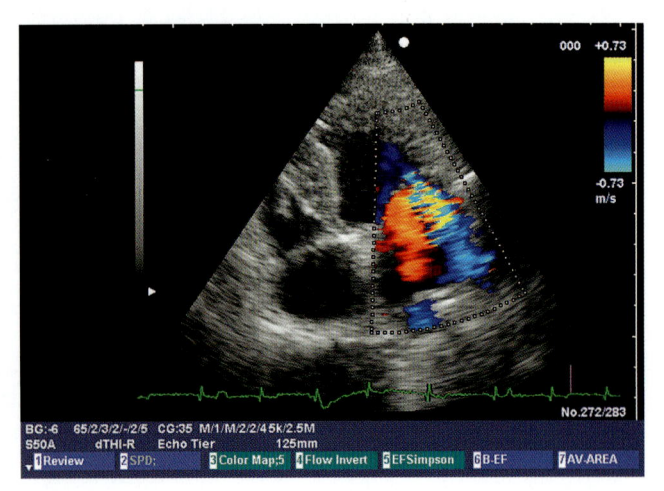

Abb. 10.1.1m:
Münsterländer (w, 13 J) mit AV-Klappendegeneration. Farbkodiertes Dopplerechokardiogramm im linksseitigen 4-Kammerblick. Reflux über der Mitralklappe entlang der parietalen linken Vorhofwand bis an Vorhofdach und Lungenvenen reichend.

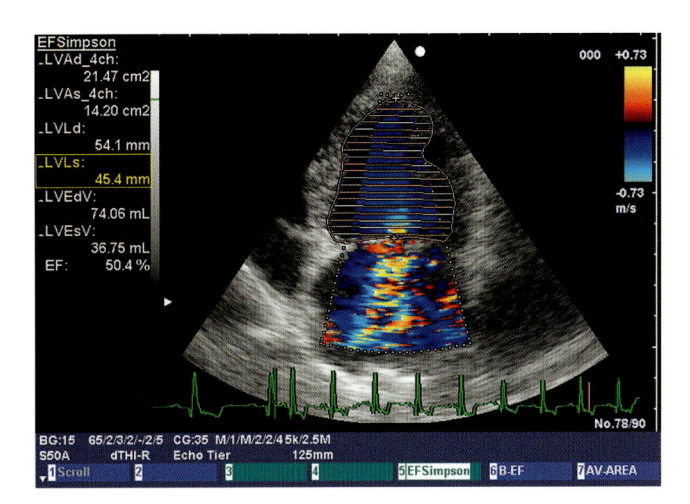

Abb. 10.1.1n:
Terriermischling (m, 10 J) mit Mitralklappendegeneration. Farbkodiertes Dopplerechokardiogramm im linksseitigen apikalen 4-Kammerblick. Mosaikmuster im linken Atrium durch Mitralklappenregurgitation. Farbumschlag im ventrikulären Klappenbereich, wie er zur PISA-Einschätzung genutzt wird. Scheibchenmethode nach Simpson zur Bestimmung des enddiastolischen Volumens (EDVI), des endsystolischen Volumens (ESVI) und der Ejektionsfraktion (EF).

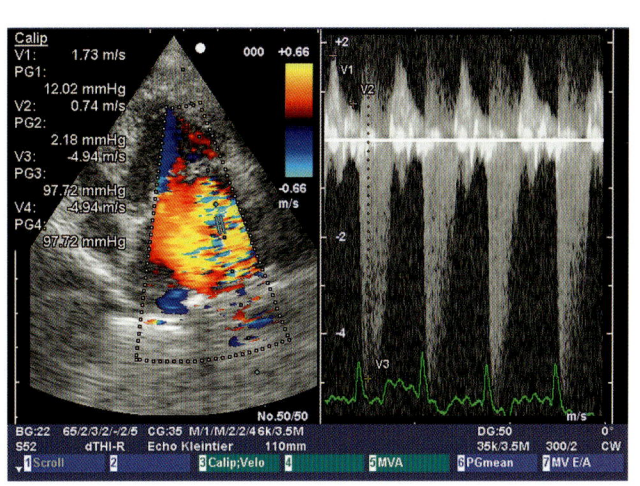

Abb. 10.1.1o:
Rauhaardackel (m, 10 J) mit Mitralklappendegeneration. CW-Doppler. Holosystolisches Regurgitationssignal. Echodichte des Refluxsignals etwas geringer im Vergleich zur E-/A-Welle.

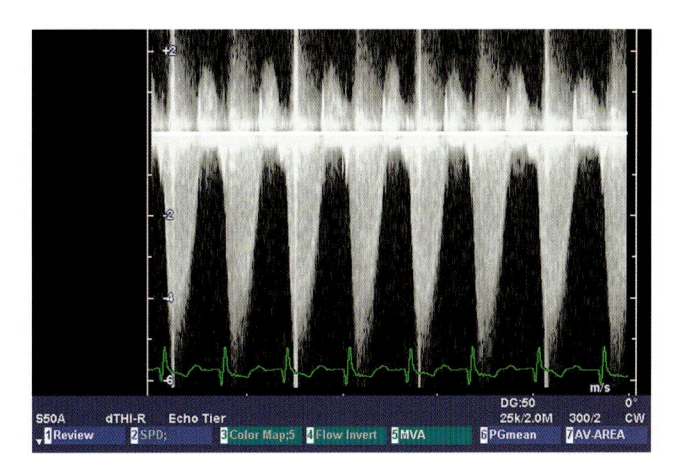

Abb. 10.1.1p:
Whippet (m, 12 J) mit AV-Klappendegeneration. CW-Doppler. Mitralklappeninsuffizienz mit hochgradigem holosystolischen Refluxsignal in gleicher Echodichte wie der E- und A-Wellenbereich.

10.1.2 Infektiöse AV-Klappenerkrankungen

Marianne Skrodzki, Ralf Tobias, Matthias Schneider

Infektiöse AV-Klappenerkrankungen sind selten. Überwiegend ist die Mitralklappe betroffen (Abb. 10.1.2a), aber auch eine Kombination mit der Aortenklappe ist möglich. Es handelt sich um eine Sekundärerkrankung infolge herzferner Entzündungsherde, u.a. durch Infektionen mit Streptokokken, Corynebakterien, Proteus, *Staphylococcus aureus* und *Escherichia coli*, seltener auch durch Pilzinfektionen.

Fieber, Mattigkeit, herzferne Entzündungsursache und -symptomatik, die primäre Organerkrankung überdauernde Rekonvaleszenz.

Bei allen Rassen möglich.

Fieber, Mattigkeit, Lahmheiten, Symptome der Primärerkrankung können im Vordergrund stehen.

Systolisches Geräusch über Mitral- und Aortenklappe, diastolisches Geräusch über Aortenklappe möglich.

Ventrikuläre Extrasystolen, Vorhofflimmern, ventrikuläre Tachykardien (Abb. 10.1.2a), AV-Blöcke mit stationärem oder paroxysmalen Auftreten.

Unauffällig, nur bei signifikanten Klappeninsuffizienzen Vergrößerung einzelner Herzabschnitte zu erkennen.

2DE / TM-Mode. Zottig ausgefranste Klappen, Vegetationen auf Klappen (Abb. 10.1b, c, d), Klappenprolaps, Hyperkinetische Ventrikel, Chordaeabriss. **Doppler.** Siehe Kap. 10.1.1.

Entzündungsparameter bestimmen: Hämatologie, Blutsenkung (Entzündungsparameter); Blutkultur.

Verlaufsabhängig günstig bis infaust.

Breitbandantibiose soweit möglich nach Antibiogramm. Arteriodilatation und Diuretika bei Stauungserscheinungen. Antiarrhythmika. Kortikoide kontraindiziert.

Literatur

HATLE, L., ANGELSON, B. (1985): Doppler ultrasound in cardiology. Lea & Febinger, Philadelphia.

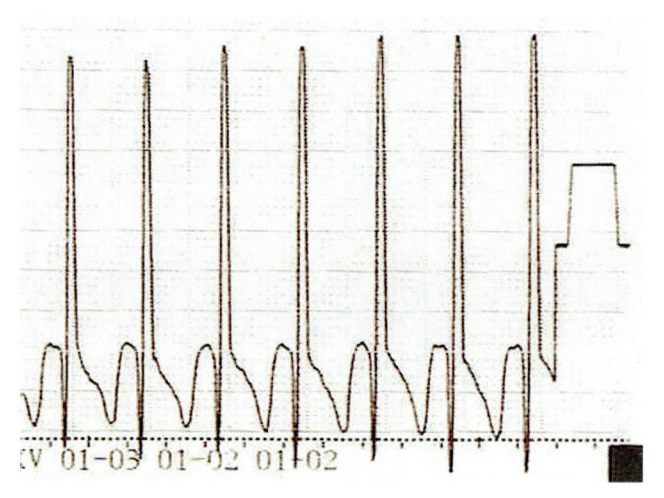

Abb. 10.1.2a:
Hannoverscher Schweißhund (w, 3 J) mit Valvulitis, fieberhafter Allgemeinerkrankung und Pneumonie nach Jagdunfall. EKG Einthoven-Ableitung II (Papiervorschub 50 mm/s, Eichung 1 cm = 1 mV). Paroxysmale Tachykardie bis 300 Schläge / min.

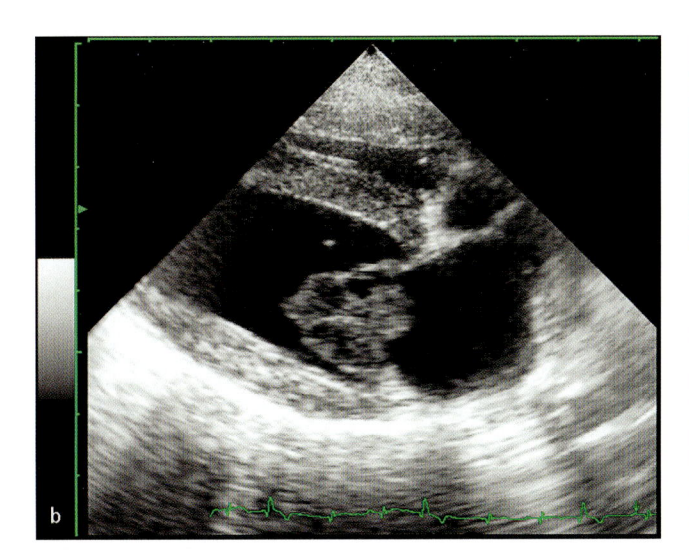

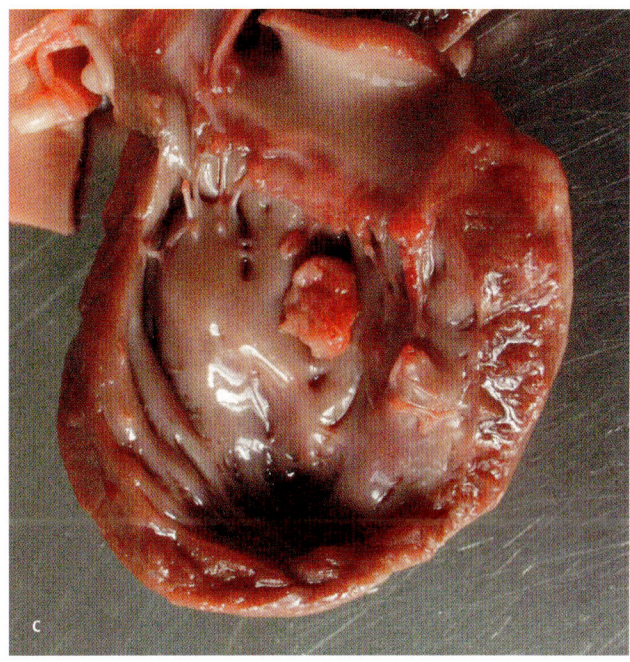

Abb. 10.1.2b, c:
West Highland White Terrier (m, 10 J) mit Endokarditis/Valvulitis infolge Septikämie. (**b**) 2D-Echokardiogramm, rechts parasternale Längsachse. Raumfordernde entzündliche Vegetationen der Mitralklappe und der Chordae tendineae. (**c**) Präparat des linken Ventrikels. Entzündungsherde an Mitralklappe und Chordae tendineae sowie verschieden große Herde versprengt über das linksventrikuläre Endokard.

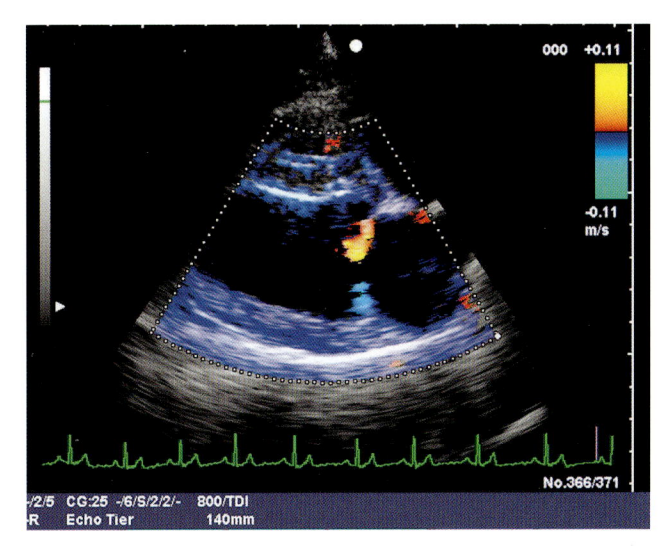

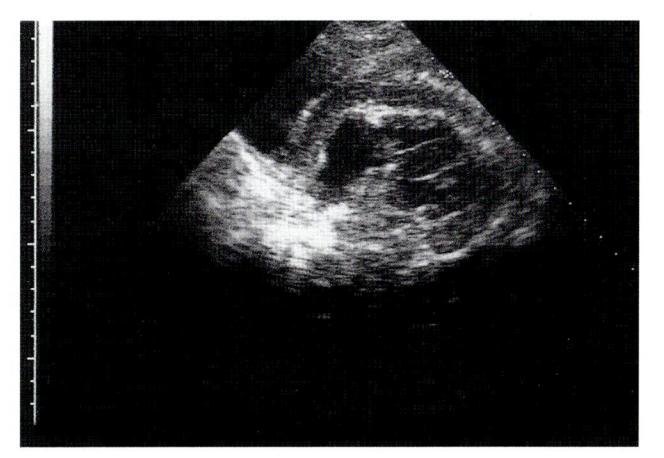

Abb. 10.1.2e:
Südamerikanischer Pitbull-Mischling (m, 12 Mo) mit fieberhafter Allgemeinerkrankung, Pneumonie, Gelenkbeschwerden, Tachykardie. 2D-Echokardiokardiogramm, rechts parasternaler Kurzachsenblick mit deutlich inhomogener Echogenität des Endo-, Myo- und Perikardiums. Histologisch und mikrobiologisch nachgewiesene disseminierte Kokzidioidomykose.

Abb. 10.1.2d:
Hannoverscher Schweißhund (w, 3 J) aus Abb. 10.1.2a. 2D-Echokardiogramm im rechts parasternalen Längsachsenblick (TDI-Farbmode). Verdickung der Mitralklappensegel durch Vegetationen, flatternde Bewegungen.

10.2 Dilatative Kardiomyopathie (DKM)

Ralf Tobias

Die Dilatative Kardiomyopathie (DKM, auch DKMP, DCM) ist eine ätiologisch schwer definierbare Erkrankung des Herzmuskels mit systolischer und diastolischer Dysfunktion des Herzens. Sie ist charakterisiert durch die Dilatation insbesondere des linken und auch zusätzlich rechten Ventrikels mit eingeschränkter Myokardkontraktilität. Die Myokarddurchmesser sind subnormal. Durch die zunehmenden endsystolischen und enddiastolischen Volumina in den Ventrikeln kommt es bei fortschreitender Dilatation zu einer Weitung des Anulus fibrosus der anatomisch intakten AV-Klappen. Dies führt zu einer sekundären Insuffizienz dieser Klappen mit folglicher Dilataion der Atrien. Die DKM kann bereits in sehr jungem Alter auftreten, bei Dobermännern kommt eine juvenile Form vor, die sich i.d.R. aber erst bei Adulten klinisch manifestiert.

Die verursachenden Noxen sind bei einer klinischen Erkrankung nicht mit letzter Sicherheit zu definieren. In Frage kommen: genetische Disposition, neurohumorale Einflüsse, toxische und infektiöse oder ernährungsbedingte Defizite der L-Carnitin-, Taurin- und/oder Magnesiumversorgung.

Es werden drei Erkrankungsstadien unterschieden (Tab. 10.3). Während Stadium 1 und 2 einen langjährigen Verlauf nehmen können, ist Stadium 3 nach rapider Progredienz von kurzer Dauer. Histopathologisch können zwei Typen der DKM unterschieden werden (Tab. 10.4).

Stadium 2: Zufallsdiagnose »großes Herz« bei einer radiologischen Untersuchung. Stadium 3: Leistungsschwäche, aufgetriebener Leib, Husten, Kurzatmigkeit, Dyspnoe, Tachypnoe, Synkopen, spontaner Herztod von Wurfgeschwistern, unregelmäßiger Herzschlag bereits für Besitzer sichtbar an seitlicher Brustwand. Gewichtszunahme durch Aszites, selten auch Gliedmaßenödeme.

Disposition bei großen Hunderassen: Doggen, Irish Wolf- und Deerhound, Neufundländer, Dobermann, Boxer, Spaniel (englische und amerikanische), Salukis. Rüden häufiger betroffen als Hündinnen. Bei Katzen durch Taurin-Substitution in Katzenfuttermitteln selten geworden.

Vergleiche hierzu NYHA-, ISACH- und CHIEF-Stadien der Linksherz-/Rechtsherzinsuffizienz (s. Kap. 2.6). Bauchschmerzen durch Stauungen im Leber- und Splanchnikusbereich.

Unauffällig oder Systolikum über AV-Klappen, Arrhythmien, Delirium cordis, Galopprhythmus.

Abnorme P-Amplituden und P-Dauer, PQ-Verlängerung, Highvoltage QRS, Ventrikelextrasystolen (Dobermann, Boxer), Vorhofextrasystolen, paroxysmale Tachykardie, Vorhofflimmern (Irish Wolfhound) (Abb. 10.2a). Insbesondere bei Katzen und Irish Wolfhound können Thoraxergüsse vorliegen, die die Amplitudenhöhe drücken. Zur Frühdiagnostik ist ein Holter-EKG vorteilhaft.

Okkulte und präklinische Phase: normal bis hin zu Linksherzvergrößerung. Klinische Phase: moderate bis deutliche Kardiomegalie, Vergrößerung des linken Vorhofs mit Y-Aufspaltung der Stammbronchien, Elevation der Trachea, unterschiedliche Grade venöser/interstitieller Kongestion (Abb. 10.2b, c), Liquidothorax (Katzen und Irish Wolfhound besonders disponiert, Abb. 10.2d).

Sensitivste Methode zur Diagnose einer DKM, die aber *keine* ätiologische Diagnose stellen kann!
2DE. Vergrößerter linker und rechter Ventrikel, häufig auch links- und biatriale Dilatation (Abb. 10.2e, f, g). Vermin-

Tabelle 10.3: Stadien der Dilatativen Kardiomyopathie

Erkrankungsstadium	Befunde
Stadium 1 = okkulte Phase	Keine von der Referenz abweichenden echo- und elektrokardiographischen Befunde zu erheben, keine klinischen Symptome.
Stadium 2 = sub-/präklinische Phase	Echokardiographische und elektrokardiographische Hinweise auf das Vorliegen einer DKM ohne klinische Symptome des Patienten.
Stadium 3 = klinische Phase	Zeitlich meist sehr begrenzte Phase klinischer Auffälligkeit und bildgebender sowie elektrokardiographischer Befunde.

Tabelle 10.4: Histopathologische Charakterisierung der Dilatativen Kardiomyopathie

Bezeichnung	Befunde
Attenuated Wavy Fiber Type DCM	Verkleinerte Kardiomyozyten mit Wellenmuster und interzellulärem Ödem (z.B. Dobermann).
Fatty Infiltration-degeneration Type DCM	Myozytenfragmentation mit Myozytenatrophie und extensiver Degeneration sowie fettiger Infiltration (z.B. Boxer).

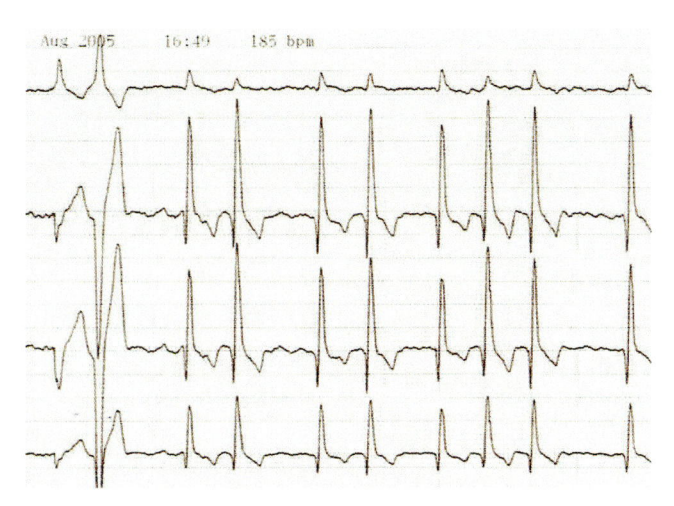

Abb. 10.2a:
Neufundländer (m, 4 J) mit DKM. EKG Einthoven-Ableitung I–III. Tachykardes Vorhofflimmern mit Ventrikelextrasystole aus linkem Kammermyokard.

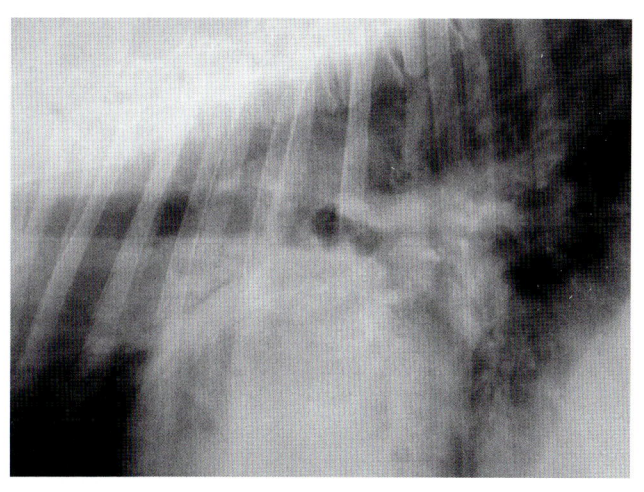

Abb. 10.2b:
Dobermann (m, 5 J) mit DKM. Röntgen Thorax (Ausschnitt), latero-lateraler Strahlengang. Kardiomegalie mit Vergrößerung des linken Vorhofs, Darstellung der Stammbronchienaufzweigung und Lungenkongestion. Vermehrte Füllung der Spitzenlappengefäße.

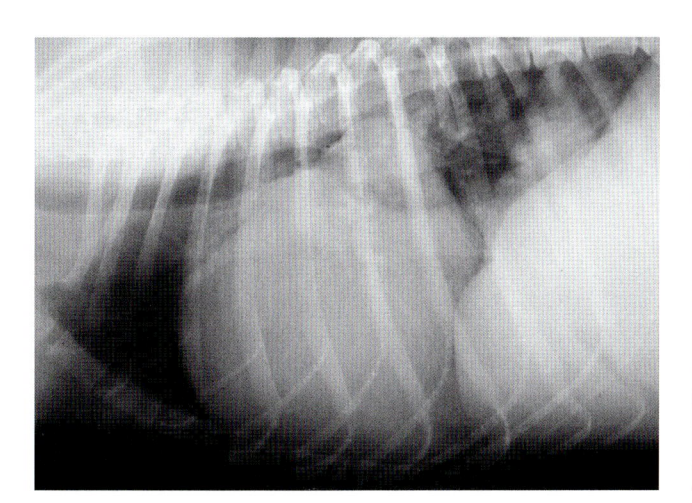

Abb. 10.2c:
Hovawart (m, 6 J) mit DKM. Röntgen Thorax, latero-lateraler Strahlengang. Hochgradige Kardiomegalie mit linksatrialer Vergrößerung und Y-Aufspaltung der Stammbronchien. Stauung der Spitzenlappenvene und der Lungengefäße im kaudalen Lungenfeld.

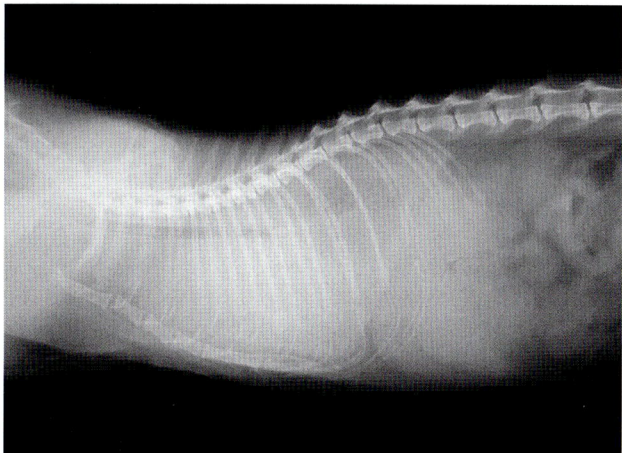

Abb. 10.2d:
Katze (w, 12 J) mit DKM und Thoraxerguss. Röntgen Thorax und vorderes Abdomen, latero-lateraler Strahlengang. Herzsilhouette durch freie Flüssigkeit kaum erkennbar, lediglich die Trachea deutet sich an.

Tabelle 10.5: Kriterienkatalog zur sonographischen Diagnose einer DKM, erarbeitet von der *Dukes-McEwan's Task Force Group*

Parameter / Untersuchung	Erläuterung	Befund
LVDd	Linksventrikulärer enddiastolischer Durchmesser	Signifikant vergrößert
LVDs	Linksventrikulärer endsystolischer Durchmesser	Signifikant vergrößert
Quotient LVDd im 2DE-Mode : LVDd im TM-Mode		< 1,65
FS %	Fractional Shortening (systolische Verkürzungsfraktion)	< 20–25
EF %	Ejektionsfraktion, planimetriert aus 2DE-Mode	< 40
EPSS	endsystolischer Abstand der Mitralklappe zum Septum	Erhöht
Quotient PEP : LVET	PEP = Pre-ejection Period, Prä-Ejektionszeit	Erhöht
	LVET = linksventrikuläre Ejektionszeit	
Vorhofdurchmesser		links- oder biatriale Vergrößerung
EKG		Vorhandensein rassespezifischer Arrhythmien
EKG		Vorhofflimmern

derte Wandstärken des Myokardiums (Abb. 10.2h). Eingeschränkte Myokardkinesie (Abb. 10.2i, p). Bestimmung von endsystolischem Volumen (ESVI) und enddiastolischem Volumen (EDVI) mit Scheibchenmethode nach Simpson (Abb. 10.2i, s. Kap. 6.3.1). Reduzierte Öffnungsbewegungen der AV-Klappen. AV-Klappensegel anatomisch unauffällig. Dilatation des Anulus fibrosus. Bei sehr niedrigen Flüssen Spontanechos in Ventrikeln möglich, häufig rechts. Thromben bei Hunden selten, bei Katzen mit linksatrialer Dilatation häufiger. Perikard- und auch Pleuraerguss, Aszites (Abb. 10.2j).
TM-Mode. Vergrößerung der linken und rechten Herzkammer, häufig deutliche Vergrößerung des linken Vorhofs (Abb. 10.2l, n). Reduzierte Wandstärken der Hinterwand und der interventrikulären Scheidewand mit verminderten Bewegungsamplituden. Häufig auch nahezu Akinesie der linksventrikulären Hinterwand und »schleudernde« hyperkinetische Motilität des interventrikulären Septums. Herabgesetzte systolische Verkürzungs- und linksventrikuläre Ejektionsfraktion. Berechnung von ESVI / EDVI (erhöht). Je nach Grad fehlende oder verminderte Dickenzunahme des Myokardiums in Systole. Vergrößerter Mitralklappenabstand zum Septum (EPSS, Abb. 10.2m). Verkürzte Ejektionszeit (LVET) und verlängerte Prä-Ejektionszeit (PEP) der Aortenklappen (Abb. 10.2l). Perikard- und Pleuraerguss.
Doppler. CFD: Häufig schwache Farbsättigung aufgrund geringer Fließgeschwindigkeiten. Nachweis einer sekundären AV-Klappeninsuffizienz. **PW:** Niedrige Fließgeschwindigkeiten über allen Herzklappen. Nachweis einer sekundären AV-Klappeninsuffizienz. Umkehrung des E-/A-Verhältnisses möglich, durch Relaxationsstörung und erhöhten diastolischen Druck im linken Ventrikel. **CW:** Bestimmung und Quantifizierung einer sek. AV-Klappeninsuffizienz (Abb. 10.2n, o), Ausschluss der Ursachen für Volumenüberladungen.
Ein Kriterienkatalog zur sonographischen Diagnose einer DKM wurde von der *Dukes-McEwan's Task Force Group* aufgestellt (Tab. 10.5).

Durch Perfusionsstörung beeinflusstes Nierenprofil (Harnstoff, Kreatinin, Elektrolyte) und Hämatokrit; Serumtaurin bei Katzen ggf. erniedrigt; CK, α-HBDH, Troponine können erhöht sein.

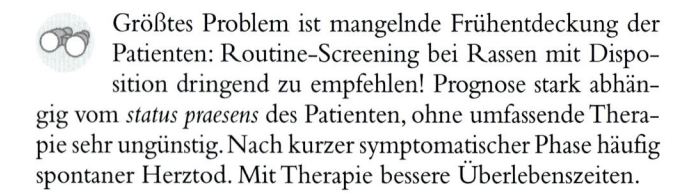

Größtes Problem ist mangelnde Früherkennung der Patienten: Routine-Screening bei Rassen mit Disposition dringend zu empfehlen! Prognose stark abhängig vom *status praesens* des Patienten, ohne umfassende Therapie sehr ungünstig. Nach kurzer symptomatischer Phase häufig spontaner Herztod. Mit Therapie bessere Überlebenszeiten.

Positive Inotropie, bei akuter Insuffizienz auch als Dauertropfinfusion. Vorlast- und Nachlastsenkung, RAAS-Blockade, Vasodilatation, Antiarrhythmika, Frequenzsenkung, Diuretika, zusätzliche β-Blockade nur unter strenger Beobachtung des Patienten, Diät, Nutrizeutika bei Mangelzuständen (L-Carnitin, Taurin, Magnesium), operative Techniken wurden in anekdotischen Fällen durchgeführt, kein Routineeinsatz.

Literatur

DUKES-MCEWAN, J., BORGARELLI, M., TIDHOLM, A., VOLLMAR, A., HAGGSTRÖM, J. (2003): Proposed Guidelines for the Diagnosis of Canine Idiopathic Dilated Cardiomyopathy. Journal of Veterinary Cardiology, 7–19, Vol. 5, 2.

HARPSTER, N. K. (1983): Boxer Cardiomyopathy. In: Kirk, R. W. ed. Current Veterinary Therapy. Small animal Practice VIII. Philadelphia, Saunders, 329–337.

SANDUSKY, G. E, CAPEN, C. C., KERR, K. M. (1984): Histological ultrastructural evaluation of cardiac lesions in idiopathic cardiomyopathy in dogs. Can J Comp Med, 48, 81–86.

Dilatative Kardiomyopathie (DKM) **211**

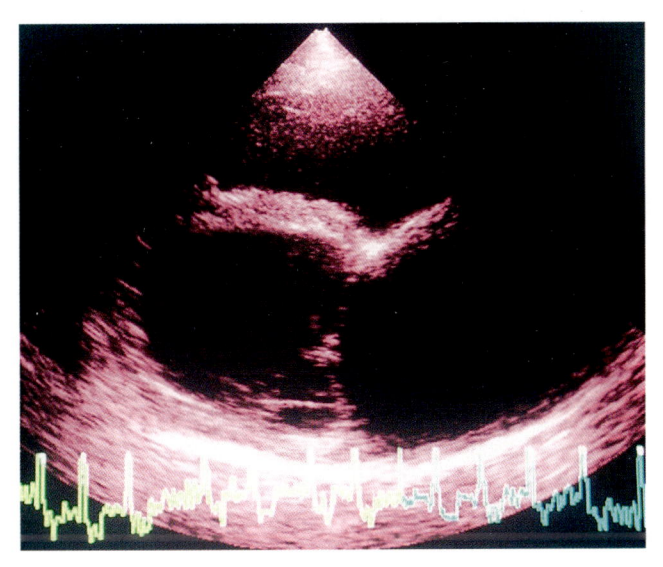

Abb. 10.2e:
Dobermann (m, 5 Mo) mit angeborener DKM. Seltener Befund der juvenilen Form. 2D-Echokardiogramm mit Vergrößerung der Herzhöhlen und dünnem Myokard.

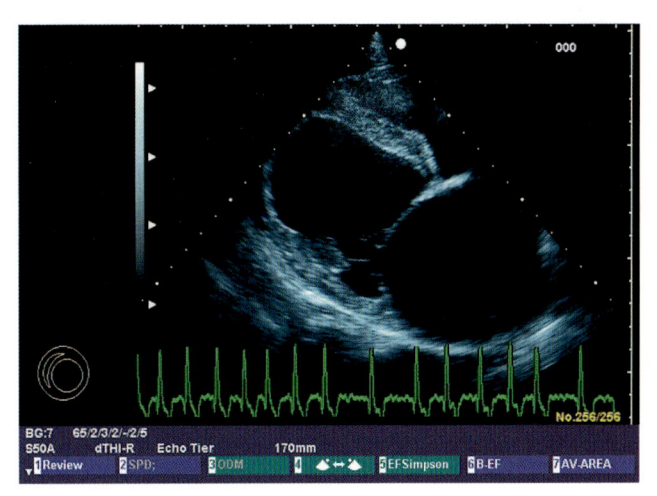

Abb. 10.2f:
Rhodesian Ridgeback (m, 8 J) mit DKM. 2D-Echokardiogramm, rechts parasternaler Längsachsenblick. Dilatierter linker und rechter Ventrikel. Anatomisch normale Mitralsegel und Chordae tendineae. Hochgradige linksatriale Dilatation. Dilatiertes Myokardium. Tachykardes Vorhofflimmern, HF 180–200/min.

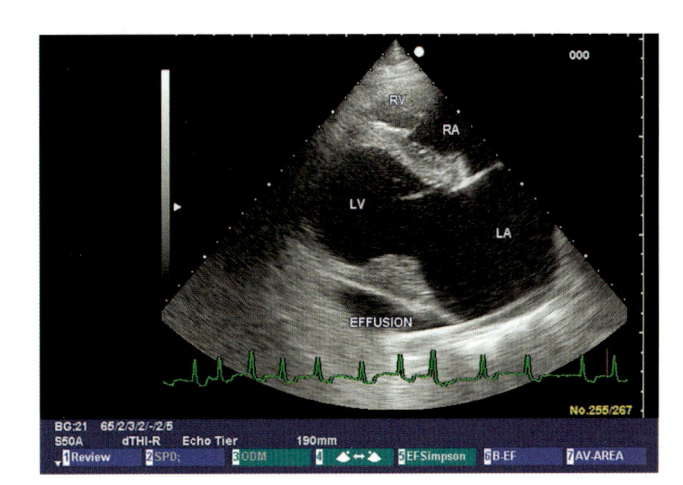

Abb. 10.2g:
Rottweiler (w, 8 J) mit DKM. 2D-Echokardiogramm, rechts parasternaler Längsachsenblick. Biventrikuläre und biatriale Dilatation. Geringe Ansammlung freier Flüssigkeit. Vorhofflimmern, HF 120/min.

Abb. 10.2h:
Dobermann (m, 3 J) mit DKM. 2D-Echokardiogramm im apikalen 4-Kammerblick. TDI-Mode. Linksherzdilatation stärker ausgeprägt als Rechtsherzvergrößerung. Tachykardes Vorhofflimmern, HF 200/min.

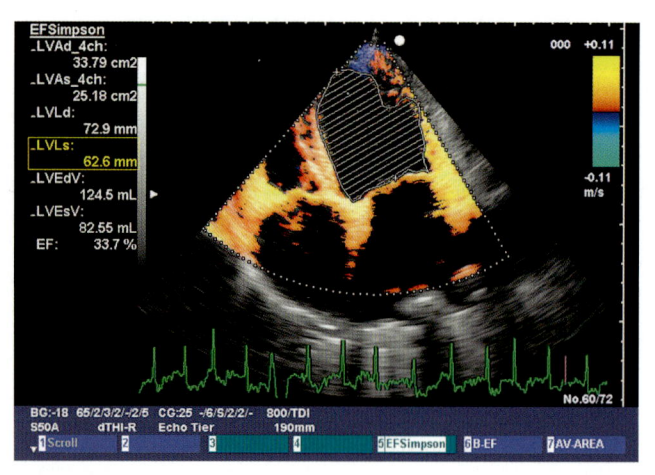

Abb. 10.2i:
Boxer (m, 6 J) mit DKM. TDI-Mode im apikalen 4-Kammerblick. Vermessung des linken Ventrikels mit der Scheibchenmethode nach Simpson. Auch unter Therapie noch deutlich erhöhte enddiastolische und endsystolische Volumenindizes (EDVI, ESVI). Erniedrigte Ejektionsfraktion (EF). Vorhofflimmern, HF 150/min.

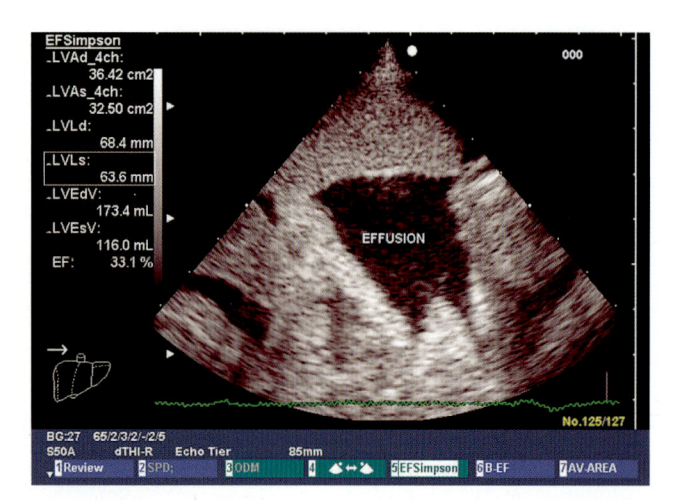

Abb. 10.2j:
Boxer aus Abb. 10.2j vor Therapie. Abdominale Sonographie. Stauungsbedingter Aszites.

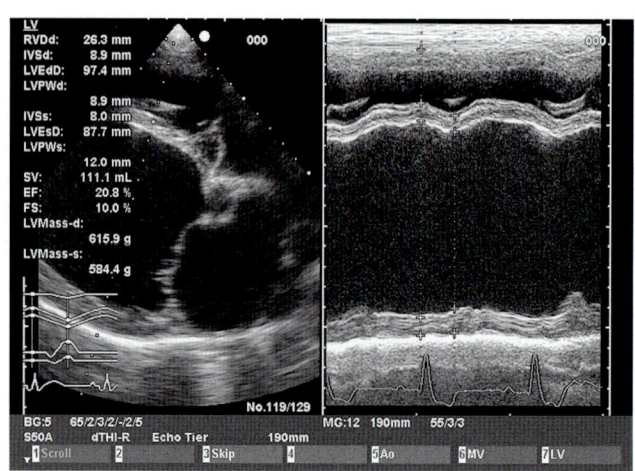

Abb. 10.2k:
Dogge (m, 3 J) mit DKM. 2D-Echokardiogramm und TM-Mode. Stark dilatierter linker Ventrikel und hypokinetisches, dünnes Myokardium. Die systolischen Bewegungsamplituden der Hinterwand unterscheiden sich kaum von der Diastole. Dadurch deutlich reduzierte systolische Verkürzungsfraktion: FS 10 %.

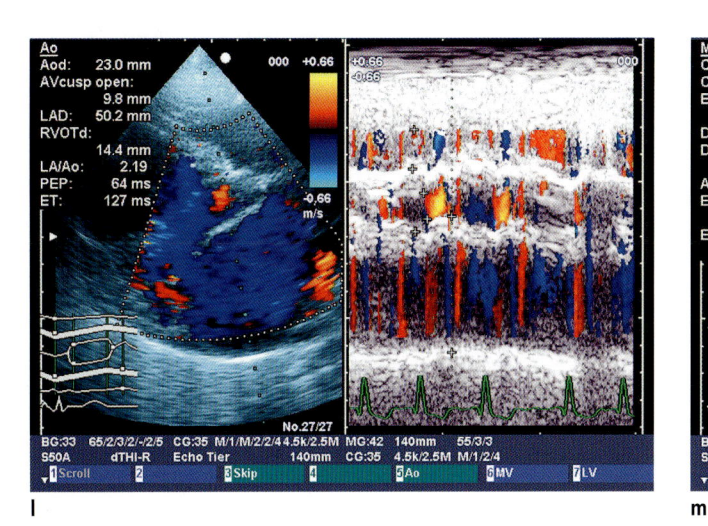

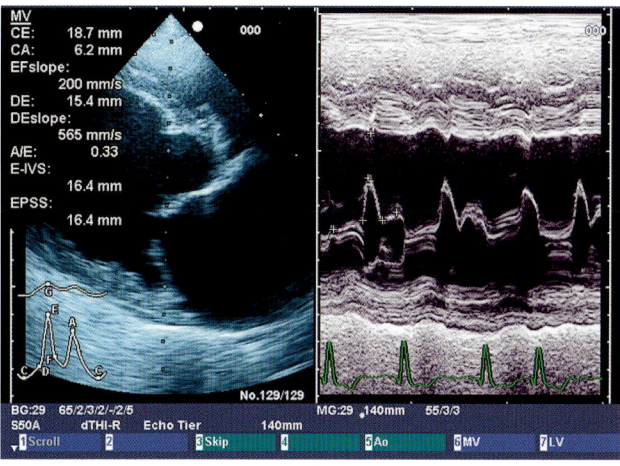

Dilatative Kardiomyopathie (DKM) **213**

Abb. 10.2l, m:
Boxer (m, 6 J) mit DKM. 2D-Echokardiogramm und TM-Mode. **(l)** Linksatriale Dilatation. Erhöhter LA : Ao-Index, verlängerte Prä-Ejektionszeit (PEP) und verkürzte linksventrikuläre Ejektionszeit (LVET). **(m)** Deutlich erhöhter Mitralklappenabstand zum Septum (EPSS).

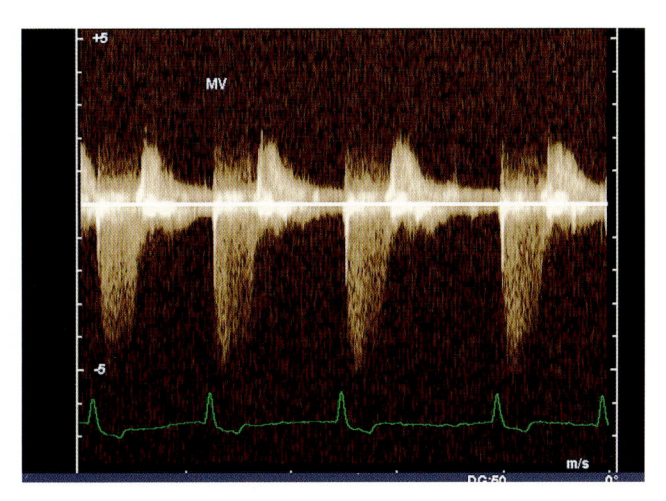

Abb. 10.2n:
Rottweiler (m, 10 J) mit DKM. CW-Doppler über der Mitralklappe. Sekundäres holosystolisches Refluxsignal durch Anulus-fibrosus-Dissoziation.

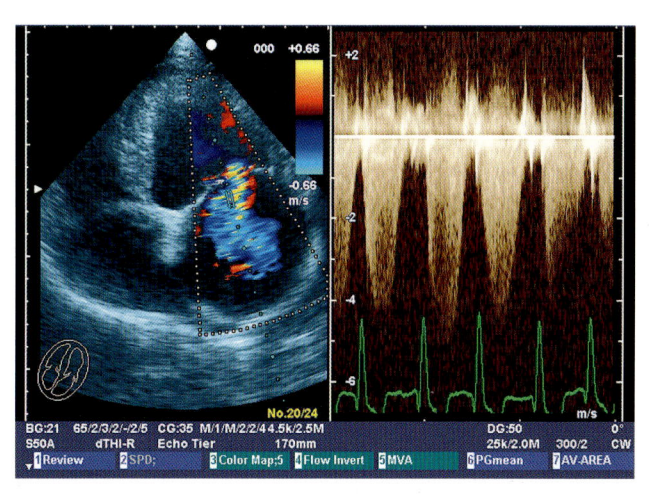

Abb. 10.2o:
Rhodesian Ridgeback (m, 8 J) mit DKM. Dopplerechokardiogramm über der Mitralklappe, links farbkodiert, rechts CW-Doppler. Holosystolisches Refluxsignal mit 4 m/s über zwei Drittel des linken Vorhofs ziehend.

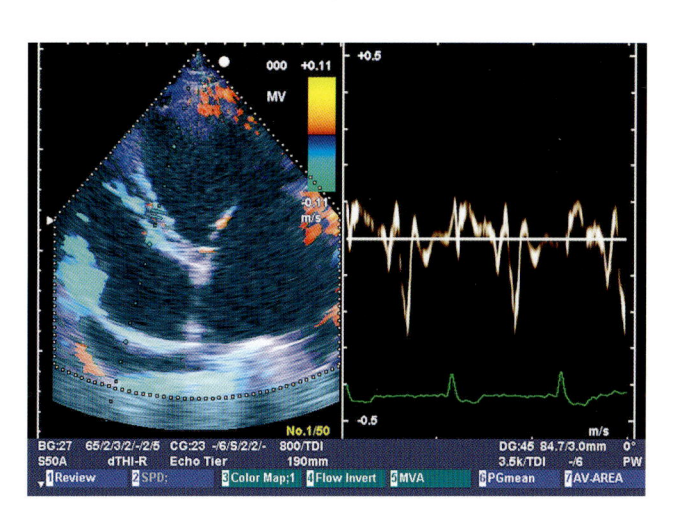

Abb. 10.2p:
Rottweiler (m, 10 J) mit DKM. TDI-Mode im apikalen 4-Kammerblick. Studie der Longitudinalbewegung im oberen Septumdrittel unterhalb der Mitralklappenebene. Reduzierte Farbintensität. PW-Mode: kurze isovolumetrische Kontraktionsphase, gefolgt von niedrigamplitudiger erster positiver Ausschlagswelle (S), gefolgt von kurzer isovolumetrischer Relaxationsphase und 2 negativen diastolischen Peaks (E- und A-Welle). Verhältnis E : A < 0,1.

10.3 Hypertrophe Kardiomyopathie (HKM) und obstruktive Hypertrophe Kardiomyopathie (oHKM)

Marianne Skrodzki, Ralf Tobias

Eine Hypertrophie der Herzmuskelfasern führt zur fokalen oder gesamthaften Verdickung einer Herzwand. Es kommen links- und biventrikuläre konzentrische Hypertrophien vor. Zu Beginn der Hypertrophen Kardiomyopathie (HKM, auch HKMP, HCM) sind die linksventrikulären Dimensionen meist unauffällig, im weiteren Verlauf des konzentrischen Muskelwachstums verkleinert sich das Lumen und der enddiastolische Druck im Ventrikel wächst. Zusammen mit einer durch das Muskelwachstum verschlechterten diastolischen Relaxation erhöht sich der Druck gegen den Vorhof, der mit der Zeit dilatieren kann und im Terminalstadium der Erkrankung häufig Vorhofflimmern zeigt und Thromben beinhaltet.

Neben idiopathischen HKM unklarer Genese ist für diese primäre Erkrankung eine genetische Mutation für Myosin-/Tropomyosinketten verantwortlich. Unbekannt ist jedoch, wie viele Gene/Allele verantwortlich sind (beim Menschen sind es über 100!) Die Hypertrophie kann fokal im Bereich der Herzspitze beginnen, sich über die Scheidewand ausdehnen und schließlich auch die Hinterwand erfassen (Abb. 10.3h). Ein durch fokale und z.T. asymmetrische myokardiale Verdickung verengter Ausstromtrakt führt zu einer obstruktiven Hypertrophen Kardiomyopathie (oHKM). Bei der oHKM kommt es zur Beschleunigung der Fließgeschwindigkeit entlang des Ausflusstrakts. Vermutlich führen bei einer oHKM mehrere Mechanismen zu einer systolischen Vorwärtsbewegung der Mitralsegel (SAM = *Systolic Anterior Movement*) mit daraus folgender Insuffizienz der Klappe. Zu den Mechanismen des SAM-Phänomens zählen Venturi-Effekt (s. Kap. ■) und nachlassende Spannung durch Veränderungen an den Papillarmuskeln. Das Mitralsegel kann mit der hypertrophierten Septumzone innig verschmelzen, was im 2DE und im TM-Mode zu beobachten ist. Insbesondere bei tachykarden Katzenherzen muss auf dieses Phänomen sehr sorgsam geachtet werden.

Von der primären Form der HKM sind sekundäre Myokardhypertrophien zu unterscheiden, z.B. infolge arterieller Hypertonie bei metabolischen, nephrologischen und hormonellen Erkrankungen wie Hyperthyreose, Diabetes mellitus, Morbus Cushing oder Akromegalie. Darüber hinaus sind Verdickungen des Herzmuskels durch eine Aortenstenose (linker Ventrikel) oder durch eine Pulmonalstenose und die Fallot'sche Tetralogie (rechter Ventrikel) differentialdiagnostisch abzugrenzen (s. Kap. 9).

Vorstellungsgrund: spontane Todesfälle in der Familie des Patienten. Inappetenz, Dyspnoe, Tachypnoe, Gewichtsverlust, reduzierte Aktivität, seltener Synkopen. Monoparese/-plegie oder Paraparese/-plegie infolge Thrombembolie. Vorsorgeuntersuchung bei disponierten Rassen.

Bei Katzen häufigste Herzerkrankung. Disposition bei Europäischer Kurzhaarkatze, Britische Kurzhaarkatze sehr wahrscheinlich, möglicher Status weiterer Rassen wie z.B. Waldkatzen in Untersuchung. Für Maine-Coon-Katze (amerikanische Waldkatze) bislang ein Allel mit autosomal dominanter Vererbung identifiziert (Kittleson et al 1993), Nachweis weiterer Allele wird versucht. Bei Hunden ist die Erkrankung sehr selten.

Bereits bei sehr jungen und mittelalten Katzen spontaner Herztod möglich. Bei klinisch auffälligen Tieren dominieren Inappetenz bis Anorexie mit Gewichtsverlust sowie Hechelatmung bei körperlicher Belastung. Abdominale Dyspnoe bei Pleuraerguss, Chylo-/Liquidothorax infolge sekundärer Herzinsuffizienz.

Normalbefund, Galopprhythmus, Arrhythmien, Crescendo-decrescendo-Geräusch bei Ausflusstraktobstruktion. Systolikum bei höhergradiger sekundärer AV-Klappeninsuffizienz, häufig nicht von Ausflusstraktgeräusch bei oHKM zu differenzieren.

Schweregradabhängig: unauffällig, Zeichen der Linksherzbelastung mit R-Amplituden $> 0,9$ mV (Katze) bzw. $> 3,0$ mV (Hund). ST-Strecken-Abweichungen als Ausdruck myokardialer Ischämie. Tachykardie (Abb. 10.3a). Supraventrikuläre oder ventrikuläre Arrhythmien und/oder Schenkelblockbilder bzw. linksanteriorer Hemiblock (Katze) sind keine Rarität.

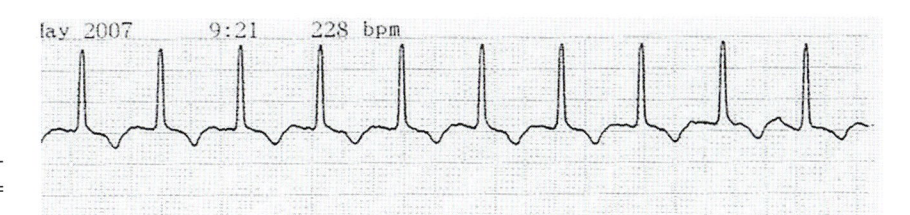

Abb. 10.3a:
BKH-Katze (w, 3 J) mit HKM. EKG Einthoven-Ableitung II (Papiervorschub 50 mm/s, Eichung 1 cm = 1 mV). Highvoltage und Tachykardie mit P auf T.

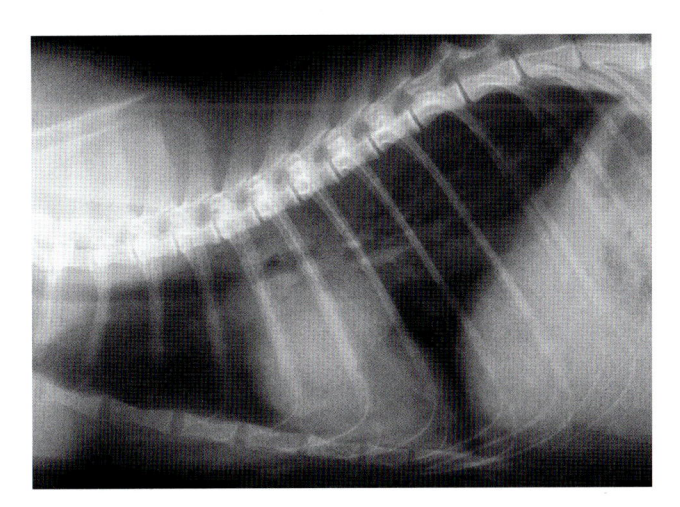

Abb. 10.3c:
BKH-Katze (w, 3 J) mit HKM und Mitralklappeninsuffizienz. Röntgen Thorax, latero-lateraler Strahlengang. Kardiomegalie mit atrialer Vergrößerung und Stauung der Spitzenlappengefäße.

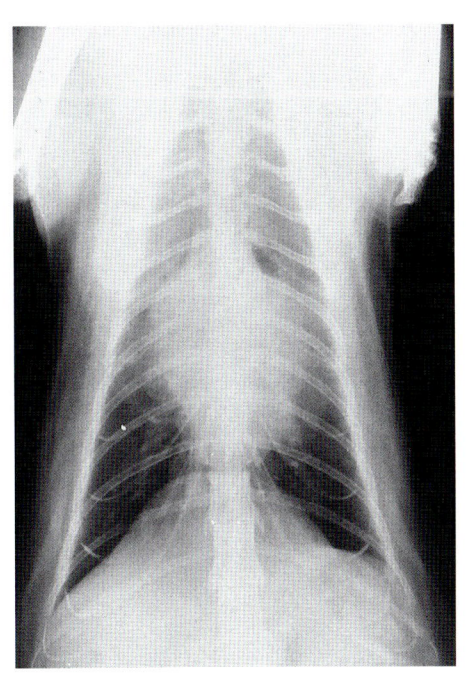

Abb. 10.3b:
EKH-Katze (w, 6 J) mit HKM. Röntgen Thorax, dorso-ventraler Strahlengang. Für HKM typische *Valentine Shape* der Herzsilhouette.

Schweregradabhängig: unauffällig bis hin zur Kardiomegalie mit typischem herzförmigen Bild (*Valentine Shape*) in der dorso-ventralen oder ventro-dorsalen Projektion (Abb. 10.3b). Atriale Vergrößerung bei sekundärer AV-Klappeninsuffizienz (Abb. 10.3c), Lungenkongestion, inkomplette oder komplette Thoraxverschattung bei Pleuraerguss/Liquidothorax. Verbreitertes Aortensegment bei Ausflusstraktobstruktion und hohem Druckgradienten möglich.

2DE. Globale oder fokale Hypertrophie des linken und/oder rechten Herzens. Asymmetrische Hypertrophie der Scheidewand, aber auch isolierte Hypertrophien der Herzspitze und der Papillarmuskeln (Abb. 10.3d, e, f, g). Bei Katzen Hinterwand und Scheidewand im Messbereich unterhalb der Mitralklappe oftmals zuletzt von Hypertrophie betroffen. Verkleinerte enddiastolische und endsystolische Diameter der Ventrikel (Abb. 10.3e). Hyperkinesien der Ventrikelwände bis hin zu verminderter Dickenzunahme und Hypokinesien. Bei Obstruktion des Ausflusstrakts SAM-Phänomen: systolische Vorwärtsbewegung des Mitralklappenrings mit Freigabe eines Vitiums. Erythrozytensludge oder Thrombus möglich, meist linksatrial im Herzohrbereich. Vereinzelt leichter Perikarderguss, Thoraxerguss.

TM-Mode. Hinterwand- und Septumdicken > 6 mm gelten derzeit bei Katzen als sicher hypertroph (Abb. 10.3h). Rasse- und Gewichtsspezifische Unterschiede möglich. Asymmetrische Verdickung der Scheidewand. Vergrößerung der Papillarmuskeln mit erhöhter Artefaktanfälligkeit der Hinterwandvermessung durch Muskelwulste. Verminderte enddiastolische und endsystolische Diameter. Hyperkinesien der linksventrikulären Wände. Linksatriale Vergrößerung bei sekundärer Mitralklappeninsuffizienz (Abb. 10.3i). SAM-Phänomen bei Obstruktion des Ausflusstrakts. In manchen Fällen auch Perikarderguss, Thoraxerguss.

Doppler. CFD: Bei oHKM Turbulenzen im Ausflusstrakt. Refluxsignale über AV-Klappen (Abb. 10.3k). **PW/CW:** Aufgrund gestörter diastolischer Ventrikelfüllung verkleinert sich die E-Welle und ordnet sich der größeren A-Welle unter (Umkehrverhältnis, Abb. 10.3j). Systolische Vorwärtsbewegung des Mitralklappenapparats und Darstellbarkeit eines mitralen Vitiums (Abb. 10.3k).

Fließgeschwindigkeit im linksventrikulären Ausflusstrakt nur bei oHKM i.d.R. erhöht, bei Katzen deutlich über 1,4 m/s.

Gentest (nur für Maine Coon und Ragdoll): Serum oder Brush-Methode zur Gewinnung von Mundschleimhautzellen. Klinische Chemie zum Ausschluss metabolischer, nephrologischer und hormoneller Erkrankungen.

Schweregradabhängig: stabiler, langsam progredienter Verlauf über Jahre möglich, insbesondere bei optimaler therapeutischer Einstellung, trotzdem spontaner Herztod möglich (Abb. 10.3l, m). Zunehmende Verschlechterung der Prognose bei beginnender Stauungsinsuffizienz.

β-Blockade, Vor- und Nachlastsenker, RAAS-Blockade, Kalziumkanalblockade, Aldosteronblocker, Diuretika zur Reduktion der Mortalität und zur Verbesserung der klinischen Symptomatik. Meidung positiv inotroper Substanzen. Azepromazin zur Anxiolyse bei akutem Lungenödem. Antikoagulantien, Thrombozyten-Aggregationshemmung bei positivem Thrombusbefund.

Literatur

KITTLESON, M. D., PION, P. D., MEKHAMER, Y. (1993): Hypertrophic Cardiomyopathy in a group of highly interrelated Maine Coon cats, J. Vet. Internal. Med. 7, 117.

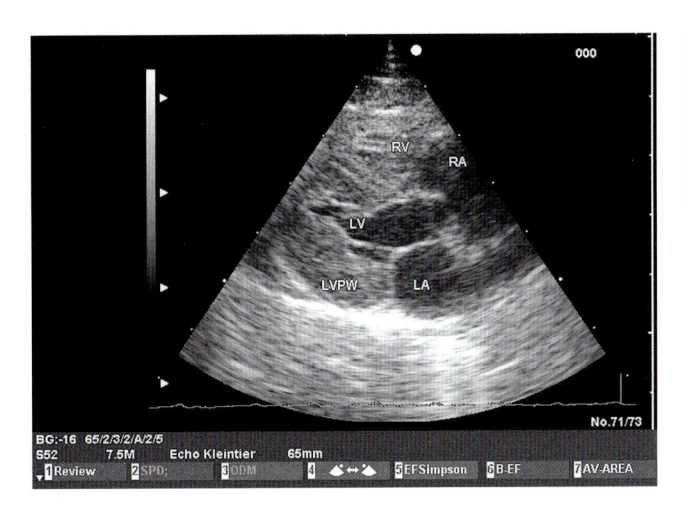

Hypertrophe Kardiomyopathie (HKM) und obstruktive Hypertrophe Kardiomyopathie (oHKM) **217**

Abb. 10.3d:
Maine Coon (m, 2 J) mit HKM. 2D-Echokardiogramm, rechts parasternaler Längsachsenblick. Herz in Systole. Diastolische Hinterwanddicke > 6 mm, verdickter Papillarmuskel.

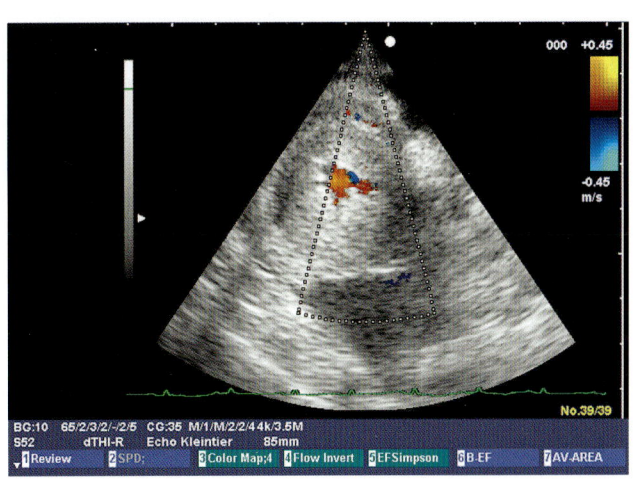

Abb. 10.3e:
EKH-Katze (w, 8 J) mit HKM. 2D-Echokardiogramm, rechts parasternaler Kurzachsenblick. Hypertrophie des linksventrikulären und rechtsventrikulären Myokardiums. Echogene Gewebeverdichtung auf 14:00 Uhr.

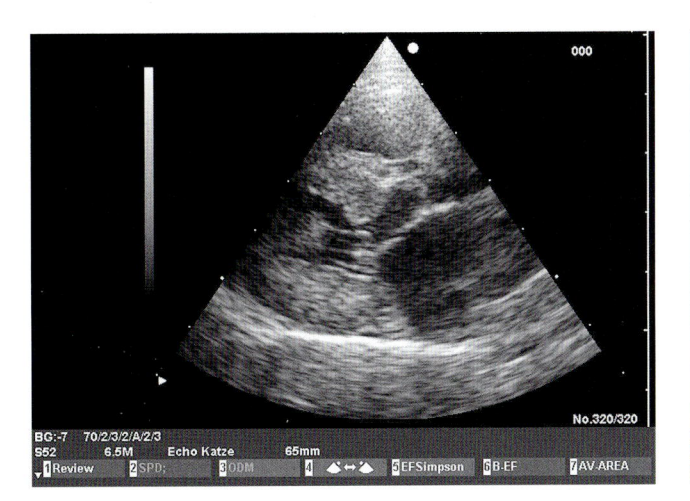

Abb. 10.3f:
EKH-Katze (w, 2 J) mit oHKM. 2D-Echokardiogramm, rechts parasternale Längsachsenansicht. Linksventrikuläre Ausflusstraktobstruktion durch Muskelwulst am proximalen Septum.

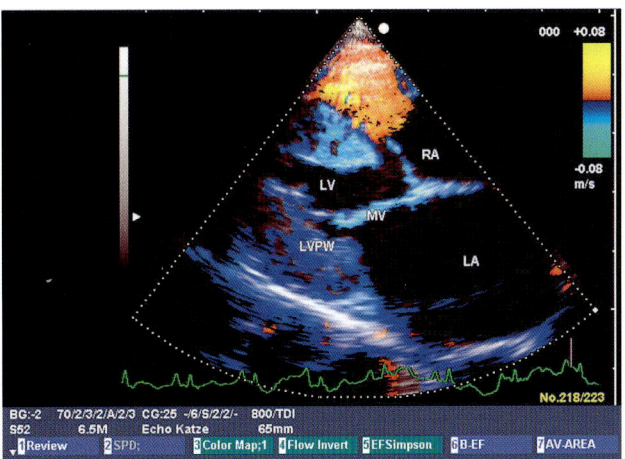

Abb. 10.3g:
Maine Coon (m, 2 J) mit HKM. 2D-Echokardiogramm, rechts parasternale Längsachse im TDI-Mode. Hypertrophie des linksventrikulären Myokardiums und linksatriale Dilatation.

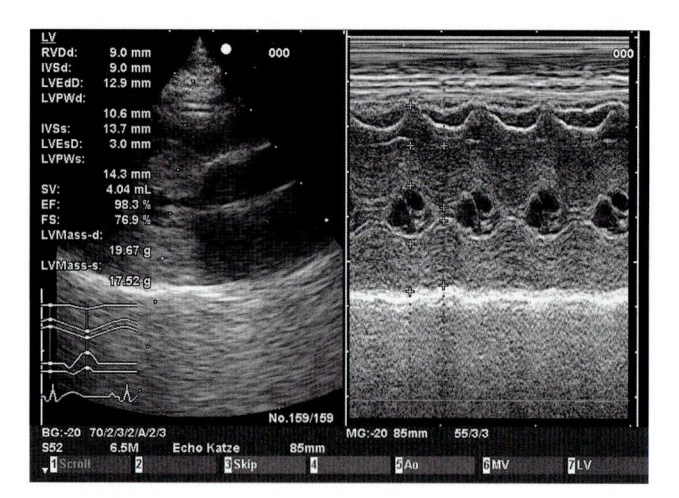

Abb. 10.3h:
EKH-Katze (w, 4 J) mit hochgradiger HKM. 2D-Echokardiogramm (links) und TM-Mode (rechts), Myokardebene unterhalb der Mitralklappe. Hochgradige Hypertrophie des linksventrikulären Myokardiums.

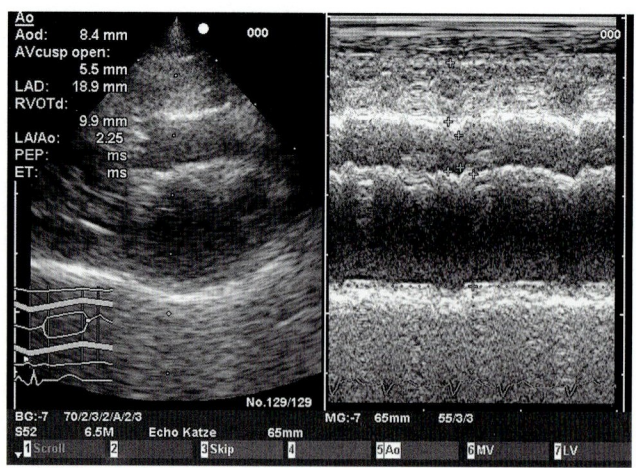

Abb. 10.3i:
Ragdoll (w, 3 J) mit HKM. 2D-Echokardiogramm, rechts parasternaler Längsachsenblick (links) und TM-Mode in Höhe der Aortenwurzel und des linken Vorhofs. Linksatriale Dilatation durch sekundäre Mitralklappeninsuffizienz.

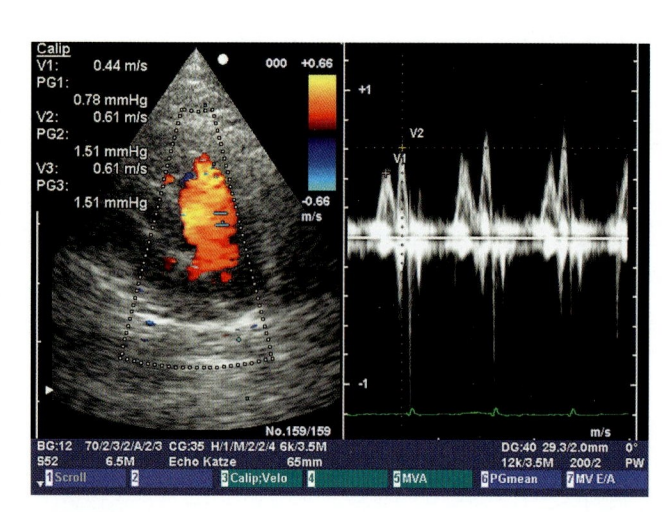

Abb. 10.3j:
EKH-Katze (m, 1 J) mit HKM. Farbkodiertes Dopplerechokardiogramm (links) und PW-Dopplerechokardiogramm (rechts). Mitraler Einstrom in den linken Ventrikel. Aufgrund der Wiederstandserhöhung durch die Hypertrophie ist die A-Welle größer als die E-Welle.

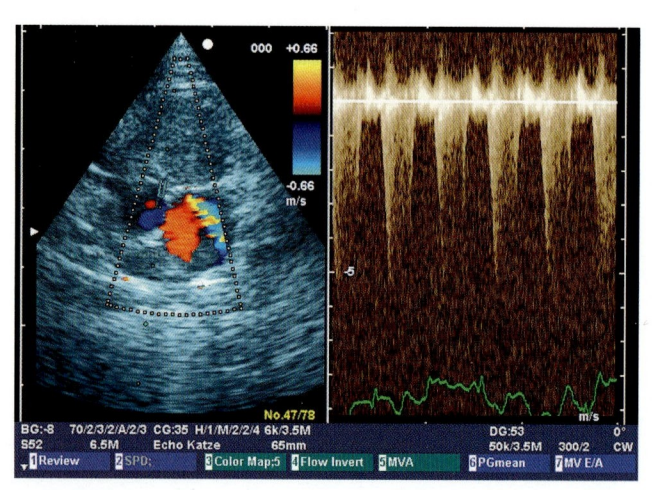

Abb. 10.3k:
BKH-Katze (w, 2 J). HKM und Mitralklappeninsuffizienz. Farbkodiertes Dopplerechokardiogramm (links) mit Ausstrom in die Aorta und zentralem Reflux bis zum Dach des linken Vorhofs. CW-Doppler (rechts): holosystolisches Regurgitationssignal.

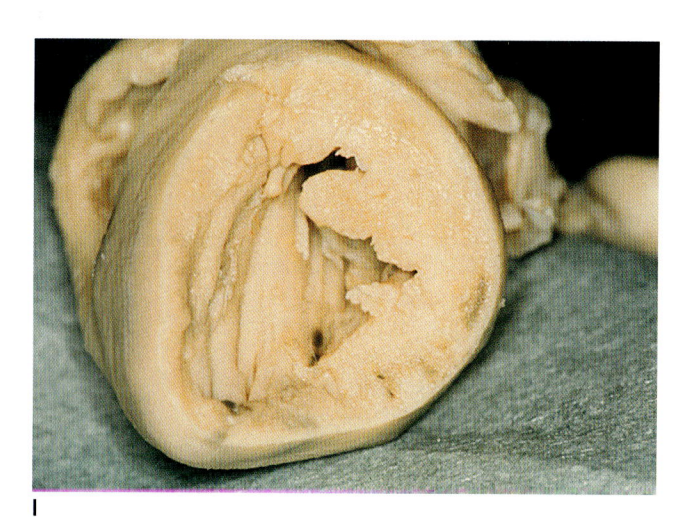

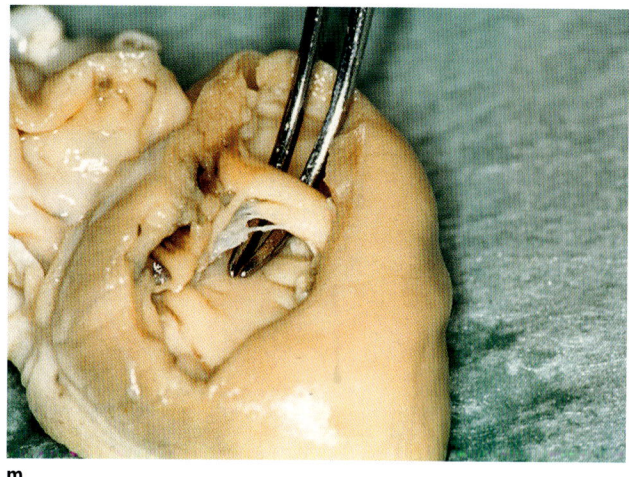

Abb. 10.3l, m:
Siamkatze (m, 10 Wo) mit HKM. Präparat. (**l**) Hypertrophie des linken Kammermyokards inkl. der Papillarmuskeln. (**m**) Dickes Moderatorband im rechten Ventrikel, das vom Septum zur Ventrikelwand nahe dem M. papillaris zieht.

10.4 Restriktive Kardiomyopathie (RKM) und Nicht-klassifizierbare Kardiomyopathie

Ralf Tobias, Marianne Skrodzki

Unter der Bezeichnung Restriktive Kardiomyopathie werden sowohl klinisch als auch pathologisch-anatomisch relativ uneinheitliche kardiale Veränderungen zusammengefasst. Die Ätiologie dieser mit vermehrter Bindegewebeeinlagerung und Vernarbung des Herzmuskels einhergehenden Erkrankung ist bisher unbekannt. Fibrosierungen führen zur diastolischen Funktionsstörung durch verringerte Dehnbarkeit mit vermindertem diastolischen Volumen eines oder beider Ventrikel. Systolische Funktion und Ventrikelgröße sind dabei normal.

Vorstellungsgrund des Patienten meist Dys- bzw. Tachypnoe, Maulatmung, Inappetenz und Gewichtsverlust in unterschiedlicher Ausprägung. Schwere der Erkrankung und Ausprägung der Symptomatik nicht unbedingt direkt korreliert. Thrombembolische Komplikationen als Erstmanifestation möglich.

Unbekannt.

Alle Zeichen einer kongestiven Links- bzw. Rechtsherzinsuffizienz mit Thrombembolie möglich. Gelegentlich Jugularispulsation, Kopf-, Hals- und/oder Gliedmaßenödeme. Hypothermie bei Katzen mit stark reduziertem Auswurfvolumen.

Unauffällige Herztöne oder Galopprhythmus bzw. systolische Regurgitationsvitien unterschiedlicher Lautstärke, meist links parasternal lauter als rechts.

Grundsätzlich wie bei Hypertropher Kardiomyopathie (s. Kap. 10.3), oft mit ausgeprägtem P pulmonale und/oder P mitrale (Abb. 10.4a)

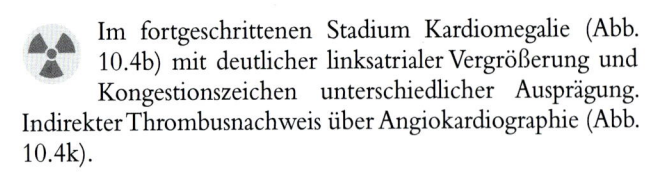

Im fortgeschrittenen Stadium Kardiomegalie (Abb. 10.4b) mit deutlicher linksatrialer Vergrößerung und Kongestionszeichen unterschiedlicher Ausprägung. Indirekter Thrombusnachweis über Angiokardiographie (Abb. 10.4k).

2DE / TM-Mode. Deutlich verdicktes, echogenes Endokard, linksventrikuläre Hypertrophie mit engem Ventrikelkavum, begleitet von markanter linksatrialer Erweiterung. Hypokinesie der Ventrikelwände bei reduzierter Kontraktilität keine Seltenheit. Thrombusnachweis im linken Vorhof bzw. im linken Herzohr (Abb. 10.4c).
Besonderheiten TM-Mode: Systolische Verkürzungsfraktion, Ejektionsfraktionen und EPSS-Abstände i. d. R. normal. Verhältnis linkes Atrium zu Aorta (LA : Ao) signifikant erhöht (Abb. 10.4d).
Doppler. Regurgitationsprofile über AV-Klappen nachweisbar, Fusion von E- und A-Welle bei Sinustachykardie. Pseudonormale E/A-Verhältnisse, sowie Umkehrverhältnisse (A > E) und stark erhöhte singuläre E-Amplituden möglich (Abb. 10.4e).

Keine typischen Veränderungen.

Trotz früher Erfolge unter Standardtherapie ungünstig, da progredienter und protrahierter Verlauf.

Thorakozentese, Sauerstoffzufuhr, aggressive Diurese, RAAS-Blockade, Vor- und Nachlastsenkung, Digitalis bei supraventrikulären Tachyarrhythmien und bei herabgesetzter myokardialer systolischer Funktion. Eine spezifische Therapie zur Umkehr der Fibrosierung existiert nicht. Antikoagulantien, Thrombozyten-Aggregationshemmung bei positivem Thrombusbefund (Abb. 10.4f, g).

Nicht-klassifizierbare Kardiomyopathie

Sammelbegriff für Herzmuskelerkrankungen, die sich nicht eindeutig einer der anderen Kardiomyopathieformen zuordnen lassen. Auffallend ist eine deutliche biatriale Vergrößerung (Abb. 10.4h). Der Ventrikelstatus variiert von einem Normalbefund über eine Hypertrophie bis hin zu dilatativen Stadien (Abb. 10.4i). Thrombusnachweis im linken Atrium oder Herzohr (Abb. 10.4j, k) möglich.

Restriktive Kardiomyopathie (RKM) und Nicht-klassifizierbare Kardiomyopathie **221**

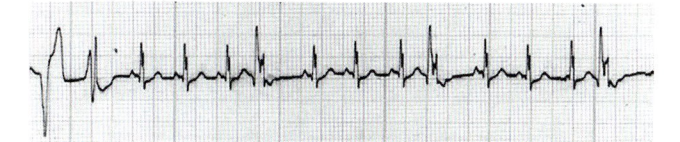

Abb. 10.4a:
EKH-Katze (m, 6 J) mit RKM. EKG Einthoven-Ableitung II (Papiervorschub 50 mm/s, Eichung 1 cm = 1 mV). Tachykardie, grenzwertig hoher, geknüpfter Kammerkomplex und heterotope ventrikuläre Extrasystolie (Positionen 1, 2, 6, 10, 14).

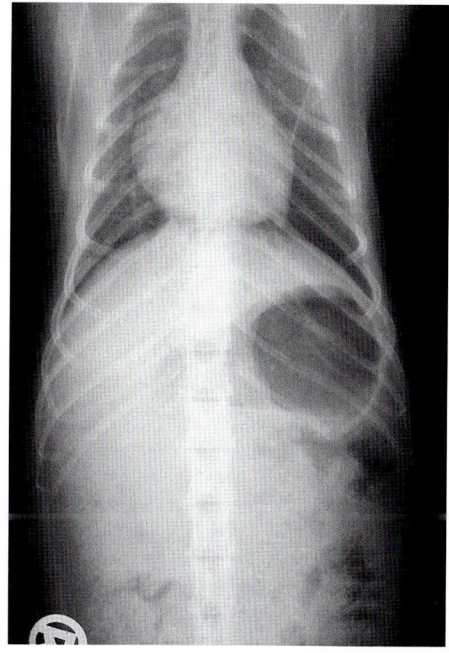

Abb. 10.4b:
EKH-Katze (m, 6 J) mit RKM. Röntgen Thorax, dorso-ventraler Strahlengang. Links- und Rechtsherzvergrößerung.

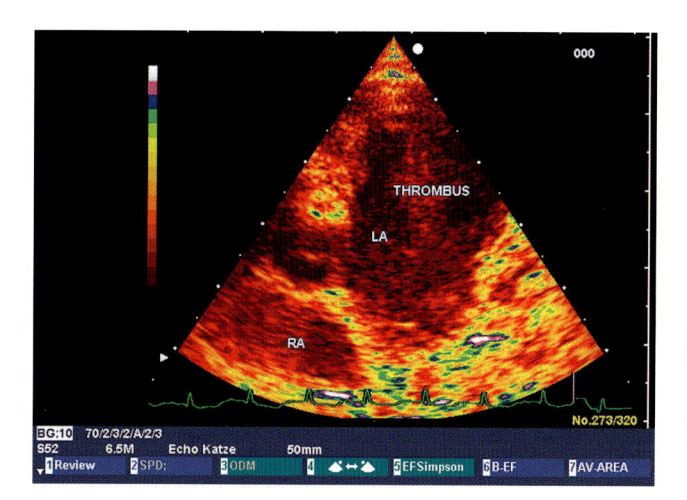

Abb. 10.4c:
Perserkatze (m, 7 J) mit RKM. 2D-Echokardiogramm, links apikaler 4-Kammerblick. Linksatriale Dilatation mit Thrombussmoke.

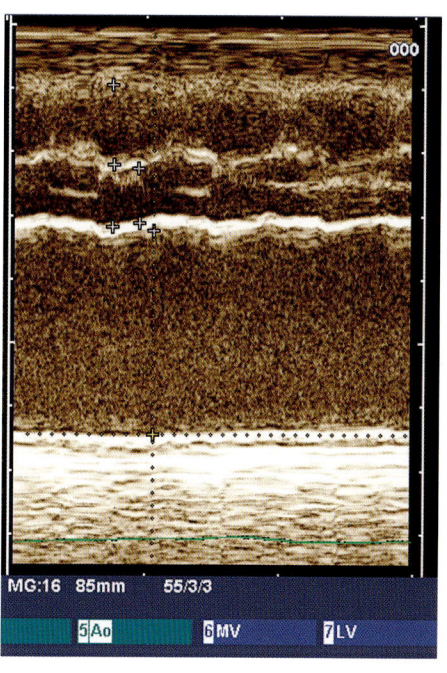

Abb. 10.4d:
EKH-Katze (w, 5 J) mit RKM. TM-Mode. Deutlich dilatiertes linkes Atrium mit LA : Ao = 3,3.

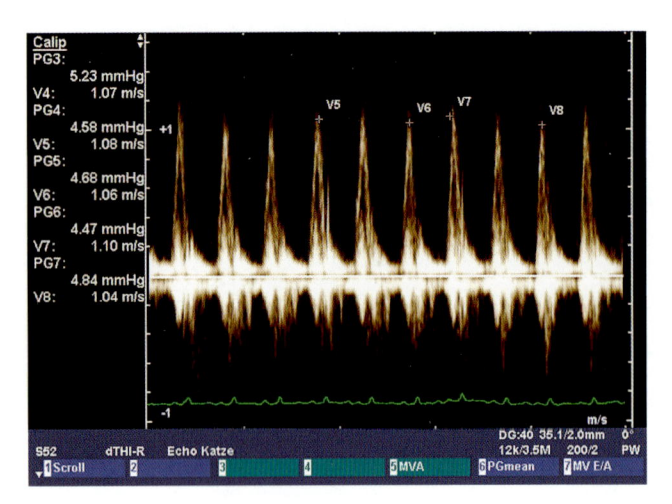

Abb. 10.4e:
EKH-Katze (w, 5 J) mit RKM. PW-Dopplerechokardiogramm. Erhöhte singuläre E-Welle bei restriktivem linken Ventrikel.

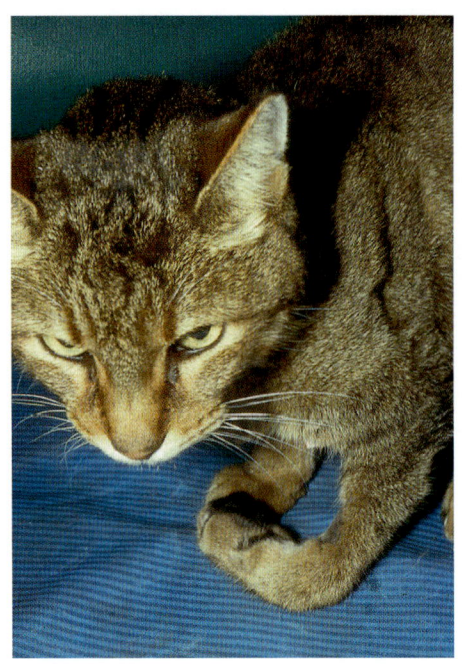

Abb. 10.4f:
EKH-Katze (w, 5 J) mit RKM. Parese der linken Vorderextremität infolge Gefäßthrombose.

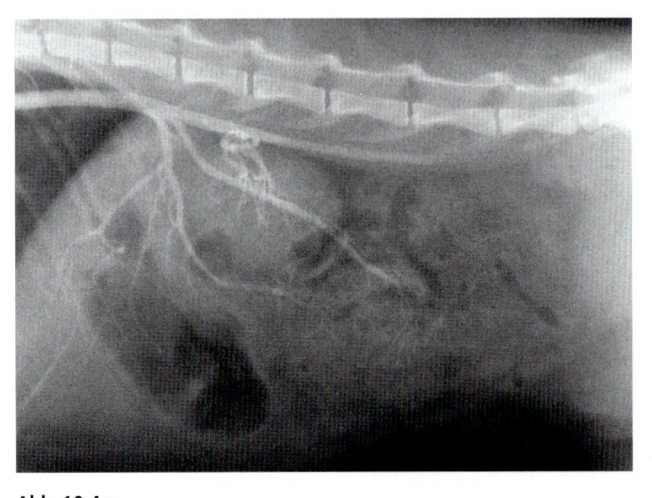

Abb. 10.4g:
EKH-Katze (m, 8 J) mit RKM und Thrombose. Angiokardiogramm ca. 15 Sekunden nach intravenöser Injektion eines Kontrastmittels. Obstruktion (Pfeil) infolge Aortenthrombose auf Höhe der Bifurkation der A. iliaca. Patient hatte eine Paraparese sowie fehlenden Femoralispuls.

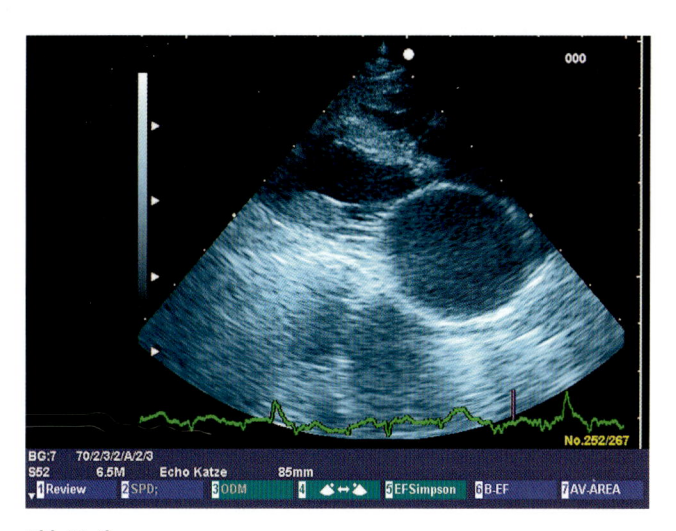

Restriktive Kardiomyopathie (RKM) und Nicht-klassifizierbare Kardiomyopathie **223**

Abb 10.4h:
EKH-Katze (w, 16 J) mit Nicht-klassifizierbarer Kardiomyopathie. 2D-Echokardiogramm, rechts parasternale Längsachse. Biatriale Vergrößerung.

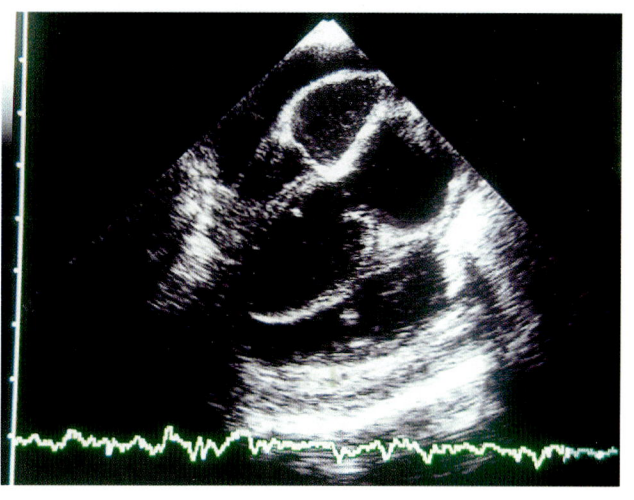

Abb. 10.4i:
EKH-Katze (w, 6 J) mit Nicht-klassifizierbarer Kardiomyopathie. 2D-Echokardiogramm, rechts parasternaler Längsachsenblick. Myokarddilatation, biatriale Vergrößerung und Hyperechogenität des Endokardiums. Stauungsbedingter Liquidothorax.

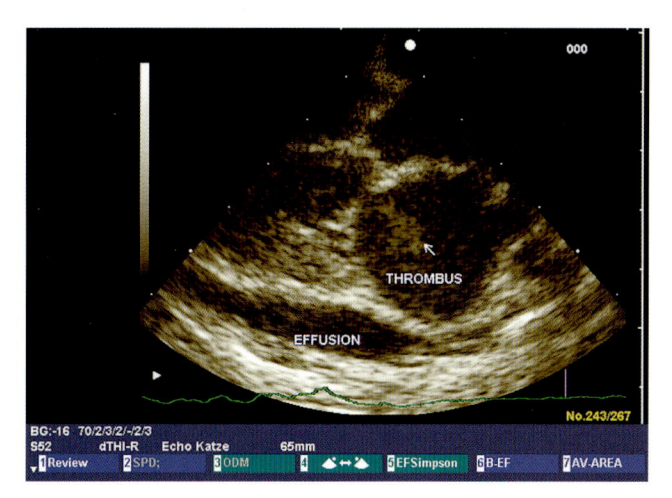

Abb. 10.4j:
EKH-Katze (w, 10 J) mit Nicht-klassifizierbarer Kardiomyopathie. 2D-Echokardiogramm, rechts parasternaler Längsachsenblick. Biatriale Dilatation. Stationärer Thrombus oberhalb der Mitralklappe bis zur parietalen Vorhofwand reichend. Pleuraerguss.

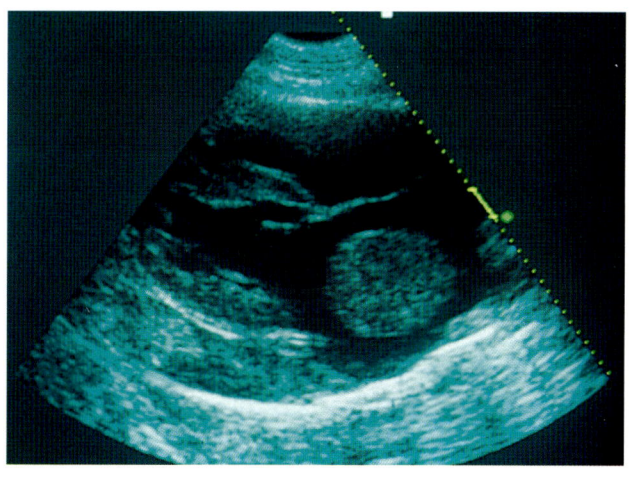

Abb. 10.4k:
EKH-Katze (m, 6 J) mit Nicht-klassifizierbarer Kardiomyopathie. 2D-Echokardiogramm, rechts parasternale Längsachse. Normotrophes Myokardium und biatriale Dilatation. Mobiler kompakter Thrombus im linken Atrium. Perikarderguss.

10.5 Perikarderkrankungen

Ralf Tobias

Perikarderguss: Flüssigkeitsansammlung unterschiedlicher Genese zwischen Herzbeutel und Epikard. Infektiöse, neoplastische, idiopathische oder traumatische Ursachen sind möglich.
Perikardtamponade: In der Regel akut auftretende Flüssigkeitsansammlung, die zur Behinderung der diastolischen Füllung und dadurch zur kardialen Dysfunktion führt.
Pericarditis constrictiva: Infektiös bedingte fibrotische Dickenzunahme des Perikards mit diastolischer Behinderung des Herzens.

Zeitlichen Verlauf der Symptome beurteilen: akut einsetzend bei in den Herzbeutel eintretender Blutung, eher progredienter Verlauf bei Stauungsprozessen; systemische Infektionserkrankungen und Schilddrüsenunterfunktion können mit Perikarderkrankungen in Verbindung gebracht werden, bestimmte Arzneimittel wie z.B. Hydralazin einen Perikarderguss begünstigen; Perikarderkrankungen infolge zurückliegender Traumata.

Golden Retriever, Labrador, Schäferhund.

Leistungsschwäche, Dyspnoe, Anzeichen der Herzinsuffizienz bei stark eingeschränkter diastolischer Funktion. Schwacher *Ictus cordis*. Eventuell Fieber. Stauungsbedingter Aszites auch bei Hämoperikard durch Neoplasie möglich (daher bei positivem Befund immer Punktat aus Herzbeutel und Abdomen).

Gedämpftes, leises Herz, evtl. 3. Herzton, bei Perikarditis Reibegeräusch als Herznebengeräusch.

Niedervoltage aller Kurvenamplituden (Abb. 10.5a), Arrhythmien, normofrequent bis tachykard, elektrischer Alternans möglich, Vorhofflimmern.

Kugel- bis kastenförmiges Herz, im Extremfall Kürbisform (Abb. 10.5b). Evtl. auch pleurale und abdominale Verschattung. Metastasen im Lungenfeld. Lokale, prominente Deformationen der Herzsilhouette bei manchen Tumoren der Herzbasis oder der Ventrikelwände, sofern sie nicht vom Erguss maskiert werden.

2DE/TM-Mode. Abhängig vom Füllungsgrad echofreier Saum unterschiedlichen Ausmaßes zwischen Epikard und Perikard (Abb. 10.5c–g). Anechogenität kann durch tumoröse Strukturen oder echodichtes Material (Fibrin, Zelldetritus) aufgehoben sein (Abb. 10.5d, h). *Swinging-Heart*-Phänomen bei größeren Ergüssen: diastolisches Kollabieren des rechten und linken Herzens, flache und rasche Kontraktionen durch eingeschränkte Ausdehnbarkeit des Herzens. Erniedrigte Kontraktionsamplituden im TM-Mode. Ermittlung der Ergussdimension in der Diastole, bei zirkulären Ergüssen an mehreren Messstellen der Herzwände aus allen Anlotungsrichtungen.
Doppler. Geeignet, um Ursachen oder Folgen des Ergusses zu dokumentieren. Regurgitationsprofile. Atmungsabhängige Variationen in den Einstromgeschwindigkeiten: Inspiration: Anstieg im rechten Herzen, Reduktion im linken Herzen, Exspiration: Reduktion im rechten Herzen, Anstieg im linken.

Untersuchung der Perikardflüssigkeit auf Transsudat, Exsudat oder Tumorzellen. Bei Verdacht auf Koagulopathien Gerinnungsfaktoren im Blut untersuchen.

Grundsätzlich vorsichtig, abhängig von Ergussursache.

Diagnostische/therapeutische Perikardiozentese, Perikardektomie, Antibiose und ggf antiinflammatorische Therapie, Kontraindikation für Kardiotherapeutika unter Ergussbedingungen.

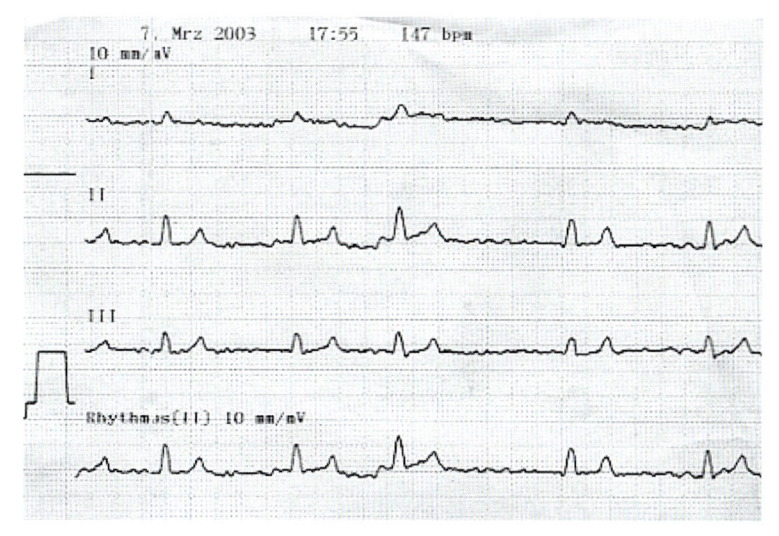

Abb. 10.5a:
Deutscher Schäferhund (m, 8 J) mit Dilatativer Kardiomyopathie, Perikarderguss und Liquidothorax. EKG Einthoven-Ableitung I–III. Vorhofflimmern, niedervoltierter Kammerkomplex.

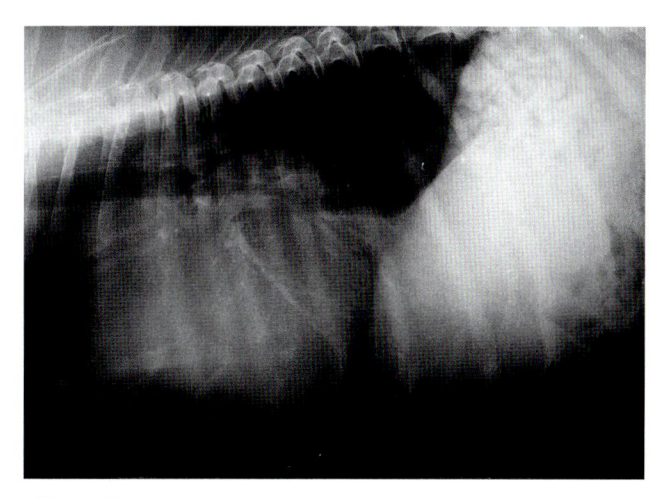

Abb. 10.5b:
Boxer (m, 11 J) mit Boxer-Kardiomyopathie, Perikarderguss und Aszites. Röntgen Thorax, latero-lateraler Strahlengang. »Kürbisform« des Herzens.

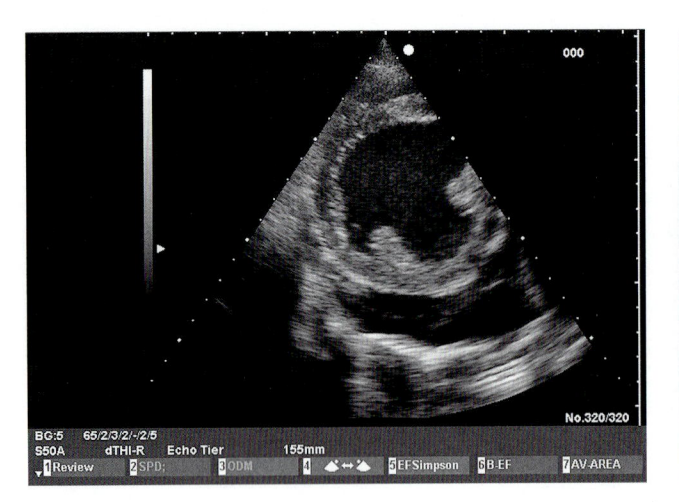

Abb. 10.5c:
Belgischer Schäferhund (w, 5 J) mit idiopathischem Perikarderguss. 2D-Echokardiogramm, rechts parasternaler Kurzachsenblick. Anechogene Zone zwischen Epikard und Perikard.

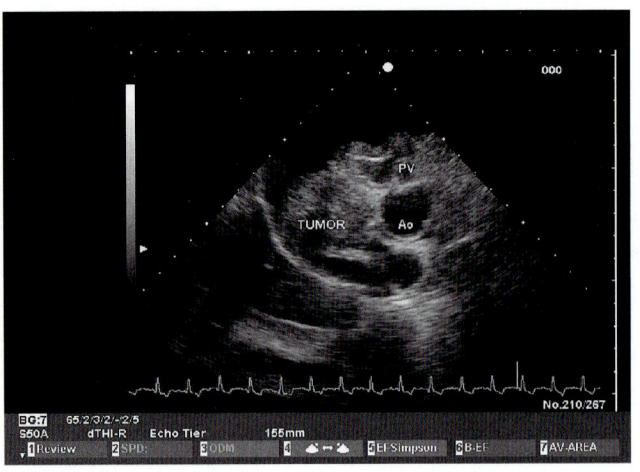

Abb. 10.5d:
Rottweiler (m, 13 J) mit Hämangiosarkom und Hämoperikard. 2D-Echokardiogramm, rechts parasternale Kurzachsenansicht. Raumfordernde Umfangsvermehrung, Aorta und A. pulmonalis anliegend. Perikarderguss.

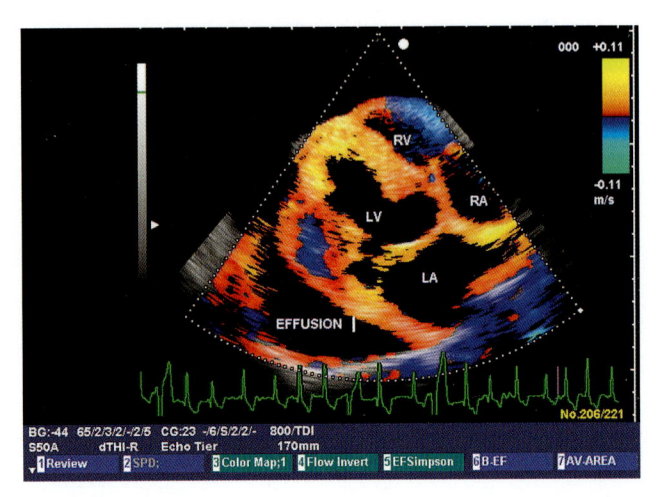

Abb. 10.5e:
Rhodesian Ridgeback (m, 9 J) mit AV-Klappendysplasie unter Langzeittherapie. Spätkomplikation Perikarderguss und Aszites. 2D-Echokardiogramm im TDI-Mode. Perikarderguss. Ventrikelextrasystolen.

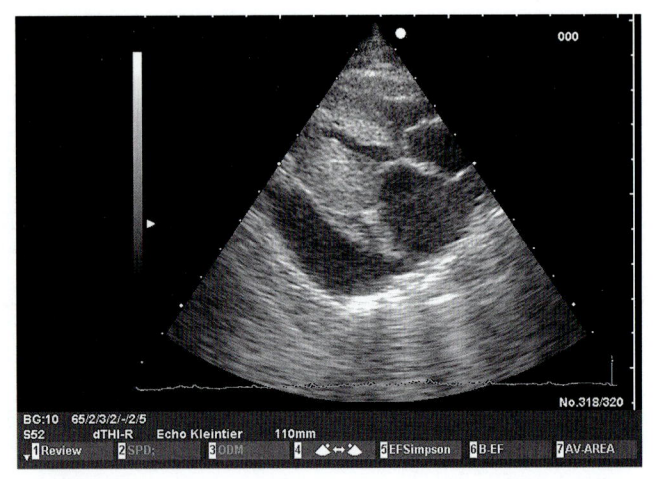

Abb. 10.5f:
EKH-Katze (w, 14 J) mit Myokardhypertrophie und Perikarderguss. 2D-Echokardiogramm, rechts parasternale Längsachse. Anechogener Bezirk zwischen dem Perikard und dem Epikard der Hinterwand und des Vorhofbereichs. Myokardhypertrophie und atriale Vergrößerung.

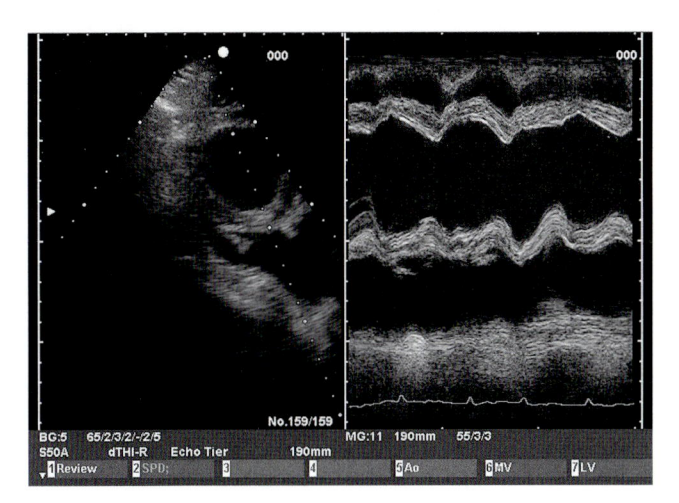

Parikarderkrankungen **227**

Abb. 10.5g:
Neufundländer (m, 10 J) mit Dilatativer Kardiomyopathie und Perikarderguss. 2D-Echokardiogramm und TM-Mode aus der rechts parasternalen Kurzachsenansicht. Anechogener Raum zwischen Epikard und Perikard.

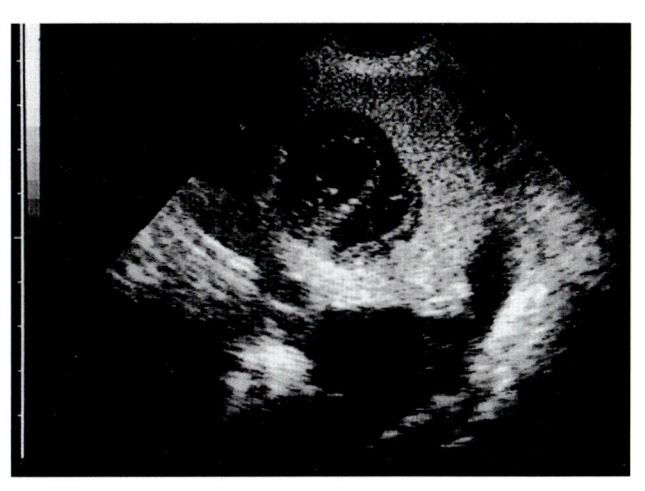

Abb. 10.5h:
Pudel (m, 13 J) mit hochgradiger Pericarditis constrictiva und Pyothorax nach Trauma. 2D-Echokardiogramm, subkostale Anschallung. Echoreicher, breiter perikardialer Saum mit angrenzender echoarmer, freier Flüssigkeit (Mischung aus Eiter und Stauungsflüssigkeit).

10.6 Herztumoren

Ralf Tobias

Der Befund eines Herztumors ist selten zu erheben, er wird nur bei 0,19–3 % aller untersuchten Hunde nachgewiesen. Durch die Echokardiographie wird die Zahl der Nachweise *ante mortem* aber vermutlich steigen. Es kommen vor: Hämangiosarkome, Myxome, Lipome, Aortenbogentumoren/Chemodektome, Lymphome und Thyroid-Karzinome. Die Altersgruppe von 9–15 Jahren ist am häufigsten betroffen.

Zeitlicher Verlauf der Symptome (meist akut einsetzend bei in den Herzbeutel eintretender Blutung, progredienter Verlauf bei Stauungsprozessen), systemische Erkrankung, herzferne Tumorbefunde, Auswertung bisheriger Arzneimitteltherapien.

Gehäuft bei Golden Retriever und Deutschem Schäferhund, aber jede Rasse kann betroffen sein.

Leistungsschwäche, Müdigkeit, Inappetenz, Dyspnoe, Synkopen, angespanntes Abdomen, Erbrechen, Durchfall. Infolge des häufig begleitend vorliegenden Hämoperikards: schwacher Puls, Jugularvenenspannung, gedämpfte Herzgeräusche, Arrhythmien, Aszites.

Gedämpftes, leises Herz, evtl. 3. Herzton. Arrhythmien, Tachykardie. Systolische Geräusche bei Verlegung betroffener Klappensegel.

Unspezifische Veränderungen möglich. Niedervoltage aller Kurvenamplituden bei Flüssigkeitserguss, Arrhythmien, insbesondere Vorhof- und Tachyarrhythmien, elektrischer Alternans möglich (Abb. 10.6a).

Bei intrakardialen Tumoren keine spezifischen radiologischen Veränderungen. Bei sekundärem Herzbeutelerguss kugel- bis kastenförmiges Herz (Abb. 10.6b), im Extremfall Kürbisform. Evtl. auch pleurale und abdominale Verschattung. Metastasen im Lungenfeld (Abb. 10.6c). Lokale, prominente Deformationen der Herzsilhouette bei manchen Tumoren der Herzbasis oder der Ventrikelwände, sofern sie nicht vom Erguss maskiert werden.

2DE. Raumfordernde Umfangsvermehrung unterschiedlich homogener Struktur bis hin zu nicht leicht von gesunden Strukturen zu differenzierendem Gewebe. Kompakt, gestielt, der atrialen Scheidewand, einer Herzwand, dem Aortenbogen, dem Auriculum oder einem Klappensegel an-/aufsitzend oder infiltrativ einwachsend (Abb. 10.6d–h). Lokalisations- und Größenbestimmung. Merkmale eines sekundären Perikardergusses (s. Kap. 10.5).

TM-Mode. Veränderung des AV-Klappenechos in Breite und DE-Amplitude (Öffnungsamplitude des septalen Mitralsegels) bei Klappentumoren, vergrößertes Atrium. Bei Kammerwandtumoren fokale Umfangsvermehrung des Myokardiums, ggf. mit differierender Echogenität. Merkmale eines sekundären Perikardergusses (s. Kap. 10.5).

Doppler. Farbaussparung innerhalb einer Kavität des tumorös veränderten Bereiches (Abb. 10.6f). Sekundäre Veränderungen der Flusskurven bei intraatrialen und Klappentumoren.

Zytologische Untersuchung (Dignitätsbestimmung durch Zellanalyse) von Punktionsmaterial oder Bioptat, sofern der Zustand des Patienten eine Probennahme erlaubt.

In der Regel ungünstig, bei benignen Tumoren abhängig vom Grad der Raumforderung und der Sekundärveränderungen.

Rp! Intensität des therapeutischen Vorgehens ist an der Lebenserwartung zu orientieren. Exakte Diagnose und Prognose daher zwingend! OP, Strahlen-/Chemotherapie bei geeigneten und ausdiagnostizierten Patienten. Setzt optimale Zusammenarbeit von Kardiologen, Chirurgen und internistischen Onkologen voraus, *in praxi* schwer zu realisieren. Symptomatische Therapie: bei Ergüssen ggf. Drainage, Antiphlogistika, Schmerztherapie. Herz-Kreislauf-Therapie.

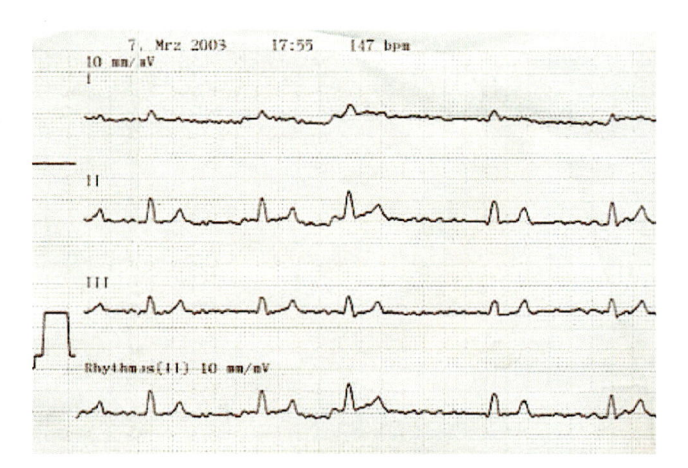

Abb. 10.6a:
Boxer (m, 8 J) mit Herzbasistumor und Perikarderguss. EKG Einthoven-Ableitungen I–III. Vorhofflimmern und Niedervoltage.

Herztumoren **229**

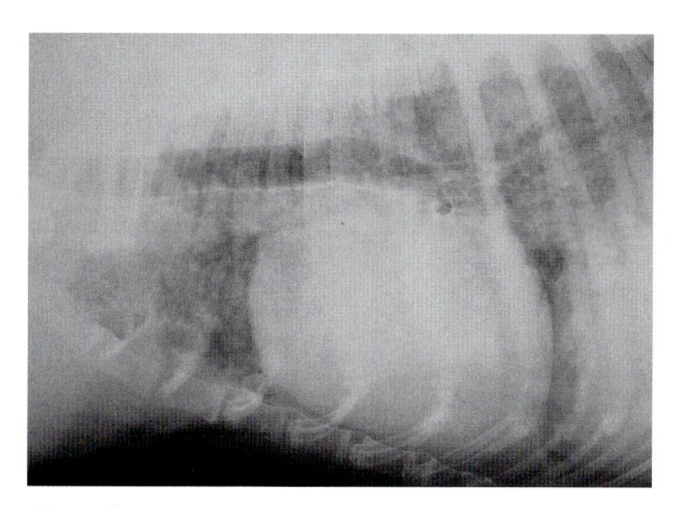

Abb. 10.6b:
Berner Sennenhund (m, 8 J) mit Neoplasien an der Herzbasis und in der Lunge. Perikarderguss. Röntgen Thorax, latero-lateraler Strahlengang. Kardiomegalie, noduläre und herdförmige Verschattungen im Lungenfeld.

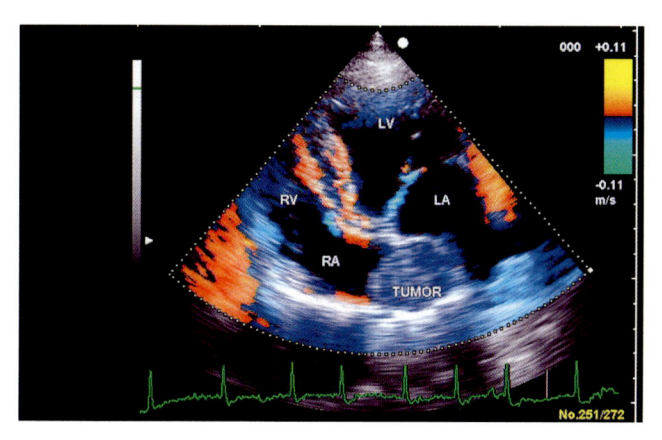

Abb. 10.6c:
EKH-Katze (w, 14 J) mit malignem Lymphom und histologisch nachgewiesenen Metastasen in Niere, Haut und Myokard-/Endokardzellen. Röntgen Thorax, latero-lateraler Strahlengang. Großflächige raumfordernde Verschattung zwischen kaudaler Herzsilhouette und Diaphragma.

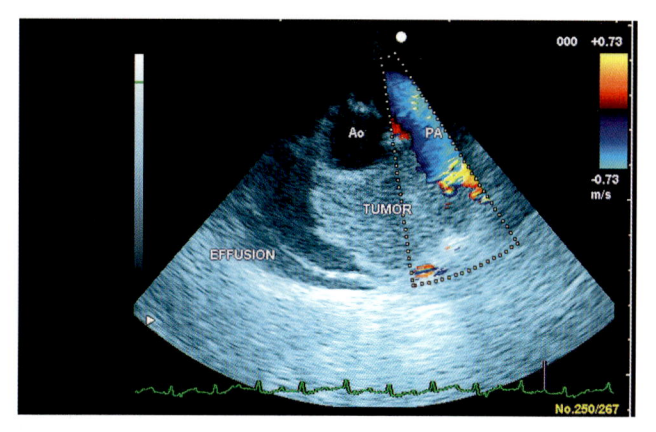

Abb. 10.6d:
Rottweiler (m, 12 J) mit atrialem Tumor. 2D-Echokardiogramm im TDI-Mode, links apikaler 4-Kammerblick. Rechtes Atrium und Lungenvenen infiltrierende Tumormassen.

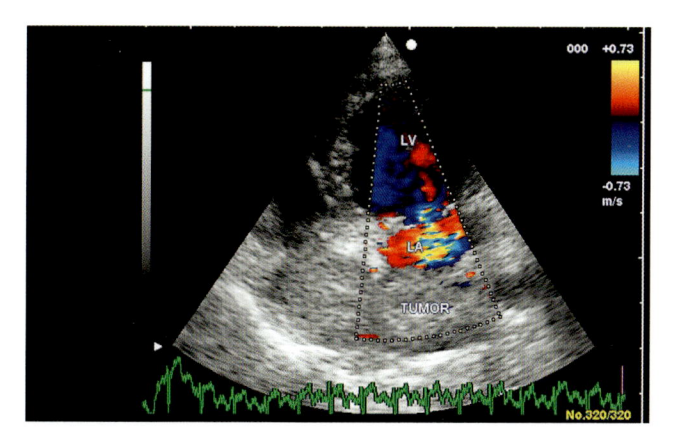

Abb. 10.6e:
Teckelmischling (w, 13 J) mit Tumor im Bereich der großen herznahen Gefäße. 2D-Echokardiogramm, Kurzachsenansicht von der linken Thoraxseite. Tumorgewebe zwischen Aorta und Pulmonalarterienstamm.

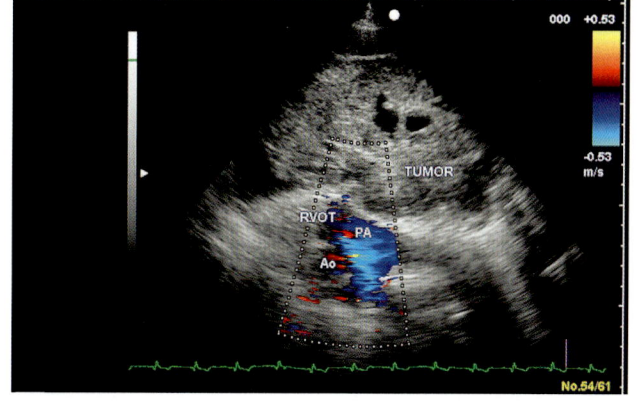

Abb. 10.6f:
Boston Terrier (w, 10 J) mit malignen Mammatumoren und Metastasen in den Atrien. 2D-Echokardiogramm, links apikaler 4-Kammerblick. Die Tumoren nehmen über zwei Drittel der linken und rechten atrialen Fläche ein.

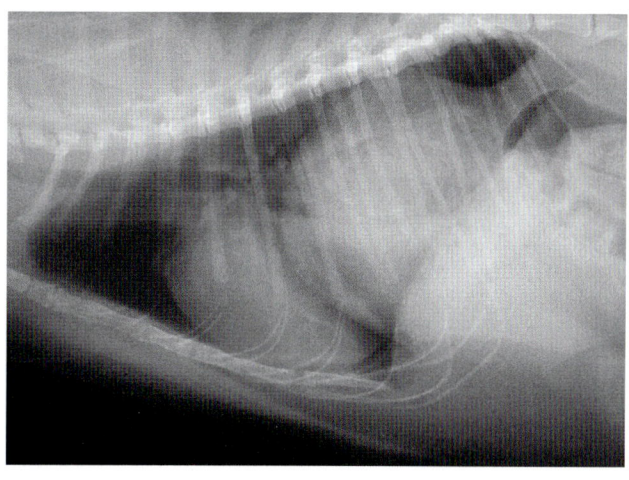

Abb. 10.6g:
Deutscher Schäferhund (m, 11 J) mit zytologisch nachgewiesenem Hämangiosarkom. 2D-Echokardiogramm mit farbkodiertem Doppler. Tumormasse zwischen Herz und Lungengewebe. Hämoperikard und -thorax.

10.7 Dirofilariose

Ralf Tobias, Matthias Schneider

An warme Klimazonen gebundene, durch Insektenstich vermittelte, parasitäre Infektion mit *Dirofilaria immitis*. Mehrere Larvenstadien entwickeln sich über eine subkutane und intravasale Wanderung bis in die Lungengefäße. Erst nach einem halben Jahr werden durch adulte weibliche Würmer neue Mikrofilarien in das Gefäßsystem ausgeschieden. Die Dirofilariose ist Ursache für die Ausbildung einer pulmonalen Hypertonie und eines Cor pulmonale beim Hund. Bei Katzen nur endemisches Vorkommen.

Positiver Dirofilarientest im Rahmen eines Reisekrankheiten-Screenings.

Keine Rassen- oder Geschlechtsdispositionen.

Leistungsschwäche, Dyspnoe, Synkopen, Husten, Gewichtsverlust, Zeichen der Rechtsherzinsuffizienz.

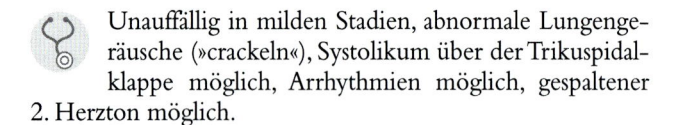

Unauffällig in milden Stadien, abnormale Lungengeräusche (»crackeln«), Systolikum über der Trikuspidalklappe möglich, Arrhythmien möglich, gespaltener 2. Herzton möglich.

Meist normal. In fortgeschrittenen Stadien P pulmonale, Arrhythmien und Rechtsachsenabweichung möglich.

In Anfangsstadien normal. In fortgeschrittenen Stadien Rechtsherzvergrößerung, Erweiterung des Truncus pulmonalis, Vergrößerung der Lungenarterien, besonders im kaudalen Lappen (Abb. 10.a). Dorso-ventraler Strahlengang i.d.R. am aussagekräftigsten. Interstitielle Infiltrate möglich (Abb. 10.7b).

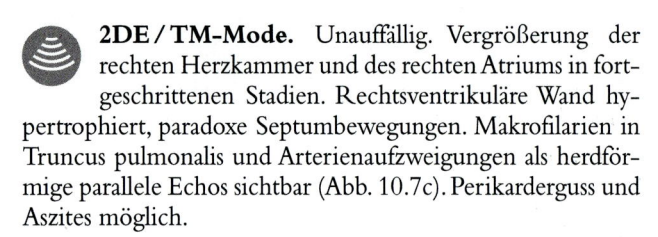

2DE / TM-Mode. Unauffällig. Vergrößerung der rechten Herzkammer und des rechten Atriums in fortgeschrittenen Stadien. Rechtsventrikuläre Wand hypertrophiert, paradoxe Septumbewegungen. Makrofilarien in Truncus pulmonalis und Arterienaufzweigungen als herdförmige parallele Echos sichtbar (Abb. 10.7c). Perikarderguss und Aszites möglich.

Doppler. Turbulenzen und Erhöhung der Fließgeschwindigkeit im Truncus pulmonalis möglich, Refluxjet über Trikuspidalklappensegeln möglich.

Makrofilarien: ELISA-Test, Hämagglutinationstest, Immunchromatographie zur Antigenidentifizierung weiblicher Würmer frühestens 5 Monate p. infec.
Mikrofilarien: Gefärbter Blutausstrich mit der Gefahr eines falsch negativen Ergebnisses bei geringer Mikrofilariendichte, Konzentrationstest mit einem Filter durch Lysierung der roten Blutzellen und Fixierung der Filarien.
Unspezifisch und nicht immer ausgeprägt sind Eosinophilie, Basophilie und Monozytose. Azotämie, erhöhte Serumenzyme und erhöhte Globulinfraktionen sowie Thrombopenie treten auf.

Eine Reihe von Komplikationen kann bei infizierten Tieren mit und ohne Therapie eintreten: Folgen der Rechtsherzinsuffizienz, pulmonale Hypertonie, Thrombembolie, immunvermittelte Pneumonie, 1–4 Wochen nach adultizider Therapie besteht erhöhtes Risiko der Thrombembolie und Pulmonalarterienobstruktion durch abgetötete Würmer.

Adultizide Therapie: Melarsamin (Immitizide) oder Thiazetarsamid (Carpasolate). Bei Vena-cava-Syndrom ist nur noch die chirurgische Entfernung der Würmer effektiv (Abb. 10.7d). **Mikrofilarizide Therapie:** Ivermectin oder Milbemycin, Glukokortikoide zur Schockprophylaxe. Auch im Anschluss an adultizide Therapie im Abstand eines Monats. Monatliche Prävention zu Infestationszeiten (gebietsabhängig) mit Milbemycinoxim, Moxidectin oder Avermectinen (Ivermectin, Selamectin).
Bei kongestivem Rechtsherzversagen Furosemid und ACE-Hemmer. Positiv inotrope Medikamente kontraindiziert.
Bei pulmonaler Thrombembolie Glukokortikoide, Bronchiodilatatoren, Sauerstoff und Käfigruhe angezeigt. Acetylsalicylsäure und Heparine sind von fraglichem Wert.
Bei Katzen keine adultizide und mikrofilarizide Therapie, Prävention mit Milbemycinoxim und Ivermectin.

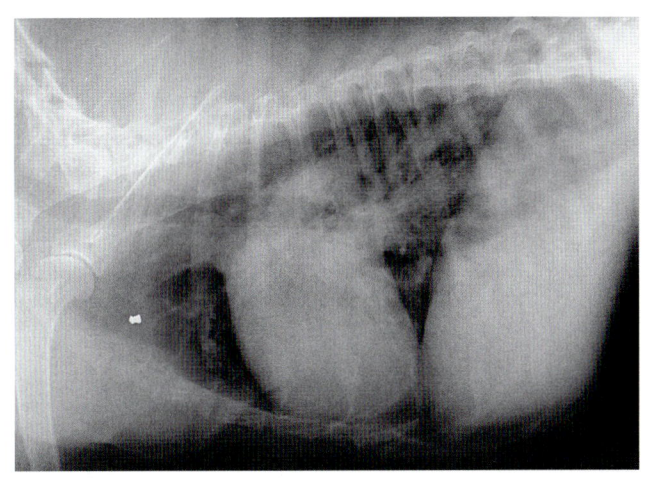

Abb. 10.7a:
Mischlingshund (w, 2 J) mit Dirofilariose. Röntgen Thorax, latero-lateraler Strahlengang. Alveoläre Lungenzeichnung im Bereich der Herzbasis und der kaudalen Lunge. Interstitielle Infiltrate. Nebenbefunde: Projektil.

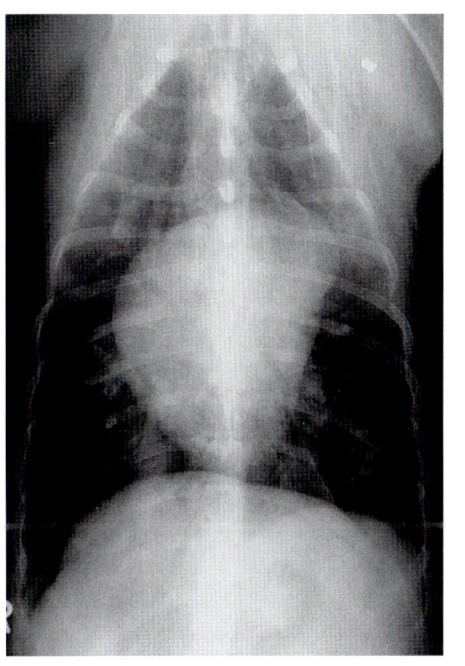

Abb. 10.7b:
Mischlingshund (w, 2 J) mit Dirofilariose. Röntgen Thorax. Dorso-lateraler Strahlengang. Deutliche Weitung des Pulmonalarterienstammes und Rechtsherzbetonung. Fleckige alveoläre Zeichnung im mittleren und kaudalen Lungenfled.

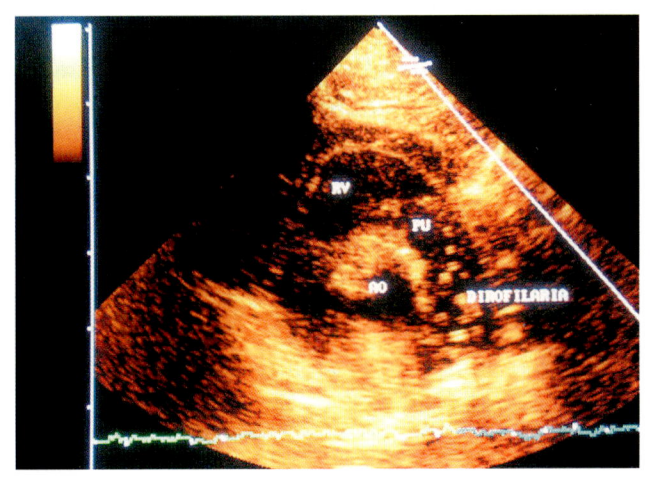

Abb. 10.7c:
Mischlingshund (m, 3 J) mit Dirofilariose. 2D-Echokardiogramm, links thorakale Kurzachsenansicht. Adulte Dirofilarien als punktförmige Echos im Pulmonalarterienstamm.

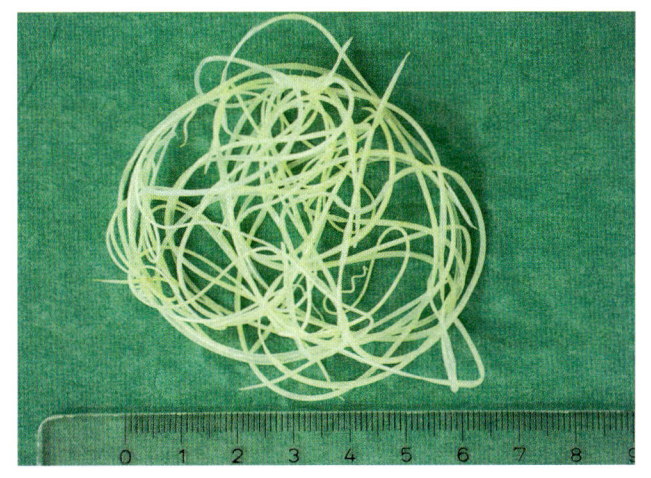

Abb. 10.7d:
Makrofilarien, extrahiert bei Patient mit Vena-cava-Syndrom.

10.8 Pulmonale Hypertonie – Cor pulmonale

Marianne Skrodzki, Ralf Tobias

Unter physiologischen Verhältnissen ist der rechtsventrikuläre Druck, der zur Aufrechterhaltung des Herzminutenvolumens (HMV) notwendig ist, relativ gering. Er ändert sich, sobald der Widerstand in den Lungengefäßen erhöht oder wenn der venöse Rückstrom reduziert ist. Ein erhöhter Druck in den Lungengefäßen belastet die rechte Herzhälfte. Bereits eine geringe Erhöhung des pulmonalen Gefäßwiderstands führt zu einer deutlichen Abnahme des rechtsventrikulären Schlagvolumens. Anfänglich kann der rechte Ventrikel durch eine adaptive Hypertrophie die erhöhte Nachlast noch kompensieren. Mit fortschreitender pulmonaler Hypertonie kommt es zu einer zunehmenden Insuffizienz der rechtskardialen Funktionen mit dem klinischen Bild des Cor pulmonale.

Das **akute** Cor pulmonale ist als plötzliche Rechtsherzdilatation infolge einer akuten pulmonalen Hypertonie definiert, bei Hund und Katze meistens infolge einer Herzwurmembolie oder beim Hydradrenokortizismus, beim nephrotischen Syndrom und bei der hämolytischen Anämie mit Verschluss einer Lungenarterie (s. Kap. 10.7). Weitere Ursachen sind hochgradiger Pneumothorax nach Unfällen oder chirurgischen Thoraxeingriffen bzw. der Spannungspneumothorax. In jedem dieser Fälle kommt es zur schlagartigen pulmonalen Drucksteigerung und Reduktion des venösen Blutangebotes in der Lunge. Entsprechend steht auch nur eine geringere Blutmenge zur Oxigenierung zur Verfügung. Daraus resultiert ein allgemeiner Blutdruckabfall. Es kann sogar zum kardialen Schock und plötzlichem Herztod kommen.

Das **chronische** Cor pulmonale entwickelt sich aus länger bestehender pulmonaler Hypertonie mit progredientem Verlauf der zugrunde liegenden Erkrankungen, die mit Vasokonstriktion, Abnahme der Gefäßelastizität, Gefäßobliterationen bzw. mit Gefäßverlust einhergehen. Aufgrund des langsamen Druckanstiegs im kleinen Kreislauf hat die rechte Herzhälfte die Möglichkeit, sich den neuen, ungewohnten Druckverhältnissen allmählich anzupassen. Ab einem bestimmten kritischen Druckniveau kommt es zur rechtsventrikulären Nachlasterhöhung und schließlich zur Myokardinsuffizienz.

Bei Hunden und Katzen handelt es sich überwiegend um die sekundäre Form der pulmonalen Hypertonie, die kardialer oder extrakardialer Genese sein kann. Zu den kardialen Ursachen zählen die Mitralinsuffizienz infolge chronisch degenerativer Klappenerkrankung mit linksatrialer Druckerhöhung sowie kongenitale Vitien mit L-R-Shunt. Extrakardial bedingte pulmonale Hypertonien werden bei Erkrankungen des Lungenparenchyms, pulmonalvaskulären Erkrankungen oder bei alveolärer Hypoventilation beobachtet. Dazu zählen chronisch obstruktive oder infiltrative Lungenerkrankungen, Bronchitiden, Bronchiektasien, das Lungenemphysem, Asthma bronchiale, Stenosen der oberen Atemwege sowie die Dirofilariose. Thoraxanomalien oder die Myasthenia gravis mit neuromuskulär bedingten Atemstörungen verursachen selten ein chronisches Cor pulmonale.

Primär wird die Symptomatik eines Patienten durch die Grunderkrankung bestimmt. Grundsätzlich wird eine manifeste Form der pulmonalen Hypertonie mit bereits im Ruhezustand erhöhten Drucken im kleinen Kreislauf von einer latenten Form unterschieden. Bei dieser tritt der Lungenhochdruck erst unter körperlicher Belastung auf. Die Belastungshypertonie als Frühform der Erkrankung geht im Laufe der Zeit in eine manifeste pulmonale Hypertonie über, begleitet von deutlich zunehmender Atemnot. Entsprechend ist das Beschwerdebild der Patienten mit fortgeschrittenem pulmonalen Bluthochdruck durch eingeschränkte körperliche Leistungsfähigkeit, Atemnot bei Belastung, später auch in Ruhe, Unruhe und Angst sowie selten durch Husten, evtl. mit blutigem Auswurf, geprägt.

Keine, bzw. nur der Grundkrankheit entsprechende Disposition bei brachyzephalen Rassen und Zwergrassen mit Stenosen der oberen Atemwege z.B. Tracheomalazie oder Trachealkollaps, enge Nasenlöcher, zu langes Gaumensegel.

Die Kreislaufsituation bei schwerer pulmonaler Hypertonie zeichnet sich durch Rückstau vor der geschwächten rechten Herzhälfte aus, d.h. durch Stauungen in Bauchorgane, selten in Extremitäten (Abb. 10.8 a).

Bei relativer Trikuspidalklappeninsuffizienz systolisches Herzgeräusch am deutlichsten im rechten 4. bis 5. ICR; Als Zeichen der bestehenden pulmonalen Hypertonie kann es bei Hunden zur Spaltung des zweiten Herztons kommen, was bei Katzen jedoch nur schwer oder gar nicht feststellbar ist.

Pulmonale Hypertonie – Cor pulmonale **233**

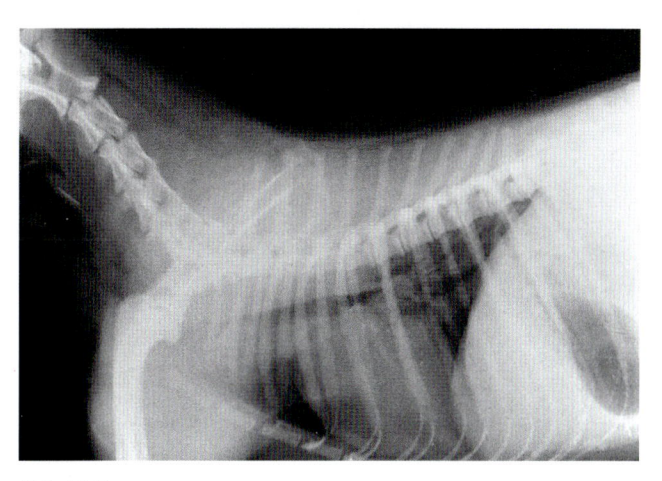

Abb. 10.8b:
Yorkshire Terrier (w, 6 J). Röntgen Thorax, laterolateraler Strahlengang in Exspiration. Trachealkollaps.

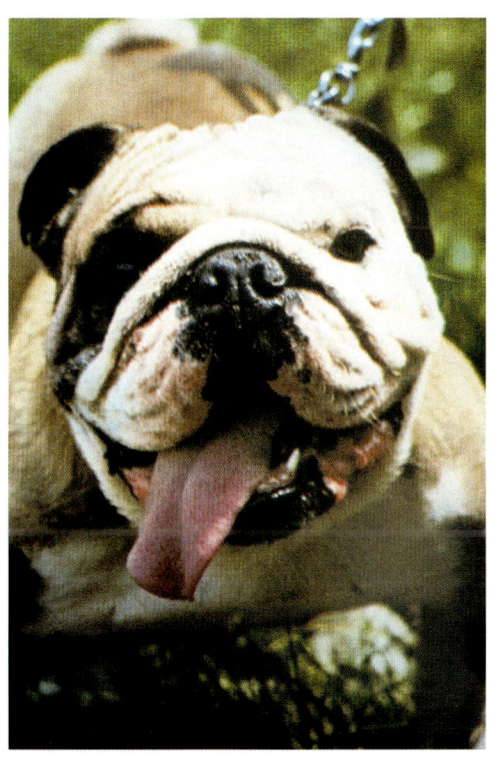

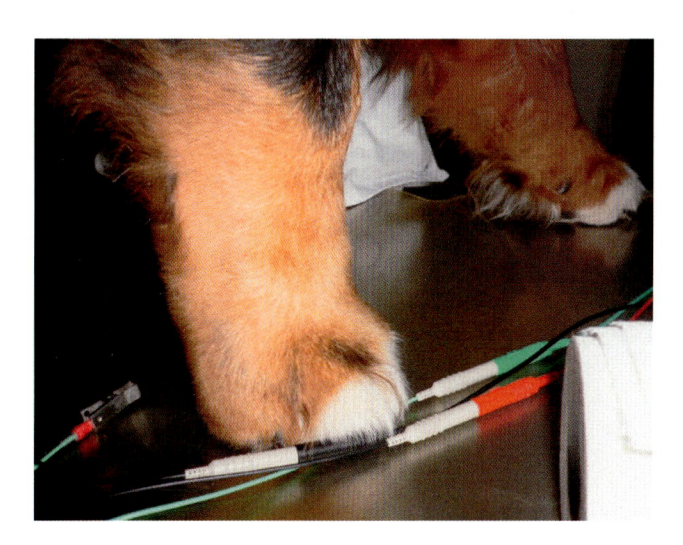

Abb. 10.8a:
Englische Bulldogge (m, 1 J.) mit ausgeprägter Atembehinderung infolge Brachyzephalensyndrom mit Verengung der Nasenlöcher und verkürztem Rachenraum, der dem Zungengrund zuwenig Platz bietet.

Abb. 10.8c:
Berner Sennenhund (m, 8 J.) mit gestauter rechter Vorderextremität mit chronischem Cor pulmonale infolge chronisch obstruktiver Atemwegserkrankung.

Meist altersentsprechend normales EKG, Zeichen einer Rechtsherzbelastung bei zunehmender pulmonaler Hypertonie möglich: P pulmonale als Zeichen der rechtsatrialen Vergrößerung, tiefe S-Zacken in Ableitung I, II und/oder den linken Brustwandableitungen CV6LL bzw. CV6LU bzw. Achsenabweichung des Frontalvektors nach rechts bei ausgeprägter rechtsventrikulärer Hypertrophie, Sinustachykardie möglich.

Dient primär der Erkennung der zugrunde liegenden Atemwegserkrankung. Hinweise auf Cor pulmonale sind ein prominentes Pulmonalsegment (Abb. 10.8b) und weite zentrale Pulmonalarterien. Herzschatten anfänglich normal groß, mit fortschreitender Erkrankung werden die Vergrößerungen des rechten Atriums und Ventrikels sichtbar. Infolge dekompensierter Rechtsherzinsuffizienz Pleuraerguss, Stauung der Vena cava caud. und/oder rechtsseitiger Zwerchfellhochstand durch Stauungsleber bzw. Aszites möglich.

2DE/TM-Mode. Rechtsatriale Vergrößerung, rechtsventrikuläre konzentrische Hypertrophie und Ventrikeldilatation sowie diastolische Dicke der rechtsventrikulären Aussenwand von > 5,5 mm; diskordante interventrikuläre Septumbewegungen, sowie – in Abhängigkeit vom überhöhten rechtsventrikulären Druck – eine Linksverlagerung der Kammerscheidewand sprechen für ein chronisches Cor pulmonale.
Mittels abdomineller Sonographie Nachweis von Stauungen der Vena cava caud. und der Lebervenen.
Doppler. Nachweis der relativen Trikuspidalinsuffizienz (V_{max} > 3 m/s) oder Pulmonalinsuffizienz (V_{max} > 2,2 m/s) als indirektes Zeichen einer pulmonalen Druckerhöhung möglich. Bei normaler systolischer Blutflussgeschwindigkeit in der Pulmonalarterie (> 1,5 m/s) sind systolischer rechtsventrikulärer Druck und systolischer Pulmonalarteriendruck gleich. Bei manifester pulmonaler Hypertonie mit relativer Trikuspidalinsuffizienz kann aus der systolischen Refluxgeschwindigkeit an der rechten AV-Klappe unter Anwendung der modifizierten Bernoulli-Gleichung der systolische pulmonalarterielle Druckgradient grob werden. Systolisches PW-Dopplersignal der Pulmonalklappe mit verlängerter Präejektionsperiode und/oder verkürzter Akzelerationszeit.

Hypoxämie mit Anstieg der Erythrozytenzahl bzw. Polyglobulie sind möglich. Abfall von PO_2, PCO_2 nachweisbar.

Als Komplikation kann es zum Rechtsherzversagen mit tödlichem Verlauf, zu Herzrhythmusstörungen, Thrombosen bzw. Embolien sowie zu sekundären Organschädigungen durch chronischen Sauerstoffmangel kommen.

Im Akutfall ist die Gabe von Sauerstoff (Sauerstoffkäfig, Nasensonde) sowie u.U. auch die Antikoagulation lebensrettend. Die Therapie der chronischen pulmonalen Hypertonie richtet sich in erster Linie nach der Grunderkrankung. Neben Allgemeinmaßnahmen, wie Gewichtsreduktion bei adipösen Patienten zur Verbesserung der Ventilation, sollten Bronchiodilatatoren (Aminophyllin, Euphyllin) verordnet werden. Bei Rechtsherzinsuffizienz mit Flüssigkeitsretention können Diuretika und ACE-Hemmer eingesetzt werden. Aufgrund potentieller Nebenwirkungen, wie der Entwicklung einer systemischen Hypotonie, Therapieversuch, wenn auch nur unter Vorbehalt, mit Amlodipin in sehr niedriger Dosierung. Relativ wenige Erfahrungen liegen für den Einsatz von Silfadenil (Viagra®) vor.
Unter Umständen chirurgische Korrektur der Nasenlöcher und Kürzung des Gaumensegels.
Zu Verbesserung der Leistungsfähigkeit und Verhinderung bzw. Abschwächung der Progredienz der Erkrankung kommen in der Humanmedizin der Endothelin-Rezeptor-Antagonist Bosentan und Prostanoiden (insbesondere Ilomedin®) zum Einsatz.

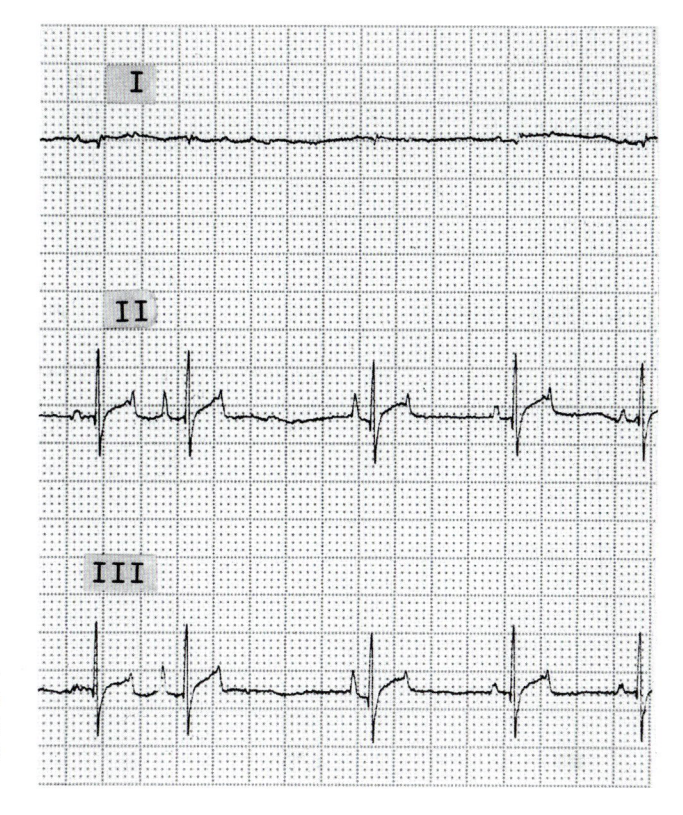

Abb. 10.8d:
Langhaardackel (w, 4 J) mit chronischem Cor pulmonale infolge Asthma bronchiale. Im EKG (Papiervorschub 25 mm/s, Eichung 0,5 cm = 1 mV) tiefe S-Zacken in Abl. II (1,2 mV) und III (1,7 mV) als Zeichen einer Rechtsherzbelastung sowie eine ST-Streckenhebung von 0,25 mV in Abl. II als Hinweis auf eine myokardiale Hypoxie, Sinusrhythmus. HF 80/min.

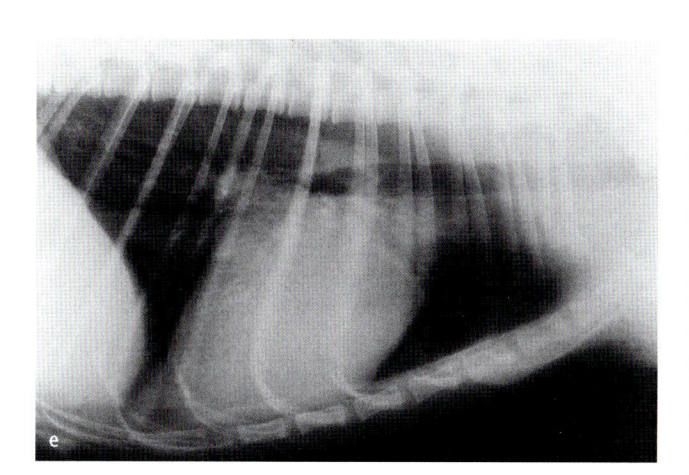

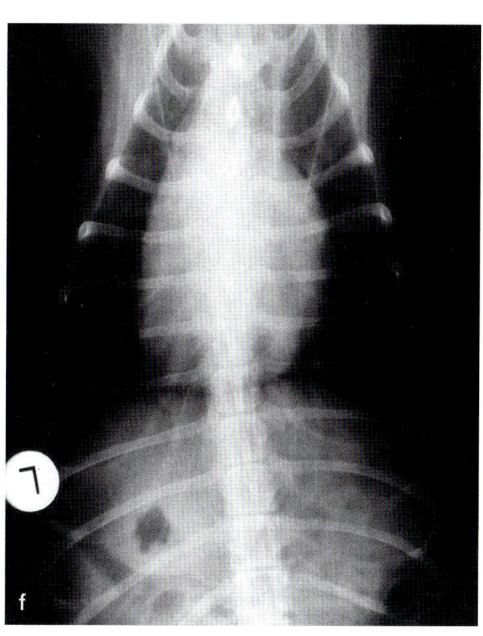

Abb. 10.8.e, f:
Pudel (m, 12 J), Röntgen Thorax, latero-lateraler Strahlengang. Vergrößerte Herzsilhoutte. (**e**) Die kraniale Herztaille wird durch die Erweiterung des rechten Ventrikels überdeckt. (**f**) Im ventro-dorsalen Strahlengang werden die Vergrößerung des rechten Atriums und die rechtsventrikuläre Dilatation als sog. »umgekehrtes D-Zeichen« deutlich.

11 Interventionelle Kardiologie

Matthias Schneider

Die interventionelle Kardiologie befasst sich mit der kathetergestützten Therapie struktureller Herzerkrankungen, die auf eine medikamentelle Therapie meist nur unzureichend ansprechen. Eine Vielzahl von Eingriffen wird dazu gezählt:
- Erweiterung von Stenosen mittels Ballondilatation oder Stentimplantation
- Verschluss von Shunts mit Drahtspiralen oder Plugs
- Therapie des Perikardergusses mittels Perikardkatheter oder Ballondilatation des Perikards
- Entfernung von Emboliematerial (z.B. Venenkatheter, Herzwürmer, Drahtspiralen)
- Therapie supraventrikulärer Tachykardien mittels Ablation einer akzessorischen Leitungsbahn

Grundlage eines jeden Eingriffs ist eine möglichst exakte Diagnose aus den nicht-invasiven Untersuchungsverfahren. Die Vorbereitung, die Anästhesie und das Monitoring entsprechen den für die Katheterdiagnostik beschriebenen Verfahren (s. Kap. 5.2). Die Durchführung therapeutischer Eingriffe beinhaltet ein deutlich höheres Risiko als bei einer rein diagnostischen Herzkatheteruntersuchung. Sie kann durch die Unterstützung eines Kinderkardiologen deutlich einfacher und mit weniger Fehlern erlernt werden.

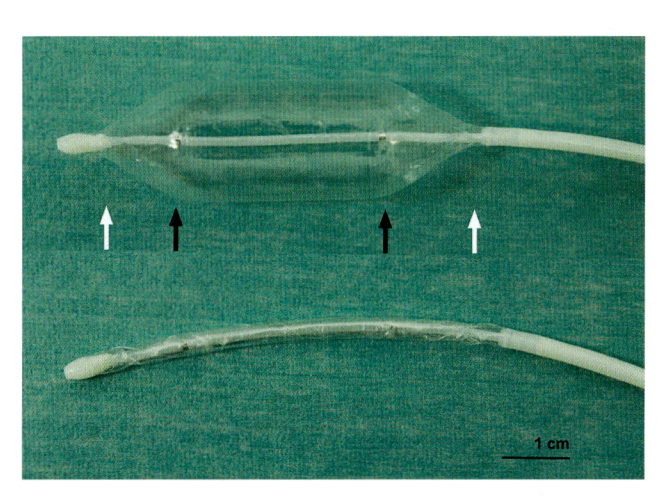

11.1 Erweiterung von Stenosen

Bei der Ballondilatation wird mithilfe eines speziellen Herzkatheters eine Engstelle geweitet. Die **Qualität** eines solchen Ballonkatheters wird gemessen an seinem maximalen Füllungsdruck und der Größe des benötigten Einführbestecks. Aufgrund der geringen Größe der Patienten in der Tiermedizin und den z.T. sehr rigiden Stenosen ist es ratsam, hochwertige Ballons mit kleinem Einführbesteck und einem maximalen Füllungsdruck über 2 bar, oder besser über 3 bar, zu verwenden.

Gängige verwendete **Größen** sind Ballons mit 8–30 mm Durchmesser und einer Länge zwischen 2 und 5 cm. Hierbei ist zu beachten, dass die Angabe der Ballonlänge sich auf den geraden Teil des Ballons bezieht, die Gesamtlänge kann je nach Ballonform 1–2 cm mehr betragen (Abb. 11.1).

Bei modernen Low-Profile-Kathetern lässt sich der Ballon bis auf den Durchmesser des Schaftes zusammenfalten. In dieser Form benötigen die Ballonkatheter Einführschleusen zwischen 5 und 14 French (1 FR = 1/3 mm).

Die steifen Ballonkatheter müssen über einen sehr stabilen **Führungsdraht** (Back-up-Draht) platziert und während der Dilatation in der Stenose gehalten werden. Je größer der Patient, desto steifer sollte der Führungsdraht sein.

Die **Füllung** des Ballons ist am einfachsten und sichersten mit einer speziellen Dilatationsspritze mit eingebautem Manometer durchführbar (Abb. 11.2). Durch die exakte Druck-

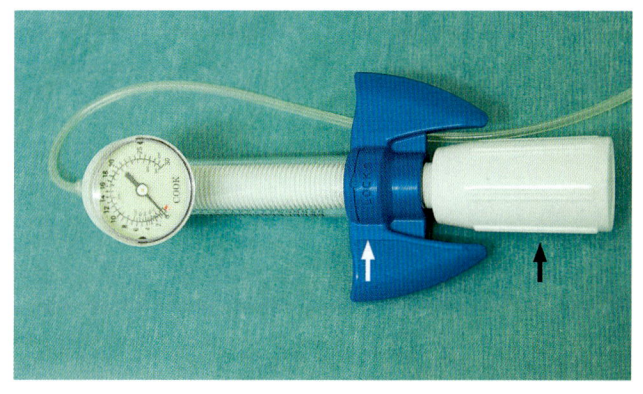

Abb. 11.1:
Ballonkatheter im gefüllten und ungefüllten Zustand. Der Katheter besitzt einen Schaft, an dessen Spitze sich der Ballon befindet. Der Ballon hat bei einem Druck von 3 bar einen Durchmesser von 18 mm. Die Markierungen im Ballon (schwarze Pfeile) erleichtern die Platzierung des Katheters in der Durchleuchtung. Zu beachten ist, dass der gesamte Ballon durch seine flach auslaufenden Enden (weiße Pfeile) insgesamt deutlich länger ist als die nominellen 3 cm. Im leeren Zustand kann der Ballon um den schmalen Schaft gewickelt werden und benötigt so nur ein Einführbesteck von 10 FR (= 3,3 mm).

Abb. 11.2:
Dilatationsspritze. Sie besitzt ein eingebautes Manometer zur Kontrolle des Ballondrucks. Zudem hat sie eine Arretierungseinrichtung (weißer Pfeil), mit welcher der Druck durch Drehen des Handstücks (schwarzer Pfeil) langsam erhöht werden kann.

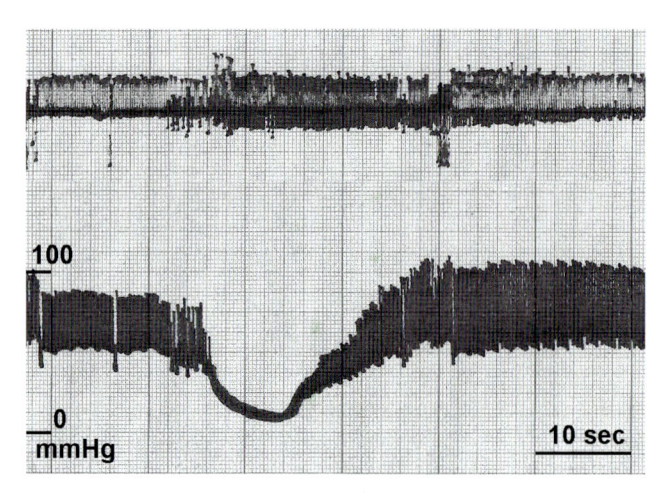

Abb. 11.3:
EKG und invasive Blutdruckmessung an der Arteria dorsalis pedis während der Ballondilatation einer Subaortenstenose. Während der Dilatation kommt es zu Rhythmusstörungen und zum drastischen Abfall des arteriellen Blutdrucks. Beim Ablassen des Ballons steigt der Druck rasch wieder an und erreicht kurzfristig höhere Werte, da sich zum Zeitpunkt der Ballonfüllung das Blut vor dem Herzen gesammelt hat.

kontrolle wird das Befüllen bis zum nominalen Durchmesser ermöglicht und ein Platzen des Ballons verhindert. In der Durchleuchtungskontrolle wird die Stenose während der Füllung als Kerbe im Ballon sichtbar, die dann bei maximaler Ballonfüllung verschwindet. Eine zweite Füllung des Ballons bestätigt den Sprengungserfolg durch das Fehlen dieser Kerbe.

Während der Dilatation kommt es zu ventrikulären Rhythmusstörungen und zum deutlichen Abfall des arteriellen Blutdrucks, letzterer sollte nach Ablassen des Ballons schnell wiederkehren (Abb. 11.3). Geschieht dies nicht, so sind eine sofortige Druckmessung und evtl. eine Angiographie des Ventrikels hilfreich, um mögliche Ursachen abzuklären. Bei niedrigem Ventrikeldruck ist an eine Gefäßruptur, eine schwere AV-Klappeninsuffizienz oder ein Myokardversagen zu denken. Hohe Ventrikeldrücke finden sich infolge einer dynamischen Ausflussbahnobstruktion, die meist mit einem kurzfristig wirksamen β-Blocker behandelt werden kann.

Am häufigsten wird die Ballondilatation bei der Pulmonalklappenstenose eingesetzt, seltener bei der Subaortenstenose und bisher nur in Einzelfällen bei der Trikuspidalklappenstenose und beim Cor triatriatum dexter.

Indikation zur Ballondilatation einer **Pulmonalstenose** sind mittelschwere bis schwere Stenosen, die zumindest teilweise durch eine Fusion der Klappenränder bedingt sind. Rein dysplastische Klappen, supravalvuläre und subvalvuläre Stenosen lassen sich nur schwer erfolgreich behandeln. Die Patienten werden so früh wie möglich behandelt. Bei der Therapie der Pulmonalstenose ist ein Zugang über die Vena femoralis hilfreich, da die Winkelung des Katheters im rechten Herzen gering ist. In der rechtsventrikulären Angiographie muss besonders auf die infundibuläre Stenose, die Klappenmorphologie und nach Lungenpassage auf den Verlauf der Koronararterien geachtet werden. In fraglichen Fällen ist immer, nicht nur bei Bulldogge und Boxer, eine selektive Koronarangiographie indiziert. Die Ballons werden nach Literatur zwischen 20–50 % größer als der Klappenring ausgewählt. Bei inzwischen etwa 170 Eingriffen innerhalb der letzten 12 Jahre haben wir die Ballons etwa 20–30 % größer als den Klappenring ausgewählt, da größere Ballons noch größere Einführbestecke benötigen und keine besseren Erfolge erzielen. Beim Vorliegen eines singulären Koronararterienursprungs verwenden wir zunächst Ballons in der gleichen Größe wie der Klappenring, nur bei unzureichendem Erfolg gehen wir 10–20 % darüber. Mitunter entwickelt sich während der Dilatation der Pulmonalstenose ein temporärer Rechtsschenkelblock. Kammerflimmern, das eine elektrische Defibrillation erforderte, haben wir bei extrem großen Ballons (30 mm) gesehen. Die perioperative Sterblichkeit liegt unter 5 %. Ein erhöhtes Risiko haben sehr kleine Patienten (< 2 kg), Patienten mit Rhythmusstörungen oder kongestivem Rechtsherzversagen durch schwere Trikuspidalinsuffizienz. Die durchschnittliche Reduktion des Druckgradienten beträgt etwa 50 % und ist stark abhängig von der Morphologie der Klappen und vom Grad der infundibulären Stenose. In den echokardiographischen Verlaufsuntersuchungen zeigt sich meist eine hämodynamisch nicht wirksame Zunahme der Pulmonalklappeninsuffizienz. Eine Restenosierung ist nur in Einzelfällen zu beobachten.

Die Ballondilatation der **Subaortenstenose** ist insgesamt selten indiziert. Nur bei einer schweren fibrösen Ringstenose kann durch Einrisse in diesem Ring eine Verbesserung erzielt werden. Wenn möglich warten wir mit dem Eingriff, bis die Patienten ausgewachsen sind, da es sonst zu einer wachstumsbedingten Zunahme der Stenose kommen kann. Der Ballondurchmesser wird zur Vermeidung einer Aortenklappeninsuffizienz gleich dem des Klappenrings ausgewählt. Der Blutdruckabfall während der Dilatation ist meist stärker ausgeprägt als bei der Pulmonalstenose. Bei 8 behandelten Tieren zeigten 5 eine Reduktion des Druckgradienten um mehr als 50 %, 2 weitere einen Anstieg der Herzleistung um mehr als 15 % und ein Hund zeigte keine deutliche hämodynamische Veränderung. In den Verlaufskontrollen bei 7 Tieren über ein Jahr gab es keine Restenosierung. Dies steht im Gegensatz zu anderen publizierten Arbeiten, mögliche Ursache ist die unterschiedliche Auswahl der Patienten.

Die Ballondilatation einer verengten, dysplastischen **Trikuspidalklappe** ist diffizil, da das Risiko besteht, eine schwere Trikuspidalklappeninsuffizienz zu induzieren.

Für Stenosen, die sich nicht mittels Ballondilatation behandeln lassen, besteht die Möglichkeit der **Implantation eines Stents** (Drahtröhre, Abb. 11.4). Bisher sind zwei Fälle einer erfolgreichen Therapie bei einer Suprapulmonalstenose publiziert, aber auch andere angeborene oder erworbene Gefäßstenosen lassen sich mit Stents behandeln.

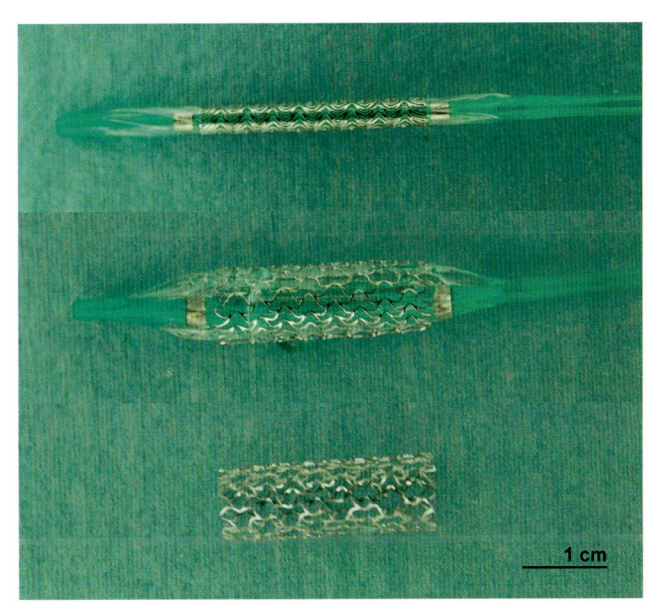

Abb. 11.4:
Ballonexpandierender Stent. Der Stent (8 mm Durchmesser, 18 mm Länge) wird zunächst eng um den Ballon zusammengepresst. In dieser Form kann er durch einen Führungskatheter mit 7 FR (= 2,3 mm) Innenlumen eingebracht werden. Durch Füllen des Ballons wird der Stent aufgestellt und behält nach der Ballonentfernung seinen gegebenen Durchmesser.

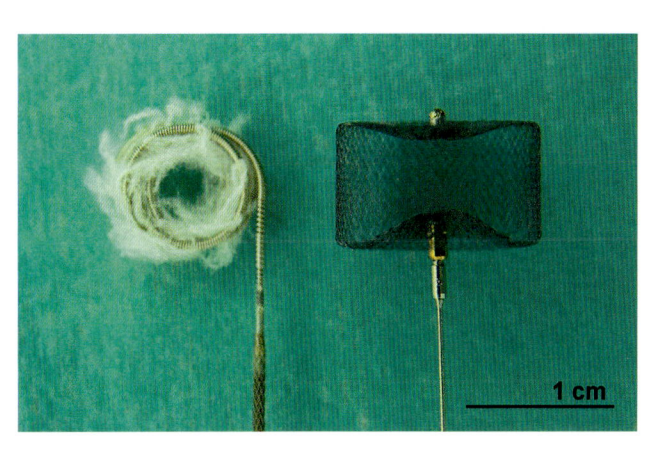

Abb. 11.5:
Ablösbarer Coil und Vascular Plug. Der Coil besteht aus Edelstahl; zur Aktivierung der Blutgerinnung sind Kunststofffasern angebracht. Er ist an einen Führungsdraht konnektiert und kann somit replatziert werden. Der Vascular Plug ist ein zylindrisches Verschlusssystem aus feinen Nitinoldrähten; durch das engmaschige Verweben der Drähte bewirkt dieses System eine Thrombose auch ohne weitere Thromboseinduktoren. Auch dieses System ist durch einen Führdraht replatzierbar.

11.2 Verschluss von Shunts

Für den kathetergestützten Verschluss von Shunts werden je nach Shuntform Drahtspiralen (Coils) oder Okkluder in Form eines Zylinders (Abb. 11.5) oder einer Doppelscheibe verwendet. Das Grundgerüst besteht meist aus Edelstahl oder Nitinol, bei vielen Implantaten sind zur Steigerung der lokalen Thrombosebildung Fasern aus Kunststoff angebracht. Die meisten heute verwendeten Verschlusssysteme sind an einen Führdraht fixiert und dadurch steuerbar sowie replatzierbar. Die Implantate werden zunächst in die Länge gestreckt, sodass sie durch einen Katheter (4–8 FR) implantiert werden können. Die breiteste Anwendung hat in der Tiermedizin bisher die Embolisation des Persistierenden Ductus arteriosus gefunden; einzelne Fallberichte sind zur Therapie von arteriovenösen Fisteln und von Ventrikel- bzw. Vorhofseptumdefekten erschienen. Obwohl keine kardiologische Erkrankung, werden auch portosystemische Shunts oftmals von interventionell tätigen Kardiologen mit solchen Implantationen therapiert.

11.2.1 Verschluss des Persistierenden Ductus arteriosus (PDA)

Nach angiographischer Darstellung und Ausmessung des PDAs erfolgt die Sondierung des Ductus ausgehend von der Arteria femoralis oder der Vena femoralis. Der Zugang über die Femoralvene hat den Vorteil, dass der sichere Sitz des Implantats kontrolliert werden kann und bei großen Implantationskathetern das Nachblutungsrisiko geringer ist. Nur bei sehr kleinem PDA oder bei gleichzeitiger Pulmonalstenose ist die Katheterisierung von rechts schwierig. Bei der Anwendung von Coils sollte deren Windungsdurchmesser etwa doppelt so groß sein wie die Engstelle und ½ bis 1 Windung des Coils zur Fixierung auf der Pulmonalarterienseite platziert werden. Plugs und Occluder müssen so groß ausgewählt werden, dass sie sich in der Ampulle sicher verankern. Die Auswahl des Implantats richtet sich in der Hauptsache nach dem minimalen Ductusdurchmesser.

Kleiner PDA (≤ 2,5 mm)
Für diese Ductusgröße ist die Applikation eines einzelnen, ablösbaren Coils der Stärke 0,038 Inch (1 in = 25,4 mm) ideal (Detachable Coil for PDA Closure, COOK Mönchengladbach), da er durch einen schmalen Katheter von 5 FR oder sogar 4 FR implantiert werden kann und bei fast allen Patienten zum vollständigen Verschluss führt.

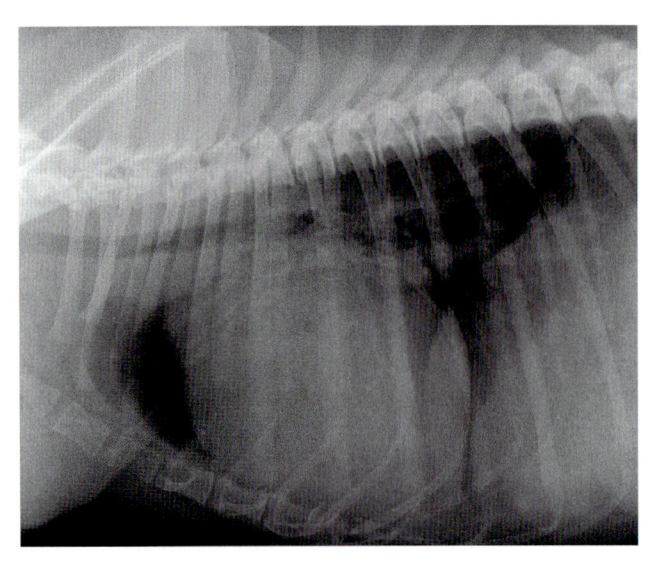

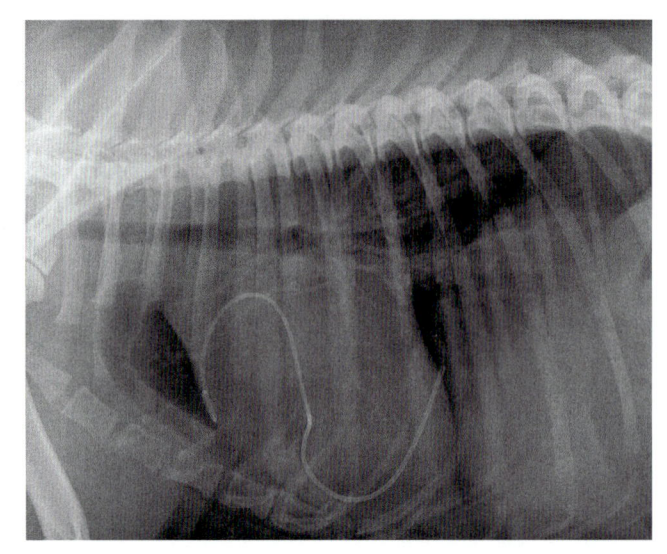

Abb. 11.6a, b:
Perikardkatheter bei einem Hund mit benignem Perikarderguss. (**a**) Vor der Therapie weist das Herz die klassische runde Form auf. Unmittelbar nach Legen des Perikardkatheters und Absaugen von ca. 600 ml blutiger Flüssigkeit erholt sich der Patient, messbar an einem Absinken der ursprünglich massiv erhöhten Herzfrequenz. (**b**) Die Röntgenkontrolle zeigt die korrekte Katheterlage und eine annähernd normale Herzkontur als Hinweis auf die fast vollständige Entleerung des Perikards.

Mittelgroßer PDA (2,6–4,0 mm)

Hier sind die 0,038-Inch-Coils zwar stabil genug, um sich sicher zu halten, aber man benötigt mehrere Coils, um einen vollständigen Verschluss zu erzielen. Da dies ein höheres Risiko beinhaltet, einen Coil zu dislozieren, sind derzeit Coils in Entwicklung, die mehr Windungen besitzen und eine andere Form aufweisen, sodass auch hier ein einziger Coil ausreichend sein wird.

Großer PDA (> 4,0 mm)

Bei PDAs dieser Größe sind die 0,038-Inch-Coils zu weich. Man kann versuchen, mit multiplen 0,052-Inch-Coils zu arbeiten, aber nach eigenen Erfahrungen geht dies nur bis maximal 5,0 mm Ductusdurchmesser. Alternative ist u.a. der Amplatzer Duct Occluder, ein zylinderförmiger Stent mit verschlossenen Enden. Seine humanmedizinische Variante wird von der rechten Seite implantiert und hat in zwei Untersuchungen beim Hund gute Ergebnisse erzielt, leider sind die Kosten mit derzeit ca. 3000 Euro für das Material zu hoch für den Routineeinsatz in der Tiermedizin.

In Amerika wurde kürzlich eine hundespezifische Variante des Duct Occluders entwickelt, die über das arterielle Gefäßsystem implantiert wird. Die genauen Kosten dieses Systems stehen derzeit noch nicht fest. Als kostengünstigere Variante wurde kürzlich ein so genannter Vascular Plug beim PDA des Hundes eingesetzt. Ob dieser beim großen Ductus ausreichende Ergebnisse liefert, bleibt in Zukunft zu prüfen. Nachteil aller Occluder oder Plugs ist, dass sie bei einer eventuellen Abschwemmung nur extrem schwer wieder zu bergen sind. Aus diesem Grund gibt es sowohl firmenseitige (PFM, Aachen) als auch eigene Entwicklungen zu einem stabileren Coil-System.

Aus rund 300 interventionellen PDA-Verschlüssen in unserer Klinik ergibt sich folgendes Bild: Die Mortalitätsrate liegt unter 5 % der Gesamtpopulation. Bei dekompensierter Herzinsuffizienz und besonders bei bereits bestehendem Vorhofflimmern steigt sie leider auf etwa 15 %. Todesursache ist dabei entweder Myokardversagen oder Kammerflimmern. Postoperativ müssen Patienten mit multiplen Coils und bestehendem Restshunt auf eine mechanische Hämolyse hin untersucht werden. In der Regel ist diese mild und verschwindet von selbst. Andere postoperative Komplikationen sind vor allem Blutungen an der arteriellen Punktionsstelle bei zu leichtem Verband oder temporäre Nervenkompression bei zu festem Verband. Ein seltenes, aber i.d.R. fatales Ereignis ist eine Infektion am Coil Tage bis Wochen nach dem Eingriff.

11.3 Verschluss arteriovenöser Fisteln

Die Embolisation angeborener aortopulmonaler Kollateralen sowie durch Trauma oder Tumor erworbener peripherer Fisteln ist anspruchsvoll. Die Morphologie ist sehr variabel, es handelt sich oftmals um schmale, stark gewundene Gefäße, und durch den hohen Fluss besteht ein erhebliches Risiko einer Implantatabschwemmung. Aus letzterem Grund haben wir bisher ablösbare Coils der Stärke 0,038 Inch eingesetzt.

11.4 Verschluss von Ventrikelseptumdefekten

Der Verschluss von Ventrikelseptumdefekten ist oftmals schwierig, da die meisten Defekte sehr nahe an der Aortenklappe sitzen und ein erhebliches Risiko besteht, eine Aorteninsuffizienz zu erzeugen. Als Implantate werden in der Humanmedizin spezielle Occluder (z.B. Amplatzer VSD Occluder), spezielle Spiralen in Form einer Doppelscheibe und selten auch normale Coils verwendet. Letztere wurden beim Hund beim sehr kleinen VSD erfolgreich eingesetzt. Die Implantation erfolgt von der rechten Seite. Um den korrekten Sitz des Implantats zu sichern und eine Aorteninsuffizienz zu vermeiden, empfiehlt sich die Kontrolle der Implantation mittels Durchleuchtung und transösophagealer Echokardiographie. Wir konnten bisher bei zwei von drei der Hunde den Prototyp einer Doppelscheibenspirale erfolgreich implantieren.

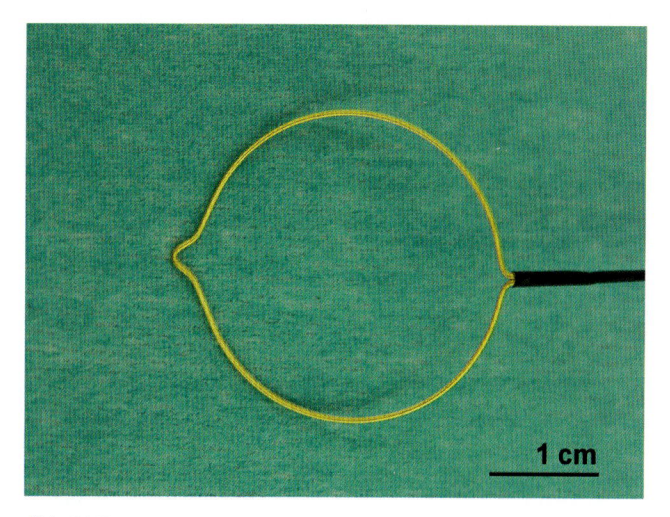

Abb. 11.7:
Schlinge zur Entfernung vom Emboliematerial. Die Schlinge mit etwa 25 mm Durchmesser passt durch einen Katheter mit einem Lumen von 0,052 Inch

11.5 Verschluss Atrialer Septumdefekte

Bei zentral gelegenen Atrialen Septumdefekten werden in der Humanmedizin Occluder in Form einer Doppelscheibe eingesetzt. Problematisch ist dabei ein genügender Abstand von den AV-Klappen und den Lungenvenen. Bisher ist beim Hund ein erfolgreicher Fallbericht publiziert. Eigene Erfahrungen beim Hund existieren derzeit noch nicht.

11.6 Therapie des Perikardergusses

Bei benignen Perikardergüssen können über einen Perikardkatheter eine primär vollständige Entleerung (Abb. 11.6a, b), ein Absaugen nachgelaufener Flüssigkeit sowie eine lokale Therapie erfolgen. Hierzu wird der Patient zunächst durch massive Volumensubstitution stabilisiert und dann sediert (z.B. mit Ketamin und Diazepam). Im Bereich der größten Ausdehnung des Ergusses (größter Abstand zwischen Perikard und Herz) wird eine Lokalanästhesie durchgeführt, anschließend der Herzbeutel punktiert und ein Führungsdraht eingebracht. Nach Aufdehnung der Thoraxwand mit einem 6-FR-Dilatator kann dann ein 5-Fr- oder 6-FR-Pigtail-Katheter eingebracht werden. Wir verwenden hierfür Angiographiekatheter, weil diese im Gegensatz zu den meisten humanmedizinischen Perikardiozentese-Sets Stahlfasern in der Wandung aufweisen und deshalb ein geringes Risiko haben, abzuknicken oder sogar abzureißen. Der Katheter wird entfernt, wenn nach einigen Tagen (meist 3–5) nur noch geringe Mengen Flüssigkeit nachlaufen oder wenn vermehrt Rhythmusstörungen auftreten. Vor dem Herausziehen muss das Ende des Katheters nochmals durch das Einbringen eines Führungsdrahts begradigt werden.

Als palliative Maßnahme bei Hunden mit malignem Perikarderguss kann neben der wiederholten Perikardiozentese auch eine transkutane Ballondilatation oder kathetergeführte Inzision des Perikards durchgeführt werden. Allerdings ist derzeit nicht belegt, wie lange diese Öffnung persistiert. Bei entzündlichen Veränderungen im Perikard sollten dieses Verfahren nicht angewendet werden, da die Gefahr einer Verklebung von Peri- und Epikard besteht.

11.7 Entfernung von Emboliematerial

Zur intravaskulären Entfernung von Emboliematerial stehen verschiedenste Systeme in Form von Schlingen (Abb. 11.7), Körbchen oder Greifern zur Verfügung. Publizierte und eigene Erfahrungen bestehen zur Bergung von embolisierten Venenkathetern, Herzwürmern und abgeschwemmten Coils. Zu beachten ist dabei, dass das Katheterlumen ausreichend groß gewählt werden muss, z.B. bei Coils etwa doppelt so groß wie der Implantationskatheter. Der Katheter wird in die Nähe des Implantats gebracht, dann das Implantat mit dem Fangsystem gegriffen und komplett in den Katheter zurückgezogen, um keine Klappenschäden zu verursachen. Das Fangen des Embolisats ist bei Verwendung einer uniplanen Durchleuchtungsanlage zwar möglich, aber schwierig.

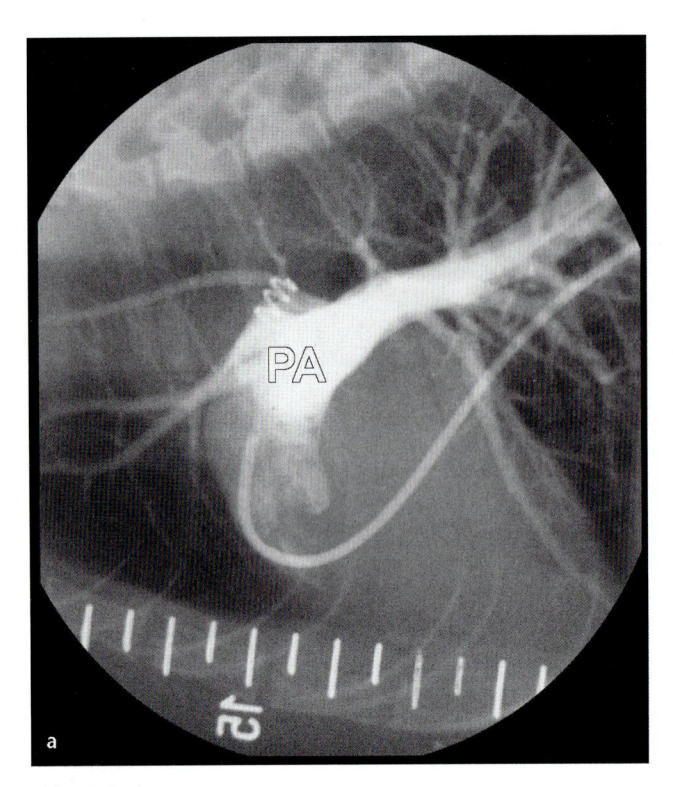

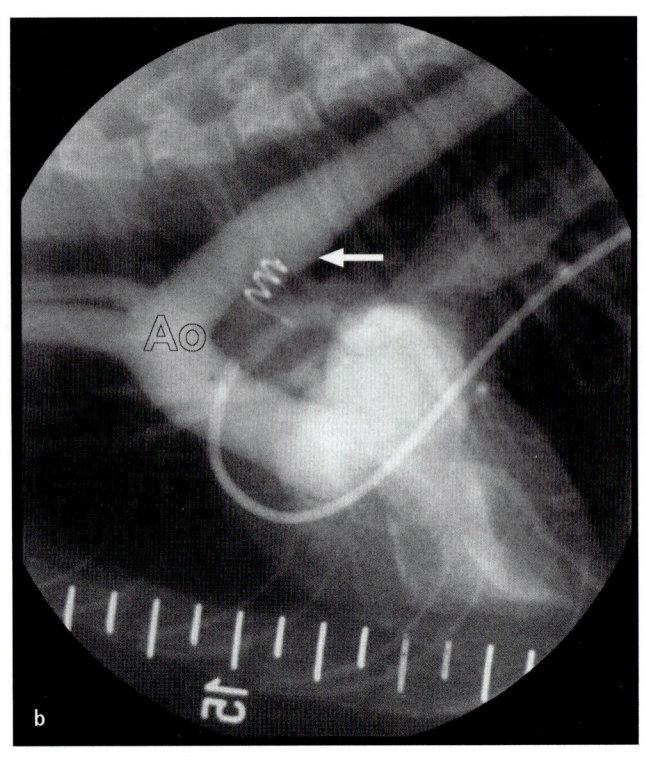

Abb. 11.8a, b:
Angiographie nach der Coil-Embolisation eines Persistierenden Ductus arteriosus bei einer Katze. **(a)** Eine Drahtspirale mit 3 mm Drchmesser und 3 Windungen wurde durch einen 4 FR großen Katheter von der rechten Herzseite in den Ductus implantiert. **(b)** Zur Kontrolle wurden 6 ml Kontrast in die Bulmonalarterie (PA) injiziert, nach Lungenpassage zeigt dieses Bild die Anfärbung der Aorta (Ao) und der Ductusampulle (Pfeil). Es tritt kein Kontrastmittel in die Pulmonalarterie über, d. h. der Ductus ist vollständig verschlossen.

11.8 Ablation akzessorischer Leitungsbahnen

Bestimmte Formen der supraventrikulären Tachykardie werden beim Menschen und beim Hund durch akzessorische Leitungsbahnen ausgelöst. Diese akzessorischen Leitungsbahnen können mittels elektrophysiologischer Katheteruntersuchung (s. Kap. 5.2) lokalisiert und danach durch Elektro- oder Kryoablation zerstört werden. Das Verfahren ist an einen hohen apparativen Aufwand gekoppelt (intrakardiale 12-Kanal-EKG-Aufzeichnung, Stimulator, Ablationsgerät) und sehr zeitaufwendig (3–5 Stunden). Während des Eingriffs muss sichergestellt werden, dass die richtige Stelle behandelt wird, ansonsten besteht ein erhebliches Risiko, einen AV-Block hervorzurufen. Für den Hund sind derzeit Erfahrungen aus zwei Arbeitsgruppen in Italien bzw. Amerika veröffentlicht worden. Bisher konnten wir unsere Fälle medikamentell behandeln, so dass wir noch keine eigenen Erfahrungen haben.

11.9 Interventionelle Therapie bei der Katze

Die Katze stellt für den interventionell tätigen Tierarzt eine besondere Herausforderung dar, weil die Gefäße sehr klein sind und zur Kontraktur neigen, und zusätzlich die schmale Ventrikelform das Arbeiten mit großlumigen Kathetern erschwert oder unmöglich macht. Andererseits sind die Ergebnisse der interventionellen Therapie bei Pulmonalstenose (n = 4) und PDA (n = 5, Abb. 11.8a, b) unserer Erfahrung nach sehr gut. Inwieweit Ventrikel- und Vorhofseptumdefekte in Zukunft behandelt werden können, ist derzeit noch offen.

12 Kardiotherapeutika

12.1 Was gibt es zu bedenken?

Ralf Tobias

Jede chronische Herzerkrankung hat – nach unterschiedlicher Verlaufszeit – einen Endpunkt: den Exitus. Dem entgegen wirkend sind unsere Therapieziele:
- kurzfristig die Milderung und im Idealfall die Beseitigung der Symptome mit Verbesserung der Lebensqualität
- langfristig die Verlängerung der Lebenszeit

Um diese Ziele zu erreichen stellen sich die Fragen wann, womit, wie lange und ggf. in welcher Kombination Arzneimittel einzusetzen sind. Diese Entscheidungen basieren auf möglichst fundierter Diagnostik, den Kenntnissen um die Wirkweisen, Wechselwirkungen und Indikationen der einzelnen Präparate sowie einem »gerüttelt« Maß an Erfahrung.

Die meisten Herzbefunde führen zu einer Dauertherapie, es ist vieles zu berücksichtigen, um die Compliance der Besitzer zu erhalten oder zu verbessern.

Dies kann nur durch ein flexibles, auf den Tierhalter sowie den Patienten und seine aktuelle Krankheitssituation angepasstes Therapieprotokoll erreicht werden. Jede kardiovaskuläre Erkrankung verläuft individuell und folgt keinem festen Schema. Der Patient muss daher in seinen verschiedenen Krankheitsstadien regelmäßig diagnostisch und therapeutisch begleitet werden.

Entscheidend für eine erfolgreiche Therapie ist die dauerhafte und regelmäßige Tabletteneingabe. Voraussetzung dafür ist, dass der Besitzer nicht mit Beipackzettelinformationen allein gelassen wird, sondern dass der Tierarzt wissenschaftliche Erkenntnisse und seine eigenen Erfahrungen transparent vermitteln kann. Gibt es seitens des Herstellers Hinweise auf Besonderheiten, die eine Wirkungsbeeinträchtigung des Präparats bedingen können, ist der Patientenbesitzer explizit darüber aufzuklären. Ein Lesen des Beipackzettels durch den Tierhalter kann nicht immer vorausgesetzt werden.

Wichtig ist der Hinweis, dass eine unregelmäßige Medikamenteneingabe oder gar ein eigenmächtiger Therapieabbruch /-änderung negative Konsequenzen, wenn nicht gar den Tod des Patienten, bedeuten können.

Verliert der Tierbesitzer die »Lust« oder die Einsicht zur Notwendigkeit der Dauertherapie, ist dem Patienten damit nicht gedient.

Arzneimittelhersteller tragen in jüngerer Zeit dem Ziel der Compliance-Verbesserung Rechnung, indem sie ihren Medikamenten einen Geschmack geben. Dieser soll die Eingabe bzw. Aufnahme der Tablette durch den Patienten erleichtern. Aus dem Anwendungsbereich der NSAID mit Geschmack liegen jedoch erste unschöne Erfahrungen mit Intoxikationserscheinungen vor. Wenn Tiere nicht mehr zwischen »Leckerchen« und Medizin differenzieren, kann es dazu kommen, dass sie sich unbeobachtet Zugang zu den Arzneimitteln verschaffen und diese in Überdosis zu sich nehmen. Auch hier sollte der Tierarzt, auch wenn es noch so selbstverständlich klingen mag, explizit auf eine gesicherte Aufbewahrung dieser Tabletten hinweisen.

Der Satz »Diese Pille hat dem Hund meiner Nachbarin gut geholfen, die hätte ich auch gerne für meinen Hund …« fällt in der tierärztlichen Praxis regelmäßig. Nicht jeder Husten beruht jedoch auf einer Herzerkrankung. Eine gute Differentialdiagnostik ist deshalb der Schlüssel zum Therapieerfolg. Auch wenn sie etwas Zeit beansprucht und Kosten verursacht, ist das Resultat langfristig befriedigender und immer noch billiger als eine inadäquate Therapie aufgrund Unkenntnis der eigentlichen Diagnose.

Der asymptomatische Patient ist ein Problempatient. Denn bei ihm stellt sich die Frage, ob es sich wirklich um einen beschwerdefreies Tier handelt, oder ob die Symptome durch den Besitzer nicht erkannt, fehlinterpretiert oder ignoriert werden. Dies gilt insbesondere für Katzen, die uns häufig erst im Terminalstadium der Herzinsuffizienz als »akut« krank vorgestellt werden.

Kardiologische Untersuchungsergebnisse können sensibler und objektiver sein als menschliche Beobachtungen und sollten im Zweifelsfall in die Entscheidung hinsichtlich der Notwendigkeit einer Therapieeinleitung mit einbezogen werden.

Auch die Ergebnisse verschiedener Studien (z. B. SVEP, VETPROOF, Amberger und Boujon, 2004) geben keine Sicherheit hinsichtlich des Therapiebeginns und der Wahl des Therapeutikums bei asymptomatischen Hunden mit valvulären bzw. myokardialen Herzerkrankungen. Die Crux auch dieser Studien ist die Unsicherheit, ob man einen wirklich asymptomatischen, d. h. beschwerdefreien, Patienten vor sich hat.

Die Entscheidung für einen Therapiebeginn und die Auswahl des Therapeutikums setzen deshalb bei jedem Patienten eine individuelle und intensive Diagnostik mit bildgebenden Verfahren (Echokardiographie und Röntgen) voraus.

Die Tierärzteschaft sieht sich mit einer Vielzahl von Arzneimittelinnovationen konfrontiert, welche die Behandlungsoptionen der Patienten verbessern und vielgestaltiger machen. Dies birgt natürlich auch Verunsicherung in sich, welches Medikament wann eingesetzt wird. Der Wunsch nach einer »Eier legenden Wollmilchsau«, einem Medikament, das bei möglichst vielen Indikationen eingesetzt werden kann, ist verständlich, aber nicht zu erfüllen. Auch wenn dies durch Arzneimittelwerbung möglicherweise suggeriert wird.

Dem Wunsch nach Vereinfachung kommen so genannte Konsensuserklärungen nach. Auch zur Befolgung einer Konsensusempfehlung sind klinische und weiterführende Diagnostik unerlässlich. Die tägliche Praxis zeigt, dass z.B. Patienten mit dem Leitsymptom »Leistungsschwäche« zu häufig mit Herzpräparaten behandelt werden, obwohl gar kein Herzleiden besteht.

Andererseits kann der Einsatz vermeintlich harmloser Substanzen, wie z.B. des Phytopharmakons Crataegus, bei herzkranken Patienten problematisch sein, da der therapeutische Effekt nicht ausreichend ist.

Bei älteren und damit häufig multimorbiden Patienten kommt es oft zu Arzneimittelkombinationen. Alle Therapeutika müssen auf ihre Wechselwirkung mit Medikamenten, die in der Behandlung einer chronischen Herzinsuffizienz eingesetzt werden, überprüft werden. So haben z.B. NSAID Einfluss auf die Wirkspiegel solcher Kardiotherapeutika, weshalb deren Dosierung ggf. zu adaptieren ist.

Die Autoren vermeiden bewusst eine kochrezeptreife Darstellung der Therapie. Die Auswahl der Therapeutika erhebt keinen Anspruch auf Vollständigkeit, sondern soll eine Quintessenz der im kardiologischen Alltag derzeit gebräuchlichen Substanzen vermitteln.

12.2 Diuretika

Ralf Tobias

Entwässerungsmittel zählen zu den unverzichtbaren Arzneimitteln in der Behandlung der dekompensierten kongestiven Herzerkrankung. Darüber hinaus finden Diuretika Anwendung bei der druckentlastenden Therapie.

12.2.1 Schleifendiuretika

Präparate: Furosemid (VZ), Torasemid, Bumetanid.

Applikationsformen: Oral, parenteral, Bumetanid nur oral.

Wirkungsmechanismus: Blockade des Chloridtransports in der Henleschen Schleife führt zu einer Ausscheidung von Natrium, Chlorid, Wasser und Kalium mit dem Harn sowie zur Vasodilatation mit Vorlastsenkung und Senkung des Pulmonalarteriendrucks.

Elimination: Niere.

Indikationen: Kongestive Herzinsuffizienz, akutes Lungenödem (i.v.!), akute pulmonale Hypertonie, hypertone Krise, Hyperkaliämie.

Nebenwirkungen: Bei chronischem Einsatz kann es durch Hypovolämie zur Hypotonie, zu Azotämien und Kreatininanstieg sowie zu Hypokaliämien und Hypomagnesämien, Dehydratation und gastrointestinalen Störungen kommen.

Wechselwirkungen: Bei gleichzeitiger ACE-Hemmergabe aufgrund von Kaliumrückresorption Ausgleich von Kaliumverlusten.

Kontraindikationen: Dehydratation, Anurie.

12.2.2 Aldosteronantagonisten

Präparate: Spironolacton (VZ).

Applikationsform: Oral.

Wirkungsmechanismus: Kompetitive Verdrängung des Aldosterons mit Hemmung der Natriumrückresorption und der Kaliumsekretion im distalen Tubulus. Vermutlich positiver Einfluss auf Remodeling bzw. Kardioprotektion.

Elimination: Niere.

Indikationen: Aufgrund geringer diuretischer Wirkung nur als »On-top-Therapie« in Kombination mit Schleifendiuretikum geeignet.

Nebenwirkungen: Gastrointestinale Störungen. Kreatininanstieg, Hämatokritanstieg. Hyperkaliämie bei Kombinationstherapien mit ACE-Hemmern und Schleifendiuretika beim Menschen gesichert.

Wechselwirkungen: Herabgesetzte Elimination von Glykosiden.

Kontraindikationen: Hyperkaliämien. Cave: erhöhte Kreatininwerte.

12.2.3 Thiazide

Präparate: Hydrochlorothiazid, Benzothiadizine.

Applikationsform: Oral.

Wirkungsmechanismus: Thiazide hemmen die Rückresorption von Natrium, Chlorid, Kalium und Magnesium im distalen Tubulussystem. Zunahme der Kaliumausscheidung, bedingt durch erhöhten intratubulären Natriumgehalt.

Elimination: Niere.

Indikation: Bei leichteren Formen der Herzinsuffizienz. Kombination mit anderen Saluretika zu empfehlen. Bei therapieresistenten Ödemen in der Langzeittherapie kann sequentielle Nephronblockade durch die Kombination zweier Diuretika (Schleifendiuretikum + Thiazid) sinnvoll sein.

Nebenwirkungen: Hyperkaliämie bei Diabetikern, Dehydratation, gastrointestinale Störungen.

Kontraindikationen: Hyperkaliämie, schwere Nierenfunktionsstörungen.

12.3 Vasodilatatoren

Ralf Tobias

Die Weitstellung des Gefäßsystems in der Peripherie gehört zu den etablierten Therapieprinzipien bei der chronischen Herzinsuffizienz. Vasodilatatoren greifen, durch Bekämpfung pathologisch übersteigerter Kompensationsmechanismen, in die Pathogenese einer Herzinsuffizienz ein.

Man unterscheidet Venodilatatoren (Vorlastsenker) und Arteriodilatatoren (Nachlastsenker) sowie gemischte Vasodilatatoren. Zu letzteren gehören auch die ACE-Inhibitoren (ACE-I), die darüber hinaus auch das neurohumorale System modulieren. Reine Arterio- oder Venodilatatoren spielen in der Tiermedizin nur eine untergeordnete Rolle.

12.3.1 Arteriodilatatoren

Arteriodilatatoren reduzieren den arteriellen Blutdruck und vermindern die Nachlast am Herzen. Bei bestehender Mitralklappeninsuffizienz nimmt die Regurgitation an der degenerierten Klappe über einen verbesserten Vorwärtsfluss ab. Der verminderte linksventrikuläre Füllungsdruck reduziert die pulmonalvenöse Kongestion und damit die Atemsymptomatik.

12.3.1.1 Hydralazin

Präparate: Hydralazin, Dihydralazin.

Applikationsformen: Oral, parenteral.

Wirkungsmechanismus: Arteriodilatation vermutlich über eine Steigerung der Prostazyklinsynthese mit Erschlaffung der glatten Muskulatur. Potenter Nachlastsenker unter Verbesserung des kardialen Auswurfs und damit Senkung des Regurgitationsvolumens, ohne Einfluss auf den rechtsatrialen Druck und den Lungengefäßdruck. Zunahme des Herzminutenvolumens (HMV) und damit der Nierendurchblutung durch Reflextachykardie. Neigung zur Flüssigkeitsretention, dadurch höheres Risiko einer Lungenkongestion bei Vorlasterhöhung.

Elimination: Metabolisierung in der Leber, Ausscheidung über den Urin.

Indikationen: Bradykardie. In der Humanmedizin zur Blutdrucksenkung und bei Mitralklappeninsuffizienz eingesetzt.

Nebenwirkungen: Reflextachykardie, Ödembildung.

Kontraindikationen: Tachykardie.

12.3.2 Venodilatatoren

Infolge systemischer Venokonstriktion und renaler Wasser-/Natriumretention kommt es zur Vorlasterhöhung. Enddiastolischer Druck und Volumen im Herzen nehmen zu. Dem wirken Venodilatatoren entgegen.

12.3.2.1 Nitrate

Über die Erhöhung vaskulären zyklischen Guanosylmonophosphats (cGMP) wird eine Venodilatation erreicht. Nachdem Nitrate zur transkutanen Anwendung vom Markt genommen wurden, ist ihre Anwendung (Spray, Kapseln) in der Tiermedizin schwieriger geworden. Auf die Anwendung von Nitraten bei der Therapie der chronischen Herzinsuffizienz kann in der Ära der ACE-Hemmer und β-Blocker i.d.R. verzichtet werden.

Präparate: Glyceroltrinitrat (Nitroglycerin).

Applikationsformen: Oral, sublingual (rascher Wirkungseintritt).

Wirkungsmechanismus: Venodilatation besonders der großen Venen. Durch Relaxation der glatten Muskulatur mit Vorlastsenkung Abnahme des enddiastolischen Volumens sowie des Füllungsdrucks.

Elimination: Niere.

Indikationen: Akute Linksherzinsuffizienz mit Lungenödem, akute Hypertonie, akute Rechtsherzinsuffizienz mit erhöhtem Pulmonalarteriendruck.

Nebenwirkungen: Blutdruckabfall, Reflextachykardie.

Wechselwirkungen: Können mit allen Kardiaka kombiniert werden.

Kontraindikationen: Hypotoner Schock, obstruktive Hypertrophe Kardiomyopathie (Druckabnahme in Peripherie führt zur Ventrikelentlastung und damit indirekt zu weiterer Erhöhung des Druckgradienten).

12.3.3 Gemischte Vasodilatatoren

Die gemischten Vasodilatatoren haben gleichermaßen arteriell und venös dilatierende Wirkung.

12.3.3.1 Angiotensin-Konversionsenzym-Inhibitoren (ACE-I)

Bis heute wurden mehr als 200 ACE-Inhibitoren (*angiotensin converting enzyme inhibitors*) entwickelt, vier davon – Benazepril, Enalapril, Imidapril und Ramipril – haben eine veterinärmedizinische Zulassung (VZ).

Präparate: Unter anderem Benazepril, Captopril, Enalapril, Imidapril, Quinapril, Ramipril.

Zwischen den einzelnen ACE-I gibt es Unterschiede hinsichtlich: Prodrug ja/nein, Potenz, Bindungsaffinität an das ACE, Ausscheidungswege, Erreichen der maximalen Plasmakonzentration und Nebenwirkungsspektrum. Ob sich diese Eigenschaften klinisch relevant bemerkbar machen, wird eher zurückhaltend bewertet. Deutlichster Unterschied ist die Applikationsform. Imidapril ist der einzige flüssige ACE-Hemmer zur oralen Gabe, während Enalapril, Ramipril und Benazepril als Tabletten auf dem Markt sind. Benazepril und Ramipril sind auch mit einer Geschmacksnote erhältlich. Gerade bei Tieren ist die Applikationshäufigkeit von Bedeutung. Captopril, die »Muttersubstanz« der ACE-Hemmer, hat die kürzeste HWZ und muss dreimal täglich appliziert werden. Bei den übrigen ACE-Hemmern reicht in den meisten Fällen eine einmalige Gabe pro Tag aus. In schweren Fällen kann erwogen werden, sie zweimal täglich zu geben.

Die Befürchtung, eine Hypotension oder Nierenschädigung zu erzeugen, ist häufig Anlass, den ACE-Hemmer unterdosiert zu verordnen. Mit der Folge eines ausbleibenden Therapieerfolgs. Es ist bewiesen, dass die empfohlenen Dosierungen einzuhalten sind. In der Humanmedizin zeigt sich, dass die höchsttolerierten Dosen bei den Patienten den besten Effekt auf Lebenszeitverlängerung und Belastungsfähigkeit haben, wobei das Nebenwirkungsrisiko mit höherer Dosis nicht signifikant steigt.

Applikationsformen: Oral: Tabletten oder in flüssiger Form (Imidapril), Tabletten z.T. mit Geschmacksstoff erhältlich (Benazepril, Ramipril). Parenteral: Enalapril, Quinapril.

Wirkungsmechanismus: Eingriff in das Renin-Angiotensin-Aldosteron-System (RAAS, s. Kap. 2) mit Hemmung der Umwandlung von Angiotensin I zu Angiotensin II. Dieser hochpotente Vasokonstriktor hat u.a. verstärkenden Einfluss auf Myokardhypertrophie, myokardiale Fibrose, Endotheldysfunktion, erhöhten oxidativen Stress, glomeruläre Fibrose und erhöhten intraglomerulären Druck. Darüber hinaus kommt es zur Aldosteronerhöhung sowie zur Aktivierung von Gewebe-Plasminogenfaktoren und Fibrinogen im Gerinnungssystem.

Angriffspunkte der ACE-Inhibitoren sind lokale (Herz, Niere, Nebenniere, Lunge, Leber, Gefäßwände, Gehirn und Uterus) und systemische Konversionszyme.

ACE-Hemmer führen über folgende Wirkungsmechanismen zu einer Vor- und Nachlastsenkung:
1. Blockade der Angiotensin-II-Synthese aus Angiotensin I durch Hemmung des Angiotensin-Konversionsenzyms (ACE), dadurch Vasodilatation und Hemmung der neuronalen Adrenalinfreisetzung mit Abnahme der gesteigerten Sympathikusaktivität.
2. Venodilatation durch Hemmung des Bradykininabbaus und Anstieg von Prostazyklinen.
3. Hemmung der Aldosteron- und der ADH-Sekretion.
4. Proliferationshemmung.
5. Verminderung der Flüssigkeitsretention.
6. Verlangsamung des Remodeling-Prozesses (in Diskussion).

Elimination: Duale Ausscheidung über Niere und Leber, Enalapril und Captopril nur über Niere.

Indikationen: Leichte bis schwere Formen der chronischen Herzinsuffizienz infolge einer AV-Klappendegeneration oder Kardiomyopathie. Nephroprotektive Wirkung führt zur verzögerten Progression der chronischen Niereninsuffizienz.

Die klinische Indikation für ACE-I ist in der Humanmedizin für alle Stadien der Herzinsuffizienz gestellt. In der Tiermedizin wird dies unterschiedlich diskutiert, zumindest hinsichtlich der degenerativen Mitralklappenerkrankung. Für die Dilatative Kardiomyopathie herrscht größere Meinungsübereinstimmung hinsichtlich einer Indikation über alle Stadien hinweg.

Die SVEP-Studie (*Scandinavian Veterinary Enalapril Project*) dokumentiert für Enalapril, dass eine Frühbehandlung bei asymptomatischen Cavalier King Charles Spaniels mit Mitralklappendegeneration das Auftreten klinischer Stadien nicht hinauszögern kann. Die relativ niedrigen Enalaprildosen in dieser Studie und die Konzentration auf eine Rasse, deren Mitralklappendegeneration im Vergleich zu anderen Rassen früher und mit hoher Prävalenz auftritt, lassen kontroverse Diskussionen zu. Die VETPROOF-Studie (*Veterinary Enalapril Trial to Prove Reduction in Onset of Heart Failure*) wurde bei mehreren Rassen mit höheren Enalaprildosen durchgeführt und dokumentiert einen moderaten Profit der Frühstadium-Patienten von der ACE-I-Gabe. Für Patienten mit Dilatativer Kardiomyopathie wird aufgrund früherer RAAS-Aktivierung ein klinisch eindeutigerer Effekt bei der Behandlung asymptomatischer Patienten erwartet. Die Reduktion der Mortalität und die Steigerung der Lebensqualität in der Behandlung der chronischen Herzinsuffizienz ist für verschiedene ACE-I in diversen Studien demonstriert worden: z.B. COVE, BENCH und LIVE, um die größten zu nennen. Fox et al. (2003) zeigten bei Katzen mit kongestiver Herzinsuffizienz deutliche Vorteile einer ACE-I-Furosemid-Therapie gegenüber Atenolol-Furosemid- und Diltiazem-Furosemid-Therapie hinsichtlich der Überlebenszeit der Patienten.

Nebenwirkungen: Hypotonie, Hyperkaliämie bei gleichzeitiger Kaliumgabe, Reizhusten bei Hunden und Katzen (anders als beim Menschen) nicht bewiesen. Einzelfallbeobachtungen zeigen, dass die Hustensymptomatik bei Wechsel auf anderen ACE-Hemmer verschwindet. Gastrointestinale Beschwerden und Nierenfunktionseinschränkungen eher bei Captopril.

Wechselwirkungen: Kontrolle des Serumkaliumspiegels, insbesondere bei Kombination mit Aldosteronantagonisten.

Kontraindikationen: Aortenstenose, obstruktive Kardiomyopathien, Gravidität, Nierenarterienstenose.

12.3.3.2 Angiotensin-II-Rezeptorblocker (ARB)

Diese als Sartane bekannte Präparategruppe greift ebenfalls in das RAAS ein, indem sie Angiotensinrezeptoren Typ 1 und/oder 2 direkt blockiert. Dabei wird auch die Angiotensin-II-Bildung durch das Enzym Chymase unterbrochen. Die Bedeutung dieses ACE-unabhängigen Weges der Angiotensin-II-Bildung bei der chronischen Herzinsuffizienz wird kontrovers diskutiert. Beim Menschen liegen Studienergebnisse vor die zeigen, dass bei chronischer Herzinsuffizienz eine Therapie mit Angiotensin-II-Rezeptorblockern derjenigen mit ACE-Hemmern unterlegen ist. Es stellt sich deshalb die Frage, ob der Chymase-induzierte Angiotensin-II-Spiegel auch bei Hunden mit klinischer (nicht mit experimenteller) Herzinsuffizienz wirklich die Bedeutung hat, die von einigen Tiermedizinern angenommen wird.

In der Humanmedizin ist die Hauptindikation der primäre Bluthochdruck. Im Rahmen der Herzinsuffizienztherapie kommen Sartane nur bei ACE-Hemmer-Unverträglichkeit zum Einsatz. In der Tiermedizin haben sich diese Rezeptorblocker bisher nicht etabliert.

12.4 Positive Inotropika

Marianne Skrodzki, Ralf Tobias

Die Steigerung der Myokardkontraktilität ist indiziert beim »Low-Output-Syndrom«, hervorgerufen durch akute oder chronische Myokardinsuffizienz. Die Zunahme myokardialer Kontraktilität wird erreicht über eine Erhöhung der Konzentration an Kalziumionen in den Herzmuskelzellen sowie ihrer Bindungsaffinität und Sensitivität an den Myofilamenten. Die Erhöhung des intrazellulären Kalziums bedingt aber auch eine Zunahme des Sauerstoffverbrauchs und verstärkte Zellnekrose.

Bei dauerhafter Anwendung verbessern positive Inotropika zwar die Lebensqualität, haben sich aber bislang nicht als lebenszeitverlängernd erwiesen.

Der Einsatz positiver Inotropika bedarf einer auf genauer Diagnostik beruhenden, expliziten Indikationsstellung, insbesondere wenn die Therapie auf Dauer erfolgen soll. Am normotrophen oder gar hypertrophen Herzmuskel kann der Einsatz positiver Inotropika kontraproduktiv sein.

Die unkritische Anwendung positiver Inotropika inkl. Inodilatoren bei asymptomatischen oder frühen Stadien der Herzinsuffizienz – ohne Kenntnis zugrunde liegender Ursachen und/oder des myokardialen Status – ist häufig zu beobachten. Dies gilt auch für symptomlose Patienten mit Herzgeräuschen. Es gibt keine Studien oder Erfahrungen, die ein Herauszögern der Manifestation einer Herzinsuffizienz oder gar die Unbedenklichkeit dieser Präparate in frühen Herzinsuffizienzstadien dokumentieren. Erste Mitteilungen (Tissier et al., 2005) und eigene Erfahrungen lassen vermuten, dass die Verwendung von Inodilatoren und Kalziumsensitizern in frühen Stadien der Herzinsuffizienz für den Patienten problematisch sein kann.

Wird die Indikation zur Verstärkung der Inotropie gestellt, so kommen in der Tiermedizin Herzglykoside, selektive Sympathikomimetika (z.B. Dobutamin), Phosphodiesterase-III-Inhibitoren und Kalziumsensitizer zum Einsatz.

12.4.1 Herzglykoside

Herzglykoside gehörten Jahrzehnte zur Standardtherapie der Herzinsuffizienz in der Tiermedizin, bis andere Substanzgruppen das Spektrum der Therapieverfahren erweiterten. Dennoch haben sie auch heute noch ihren Stellenwert und ihr Indikationsfeld im Rahmen der Behandlung verschiedener Stadien von Herzerkrankungen und bei Arrhythmien.

Wegen der Gefahr der Intoxikation kam und kommt es bis heute immer wieder zu zyklisch verlaufenden »Anti-Digitalis-Diskussionen«. Diese Diskussionen sind mit den Bemühungen der Industrie verbunden, mindestens gleich gut wirksame, aber weniger »gefährliche« Medikamente zu entwickeln.

Präparate: β-Metildigoxin, Digoxin, α- bzw. β-Acetyldigoxin sowie Digitoxin.

Grundsätzlich wirken alle Herzglykoside gleich. Unterschiede bestehen nur bezüglich der Pharmakokinetik. Während in angloamerikanischen Ländern Digoxin das verbreitetste Herzglykosid ist, wird in Deutschland, aufgrund anderer Marktbedingungen und seiner pharmakologischen wie pharmakodynamischen Eigenschaften, β-Metildigoxin bevorzugt.

Besonderheiten:
- β-Metildigoxin (z.B. Lanitop mite®, Lanitop®, Lanitop E®): HWZ beim Hund ca. 25–50 Stunden.
- Digoxin (z.B. Lanicor®): HWZ beim Hund 23–39 Stunden, bei Katzen 25–78 Stunden.
- Digitoxin (z.B. Digimerk®): HWZ beim Hund 10–14 Stunden, liegt in einer Tablettierung von 0,1 mg vor. Aufgrund horrender täglicher Tablettenmengen für größere Hunde ungeeignet. Bei Katzen aufgrund der verlängerten HWZ von bis zu 100 Stunden keine Anwendung zu empfehlen.
- Ob klassisch eine Initialdosis über 2–3 Tage gegeben wird, oder gleich mit der Erhaltungsdosis begonnen wird, ist fallabhängig.
- Digitalisierte Patienten mit einem höheren Risiko (z.B. bei Arrhythmien) bedürfen einer kardiologischen Kontrolle in Abständen von einigen Tagen und nicht erst Monaten!
- Kontrolle des Serum-Digoxinspiegels eine Woche nach Therapiebeginn mit Blutprobenentnahme 6–8 Stunden nach letzter Tablettengabe!
- Serumspiegel Hund: 1–2,4 ng/ml.

Die wirksame Glykosiddosis sollte nicht unterschritten werden. Die Nichtbeachtung dieses »Alles-oder-Nichts-Gesetzes« führt häufig zu einer Unterdosierung der Herzglykoside, oft auch durch Apothekerberatung des Patientenbesitzers, der die Dosis für den Hund oder die Katze in Relation zur Humandosis als hoch empfindet.

Unterdosierungen sehen wir in der täglichen Praxis weitaus häufiger als toxische Überdosierungen. Es gilt der Grundsatz erfahrener Humankardiologen: »Einer der häufigsten Therapiefehler ist die Unterdosierung von Digitalis aus Furcht vor Rhythmusstörungen«. Jedoch soll dieser Hinweis auf die häufigere Unterdosierung keinesfalls die reale Gefahr einer Intoxikation bagatellisieren. Meist werden Intoxikationen nach einer Dosiserhöhung durch den Patientenbesitzer, weil es dem Hund »schlecht geht«, registriert.

Applikationsformen: Oral, parenteral (zur Zeit nur Digoxin zur Injektion verfügbar).

Wirkungsmechanismus: Therapeutisch wirksame Gykosidkonzentrationen hemmen die Funktion der Natrium-Kalium-ATPase in der Zellmembran. Zwischen zwei Kontraktionen kommt es über einen Natrium-Kalzium-Austauschkanal zu einer Vermehrung des intrazellulären Kalziums, das sich an Troponin bindet. Ohne Kalzium inhibiert Troponin das Aktin-Myosin-System. Durch die Troponin-Kalzium-Bindung wird die Interaktion zwischen Aktin und Myosin möglich und somit die Kontraktion der Myokardzelle gesteigert. Kontraktionskraft und Kontraktionsgeschwindigkeit erhöhen sich.

Therapeutische Glykosiddosierungen bedingen eine erhöhte Zellerregbarkeit, besonders an den Purkinjefasern, unter Umständen mit Neigung zu Extrasystolen (positiv bathmotrope Wirkung). Hohe Dosen können die Erregbarkeit mindern.

Die Impulsüberleitung wird durch Glykoside verlangsamt und zwar in Abhängigkeit von der Gykosidmenge und der Empfindlichkeit einzelner Strukturen in Vorhof, AV-Knoten und His'schem Bündel.

Weitere Wirkungen auf das Erregungsleitungssystem sind die Abnahme der Refraktärzeit im Ventrikel und die schnellere Depolarisation im His'schen Bündel während der Diastole.

Durch Hemmung der renalen Natriumpumpe kommt es zu einer Natriurese und zur Hemmung der Reninfreisetzung. Andererseits wird durch den Kalziumeinstrom in den peripheren Gefäßwänden die Vasokonstriktion unterstützt. Daraus ergeben sich nachfolgende Wirkungen:
1. Abnahme der Herzfrequenz: negativ chronotrop durch Steigerung des Vagotonus und Abschwächung sympathikomimetischer Aktivität
2. Verlängerung der AV-Überleitung: negativ dromotrop
3. Hemmung der Natrium-Kalium-ATPase: positiv inotrop (klinisch moderater Effekt)
4. Abnahme der Refraktärzeit durch gesteigerte Erregbarkeit des Myokards
5. Senkung der Reizschwelle durch Zunahme der ektopischen Reizbildung
6. Inhibition des Sympathikus
7. direkte Vasodilatation

Elimination: Metildigoxin und Digoxin: bei Hunden hauptsächlich renal, bei Katzen zu gleichen Teilen renal und hepatisch. Digitoxin: hepatoenteral.

Indikationen: Tachyarrhythmien, z.B. Vorhofflattern/-flimmern, paroxysmale supraventrikuläre Tachykardie und Vorhofextrastystolie.

Nebenwirkungen: Herzrhythmusstörungen, z.B. Schenkelblockade, AV-Blockierungen durch Übersteigerung des parasympathischen Tonus, Anorexie, Übelkeit, Vomitus, Antriebslosigkeit.

Treten diese Nebenwirkungen im Verlauf einer Digitalistherapie auf, muss durch eine Bestimmung des Plasmadigoxin-Spiegels eine Digitalisintoxikation verifiziert oder ausgeschlossen werden.

Wechselwirkungen: Verstärkte Digitaliswirkung durch: β-Blocker, Hyperkalzämie, parenterale Kalziumgabe, Hypokaliämie, Salicylate, Schilddrüsenhormone, Sympathomimetika und Methylxanthine. Erhöhung des Digitalisspiegels durch Klasse-I-Antiarrhythmika, Kalziumantagonisten, Erythromycin, Tetrazyklin.
- Hyperkaliämie: Für die Herzglykoside sind spezifische Rezeptorproteine vorhanden, die auch Rezeptoren für Kalium sind. Entsprechend sind bei einem hohen Kaliumspiegel, selbst bei ausreichender Glykosidkonzentration, nicht genügend Rezeptoren für die Gykoside frei verfügbar (verringerte Glykosidempfindlichkeit).
- Hypokaliämie: Bei einer Hypokaliämie sind dagegen vermehrt Rezeptoren für die Glykosidbindung frei (erhöhte Glykosidempfindlichkeit).
- Hypo- und Hyperthyreose: Bei reduzierter glomerulärer Filtrationsrate, z.B. bei Hypothyreose, kann es zu einem erhöhten Serum-Glykosidspiegel kommen. Entsprechend kann bei erhöhter glomerulärer Filtrationsrate, z.B. bei Hyperthyreose, der Serum-Glykosidspiegel erniedrigt sein.

Kontraindikationen: Sick-Sinus-Syndrom, Bradykardie, AV-Block Grad I abhängig von Überleitungszeit, AV-Block Grad II und III, Wolff-Parkinson-White-Syndrom, obstruktive Hypertrophe Kardiomyopathie, Restriktive Kardiomyopathie, Obstruktionen des linksventrikulären Ausflusstrakts einschließlich Aortenstenosen.

12.4.2 Sympathikomimetika

Sympathikomimetika sind adrenerge Substanzen, deren Wirkungen der Erregung des Sympathikus ähneln. Zu unterscheiden sind direkt wirkende Sympathomimetika, wie Adrenalin und Noradrenalin, von indirekt wirksamen Substanzen, z.B. Dobutamin. Bei akutem Herzversagen kann ihre Gabe lebensrettend sein.

Wirkungsmechanismus: $β_1$-Rezeptoren-Stimulation: Anstieg intrazellulären Kalziums; positiv chronotrop, inotrop und dromotrop; Reninfreisetzung.

$β_2$-Rezeptoren-Stimulation: Erschlaffung glatter Muskelzellen (z.B. in Arteriolen, Uterus, Bronchiolen), dadurch Nachlastreduktion mit Steigerung des Herzzeitvolumens.

$α_1$-Rezeptoren-Stimulation: Konstriktion der glatten Muskelzellen, Zunahme der Nachlast und Steigerung des diastolischen Drucks.

$α_2$-Rezeptoren-Stimulation: Senkung des zentralen Sympathikotonus durch Hemmung der Freisetzung von Noradrenalin.

Stimulation dopaminerger Rezeptoren: renale Vasodilatation.

12.4.2.1 Dobutamin
Applikationsformen: Intravenös / DTI, langsames Ein- und Ausschleichen!

Wirkungsmechanismus: $β_1$-Rezeptoragonist: Zunahme myokardialer Kontraktilität (positive Inotropie) mit Steigerung des HMV ohne wesentlichen Einfluss auf den Blutdruck.

Elimination: Enzymatischer Abbau.

Indikationen: Intensivmedizinischer Einsatz bei akutem Vor- und Rückwärtsversagen sowie kardiogenem und extrakardial bedingtem Schock.

Nebenwirkungen: Blutdruckanstieg, Tachykardie, Arrhythmie und Toxizität für Kardiomyozyten sind Risiken, die nur eine Kurzzeittherapie erlauben. Mit zunehmender Infusionsdauer kann eine Gewöhnung eintreten.

Kontraindikationen: Perikarderguss, obstruktive Hypertrophe Kardiomyopathie, nicht korrigierte Hypovolämie.

12.4.2.2 Dopamin
Applikationsformen: Intravenös / DTI, langsames Ein- und Ausschleichen.

Elimination: Partieller Abbau zu Noradrenalin, sonst Glukoronisierung.

Indikationen: Wie Dobutamin bei kardiogenem Schock und lebensbedrohlichem akuten Herzversagen. Neben dem katecholaminergen Effekt hat es in niedriger Dosierung einen vasodilatierenden Effekt, durch Aktivierung dopaminerger Rezeptoren in der Peripherie (verbesserte Nierenperfusion).

Nebenwirkungen: Mit zunehmender Dosissteigerung kann es zu Vasokonstriktion, Tachykardie, Arrhythmie, Atemdepression und/oder Vomitus kommen.

Kontraindikationen: Tachyarrhythmien, Phäochromozytom, Ausflusstraktobstruktionen, Hyperthyreose. Cave: Volumenmangel.

12.4.2.3 Adrenalin (Epinephrin)/Noradrenalin (Norepinephrin)

Präparate: Suprarenin, Arterenol.

Applikationsformen: Parenteral (s.c., i.v., i.m., i.c.).

Wirkungsmechanismus: Stimulation der β_1- und β_2-Rezeptoren sowie bei höherer Dosierung der α-Rezeptoren. Hochdosiertes Adrenalin erhöht den Blutdruck durch die α-Rezeptoren-Stimulation, welche die gefäßrelaxierende β_2-Stimulation überwiegt. Bei Norepinephrin überwiegt die β_1- und α-Rezeptoren-Stimulation.

Elimination: Renal, Methylierung und Oxidation an Glukoron- oder Schwefelsäure.

Indikation: Reanimation bei Herzstillstand.

Nebenwirkungen: Adrenalin: Tachyarrhythmien, Lungenödem, kalte Akren, bei Gravidität kann es durch Uteruskontraktionen zum Abort kommen. Noradrenalin: Tachykardie, Bradykardie, Bluthochdruck u.a.

Kontraindikationen: Keine bei Reanimation. Aortenstenose.

Mögliche Nebenwirkungen sind u.a. Tachykardie, Bradykardie und Bluthochdruck.

12.4.2.4 Kalziumsensitizer (s. Kap. 12.4.3.2)

Die Kalziumsensitizer werden im Kapitel Inodilatoren besprochen.

12.4.3 Inodilatoren

Dieser Kunstname symbolisiert positiv inotrope und vasodilatierende Eigenschaften eines Wirkstoffs oder einer Arzneikombination, erstmalig verwendet für die Kombination aus Nitraten und Dopamin. Dazu gehören Phosphodiesterase-III-Hemmer und Kalziumsensitizer.

12.4.3.1 Phosphodiesterase-III-Hemmer (PDE-III-Hemmer)

Präparate: Milrinon, Amrinon, Enoximon (nicht in allen Ländern verfügbar).

Applikationsform: Parenteral (i.v.).

Wirkungsmechanismus: Durch die Hemmung des Abbaus von zyklischer Adenosin-Monophosphase (cAMP) in Kardiomyozyten und Gefäßmuskelzellen kommt es zu einem Anstieg des Kalziums im Zytosol und zu einer Vasodilatation.

Indikationen: Intravenöse Kurzzeittherapie bei akutem Herzversagen. Bei Patienten mit chronischem Herzversagen unter β-Blockertherapie in akuter Krise bis zu 48 Stunden empfohlen. PDE-III-Hemmer sind nur unter intensivmedizinischer Überwachung anzuwenden!

Nebenwirkungen: PDE-III-Hemmer sind nebenwirkungsreicher als Sympathomimetika. Aufgrund von Herzrhythmusstörungen und plötzlichem Herztod beim Menschen sind orale Applikationsformen für die Dauertherapie nicht erhältlich.

Kontraindikationen: Aortenstenose oder obstruktive Hypertrophe Kardiomyopathie, Vorhofflimmern /-flattern.

12.4.3.2 Kalziumsensitizer

Zu der Gruppe der Kalziumsensitizer gehören Pimobendan und Levosimendan.
Während Pimobendan in der Humanmedizin ausschließlich in Japan verfügbar ist, ist es in der Veterinärmedizin zur Anwendung beim Hund in Europa, Kanada und in den USA zugelassen. Levosimendan befindet sich hingegen im Stadium experimenteller und klinischer Erprobung, z.B. bei akuter Herzinsuffizienz im Vergleich mit Dobutamin (Pagel et al., 1997; Karth und Heinz, 2002).

Präparate: Pimobendan (Benzimidazol-Pyridazinonderivat).

Applikationsformen: Oral, Kapseln und Kautablettenform, letztere mit Geschmack. Der Tierbesitzer ist darauf hinzuweisen, dass die Gabe von Pimobendan gut 1–1,5 Stunden vor der Fütterung erfolgen muss, andernfalls wird die enterale Resorption deutlich reduziert.

Wirkungsmechanismus: Positive Inotropie und arteriovenöse Vasodilatation durch cAMP-Erhöhung und PDE-III-Hemmung. Die positive Inotropie wird, im Unterschied zu Milrinon, überwiegend über eine Förderung der Sensibilität sowie Bindungsaffinität des Troponin C für Kalziumionen erreicht. Ein Anstieg des Kalziums im Zytosol ist nicht erforderlich, somit wird die myokardiale Sauerstoffbilanz nicht negativ belastet. Die Vasodilatation wird über die cAMP-abhängige Aktivierung der relaxierend wirkenden Proteinkinase A im Gefäßmuskel erreicht. Unter Pimobendan kommt es (experimentell dargestellt) zur Verbesserungen des Herzzeitvolumens und des linksventrikulären systolischen Drucks sowie zu einer Abnahme des Lungenkapillardrucks. Die Herzfrequenz wird nicht beeinflusst.

Elimination: Intrahepatischer Umbau zu aktiven Metaboliten, überwiegende Ausscheidung mit dem Kot.

Indikationen: Klassische Indikation ist die systolische Dysfunktion des linken Ventrikels bei Patienten mit Dilatativer Kardiomyopathie. Während der Einsatz in fortgeschrittenen Stadien der Mitralklappeninsuffizienz mit Volumenüberlastung vorteilhaft ist für Lebensqualität und Prognose, wird der Einsatz in frühen Stadien der AV-Klappendegeneration sehr kontrovers diskutiert.

Lombard et al. (2006) beschreiben, dass Hunde mit fortgeschrittener AV-Klappendegeneration vom Einsatz des Pimobendans profitieren. Chetboul et al. (2007) beobachteten innerhalb von 15 Tagen nach Therapiebeginn mit Pimobendan bei Hunden mit asymptomatischer Mitralklappendegeneration eine deutliche Zunahme des Regurgitationsvolumens und der Jetgeschwindigkeit sowie eine histologisch nachweisbare Zunahme der Klappenalteration, im Gegensatz zu Probanden unter Benazepril. Es ist fraglich, ob der deutlich positiv inotrope Effekt in diesen frühen Stadien wünschenswert ist.

Nebenwirkungen: Unruhe, verstärkter Ictus cordis, dosisabhängiger Anstieg der Herzfrequenz nicht auszuschließen, gastrointestinale Symptome.

Wechselwirkungen: Kombinationstherapie mit ACE-Hemmer, Furosemid und/oder Herzglykosiden möglich.

Kontraindikationen: Aortenstenose, obstruktive Hypertrophe Kardiomyopathie und sekundäre Myokardhypertrophien. Leberinsuffizienz. Um nachgewiesene kardiotoxische Reaktionen (Chetboul et al., 2007) in frühen oder gar asymptomatischen Fällen zu vermeiden, muss bei diesen Patienten eine umfassende kardiologische Untersuchung inkl. Echokardiographie der Therapie mit Pimobendan vorausgehen.

12.5 Antiarrhythmika

Marianne Skrodzki, Ralf Tobias

Eine antiarrhythmische Therapie ist mit Sicherheit nicht harmlos und macht daher eine sorgfältige Medikamentenauswahl notwendig. Eine gute Aufklärung des Patientenbesitzers mit Hinweis auf Nebenwirkungen und der eindringliche Hinweis auf die Notwendigkeit der Kooperation zwischen Tierarzt und Besitzer sind unumgänglich. Andererseits muss nicht jede Herzrhythmusstörung behandelt werden. Nicht selten macht die Therapie der Herzinsuffizienz die zusätzliche Verordnung eine Antiarrhythmikums unnötig. Als Grundsatz gilt: keine überflüssige Behandlung!

Antiarrhythmika können in ein Vier-Klassen-System eingeteilt werden (Tab. 12.1).

12.5.1 Antiarrhythmika Klasse I A

12.5.1.1 Procainamid

Applikationsformen: Oral, parenteral.

Wirkungsmechanismus: Direkte Inhibierung des Sympathikus, Verlängerung der Dauer des Aktionspotentials.

Elimination: Niere.

Indikationen: Als intravenöse Bolus- und Infusionstherapie bei ausbleibender Wirksamkeit von Lidocain.

Wolff-Parkinson-White-Syndrom, bei tachykardem Vorhofflimmern in Kombination mit Herzglykosiden.

Nebenwirkungen: Hypotension, gastrointestinale Störungen. Orale Langzeittherapien bergen beim Menschen die Gefahr einer Lupus-Induzierung.

Wechselwirkungen: Hemmung der renalen Ausscheidung durch Cimetidin.

Kontraindikationen: Erregungsleitungsstörungen, Schock, dekompensierte Herzinsuffizienz, Niereninsuffizienz, Myasthenia gravis.

Tabelle 12.1: Einteilung der Antiarrhythmika

Klasse	Arzneimittel	Effekte	Repolarisationszeit
I A	Procainamid	Natriumkanal-Blockade	Verlängert
I B	Lidocain, Mexiletin	Natriumkanal-Blockade	Verkürzt
I C	Propafenon	Natriumkanal-Blockade	Unbeeinflusst
II	β-Blocker (außer Sotalol)	β-Rezeptoren-Blockade	Unbeeinflusst
III	Sotalol, Amiodaron	Kalium-Antagonisation	Deutlich verlängert
IV	Diltiazem, Verapamil	Kalziumkanal-Blockade	AV-Knoten unverändert

12.5.2 Antiarrhythmika Klasse I B

12.5.2.1 Lidocain

Applikationsformen: Parenteral, ausschließlich i.V. Bolusinjektionen haben nur Kurzzeiteffekte, daher Infusionstherapie notwendig.

Wirkungsmechanismus: Unterdrückung der Automatie des Purkinjesystems mit Abhängigkeit vom Kaliumspiegel, dadurch Unterdrückung heterotoper Reizbildung. Hemmung der Noradrenalinfreisetzung.

Elimination: Leber.

Indikationen: Ventrikelextrasystolen und -tachykardien. Prophylaktische Gabe nicht sinnvoll, relativ höhere Misserfolgsquote gegenüber anderen Klasse-I-Antiarrhythmika.

Nebenwirkungen: Risiko gering. Kammerflimmern, ZNS-Störungen mit Krampfanfällen und Koma.

Wechselwirkungen: Erhöhung des Blutspiegels bei gleichzeitiger β-Blockertherapie möglich, Verstärkung des Risikos für ZNS-Störungen bei gleichzeitiger Mexiletingabe.

Kontraindikationen: Bradykardie, höhergradige AV-Blockierungen.

12.5.2.2 Mexiletin

Cave: EKG-Kontrollen bei Therapiebeginn und im Verlauf notwendig!

Applikationsformen: Oral, parenteral.

Wirkungsmechanismus: Beeinflussung der heterotopen Reizbildung distal des His'schen Bündels und Verkürzung des Aktionspotentials durch Blockade des schnellen Natriumeinstroms. Kein Einfluss auf supraventrikuläre Arrhythmien!

Elimination: Metabolisierung in der Leber mit anschließender renaler Ausscheidung.

Indikation: Ventrikuläre Tachyarrhythmien.

Nebenwirkungen: Negativ inotrope Effekte! Herzinsuffizienz, bradykarde Herzrhythmusstörungen, Schenkelblockade, gastrointestinale Störungen, ZNS-Symptome, Gefahr einer polymorphen ventrikulären Tachykardie.

Wechselwirkungen: Verlangsamung der Resorption beim Menschen durch Antazida, keine Kombination mit Klasse-I B-Antiarrhythmika (Lidocain).

Kontraindikationen: Eingeschränkte linksventrikuläre Funktion, kongestive Herzinsuffizienz, SA-, AV- oder intraventrikuläre Leitungsstörungen, verlängerte QT-Zeit.

12.5.3 Antiarrhythmika Klasse I C

12.5.3.1 Propafenon

Applikationsformen: Oral, parenteral als Bolus- und Dauertropfinfusion.

Wirkungsmechanismus: Antiarrhythmogener Effekt durch Natriumkanalblockade und Membranstabilisierung (in absteigender Ausprägung Ventrikel = His'sches Bündel > Atrium > AV-Knoten). Überleitungsverzögerung im Purkinjesystem und Ventrikelmyokard bei geringer β-Rezeptorenblockade. Wenig Beeinflussung der Sinusfrequenz bei Verlängerung der PQ-Zeit und der QRS-Dauer.

Elimination: Metabolisierung in der Leber.

Indikationen: Supra- und ventrikuläre Arrhythmien. Aufgrund möglicher pro-arrhythmischer Effekte engmaschige Therapiekontrolle!

Nebenwirkungen: Arrhythmien, negativ inotrope Effekte, gastrointestinale Störungen.

Kontraindikationen: Dekompensierte Herzinsuffizienz, Asthma bronchiale, chronische Bronchitis, schwere Bradykardien und SA-/AV-Erregungsleitungsstörungen

12.5.4 Antiarrhythmika Klasse II (β-Rezeptorenblocker)

Die β-Rezeptorenblocker hemmen Adrenalin und Noradrenalin kompetitiv. Es erfolgt eine Suppression der Katecholamin-induzierten elektrophysiologischen Veränderungen an den Erfolgsorganen und eine Verminderung der Sympathikuswirkung. Die $β_1$-Rezeptoren am Myokard und die $β_2$-Rezeptoren an der glatten Muskulatur der Gefäße sowie der Bronchialwände werden mit unterschiedlicher Dominanz gehemmt.

Eine optimale Therapie erfordert eine individuelle Dosierung! Spontaner Therapieabbruch einer β-Blockade führt zu Komplikationen infolge vermehrter β-adrenerger Stimulation. Daher ist ein langsames Ausschleichen des Medikaments unbedingt erforderlich.

12.5.4.1 Propranolol

Applikationformen: Oral, parenteral.

Wirkungsmechanismus: $β_1$- und $β_2$-Blockade mit Senkung der Herzschlagfrequenz, Verlängerung der Füllungszeit sowie der PQ- und AV-Überleitungszeit und der Refraktärzeit, Reduktion des myokardialen Sauerstoffbedarfs.

Elimination: Leber.

Indikationen: Supra- und ventrikuläre Arrhythmien, Hypertrophe Kardiomyopathie, myokardiale Obstruktion des linksventrikulären Ausflusstrakts, Aortenstenose, Hyperthyreose mit Sinustachykardie und sekundärer Myokardhypertrophie.

Nebenwirkungen: Bradykardie, Hypotonie, kardiodepressive Effekte (Hund > Katze), Herzinsuffizienz bei vorgeschädigtem Myokard, Hypotonie, gastrointestinale Störungen, Bronchiokonstriktion durch β_2-Blockade.

Wechselwirkungen: Zunehmende Verlängerung der AV-Überleitung und Bradykardie bei Kombinationstherapie mit Digitalis, Lidocain, Kalziumantagonisten, Mexiletin oder Procainamid.

Cave Insulinpatienten: Propanolol kann Insulinsekretion bei Hyperglykämie mit Maskierung von Symptomen einer akuten Hypoglykämie hemmen.

Hypotoniegefahr bei Kombination mit Antihypertonika. Wirkspiegelerhöhung des β-Blockers durch Cimetidin.

Kontraindikationen: Eingeschränkte linksventrikuläre systolische Funktion, kongestive Herzinsuffizienz, Sinusbradykardie, Sick-Sinus-Syndrom, AV-Block Grad II und III, obstruktive Atemwegserkrankungen.

12.5.4.2 Metroprolol
Applikationsformen: Oral, parenteral.

Wirkungsmechanismus: Selektive Blockierung der β_1-Rezeptoren mit überwiegendem Einfluss auf den AV-Knoten.

Elimination: Leber > Niere, zum Teil auch als Metaboliten.

Indikation, Nebenwirkungen, Wechselwirkung und **Kontraindikation:** wie Propranolol (s. Kap. 12.5.4.1).

12.5.4.3 Atenolol
Applikationsform: Oral.

Wirkungsmechanismus: Selektive Blockierung der β_1-Rezeptoren mit überwiegendem Einfluss auf den AV-Knoten.

Elimination: Niere > Leber, zum Teil auch als Metaboliten.

Indikationen: Supra- und ventrikuläre Arrhythmien, Hypertrophe Kardiomyopathie, myokardiale Obstruktion des linksventrikulären Ausflusstrakts, Aortenstenose, Hyperthyreose mit Sinustachykardie und sekundärer Myokardhypertrophie.

Nebenwirkungen: Wie Propranolol, jedoch keine oder geringere Bronchienobstruktion.

Wechselwirkungen: Wie Propranolol.

Kontraindikationen: Wie Propranolol, bei Niereninsuffizienz Dosisreduktion erforderlich!

12.5.4.4 Carvedilol
Applikationsform: Oral.

Wirkungsmechanismus: Hemmung der α_1- und unselektiv der β-Rezeptoren. Vasodilatation durch Beeinflussung von Prostaglandin-Mechanismen. Vermutlich auch freier Radikalfänger und Blockade bestimmter Kalziumkanäle.

Elimination: Leber.

Indikation: Chronische Herzinsuffizienz, mit Verbesserung der Morbidität und Mortalität beim Menschen (beim Hund Gegenstand aktueller Forschung).

Nebenwirkungen: Verschlechterung einer Herzinsuffizienz möglich, AV-Blockierungen, Bronchiospasmen, gastrointestinale Beschwerden, Lethargie.

Wechselwirkungen: Verstärkung des die Herzfrequenz senkenden Effekts von Glykosiden und Kalziumantagonisten. Cimetidin erhöht Wirkspiegel.

Kontraindikationen: Dekompensierte Herzinsuffizienz, Bradykardie, Ersatzrhythmen, SA-/AV-Blockierung, Asthma bronchiale, Phäochromozytom, Hypotonie.

12.5.5 Antiarrhythmika Klasse III

12.5.5.1 Sotalol
Applikationsform: Oral.

Wirkungsmechanismus: β_1- und β_2-Blockade (Wirkung auf Vorhof und Ventrikel größer als auf AV-Knoten).

Elimination: Niere.

Indikationen: Paroxysmale supraventrikuläre Tachykardie, Vorhofflimmern/-flattern, ventrikuläre Extrasystolen, Kammertachykardie.

Nebenwirkungen: Brady- und Tachyarrhythmien, ZNS-Störungen, bronchiale Obstruktion. Cave Blutdruckfall (u. U. auch erst nach länger währender Therapie spontan einsetzend).

Wechselwirkungen: Durch Kombination mit Natrium- und Kalziumkanalblockern tritt Wirkungsverstärkung ein. Verstärktes Hypoglykämierisiko bei mit Insulin therapierten Diabetikern. Verstärkung des Blutdruckabfalls bei gleichzeitiger Gabe von Antihypertonika durch additive Wirkung.

Kontraindikationen: AV-Blockierung Grad II und III, Bradykardie, kardiogener Schock, obstruktive Bronchitis, Asthma bronchiale.

12.5.6 Antiarrhythmika Klasse IV (Kalziumkanalblocker)

Die Kalziumkanalblocker Acryalkylamin und Benzothiazepin blockieren die langsamen Kalziumkanäle und damit den Kalziumeinstrom im Myokard, in der glatten Muskulatur und im Erregungsbildungs- bzw. Erregungsleitungssystem.

12.5.6.1 Verapamil (Acryalkylamin)

Applikationsformen: Oral, parenteral (langsam i.v.!).

Wirkungsmechanismus: Verzögerung der Überleitungszeit im AV-Knoten mit Verlängerung der Refraktärzeit. Terminierung von Re-entry-Arrhythmien, die den AV-Knoten einschließen, negativ chronotrop mit Herzfrequenzsenkung, stark negativ dromotrop, geringe Abnahme des linksventrikulären Füllungsdrucks, negativ inotrop mit Abnahme der Kontraktilität, geringe arterielle Vasodilatation.

Elimination: In der Leber Abbau zu schwachwirksamen und inaktiven Metaboliten.

Indikationen: Atriale und supraventrikuläre Tachykardie, supraventrikuläre Extrasystolen. Bei Vorhofflimmern/-flattern zur Senkung der Herzfrequenz in Kombinationstherapie mit Herzglykosiden, die den negativ inotropen Effekt von Verapamil teilweise abpuffern. obstruktive Hypertrophe Kardiomyopathie.

Nebenwirkungen: Bradykardie, AV-Blockierung, Asystolie, Verstärkung einer Herzinsuffizienz, Blutdruckabfall, Inappetenz, gastrointestinale Störungen.

Wechselwirkungen: Erhöhung des Glykosidspiegels im Serum (Digitalis um ein Drittel der Erhaltungsdosis reduzieren!), Wirkungsverstärkung von β-Blockern, Antihypertensiva, Narkotika, NSAID und Muskelrelaxantien.

Kontraindikationen: Bradyarrhythmien, Schock, dekompensierte Herzinsuffizienz, insbesondere mit Low-Output-Syndrom. Sick-Sinus-Syndrom, Wolff-Parkinson-White-Syndrom, SA- und AV-Blockierungen, Lebererkrankungen, Hypotonie, gleichzeitige Gabe von β-Blockern.

12.5.6.2 Diltiazem (Benzothiazepin)

Da kann pharmakokinetische und -dynamische Unterschiede zum Verapamil bestehen, sind Indikation, Nebenwirkungen und Kontraindikationen unter klinischen Aspekten gleich. Diltiazem ist relativ verbreitet im Einsatz bei der obstruktiven Hypertrophen Kardiomyopathie der Katze. Es ist in dieser Indikation jedoch Medikament zweiter Wahl, da es in einer schlecht dosierbaren Tabletteneinheit auf dem deutschen Markt ist. Anders als ein β-Blocker beeinflusst es den Druckgradienten im linksventrikulären Ausflusstrakt nicht.

12.5.6.3 Dihydropyridin-Kalziumantagonisten

Kalziumantagonisten mit vorherrschend vaskulären Effekten.

Präparate: Amlodipin (z.B. Norvasc®), Nifedipin.

Applikationsform: Oral.

Wirkungsmechanismus: Verringerung der intrazellulären Verfügbarkeit der Kalziumionen, hauptsächlich durch Hemmung des langsamen Kalziumeinstroms in die Zelle. Primäre Vasodilatation mit Blutdrucksenkung durch vorherrschenden vaskulären Effekt. Blutdruckabfall meist bereits 36 bis 48 Stunden nach Therapiebeginn.

Elimination: Leber.

Indikation: Hypertonie.

Nebenwirkungen: Sehr selten in den ersten Tagen nach Therapiebeginn vermehrtes Schlafbedürfnis, Apathie und/oder Inappetenz. Durch Reduktion der Normaldosis um die Hälfte für drei bis vier Tage kann diese Symptomatik vermieden werden.

Wechselwirkungen: Kontrolle der myokardialen Funktion insbesondere bei gleichzeitiger Gabe von β-Blockern und anderen Kalziumantagonisten.

Kontraindikationen: Hypotonie, kardiogener Schock.

12.6 Weitere Therapeutika

Ralf Tobias, Marianne Skrodzki

12.6.1 Anticholinergika

12.6.1.1 Atropin

Applikationsform: Parenteral.

Wirkungsmechanismus: Parasympatholytikum (kompetitiver Muskarinrezeptor-Antagonist). Bewirkt Frequenzzunahme im Sinusknoten und Verkürzung der AV-Überleitung.

Indikationen: Bei lebensbedrohlichen bradykarden Rhythmusstörungen.

Antidot bei Intoxikationen mit Parasympathomimetika.

Nebenwirkungen: Supra- und ventrikuläre Tachykardien, Kammerflimmern, Vasodilatation, Hemmung der Speichelsekretion, Harnblasenatonie, Mydriasis.

Kontraindikationen: Einsatz nur bei lebensbedrohlichen Situationen, daher Kontraindikation relativ.

Atropin-Test: Einschätzung des Vaguseinflusses auf Sinus- bzw. AV-Knotenfunktion. Es werden 0,02–0,04 mg/kg Atropin i.v. appliziert, mit anschließender EKG-Registrierung nach 5–10 min. Physiologischerweise reagiert der Patient mit einem Anstieg der Herzfrequenz ≥ 140/min. Bei bestehender AV-Knotenerkrankung wird im EKG dagegen weiterhin die AV-Blockierung registriert. Bei zweifelhaftem Ergebnis empfiehlt sich eine erneute EKG-Aufzeichnung nach weiteren 10 Minuten.

12.6.1.2 Ipratropriumbromid

Präparat: Ipratropiumbromid (Itrop®).

Applikationsform: Oral.

Wirkungsmechanismus: Dosisabhängig bronchiospasmolytisch und positiv chronotrop. Verkürzung der Erholungszeit des Sinusknotens. Beschleunigung der AV-Überleitung.

Elimination: Niere.

Indikation: Sinusbradykardie.

Nebenwirkungen: Atonie des Magen-Darm-Traktes, ZNS-Störungen, Apathie.

Wechselwirkungen: Synergistische Effekte mit Chinidinen, antagonisierende Effekte mit β-Blockern und Kalziumantagonisten am AV-Knoten.

Kontraindikationen: Vorhofflimmern/-flattern, Glaukom, Prostatahypertrophie.

12.6.2 Acetylsalicylsäure (ASS)

Applikationsform: Oral.

Wirkungsmechanismus: Hemmung von Cyclooxigenase und Thrombozytenaggregation. Serotoninausschüttung und Vasokonstriktion.

Elimination: Nach Hydrolyse in der Leber werden Metaboliten renal ausgeschieden.

Indikation: Thromboseprophylaxe (mit Vorbehalt).

Nebenwirkungen: Inappetenz, Vomitus und gastrointestinale Blutungen.

Wechselwirkungen: Möglicherweise Steigerung der Blutungsneigung bei zusätzlicher Verwendung weiterer Antikoagulantien.

Kontraindikation: Erosive bzw. ulzerative Gastritis.

12.6.3 Heparine

12.6.3.1 Unfraktionierte Heparine

Hochmolekulares Heparin besteht aus sulfatierten Sacchariden, die Glucosamine, Glucoronsäure und Iduronsäure enthalten.

Präparat: Heparin-Natrium (z. B. Liquemin®).

Applikationsform: Parenteral (i.v., s.c., i.m.) Hohes Hämatomrisiko! Überwachung der Gerinnungsparameter unter Therapie!

Wirkungsmechanismus: Körpereigenes Heparin ist in Lunge, Leber und Dünndarm lokalisiert. Es greift über Pentasaccharide, die Antithrombin III binden und damit zu einer Aktivitätssteigerung führen, hemmend in die Blutgerinnung ein. Darüber hinaus kommt es zu einer Deaktivierung von Thrombin, Kallikrein und u. a. Faktor X.

Elimination: Niere.

Indikationen: Thromboembolie, Thrombolyse.

Nebenwirkungen: Blutungen, Thrombozytopenie, Urtikaria, Anaphylaxie, Hyperkaliämie durch Aldosteronblockade, Alopezien möglich, Verdünnung der Knochenmasse.

Wechselwirkungen: Verstärkte Blutungsneigung bei Kombination mit ASS, NSAID oder Kortikosteroiden möglich. Abgeschwächte Wirkung durch Nitroglyzerin. Wirkungsverstärkung von Propranolol.

Kontraindikationen: Akute Blutungen, Hämophilie, Gravidität, Leber- und Niereninsuffizienz, schwere unbehandelte Hypertonie kann Blutungsneigung fördern (Katze!).

12.6.3.2 Fraktionierte Heparine

Niedermolekulares Heparin mit besseren kinetischen Eigenschaften gegenüber Heparin.

Präparate: Dalteparin (z. B. Fragmin®), Certoparin, Enoxaparin.

Applikationsform: Parenteral (s.c.). Die Dokumentation der Gerinnungsfaktoren im Therapieverlauf ist nicht zwingend.

Wirkungsmechanismus: Hemmung von Faktor X.

Elimination: Niere.

Indikationen: Venöse Thrombembolie, Thrombusprophylaxe.

Nebenwirkungen, Wechselwirkungen, Kontraindikationen: Wie unfraktioniertes Heparin (s. Kap. 12.6.3.1).

12.7 Diätetik und Nutrizeutika

Ralf Tobias

Die richtige Ernährung des Herzpatienten ist eine nicht zu unterschätzende Größe im Therapiekonzept der Herzinsuffizienz. Man denke nur an die Taurinsubstitution im Katzenfutter, die eine ganze Erkrankung – die Taurin-abhängige Dilatative Kardiomyopathie der Katze – nahezu ausgerottet hat.

Für den Menschen heißt es: »Du bist, was Du isst.«. Bei Hund und Katze muss es wohl heißen: »Du bist, was Du vorgesetzt bekommst.« Aus diesem Grund ist die Beratung des Patientenbesitzers auch hinsichtlich der Ernährung des herzkranken Tieres wichtig. Herzpatienten lassen sich in Bezug auf die Ernährung in drei Gruppen einteilen: die Gruppe der Normalgewichtigen, die hinsichtlich der Optimierung des Salzhaushalts und der Futterzusammensetzung beraten werden sollte und die beiden Extreme: fettleibige und kachektische Tiere.

Ziel einer die medikamentöse Herztherapie begleitendenden Diät ist die abgestimmte Energie- und Nährstoffbilanz, um einer Über- oder Unterversorgung vorzubeugen.

Kardiale Kachexie
In fortgeschrittenen Stadien der Herzinsuffizienz sehen sich viele Patientenbesitzer einem abgemagerten Tier gegenüber. Ursache dieser kardialen Kachexie ist der Abbau von fettfreier Körpermasse, insbesondere Muskulatur, denn durch die symptombedingte Reduktion des Allgemeinbefindens ist der Appetit vermindert. Möglicherweise haben auch die verabreichten Medikamente negativen Einfluss auf die Appetenz. Direkten negativen Einfluss haben auch Zytokine wie Tumornekrosefaktor (TNF) und Interleukin-1 (IL-1), die im Status der Herzinsuffizienz vermehrt gebildet werden. In diesen Fällen ist eine ausreichende Eiweiß- und Mineralstoffzufuhr besonders wichtig. Auswege aus der Anorexie können sein: Wechsel des Futters, Wechsel der Futterkonsistenz (feucht/trocken), Anwärmen des Futters, Zusatz von Geschmacksverbesserern (Brühe, Fischöl, gekochtes Fleisch) und die Aufteilung des Futters auf mehrere kleine Portionen.

Adipositas
Übergewicht verschlechtert unter Umständen das Atemvolumen durch erhöhten Druck abdominaler Fettmassen auf das Diaphragma. Ein Anstieg des Blutdrucks ist möglich. Nach Ausschluss hormoneller Entgleisungen als Ursache für die Fettleibigkeit ist eine Gewichtsreduktion nur über Verminderung der Energiezufuhr möglich. Eine Erhöhung der körperlichen Aktivität kann bei Herzpatienten in fortgeschrittenen Stadien nicht zur Fettschmelze genutzt werden. So genannte »Leckerchen« müssen in Anzahl, Kaloriengehalt und Salzgehalt reduziert werden. Gegebenenfalls muss eine professionelle Gewichtsreduktionsdiät zu Hilfe genommen werden.

Natrium
Die Natriumrestriktion wird insbesondere in frühen Stadien der Herzinsuffizienz kontrovers diskutiert. Auf der einen Seite aktiviert sie das RAAS, auf der anderen Seite sind unter Natriumdiät Verbesserungen in der Herzgröße bei fortgeschritteneren Stadien dokumentiert (Rush et al., 2000). Die Essenz der Diskussion ist, dass eine Natriumrestriktion erst in symptomatisch auffälligen Stadien der Herzinsuffizienz sicher sinnvoll ist.

Kalium
Kalium ist das zweite wichtige Elektrolyt, das im Rahmen der Herztherapie Aufmerksamkeit verdient. Es gibt die tiefverwurzelte Ansicht, dass eine Diuretikatherapie zu Kaliumverlusten führt, was die Zufütterung von Kaliumpräparaten und/oder Banane durch die Besitzer zur Folge hat. Sofern eine Laboruntersuchung nicht anders lautende Ergebnisse bringt, ist dies meist unnötig. Katzen sind sicher empfindlicher, was Elektrolytverluste angeht, als Hunde. Dennoch sollte auch bei Katzen eine Blutuntersuchung auf die Elektrolytgehalte Voraussetzung zur Empfehlung einer Kaliumsubstitution sein. Da bei vielen Kardiopathien sowohl ACE-Hemmer als auch in letzter Zeit zunehmend Spironolacton eingesetzt werden, hat man hier zwei Kalium-rückresorbierende Substanzen im Therapiekonzept, die unter Umständen bei zusätzlicher Substituierung zu einer Hyperkaliämie führen können. Im Extremfall wäre ein Vorhofstillstand die Folge.

Taurin
Die Aminosäure Taurin hat eine spektakuläre Karriere hinter sich, nachdem Pion und Kittleson im Jahr 1987 den Zusammenhang zwischen der felinen Myokarddilatation und einem Taurinmangel publizierten. Die Substitution von Taurin im Katzenfutter hat diese Erkrankung nahezu zum Aussterben gebracht. Bei Hunden wurde ein Zusammenhang von Taurin und Dilatativer Kardiomyopathie u.a. beim Amerikanischen Cocker Spaniel, bei Dobermännern, Golden Retrievern und Labradoren sowie bei Neufundländern nachgewiesen.

L-Carnitin

L-Carnitin ist eine von zwei Molekülformen einer quaternären Ammoniumverbindung, die vom Körper selbst produziert wird und im Rahmen des Energiestoffwechsels auch im Myokardium eine Rolle spielt. Für die kanine Dilatative Kardiomyopathie wird ein L-Carnitinmangel als ein möglicher ursächlicher Faktor von vielen diskutiert. Exakte wissenschaftliche Beweise und Definitionen für einen Carnitinmangel fehlen. Eine der Schwierigkeiten zur Einschätzung eines Carnitinmangels liegt in den unterschiedlichen Werten der Plasmaspiegel und dem Vorkommen dieses wasserlöslichen Vitamins in der Herzmuskelzelle. Es gibt empirische Erfahrungen über die Supplementierung, auch in Kombination mit Taurin. Die Therapie ist allerdings hochpreisig und ihre Effizienz derzeit schwer einschätzbar.

Coenzym Q 10, Ω-3-Fettsäuren und Magnesium sind weitere Nahrungssupplemente, denen ein positiver Einfluss auf die Herzmuskelzellen nachgesagt wird.

Der Praxisalltag zeigt, dass viele Tierbesitzer dazu neigen, durch unkritisch übernommene Internetauskünfte die Diät ihres erkrankten Tieres mit Supplementierung zahlreicher Vitamin- und Mineralstoffmischungen selbst zusammenzustellen. Dies kann potentielle Gefahren in sich bergen hinsichtlich Über- oder Unterversorgung mit dem einen oder anderen Inhaltsstoff. Hier besteht ein großer Informationsbedarf durch den betreuenden Tierarzt, um einer zwar gut gemeinten, aber dennoch falschen Ernährung vorzubeugen. Die Industrie bietet für Herzpatienten verschiedene kommerziell erhältliche Diäten an, die unterschiedliche Grade der Salzrestriktion aufweisen und mit Antioxidantien, Taurin, L-Carnitin und Ω-3-Fettsäuren angereichert sind.

Literatur

BENCH, Bench Study Group, J Vet Cardiol, 1999: 7–18.

COVE, Cove Study Group, JVIM, 1995: 243–252.

LIVE, Live Trial Study Group, JAVMA, 1998: 1573–1577.

AMBERGER, C., BOUJON, C. (2004): Effects of Carvedilol in Prevention of Congestive Heart Failure in Cavalier King Charles Spaniels (CKCS) with ISACH II Mitral Regurgitation, Preliminary results on 10 Dogs. Proc. 14th ECVIM-CA-Congress, 190, BCN.

ATKINS, C. E. (2002): Enalapril monotherapy in asymptomatic mitral regurgitation: results of VETPROOF (Veterinary Enalapril Trial to prove Reduction in Onset of Failure. ACVIM Forum 2002, Dallas, Texas: 75–76.

CHETBOUL, V., LEFEBVRE, H. P. et.al. (2007): Comparative Adverse Cardiac Effects of Pimobendan and Benazepril Monotherapy in Dogs with Mild Degenerative Mitral Valve Disease: A Prospective, Controlled, Blinded, and Randomised Study. J Vet Intern Med, 21, 742–743.

DELLE KARTH, G., HEINZ, G. (2002): Levosimendan – Anwendung in der Intensivmedizin und bei kardiogenem Schock. Journal für Kardiologie, 9, Suppl. E, 6–8.

FOX, P. R. et al. (2003): Congestive Heart Failure in Cats Study Group. ACVIM Proc.

KVART, C., HAGGSTROM, J. et al. (2002): Efficacy of enalapril for prevention of congestive heart failure in dogs with myxomatous valve disease and asymptomatic mitral regurgitation. J Vet Intern Med 16 (1): 80–8.

KERSTEN, U., KWIK, L. (1974): EKG-Untersuchungen an Hunden während der Behandlung mit β-Metildigoxin, Kleintierpraxis, 19, 141–144.

LOMBARD, C. et al. (2006): Clinical efficacy of pimobendan versus benazepril for the treatment of acquired atrioventricular disease in dogs. J Am Anim Hosp Assoc, 42, 249–261.

MICHELL, A. R. (1991): Mode of action of diuretics in cardiovascular disease. Tijdschr.Diergeneeskd.116,108–110.

PAGEL, P. S., MCGOUGH, G. F. et al. (1997): Levosimendan enhances left ventricular systolic and diastolic function in conscious dogs with pacing induced cardiomyopathy. J Cardiovasc Pharmacol, 29, 563–573.

PION, P. D., KITTLESON, M. D., ROGERS, Q. R., MORRIS, J. G. (1987): Myocardial failure in cats associated with low plasma taurine: a reversible cardiomyopathy. Science, Vol 237, 4816, 764–768.

RUSH, J. E. et al. (2002): Clinical, echocardiographic, and neurohumoral effects of a sodium-restricted diet in dogs with heart failure. J Vet Intern Med, 14 (5), 513–520.

RUSH, J. E., FREEMAN, L. (2006): Kardiovaskuläre Erkrankungen: Diät als unterstützende Therapie. In: Pibot, Bourge, Elliott, Enzyklopädie der klinischen Diätetik des Hundes. Aniwa, 336–368.

TISSIER, R., CHETBOUL, V. et al. (2005): Increased Mitral Valve Regurgitation and Myocardial Hypertrophy in Two Dogs With Long Term Pimobendan Therapy. Cardiovascular Toxicology. 05. 43–51.

12.8 Dosierungen

Matthias Schneider, Marianne Skrodzki, Ralf Tobias

Arzneimittel	Applikationsform	Hund	Katze
Acetylsalicylsäure	p.o.	5–20 mg/kg, 1 × tägl.	25–100 mg/4 kg, alle 3 Tage
Adrenalin	DTI	0,1–2,0 µg/kg/min	0,1–2,0 µg/kg/min
Amlodipin	p.o.	0,1 mg/kg, 1 × tägl.	0,125–0,25 mg/kg, 1 × tägl.
Amrinon	i.v.	1–3 mg/kg als Bolus, dann 10–100µg/kg/min	o. A.
Atenolol	p.o.	0,25–1,0 mg/kg, 2 × tägl.	1,25–2,5 mg/kg, 1–2 × tägl.
Atropin	i.v.	0,01–0,04 mg/kg	0,01–0,04 mg/kg
Benazepril	p.o.	0,25–0,5 mg/kg, 1 × tägl.	0,5–1,0 mg/kg, 1 × tägl.
Bumetanid	p.o.	0,03–0,06 mg/kg, 1–2 × tägl.	o. A.
Carvedilol	p.o.	0,1–0,3–0,4 mg/kg, 1 × tägl. wöchentlich einschleichend erhöhen unter Blutdruckkontrolle	o. A.
Digoxin	p.o.	bis 20 kg KM: 0,005–0,01 mg/kg, 2 × tägl. > 20 kg KM: 0,22 mg/m² BSA 2 × tägl.	bis 20 kg KGW: 0,007–mg/kg, 1 × tägl. > 20 kg KGW: 0,22 mg/m2 BSA, 2 × tägl.
	i.v.	Bolus 0,0025 mg/kg, stündlich 3- bis 4-mal wiederholen bis zu 0,01 mg/kg	o. A.
β-Metildigoxin	p.o.	0,01 mg/kg, 1 × tägl. oder verteilt auf 2 Gaben	0,007 mg/kg, 1 × tägl. oder verteilt auf 2 Gaben
Digitoxin	p.o.	0,02–0,03 mg/kg, 3 × tägl.	–
Diltiazem	p.o.	0,5–1,5 mg/kg, 3 × tägl.	1,25–2,5 mg/kg, 3 × tägl.
Dobutamin	DTI	1–10 µg/kg/min	1–5 µg/kg/min
Dopamin	DTI	1–10 µg/kg/min	1–5 µg/kg/min
Enalapril	p.o.	0,5 mg/kg, 1–2 × tägl.	0,25–0,5 mg/kg, 1–3 × tägl.
Euphyllin ret.	p.o.	5–8–(16) mg/kg, alle 12 Stunden	o. A.
Furosemid p.o.	p.o.	1–4 mg/kg, 1–3 × tägl.	1–4 mg/kg, 1–3 × tägl.
	i.v.	2–8 mg/kg, max. 1 × pro 2 Stunden	1–2 mg/kg, max. 1 × pro 3 Stunden
	DTI	0,5 mg/kg/h	0,5 mg/kg/h
Heparin-Natrium	i.v.	100–200 U/kg (Bolus)	100–200 U/kg (Bolus)
	s.c.	100–500 U/kg, 3–4 × tägl.	100–500 U/kg, 3–4 × tägl.
Hydralazin / Dihydralazin	p.o.	0,5–3 mg/kg, 2 × tägl.	0,5–2 mg/kg, 2 × tägl.
Hydroxychlorothiazid	p.o.	2–4 mg/kg, 2 × tägl.	1–2 mg/kg, 2 × tägl.
Imidapril	p.o.	0,25–0,5 mg/kg, 1 × tägl.	0,5–1,0 mg/kg, 1 × tägl.

Arzneimittel	Applikationsform	Hund	Katze
Ipratropriumbromid	p.o.	0,25–0,5 mg/kg, 2–4 × tägl.	–
Isosorbiddinitrat	p.o.	0,2–1 mg/kg, 2 × tägl.	0,2–1 mg/kg, 2 × tägl.
L-Carnitin	p.o.	50–100 mg/kg, 2–3 × tägl.	–
Lidocain	i.v., langsam	2–4–(6) mg/kg	0,25–1 mg/kg
	DTI	50–80 µg/kg/min in den ersten 24 Stunden	10–40 µg/kg/min in den ersten 24 Stunden
Metoprolol	p.o.	0,2–1 mg/kg, 3 × tägl.	0,2–1 mg/kg, 3 × tägl.
Mexiletin	p.o./i.m.	3–5–10 mg/kg, 2–3 × tägl.	–
	DTI	30 µg/kg/min in den ersten 24 Stunden, danach 5 µg/kg/min	
Milbemycin oxim	p.o.	0,5 mg/kg monatlich	0,5 mg/kg monatlich
Milrinon	i.v. / DTI	initial 50 mg/kg über 10 min, dann DTI 0,375–0,75 µg/kg/min	o. A.
Nitroprussid	DTI	1–5 µg/kg/min	1–5 µg/kg/min
Orciprenalin	DTI	1–5 µg/kg/min	o. A.
Pimobendan	p.o.	0,2–0,3 mg/kg, 2 × tägl.	–
Procainamid	p.o.	10–20 mg/kg, 4 × tägl.	2–5 mg/kg, 3–4 × tägl.
	i.v., langsam	5–15 mg/kg	–
Propafenon	p.o.	3 mg/kg, 3 × tägl.	–
	i.v., langsam	1–2 mg/kg	–
	Bolus, i.v.	1 mg/kg in 30–100 ml Ringerlösung	–
	Erhaltung, i.v.	8 µg/kg/min in den ersten 24 Stunden	–
Propentofyllin	p.o.	3–5 mg/kg, 2 × tägl.	5 mg/kg, 2 × tägl.
Propanolol	p.o.	0,2–1,0 mg/kg, 3 × tägl.	0,5–1,0 mg/kg, 3 × tägl.
Ramipril	p.o.	0,125–0,25 mg/kg, 1 × tägl.	0,125 mg/kg, 1 × tägl.
Spironolacton	p.o.	1–2–4 mg/kg, 2 × tägl.	1–2 mg/kg, 2 × tägl.
Sotalol	p.o.	1–2–2,5 mg/kg, 2 × tägl.	1/8 der 80-mg-Tablette, 2 × tägl.
Taurin	p.o.	250–500 mg/kg, 2 × tägl.	250 mg/kg, 2 × tägl.
Terbutalin	p.o.	1,25–5 mg/kg, 2 × tägl.	0,625 mg/Katze
Theophyllin	p.o.	5–10 mg/kg, 2–3 × tägl.	o. A.
Theophyllin retard	p.o.	5–10–(20) mg/kg, 2 × tägl.	o. A.
Torasemid	p.o.	0,5–1,0 mg/kg, 2 × tägl.	0,25–0,5 mg/kg, 1–2 × tägl.
Verapamil	p.o.	1,0 mg/kg, 3 × tägl.	–
	i.v., langsam	0,1 mg/kg, 3 × tägl.	–

o. A. = ohne Angabe

Stichwortverzeichnis

β-Rezeptorblocker 119
β-Rezeptorenblocker *Siehe auch* Antiarrhythmika Klasse II 252
Ω-3-Fettsäuren 257

A

Abdomen 15
Abdominalbefunde
- bei kardialen Erkrankungen 74

ACE-Hemmer
- Präparate 246
- Wirkungsmechanismen 246

Acetylsalicylsäure (ASS) 255
Acrylalkylamin *Siehe auch* Verapamil 254
Adams-Stokes-Anfälle 13
Adipositas 13, 256
Adrenalin 250
Adspektion 13
akzessorische Leitungsbahnen
- Ablation 242

Aldosteronantagonisten 244
Aliasing-Phänomen 89
Amplatzer Duct Occluder 240
Anfälle 12, 13
Angiographie 78
Angiokardiographie 74
Anomalie
- kongenitale 132

Antiarrhythmika 251
Antiarrhythmika Klasse I A
- Procainamid 251

Antiarrhythmika Klasse I B
- Lidocain 252
- Mexiletin 252

Antiarrhythmika Klasse I C
- Propafenon 252

Antiarrhythmika Klasse II
- Atenolol 253
- Carvedilol 253
- Metropolol 253
- Propanolol 252

Antiarrhythmika Klasse III 253
- Sotalol 253

Antiarrhythmika Klasse IV 254
- Diltiazem 254
- Kalziumkanalblocker 254
- Verapamil 254

Anticholinergika 254
- Atropin 254
- Ipratropriumbromid 255

Aorta ascendens
- Ausweitung 68

Aorta descendens
- Ausweitung 69

Aortenbogen
- doppelt angelegter 192
- persistierender 193, 194

Aorteninsuffizienz (AI) 147, 150, 151
Aortenklappendysplasie 151
Aortenklappeninsuffizienz (AI) 110, 147, 150, 151
Aortenstenose (AS) 145, 147, 148, 151, 253
Aortenstenose
- Schweregrade 146
- subvalvuläre (SAS) 109, 144, 147, 149
- valvuläre 133, 144, 148, 149

Arrhythmie 253
- Asystolie 53
- AV-Block I. Grades 53
- AV-Block II. Grades 54
- benigne 42
- Kammerflimmern 52
- maligne 42
- Multifokale VES 50
- Sick-Sinus-Syndrom (SSS) 56
- Sinuatrialer Block (SA-Block) 53
- Sinusstillstand 53
- totaler AV-Block 55
- Triplet 50
- Ventrikuläre Tachykardie 51

Artefakt
- Aliasing 105

Arteriodilatatoren 245
- Hydralazin 245

Arteriolenkonstriktion 117
Arteriosklerose 117
arteriovenöse Fisteln
- Verschluss 240

Arzneimittelinnovationen 243
A. subclavia dextra
- Dorsalverlagerung 192

Asystolie 53
Aszites 138, 178, 225
Atenolol 253

atrialer natriuretischer Faktor (ANF) 113
Atrialer Septumdefekt (ASD) 128, 131, 133, 142
Atriales Natriuretisches Peptid (ANP) 121
- Verschluss 241

Atropin 254
Ausflussbahnobstruktion
- dynamische 238

Auskultation 16, 17
Austreibungsgeräusche 18
Auswurf, verminderter 7
AV-Block I. Grades 53
AV-Block II. Grades 54
AV-Kanal
- persistierender 138, 139, 141

AV-Klappendegeneration 204, 205
AV-Klappendysplasie 178, 226
- mit Insuffizienz 178
- mit Stenose 184

AV-Klappenerkrankung 200
- infektiöse 206
- myxomatöse 200

AV-Klappenerkrankungen
- degenerative 200

AV-Klappeninsuffizienz 88, 105
- Einteilung in Schweregrade 202
- sekundäre 216

AV-Tachykardie 46

B

Ballondilatation 237
- dysplastische Trikuspidalklappe 238
- Pulmonalklappenstenose 238
- Subaortenstenose 238

Ballondilatationskatheter 76
Ballonkatheter 237
Belastbarkeit, verminderte 12
Belastungdyspnoe 12
Benzothiazepin *Siehe auch* Diltiazem 254
Berman-Angiographiekatheter 75
Bernoulli-Gleichung 100
- modifizierte 134

Beurteilung der Ventrikelfunktion 81

Biatriale Vergrößerung 220
Bigeminus 49
Blutdruck, arterieller 113
- bei Hund und Katze 113
- direkte Messung 114

Blutdruckänderungen
- Herzminutenvolumen (HMV) 117

Blutdruckmessung 114
- direkte 114
- Doppler-Messmethode 115
- indirekte 115
- invasive 238
- oszillometrische Messmethode 116

Blutdruckschwankungen 114
Boxer-Kardiomyopathie 225
Bradykardie 245
Brain Natriuretic Peptide (BNP) 121
Bronchien 74
Brush-Methode 122

C

cardiac output *Siehe auch* Messung der Herzleistung 78
Carvedilol 253
CHIEF-Klassifikation 10
Chlorid 122
CK-MB 122
Coenzym Q 10 257
Coil 171, 239
Compliance 11, 243
Computertomographie (CT) 79
Cor pulmonale 230, 232, 233, 235
Cor triatriatum dexter (CTD) 142
Cor triatriatum sinister (CTS) 142
Creatinkinase (CK) 122
C-reaktives Protein (CRP) 121
Crescendo-Decrescendo-Geräusch 144, 152, 160
CTD 142
CTS 143
CW-Doppler 89

D

Decrescendo-Geräusch 158
Diätetik 256

diastolischer arterieller Blutdruck (DAD) 113
diastolischer Summationsgalopp 18
Digitalisintoxikation 249
Dihydropyridin-Kalzium-antagonisten 254
Dilatationsspritze 237
Dilatative Kardiomyopathie 208
– Erkrankungsstadien 208
– Gentest 216
– histologische Charakterisierung 208
– Kriterienkatalog zur Erstellung einer sonographischen Diagnose 210
Dirofilaria immitis 230
Dirofilariose 230, 231
– pulmonale Hypertension 73
Diuretika 244
– Aldosteronantagonisten 244
– Schleifendiuretika 244
– Thiazide 245
Diuretikatherapie 256
DKM 108, 209, 211, 212, 213, 225, 227, 250
– Aszites 212
– canine 257
– feline 256
– juvenile 211
– Kardiomegalie 209
– Lungenkongestion 209
Dobutamin 249
Dopamin 249
Doppler-Echokardiographie 86, 94, 98
– Berechnung von Druckgradienten 100
– Berechnung von Refluxvolumina 100
– diastolische Funktion 99
Dopplerwinkel α 87
Drucküberlastung 8
Druckamplitude des Pulses 15
Druckgradienten
– Berechnung 100
Druckmessung
– Referenzwerte 76
Druckwerte
– intrakardiale und intravaskuläre 76
Dyskinesie
– fokale 96
Dyspnoe 11, 12, 201

E
Ebstein-Anomalie 178
Echokardiographie 83
– Anschallung
– 3D-Rekonstruktion 105
– 4D-Echokardiographie 106
– Artefakte und Fehlerquellen 101
– Doppler-Echokardiographie 86
– dreidimensionale 105
– Echolabor 83
– eindimensionale (TM-Mode) 86
– Farbdoppler 88
– Gewebedoppler 104
– Grundlagen 83
– Indikationen 84
– Kontrastmitteluntersuchungen 104
– Konventioneller Doppler 89
– Positionierung und Vorbereitung des Patienten 83
– Rasur 84
– Standardschnittebenen 89
– Untersuchungstechniken 85
– zweidimensionale (2DE) 85, 89
Eisenmenger-Reaktion 138
Ejektionsfraktion (EF) 96, 98
EKG 21f.
EKG-Auswertung
– T-Welle 37
– elektrischer Alternans 29
– Herzfrequenz 23
– Herzrhythmus 23
– Leitungsdefekte, intraventrikuläre 38
– linksanteriorer Hemiblock 41
– Linksschenkelblock (LSB) 39
– linksventrikuläre Vergrößerung 31
– myokardiale Hypoxie 37
– P-Welle 26
– P mitrale 27
– P pulmonale 28
– PQ-Intervall 36
– PQ-Strecke 36
– QRS-Komplex 30
– Rechtsschenkelblock 40
– rechtsventrikuläre Vergrößerung 33
– Respiratorische Sinusarrhythmie 25
– Sinusrhythmus 24
– ST-Strecke 36
– T-Welle 38
– Vektor 35
– Wandernder Schrittmacher 25
Elektrischer Alternans 29
Elektrolyte 122
Elektrophysiologische Untersuchung 78
Emboliematerial
– Entfernung 241
Endokardiose 108, 109, 110
Endokardiose *Siehe auch* AV-Klappenerkrankung 200
Endokarditis 207
Endothelin-Rezeptor-Antagonist 234
endothelium-derived relaxation factor (EDRF) 113
endsystolischer Volumenindex (ESVI) 98
Enzyme 122
Equilibrium-Radionuklidangiographie 81
Erregungshypertonie 115
Extrasystole
– monotop 48
– polytop 48
– rechtsventrikuläre 96
– supraventrikulär 43, 254

F
Füllungsgeräusche
– diastolische *Siehe auch* Herzgeräusche, diastolische 18
Füllungsstörung 7
Fallot'sche Tetralogie 152, 160–163
Farbdoppler 88
first pass nuclear angiography 80
fractional shortening Siehe auch Verkürzungsfraktion, systolische 97, 166
Fraktionierte Heparine 255
Frontalvektor 35
Funktionelle Geräusche 18
Funktionsstörung
– diastolische 8
– systolische 8

G
gain 102
Gefäße
– große 62
– pulmonale 70

Gefäßmedia
– Hypertrophie 117
Gefäßringmissbildungen 192
Gefäßzugang
– chirurgisch 75
– perkutan 75
Geräusche
– anämische *Siehe auch* Funktionelle Geräusche 18
– anorganische *Siehe auch* Funktionelle Geräusche 18
Gesamteiweiß (GE) 121
Gewebedoppler 104
Gutachten, kardiologisches 4

H
Hämangiosarkom 226
Hämatokrit 172
Hämatologie 122
Hämoperikard 226, 228, 229
Harnstoff 121
HBDH 122
Hemiblock
– linksanteriorer 41
Heparine 255
– fraktionierte 255
– unfraktionierte 255
Hepatomegalie 138
Herzachse
– elektrische 35
Herzbasistumor 228
Herzdilatation 150
Herzerkrankung
– angeborene 128
Herzfrequenz *Siehe auch* Herzrhythmus 17, 23
Herzgeräusch 18
– Auskultationsbefunde 19
– diastolische 18
– harmlose 19
– kontinuierliche 18
– Lautstärkegrade 20
– systolisch 134
Herzglykoside 247
– Wirkungsmechanismus 248
Herzinsuffizienz 245
– Anamnese 11
– Blutdruckänderungen 117
– chronische 245, 253
– Definitionen 7
– klinische Anzeichen 9
– kongestive 244
– Stadien 10
– Therapiestrategien 10
– Ursachen 8

Herzkatheterisierung 74
- Angiographie 78
- Druckmessung 76
- elektrophysiologische Untersuchung 78
- Gefäßzugang 75
- Katheter 75
- Komplikationen 76
- Kontraindikationen 74
- Messung der Herzleistung 78
- Myokardbiopsie 78
- Patientenvorbereitung und Anästhesie 74
- postoperatives Vorgehen 76
Herzlage, -größe, -form 62
Herzrhythmus 17, 23
Herzrhythmusstörung Siehe auch Arrhythmie 42
Herzsilhouette
- globale Vergrößerung 64
- schmale 64
Herzspitzenstoß 14
Herztumoren 228
Herztöne 17
Herzultraschalluntersuchung 83
Herzvermessung 62
Herzversagen
- akutes 249
Highvoltage 49
HKM 215, 217, 218, 219
Hochdruckinjektionsspritze 74
Holter-EKG 58
Hormone 122
Husten 11
Hyperkaliämie 244
Hyperperfusion 70
Hypertension 116
- portale 142
Hyperthyreose 15
hypertone Krise 244
Hypertonie 254
Hypertonie, arterielle
- Management 118
- Ursachen 116
Hypertonie
- akute 246
- arterielle 116
- endokrine 116
- Folgen 117
- Hypertrophe Kardiomyopathie 117
- kardio-vaskuläre 117
- Medikament der Wahl 118
- Niereninsuffizienz 118
- primäre 116
- pulmonale Siehe auch Dirofilariose 230

- Retinopathie 118
- sekundäre 116
- Stauungserscheinungen 118
Hypertrophe Kardiomyopathie 214
- Gentest 122
- obstruktive 214
Hypertrophie
- kardiale 8
- sekundäre 152
Hypoperfusion 70
Hypothyreose 15
Hypotonie
- arterielle 119
- lebensbedrohliche 119
Hypoxie
- myokardiale 37, 235

I

Inappetenz 12
Indikator-Verdünnungsmethode 78
innocent murmurs Siehe auch Herzgeräusche, harmlose 19
Inodilatoren 250
- Kalziumsensitizer 250
- Phosphodiesterase-III-Hemmer 250
Inotropika Positive 247
- Herzglykoside 247
- Sympathomimetika 249
interventionelle Therapie
- Katze 242
Ipratropriumbromid 255
- Wirkungsmechanismus 255
ISACHC-Klassifikation 10

K

Kachexie 14
- kardiale 256
Kalium 122, 256
Kalziumkanalblocker 254
Kalziumsensitizer 250
Kammerflattern 52
Kammerflimmern 52
Kapilläre Füllungszeit 14
Kardiales Troponin I / T 121
Kardiomegalie 63, 201, 203, 229
- linksseitige 164
Kardiomyopathie
- hypertrophe 253, 254
- Lungenödem 72
- nicht-klassifizierbare 220, 223
- restriktive 73

Kardiotherapeutika 243
Katheterdiagnostik 74
Kathetereingriff
- Maßnahmen 76
Katheterirritation 76
Keratinin 123
Klappenbewegungsamplitude 93
klinische Untersuchung 11
Kongestion 12
Konsensusempfehlung 244
Kontraktilität 7
Kontrastechokardiographie 138
Kontrastmitteluntersuchungen 104
Koronararterienursprung
- singulärer 238
Kreislaufinsuffizienz 7
Kurzachsenblick 92
Körperform 14
Körperhöhlenergüsse 12

L

L-Carnitin 257
Längsachsenblick 92
Labordiagnostik
- Elektrolyte 122
- Enzyme 122
- Gentest, Hypertrophe Kardiomyopathie 122
- Hämatologie 122
- Hormone 122
- Proteine und Metaboliten 121
- Spurenelemente 122
Laboruntersuchungen 121
Langzeit-EKG 58
Leitungsdefekte
- intraventrikuläre 38
Levosimendan Siehe auch Kalziumsensitizer 250
Lidocain 252
- Wirkungsmechanismus 252
Links-Rechts-Shunt 128, 132
Linksachsenabweichungen 36
linksatriale Vergrößerung 66
- Vorkommen 66
Linksherz-Kongestionsinsuffizienz 9
Linksherzinsuffizienz 164
- akute 246
- kongestive 150
Linksherzkatheterisierung 75
Linksschenkelblock (LSB) 39
linksseitiges Ligamentum arteriosum 192
linksventrikuläre Auswurfzeit 98

linksventrikuläre Vegrößerung 31
linksventrikuläre Vergrößerung 66, 67
Liquidothorax 225
Low-Output-Syndrom 247
Lungenarterien
- prominente 71
- schmale 70
Lungenbeurteilung 71
Lungenhochdruck Siehe auch Pulmonale Hypertonie 232
Lungenkongestion 201
- alveoläre 71
- interstitielle 71
Lungenvenen
- dilatierte 71
- schmale 70
Lungenveränderungen
- fokale 72
Lungenzeichnung 71
- bei kardialen Patienten 71
Lungenödem
- akutes 244
- interstitielles 203
- perihiläres 71
Lymphom
- Metastasen in Myokard-/Endokardzellen 229

M

Magnesium 122, 257
Magnet-Resonanz-Darstellung 80
Makrofilarien 231
Mammatumor
- Metastasen in den Atrien 229
Maschinengeräusch Siehe auch Herzgeräusche, kontinuierliche 18, 164
Matrix-Sonde 106
Mediastinum
- Massen im 72
Messung der Herzleistung 78
- Indikator-Verdünnungsmethode 78
- Oximetrie 78
Messverfahren klinisch relevanter Parameter 95
- TM-Mode 97
- zweidimensionales Echokardiogramm 95
Metaboliten 121
Metropolol
- Wirkungsmechanismus 253

Mexiletin 252
– Wirkungsmechanismus 252
Mitralklappendegeneration 105, 201, 203, 204, 205
Mitralklappendysplasie 179, 182, 183
– mit Stenose 184
Mitralklappeninsuffizienz 66, 71, 100, 201, 203, 204, 205, 215, 218
Mitralklappenprolaps 203
MRT des Herzens 80
Myoglobin 121
Myokardhypertrophie 226
– sekundäre 214

N

Nachlast 7
Nachlastsenker 245
Natrium 122, 256
Natriumrestriktion 256
Nicht-klassifizierbare Kardiomyopathie 220, 223
Nitrate 245
Noradrenalin 250
NT-proBNP 121
nuklearmedizinische Techniken 80
– Quantifizierung von Links-Rechts-Shunts 80
– Quantifizierung von Rechts-Links-Shunts 80
Nutrizeutika 256
NYHA-Klassifikation (modifiziert) 10

O

Occluder 241
Ödem 14
– therapieresistent 245
Ödem Siehe auch Lungenkongestion, alveoläre 71
oHKM 217
On-top-Therapie 244
Ösophagus 72
Ösophagusdilatation
– idiopathische 80
Ostium-primum-Defekt 128
Ostium-secundum-Defekt 128
oszillometrische Messmethode
Oximetrie 78

P

P-Welle 26
– P biatriale 28
– P dextro-atriale 28
– P kardiale 28
– P mitrale 27
– P pulmonale 28
– P sinistro-atriale 27
Palpation 14
Parasympathomimetika
– Intoxikation 254
Patientenbetreuung 3
PDA 165, 167, 168, 169, 170, 171
PDA-Verschluss 166
Perfusionsinsuffizienz 9
Pericarditis constrictiva 224, 227
Perikarderguss 224, 225, 226, 227, 228, 229
– benigner 240
– idiopathischer 226
– Kardiomegalie 65
– stauungsbedingter 105
– Therapie 241
Perikarderkrankungen 224
Perikardiozentese 241
Perikardkatheter 240
Perikardtamponade 224
Peritoneoperikardiale Hernie (PPH) 188
Perkussion
– thorakale 15
Persistierender Ductus arteriosus (PDA) 69, 164, 165, 192
Persistierender Ductus arteriosus
– mit Links-Rechts-Shunt 164
– mit Rechts-Links-Shunt 172
– Verschluss 239
Persistierender rechter Aortenbogen 192
– Ösophagusdilatation 80
Phased-Array-Technik 85
Phophodiesterase-III-Hemmer 250
Pigtail-Katheter 75
Pimobendan Siehe auch Kalziumsensitizer 250
Pink Fallot 160
PISA-Methode 100, 202
Pleuralerguss 72
PPH 189, 190, 191
PQ-Intervall 36
PQ-Strecke 36
Prä-Ejektionszeit 98
Procainamid 251
– Wirkungsmechanismus 251
Propafenon 252
Propanolol 252
Proteine 121

Pulmonalarterien
– prominente 71
– schmale 70
– verbreiterte 70
Pulmonalarterienstamm
– Ausweitung 69
Pulmonale Gefäße 70
Pulmonale Hypertonie 232, 244
Pulmonalklappeninsuffizienz (PI) 101, 158, 159
Pulmonalstenose 67, 70, 77, 147, 152, 153, 154, 155, 156, 157, 159
– Myokardhypertrophie 86
– relative 128, 129
– Trikuspidalstenose 87
– valvuläre 133
Pulmonalvenen
– dilatierte 71
– schmale 70
– verbreiterte 70
Puls 14
– Pulsfrequenz 14
– Pulsqualität 15
Punctum maximum 16
PW-Doppler 89
Pyothorax 227

Q

QRS-Komplex 30
QRS-Summe 35
Quantifizierung von Links-Rechts-Shunts 80
Quantifizierung von Rechts-Links-Shunts 80
Querartefakte
– durch Lautäußerungen 103

R

Rücküberweisung 5
Re-entry-Mechanismus 57
Real-Time-Bild 89
Real-Time-Darstellung 85
Rechts-Links-Shunt 160
Rechtsachsenabweichungen 36
rechtsatriale Vergrößerung 67
Rechtsschenkelblock 40
Rechtsherz-Kongestionsinsuffizienz 9
Rechtsherzhypertrophie 172, 178
– akute 246
Rechtsherzkatheterisierung 75

Rechtsherzperfusionsinsuffizienz 152
Rechtsherzvergrößerung 152
rechtsventrikuläre Vergrößerung 33, 67, 68
Refluxvolumina
– Berechnung 100
Regelkreis, kardiovaskulärer 7
Regurgitationsgeräusche 18
– diastolische Siehe auch Herzgeräusche, diastolische 18
Regurgitationsjet 102
Relaxationszeit
– isovolumetrische 99
Renin-Angiotensin-Aldosteron-System (RAAS) 8
Repolarisierunsstörungen 36
Reservemachanismen 8
Restriktive Kardiomyopathie 220
Reverberationsartefakt 102
Rhythmuskontrolle 22
Ringfehlbildung 193, 194
RKM 221, 222
rPDA 173, 174, 175, 176, 177
Ruhedyspnoe 12
Röntgendiagnostik 59
Röntgentechnik 59
– Aufnahmezeitpunkt 60
– Belichtung 59
– Beurteilung der Qualität 61
– Lagerung 59
– Untersuchungsgang 62

S

sample-volumes 88
Sartane 247
Sauerstoffgehalt 78
Schallschatten 101
Schilddrüse 15
Schilddrüsenhormone 122
Schleifendiuretika 244
Schleimhäute 14
Schock
– kardiogener 14, 249
Sektorschallkopf 85
Seldinger-Technik 75
Selen 122
Semilunarklappen
– verdickte 148
Septumaneurysma 135
Shunt
– Verschluss 239
Shuntquantifizierung 78
Shuntquotient 78
Sick-Sinus-Syndrom (SSS) 56

Single-Atrium 131
Sinuatrialer Block (SA-Block) 53
Sinus-venosus-Defekt 128
Sinusbradykardie 42, 255
Sinusrhythmus 42
Sinusstillstand 47, 53
Sinustachykardie 42, 253
Sonographie 83
3-D-Sonographie 106
Sotalol 253
Spektraldoppler 104
Spiegelartefakt 101
Spurenelemente 122
- Keratinin 123
- Magnesium 122
- Selen 122
ST-Senkung 37, 49
ST-Strecke 36
ST-Streckenhebung 37
Standardschnittebene
- zweidimensionales Echokardiogramm 89
- Doppler-Echokardiographie 94
- TM-Mode 92
Stent 238
- ballonexpandierender 239
Stethoskop 16
Strain-Rate-Methode 104
Strömungsgeschwindigkeit 99
Subaortenstenose 68
- Thermodilution 77
Subaortenstenose *Siehe auch* Aortenstenose, subvalvuläre 144
SVEP-Studie 246
Swinging-Heart-Phänomen 224
Sympathische Aktivierung 8
Sympathomimetika 249
- Adrenalin 250
- Dobutamin 249
- Dopamin 249
- Kalziumsensitizer 250
- Noradrenalin 250
systolischer arterieller Blutdruck (SAD) 113
systolischer Klick 18
systolisches Zeitintervall (STI) 98

T
T-Welle 38
Tachyarrhythmie
- ventrikuläre 51, 252
Tachykardie 254
Tachypnoe 138
Taurin 256
TDE *Siehe auch* Gewebedoppler 104
TDI *Siehe auch* Gewebedoppler 104
Therapie
- kathetergestützte 237
Thiazide 245
Thoraxerguss 73
Thoraxröntgen 60, 61
- Belichtungstechniken 59
- Darstellung der Herzabschnitte 64
- Darstellung der Lungengefäße 63
- Rechtsherzvergrößerung 61
Thrombembolie
- venöse 256
Thromboembolie 255
Thrombolyse 255
Thromboseprophylaxe 255
Thrombusprophylaxe 256
Tip-Katheter 76
TM-Mode 92, 97
TM-Mode-Untersuchung 86
Totaler AV-Block 55
Trachea 74
transösophageale Echokardiographie (TEE) 85

Trikuspidaldysplasie 147
- mit Stenose 184
Trikuspidalklappendegeneration 201
Trikuspidalklappendysplasie 65, 129, 179, 180, 181, 182, 183
Trikuspidalklappeninsuffizienz 201
Trikuspidalklappenstenose 77, 92, 187
Triplet 50
Truncus arteriosus communis persistens 196, 197, 198, 199
Tumor 229
- atrialer 229
- intramuraler 96

U
Ultraschalldiagnostikeinheit 83
Unfraktionierte Heparine 255
Untersuchungstisch
- echokardiographischer 84

V
Valvulitis 206, 207
Vascular Plug 239
Vasodilatatoren 245
- Angiotensin-II-Rezeptorblocker (ARB) 247
- Angiotensin-Konversionsenzym-Inhibitoren (ACE-I) *Siehe auch* ACE-Hemmer 246
- gemischte 246
Vektor 35
Vena cava caudalis
- schmale 70
- Verbreiterung 69
Venenstauungen 14
Venodilatatoren 245

Ventrikeldruck
- enddiastolische Erhöhung 76
- systolische Erhöhung 76
Ventrikelextrasystole 209, 226
Ventrikelseptumdefekt 132, 133, 135, 136
- isolierter 133, 137
- Verschluss 241
ventrikuläre Extrasystole (VES) 48
- monotope *Siehe auch* Triplet 50
- multifokale 50
Verapamil
- Wirkungsmechanismus 254
Verkürzungsfraktion
- systolische 97
Verlagerung des Herzens 64
vertebral heart size (VHS) 62, 63
vertebral scale system 62
VETPROOF-Studie 247
Volumen-Bestimmung 96, 98
Volumenüberlastung 8
- linksventrikuläre 150
Vorhofflattern 44
Vorhofflimmern 45, 209, 254
- tachykardes 251
Vorhoftachykardie 44
Vorlast 7
Vorlastsenker 245

W
Wasserhammerpuls 15
Wechselwirkung 244
Wedge-Druckmesskatheter 75
Weißkittel-Effekt 114
Wolff-Parkinson-White-Syndrom (WPW-Syndrom) 57, 251

Z
Zweidimensionales Echokardiogramm (2DE) 85, 89
Zyanose 14, 138, 172

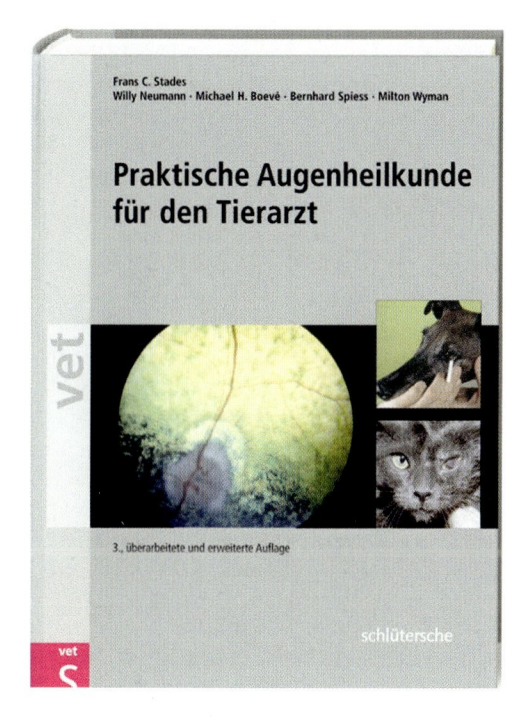

Frans C. Stades · Willy Neumann · Michael H. Boevé ·
Bernhard Spiess · Milton Wyman

Praktische Augenheilkunde für den Tierarzt

3., überarbeitete und erweiterte Auflage

2006. 272 Seiten, 321 Abbildungen,
21,0 × 27,5 cm, Hardcover
ISBN 978-3-89993-001-6
€ 99,–

Das Standardwerk für die Augenheilkunde in der tierärztlichen Praxis – jetzt vollständig überarbeitet und erweitert. Das Buch bietet speziell Allgemeinpraktikern sowie Studierenden eine konkrete Anleitung zur Diagnostik und Therapie aller wichtigen Augenerkrankungen bei Kleintieren.

»Ein ausgezeichnetes didaktisches Konzept, das den Fundus langjähriger Lehrerfahrung der Autoren widerspiegelt, und 321 erstklassige Abbildungen runden dieses umfassende Werk ab. Das Layout ist sehr ansprechend und übersichtlich mit einer Vielzahl von Bildern und Zeichnungen ausgearbeitet. Der Text ist klar strukturiert und trotz der reichhaltigen Informationen nie verwirrend oder abschweifend. Durch die übersichtliche Gliederung des Buches – entsprechend der Reihenfolge des Untersuchungsganges – lässt sich die gewünschte Information schnell und zuverlässig finden. Die Autoren haben mit diesem Buch für Studierende und ophthalmologisch interessierte Kollegen ein Werk geschaffen, das durch das moderne Lehrbuchkonzept die diagnostische Fähigkeiten und praxisrelevante Kenntnisse des Lesers in der Kleintierophthalmologie erweitert.«

Tierärztliche Praxis

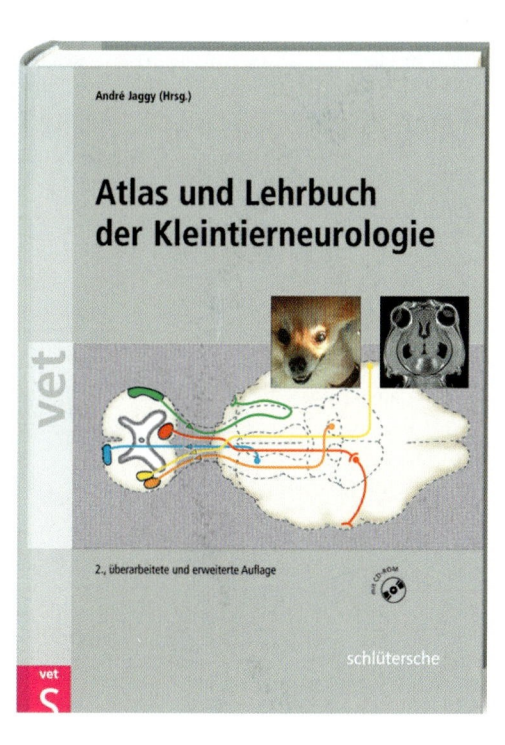

André Jaggy (Hrsg.)

Atlas und Lehrbuch der Kleintierneurologie

Mit Filmsequenzen auf CD-ROM.
2., überarbeitete und erweiterte Auflage

2007. 592 Seiten, 586 Abbildungen,
21,0 × 27,5 cm, Hardcover
ISBN 978-3-89993-035-1
€ 149,–

Einprägsam und klar stellt dieses Werk Grundlagen und Besonderheiten in der Diagnostik und Therapie neurologischer Erkrankungen in Verbindung mit rund 586 hochwertigen Abbildungen dar. Eine CD-ROM mit Filmsequenzen zum Untersuchungsgang und typischen klinischen Beispielen ergänzt das Buch.

»Die reiche Bebilderung und vielen farbigen Zeichnungen sind hilfreich, gerade zum Verständnis komplexer Zusammenhänge, wie sie häufig in der Neurologie vorkommen. Anhand der Fallbeispiele auf der mitgelieferten CD-ROM bekommt man außerdem ein visuelles Verständnis für unterschiedliche Problematiken. Geeignet für Tierärzte und Studenten, die ihr klinisches neurologisches Fachwissen aufarbeiten und vervollständigen wollen!«

Vet-MedReport zum 4. Leipziger Tierärztekongress

Stand Dezember 2007. Änderungen vorbehalten.

schlütersche

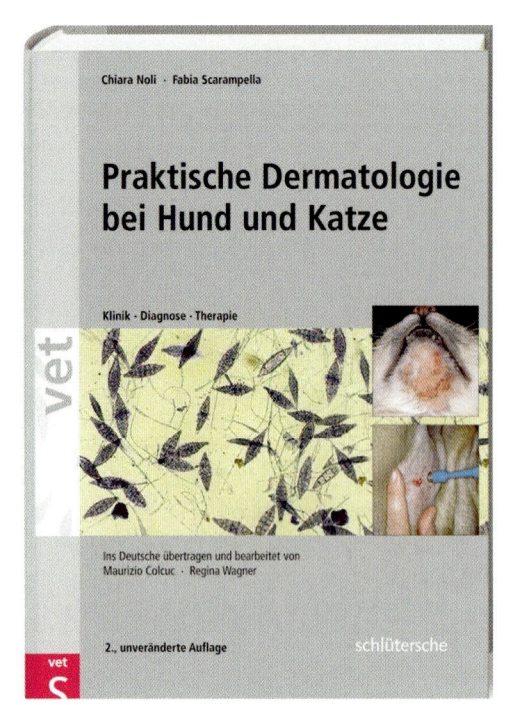

Chiara Noli · Fabia Scarampella

Praktische Dermatologie bei Hund und Katze

Klinik · Diagnostik · Therapie
Ins Deutsche übertragen und bearbeitet von
Dr. med. vet. Maurizio Colcuc und Dr. med. vet. Regina Wagner
2., unveränderte Auflage

2005. 400 Seiten, 478 Farbfotos, 18 schematische Abbildungen,
79 Tabellen, 21,0 × 27,5 cm, Hardcover
ISBN 978-3-87706-713-0
€ 139,–

»Die Qualität der eingefügten Fotografien ist super, die farblich gestützte Gliederung dem Verlag ausgezeichnet gelungen. Es macht nicht nur Freude mit diesem Buch zu lernen, sondern es ist auch erfolgversprechend, dieses Buch während der täglichen Arbeit benutzen zu können. Die Kleintierdermatologie von Noli und Scarampella setzt den Standard, wie in den nächsten Jahren Fachbücher zum Thema Kleintierdermatologie auszusehen haben.« *veterinär spiegel*

»In diesem hervorragenden Dermatologiebuch vereinigen sich Nachschlagewerk und Atlas. Farblich unterteilte Seiten und die Gliederung in drei Hauptabschnitte mit mehreren Unterkapiteln bieten eine gute Übersicht und zahlreiche hervorragende Farbfotos veranschaulichen Hautveränderungen und Methoden der Probengewinnung.« *Deutsches Tierärzteblatt*

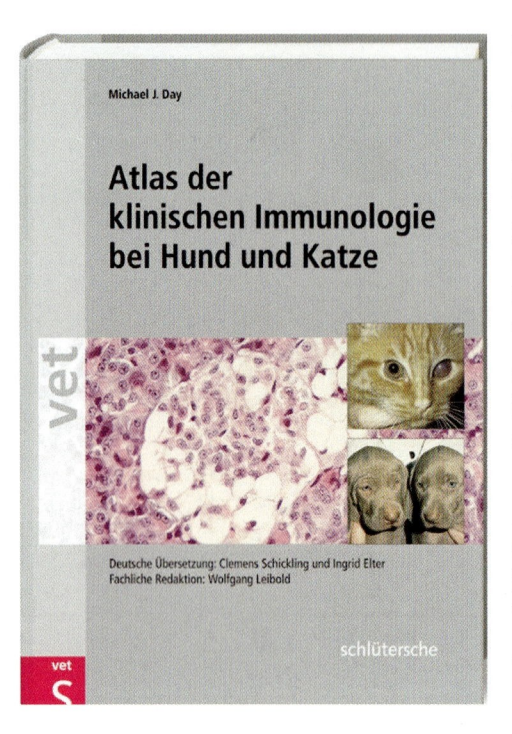

Michael J. Day

Atlas der klinischen Immunologie bei Hund und Katze

Deutsche Übersetzung: Clemens Schickling und Ingrid Elter
Fachliche Redaktion: Wolfgang Leibold

2005. 288 Seiten, 671 farbige Abbildungen, 35 Tabellen,
19,5 × 26,0 cm, Hardcover
ISBN 978-3-87706-630-0
€ 99,–

»Den Autoren ist es hervorragend gelungen, mittels zahlreicher Bilder der klinischen Veränderungen von Patienten den Bogen zwischen Praxis, Labordiagnostik, Pathologie und klinische Immunologie zu schlagen.« *Tierärztliche Praxis*

»Das Buch versteht es, die wesentlichen Grundlagen der Klinischen Immunologie für Hund und Katze bildlich darzustellen und eignet sich aus diesem Grund hervorragend als Nachschlagewerk für den immunologisch interessierten Veterinärmediziner.« *Wiener Tierärztliche Monatsschrift*

»Ein sehr empfehlenswertes und praxisnahes Buch.«
Deutsche Tierärztliche Wochenschrift

Stand Dezember 2007. Änderungen vorbehalten.

— schlütersche —